Heilkunst und schöne Künste

Heilkunst und schöne Künste

Wechselwirkungen von Medizin, Literatur und bildender Kunst im 18. Jahrhundert

Herausgegeben von
Heidi Eisenhut,
Anett Lütteken und Carsten Zelle

WALLSTEIN VERLAG

Inhalt

Heidi Eisenhut, Anett Lütteken und Carsten Zelle
Vorbemerkung: Heilkunst und schöne Künste. Wechselwirkungen von Medizin, Literatur und bildender Kunst im 18. Jahrhundert 7

HEILKUNST UND SCHÖNE KÜNSTE – ÜBERBLICKE

Heinz Schott
Heilkunst und schöne Künste.
Ein Aufriss 17

Gernot Gruber
Heilende Kraft und Zauberwirkung der Musik 38

Klaus Manger
Literatur als Heilkunst der Seele betrachtet 46

Anett Lütteken
»O wundervolle Wasserquelle!«
Literatur und Kur im 18. und frühen 19. Jahrhundert 60

WECHSELWIRKUNGEN VON MEDIZIN, LITERATUR UND BILDENDER KUNST – BEISPIELANALYSEN

Carsten Zelle
Träume eines ›vernünftigen Arztes‹.
Zum literarischen Werk des Naturlehrers Johann Gottlob Krüger 89

Élisabeth Décultot
Winckelmanns Medizinstudien. Zur Wechselwirkung
von kunstgeschichtlichen und medizinischen Forschungen 108

Tanja van Hoorn
»Verachte alle unvernünftigen Aerzte!«
Komödiantische Medizindiskurse um 1750 131

Urs Meyer
Medizin in Göttingen.
Zur Hippokrates-Rezeption bei Georg Christoph Lichtenberg . . 147

Edgar Bierende
Johann Heinrich Lavater: Der Arzt als Ratgeber der Künstler . . 165

Ulrich Pfarr
Experimente eines Bildhauers.
Die Köpfe Franz Xaver Messerschmidts 182

Cristina Urchueguía
Jan Dismas Zelenkas *Hipocondrie*:
Musikalische Krankheitsbeschreibung oder Heilmittel? 200

Benedikt Jessing
Musikalische Therapeutik?
Goethes *Lila* 217

Markus Winkler
Die Heilung des Orest.
Ethnozentrismus und Humanität in Goethes *Iphigenie auf Tauris* 238

Gilles Darras
»Die Kenntnis der Krankheit mußte der Heilung vorangehen«.
Heilkunst und Literatur im Frühwerk von Friedrich Schiller . . . 255

Heidi Eisenhut
Gelehrte auf Molkenkur.
Laurenz Zellweger und sein Kreis in Trogen 271

Carsten Zelle
Zusammenfassung: Heilkunst und schöne Künste.
Wechselwirkungen von Medizin, Literatur und bildender Kunst
im 18. Jahrhundert 303

Die Autorinnen und Autoren 307
Register 312

Vorbemerkung

Heilkunst und schöne Künste. Wechselwirkungen von Medizin, Literatur und bildender Kunst im 18. Jahrhundert

Unter den kurrenten Forschungen zum Verhältnis von Literatur und Wissen bietet die literarische Anthropologie einen exemplarisch ausgeleuchteten Gegenstandsbereich. Im Zuge dieses durch Hans-Jürgen Schings und Helmut Pfotenhauer angestoßenen germanistischen Forschungsparadigmas sind im Hinblick auf das 18. Jahrhundert insbesondere die philosophischen und vernünftigen Ärzte der Aufklärung in den Fokus zahlreicher Forschungsanstrengungen geraten.[1] Die Konzentration

1 Vermessungen des Forschungsparadigmas bieten [Jürgen] S.[chläger]: Art. »Literarische Anthropologie«. In: *Metzler Lexikon Literatur- und Kulturtheorie. Ansätze – Personen – Grundbegriffe.* Hg. Ansgar Nünning. Stuttgart, Weimar 1998, 315-317; [Wolfgang] R.[iedel]: Art. »Literarische Anthropologie«. In: *Reallexikon der deutschen Literaturwissenschaft.* Neubearbeitung. Bd. II: *H-O.* Hg. Harald Fricke. Berlin, New York 2000, 432-434; [Christian] K.[iening]: Art. »Literarische Anthropologie«. In: *Metzler Lexikon Literatur.* 3., völlig neu bearb. Aufl. Hg. Dieter Burdorf u. a. Stuttgart, Weimar 2007, 439-440; Harald Neumeyer: »6. Historische und literarische Anthropologie«. In: *Konzepte der Kulturwissenschaften. Theoretische Grundlagen – Ansätze – Perspektiven.* Hg. Ansgar Nünning, Vera Nünning. Stuttgart, Weimar 2003, 108-131. Vgl. Hans-Jürgen Schings: *Melancholie und Aufklärung. Melancholiker und ihre Kritiker in Erfahrungsseelenkunde und Literatur des 18. Jahrhunderts.* Stuttgart 1977; Helmut Pfotenhauer: *Literarische Anthropologie. Selbstbiographien und ihre Geschichte – am Leitfaden des Leibes.* Stuttgart 1987; *Der ganze Mensch. Anthropologie und Literatur im 18. Jahrhundert.* DFG-Symposion 1992. Hg. Hans-Jürgen Schings. Stuttgart, Weimar 1994; Wolfgang Riedel: »Anthropologie und Literatur in der deutschen Spätaufklärung. Skizze einer Forschungslandschaft«. In: *Internationales Archiv für Sozialgeschichte der Deutschen Literatur* 6. Sonderheft: Forschungsreferate, 3. Folge. Tübingen 1994, 93-157; *›Vernünftige Ärzte‹. Hallesche Psychomediziner und die Anfänge der Anthropologie in der deutschsprachigen Aufklärung.* Hg. Carsten Zelle. Tübingen 2001. Zur Verbindung von Literatur und Wissen bzw. zur literarischen Anthropologie des 18. Jahrhunderts zuletzt Nicolas Pethes: *Zöglinge der Natur. Der literarische Menschenversuch des 18. Jahrhunderts.* Göttigen 2007; Alexander Košenina: *Literarische Anthropologie. Die Neuentdeckung des Menschen.* Berlin 2008. Einen komprimierten Forschungsüberblick bietet Tanja van Hoorn: [Rez.] »Markus Zenker: Therapie im literarischen Text. Johann Georg Zimmermanns Werk ›Über die Einsamkeit‹ in seiner Zeit (2007)«. In: *Göttingische Gelehrte Anzeigen* 260 (2008), H. 1/2, 31-41, bes. 31ff.

auf die komplexen Austauschprozesse zwischen Literatur und Gelehrsamkeit hat methodisch dazu geführt, daß der seit Dilthey und Snow (insbes. im deutschsprachigen Raum) zementiert erscheinende Hiatus zwischen zwei Kulturen – der ›Natur‹wissenschaften auf der einen, der ›Geistes‹wissenschaften auf der anderen Seite – sowohl auf Gegenstands- als auch auf Forscherseite überbrückt worden ist.[2] Dabei hat gerade die 18.-Jahrhundert-Forschung, in der ein erweiterter Literaturbegriff und fächerübergreifende Forschungsaktivitäten seit jeher verbreitet waren, zahlreiche interdisziplinäre Forschungsaktivitäten hervorgebracht. Die Forschungstätigkeit im Umfeld des 1997 gegründeten Jahrbuchs für Geschichte der Literatur und Wissenschaften, *Scientia Poetica*, kann dafür exemplarisch genannt werden.[3]

Die methodische Zusammenführung von Wissenschaft und Literatur im Rahmen des Paradigmas der literarischen Anthropologie hat auch im Blick auf jene Autoren innovativ gewirkt, die in ihrer Doppelbegabung als Mediziner und Schriftsteller sei jeher germanistisches Interesse auf sich gezogen haben – namentlich natürlich der Frühaufklärer Haller und der Spätaufklärer Schiller. Jedoch hat die systematische Kontextualisierung der literarischen Werke in medizinischen, anthropologischen oder naturwissenschaftlichen[4] Zusammenhängen ganz neue Dimensionen eröffnet und zur Neubewertung der Literaturfunktion im 18. Jahrhundert geführt. Zu denken wäre etwa an Wolfram Mausers Engführung von Literatur und Lebensführung, d.h. die Diät im Rahmen der medizinischen *sex res non naturales*, für die therapeutische Funktion von Dichtung und Ästhetik in der Früh- und Hochaufklärung (z.B. Anakreontik, Rokokoliteratur u.ä.) sowie an Wolfgang Riedels anthropologisch-medizinische Neubewertung des Werks des Arztes Schiller.[5] Auch andere

2 Nicolas Pethes: »Literatur- und Wissenschaftsgeschichte. Ein Forschungsbericht«. In: *Internationales Archiv für Sozialgeschichte der Deutschen Literatur* 28 (2003), H. 1, 181-231.

3 Vgl. auch den gleichnamigen Sammelband *»Scientia poetica«. Literatur und Naturwissenschaft*. Hg. Norbert Elsner, Werner Frick. Göttingen 2004.

4 Der Begriff ist für das 18. Jahrhundert (zumal zur Unterscheidung von den sog. Geisteswissenschaften) strenggenommen anachronistisch, da ›naturwissenschaftliche‹ Fächer neben der Medizinischen im wesentlichen in der Philosophischen Fakultät gelehrt worden sind. Zur begriffsgeschichtlichen Unterscheidung zwischen Natur*lehre* und Natur*wissenschaft* vgl. Immanuel Kant: »Metaphysische Anfangsgründe der Naturwissenschaft« [1786]. In: Ders.: *Werkausgabe*. Hg. Wilhelm Weischedel. Bd. 9. Frankfurt am Main 1968, 9-135, hier: ›Vorrede‹, 11 ff.

5 Wolfram Mauser: *Konzepte aufgeklärter Lebensführung. Literarische Kultur im frühmodernen Deutschland*. Würzburg 2000; Wolfgang Riedel: *Die Anthropologie*

›schreibende Ärzte‹ des 18. Jahrhunderts sind innerhalb dieses Forschungsparadigmas erneut bzw. erstmalig literaturwissenschaftlich gewürdigt worden, z. B. Zimmermann, Unzer, Krüger oder Platner.[6]

In dieser ›Forschungslandschaft‹ lässt sich auch der Appenzeller Arzt Laurenz Zellweger (1692-1764) positionieren: Zellweger, der zunächst Medizin in Zürich bei Scheuchzer studierte und an dessen Alpenreise 1709 teilnahm sowie anschließend bei Boerhaave in Leiden promoviert wurde,[7] gehörte seit 1721 der ›Gesellschaft der Mahler‹ an, publizierte in deren Diskursen (z. B. ›Über die Verschiedenheit der Menschen‹) und fungierte ab den 40er Jahren als kultureller Katalysator im Bodmer/Breitinger-Kreis, insofern der als »Philokles« geachtete ›vernünftige Arzt‹ regelmäßig, u. a. Sulzer, Geßner, Hirzel, Klopstock oder Wieland, im Sommer zur ›Molkenkur‹ in seine ›förende Hütte‹ ins Appenzell einlud.[8]

des jungen Schiller. Zur Ideengeschichte der medizinischen Schriften und der ›Philosophischen Briefe‹. Würzburg 1985; jetzt auch: Gilles Darras: *L'âme suspecte, le corps complice. L'anthropologie littéraire dans les premières œuvres de Schiller*. Paris 2005; sowie die anthropologische Folgestudie für den ›Klassiker‹ Schiller von Holger Bösmann: *ProjektMensch. Anthropologischer Diskurs und Moderneproblematik bei Friedrich Schiller*. Würzburg 2005.

6 Zum Zusammenhang Medizin/Literatur im 18. Jahrhundert im allgemeinen: Walter Erhart: »Medizin – Sozialgeschichte – Literatur«. In: *Internationales Archiv für Sozialgeschichte der Deutschen Literatur* 29 (2004), H. 1, 118-128; zu den genannten Autoren im besonderen: Udo Benzenhöfer: »Zum Leben und Werk von Johann Georg Zimmermann (1728-1795) unter besonderer Berücksichtigung des Manuskripts ›Von der Diät für die Seele‹«. In: Johann Georg Zimmermann: *Von der Diät für die Seele*. Hg. Udo Benzenhöfer, Gisela vom Bruch. Hannover 1995, 1-35; vgl. auch Markus Zenker: *Therapie im literarischen Text. Johann Georg Zimmermanns Werk ›Über die Einsamkeit‹ in seiner Zeit*. Tübingen 2007 (= *Hallesche Beiträge zur Europäischen Aufklärung*, 32); Matthias Reiber: *Anatomie eines Bestsellers. Johann Unzers Wochenschrift ›Der Arzt‹ (1759-1764)*. Göttingen 1999 (= *Das achtzehnte Jahrhundert. Supplementa*, 8); Wolfram Mauser: »Johann Gottlob Krüger. Der Weltweise als Arzt – zur Anthropologie der Frühaufklärung in Deutschland«. In: *›Vernünftige Ärzte‹* (wie Anm. 1), 48-67; Tanja van Hoorn: *Entwurf einer Psychophysiologie des Menschen. Johann Gottlob Krügers ›Grundriß eines neuen Lehrgebäudes der Artzneygelahrtheit‹ (1745)*. Hannover 2006, Alexander Košenina: *Ernst Platners Anthropologie und Philosophie und seine Wirkung auf Johann Karl Wezel und Jean Paul*. Würzburg 1989.

7 Auch Friedrich Hoffmann und Albrecht von Haller, die beiden bedeutendsten Mediziner der ersten Hälfte des 18. Jahrhunderts im deutschsprachigen Raum, sind mit Boerhaave in Leiden in Verbindung gewesen, wie Hoffmann 1683/84, oder sind von Boerhaave in Leiden promoviert worden, wie Haller 1727.

8 Paulfritz Kellenberger: *Laurenz Zellweger von Trogen (1692-1764)*. Phil. Diss. Zürich 1951; Peter Faessler: »Die Zürcher in Arkadien. Der Kreis um J.J. Bodmer

Diese Daten sind bisher mehr oder weniger als kulturhistorische Details bekannt gewesen, es kommt aber darauf an, das organisierende anthropologische Muster zu erkennen, in das medizinische Ausbildung, kulturanthropologisches Publikationsinteresse und aufklärerische Geselligkeitskultur signifikant zusammenschießen.[9]

Im Rahmen des 2. Trogener Bibliotheksgesprächs, das in diesem Band dokumentiert wird, wurde der lebensweltliche Zusammenhang, in dem Medizin, Gelehrsamkeit, Literatur, Kunst und Lebensordnung im 18. Jahrhundert aufeinander bezogen waren, anhand von exemplarischen Fallstudien interdisziplinär diskutiert. Hierdurch sollten Perspektiven für die weitere wissenschaftliche Forschung eröffnet werden – dies nicht zuletzt auch im Blick auf die lokalen Quellenbestände, z. B. den einschlägigen, z.T. auf Laurenz Zellweger zurückgehenden Bestand der Trogener Kantonsbibliothek aus dem 18. Jahrhundert sowie den beachtlichen, Laurenz Zellweger und seinen Freundeskreis betreffenden Autographenbestand in Trogen bzw. die in anderen Sammlungen (wie z. B. der Zentralbibliothek Zürich[10]) erhaltenen Korrespondenzteile.

Die Thematik ›Heilkunst und schöne Künste‹ im 18. Jahrhundert wird in Überblicken und Einzelanalysen untersucht.[11]

und der Appenzeller Laurenz Zellweger«. In: *Appenzellische Jahrbücher* 107 (1979), 1-19. Die Korrespondenz Bodmer/Zellweger ist zwar schon früh veröffentlicht (*Pestalozzi. Idee und Macht der menschlichen Entwickelung*. Bearb. Josephine Zehnder, geb. Stadlin. Gotha 1875, 318-385), jedoch bisher nicht wissenschaftlich erschlossen worden. Vgl. auch Rosa Schudel-Benz (Hg.): »Reise des Laurenz Zellweger mit Dr. J.J. Scheuchzer, 1709; Zellwegers Briefe an Scheuchzer aus Leiden, 1710-12; Briefe Zellwegers aus Trogen an Dr. Scheuchzer, 1713-28«. In: *Appenzellische Jahrbücher* 51 (1924), 1-75. Dazu demnächst Bärbel Schnegg: »Der Briefwechsel zwischen Laurenz Zellweger und Johann Jakob Scheuchzer. Zur Dynamik eines Alpendiskurses im Innern«. In: *Europa in der Schweiz – Grenzüberschreitender Kulturaustausch im 18. Jahrhundert*. 3. Trogener Bibliotheksgespräch, Trogen, 10.-13. Juni 2009. Hg. Heidi Eisenhut, Anett Lütteken, Carsten Zelle. Göttingen [in Vorb.].

9 Siehe dazu den Beitrag von Heidi Eisenhut: »Gelehrte auf Molkenkur – Laurenz Zellweger und sein Kreis in Trogen« in diesem Band, 271-301.

10 Dazu demnächst Marlis Stähli: »Kulturaustausch in Briefen: Laurenz Zellweger an Bodmer und Breitinger sowie weitere Zürcher nach den Quellen in der Zentralbibliothek Zürich«. In: *Europa in der Schweiz* (wie Anm. 8), [in Vorb.].

11 Vgl. zum Folgenden auch Katja Fries: »Heilkunst und schöne Künste. Medizin – Literatur – Kunst – Wissenschaft. Interdisziplinäre Tagung im Rahmen der 2. Trogener Bibliotheksgespräche veranstaltet von der Kantonsbibliothek Appenzell Ausserrhoden, Trogen und den Instituten für Germanistik der Universitäten Bern und Bochum vom 7. bis 9. Juni 2007«. In: *Bulletin. Schweizerische Gesell-*

Der Medizinhistoriker Heinz Schott (Bonn) führt in seinem Aufriss *Heilkunst und schöne Künste* einleitend vor Augen, wie sehr die Medizin, die anderen Wissenschaften, die bildenden Künste und die Literatur gerade im 18. Jahrhundert vielfältig miteinander verwoben waren. Der Musikwissenschaftler Gernot Gruber (Wien) stellt die *Heilende Kraft und Zauberwirkung der Musik*, namentlich der Oper, in den Mittelpunkt seiner Darlegungen, die sich auf den Orpheus-Mythos als zentralem Thematisierungsmedium musikalischer Wirkungsästhetik und auf den »Gang durch Feuer und Wasser« in Mozarts *Zauberflöte* als Paradigma solcher heilenden Wirkung konzentriert. Der Literaturwissenschaftler Klaus Manger (Jena) bietet programmatische Ausführungen zur *Literatur als Heilkunst der Seele betrachtet*: Christoph Martin Wielands kleiner Aufsatz *Filosofie als Kunst zu leben und Heilkunst der Seele betrachtet* (1778) wird von Manger als Schlüsseltext der Weimarer Klassik interpretiert, an den z. B. auch Christoph Wilhelm Hufelands *Kunst das menschliche Leben zu verlängern* (1796) anknüpfen wird. Den engen Konnex zwischen literarischen Texten und lebensweltlicher Erfahrung belegt die Germanistin *Anett Lütteken* (Bern) in ihrem Beitrag *»O wundervolle Wasserquelle!« Literatur und Kur im 18. Jahrhundert* auf der Grundlage zahlreich sprudelnder biographischer Quellen. Die Badekur im 18. Jahrhundert ist nicht nur therapeutischer Ort und soziale Begegnungsstätte, sondern zugleich literarischer Topos und Generator dichterischer Phantasie.

Auf die genannten vier überblickshaften Darstellungen folgen elf Aufsätze, die die Wechselwirkungen von Medizin, Literatur und bildender Kunst im 18. Jahrhundert anhand einzelner Beispiele vertiefen.

Wie medizinisches Wissen Disziplinen und Kunstarten ›durchwandert‹, verdeutlicht ein erster thematischer Schwerpunkt. Der Neugermanist Carsten Zelle (Bochum) zeigt in seinen Ausführungen *Träume eines ›vernünftigen Arztes‹. Zum literarischen Werk des Naturlehrers Johann Gottlob Krüger*, wie die gelehrte Gattung der Traumsatire einerseits zur populärwissenschaftlichen Vermittlung funktionalisiert wird, sie andererseits jedoch zugleich dem in Halle/Saale und später in Helmstedt lehrenden Krüger einen literarischen Möglichkeitsraum jenseits der gültigen Wissensordnung eröffnet, in dem Wissen hypothetisch weitergedacht oder kritisch infrage gestellt werden kann. Die Germanistin Élisabeth Décultot (Paris) kann in ihrer Auseinandersetzung mit *Winckelmanns*

schaft für die Erforschung des 18. Jahrhunderts 31 (2007), 16-19; in: *AHF-Informationen*, Nr. 112, vom 12. Juli 2007, sowie elektronisch in *H-Germanistik* und *H-Soz-u-Kult*.

Medizinstudien. Zur Wechselwirkung von kunstgeschichtlichen und medizinischen Forschungen eine enge Verbindung zwischen Winckelmanns zahlreichen medizinischen Exzerpten und der Ausbildung seiner kunstgeschichtlichen Programmatik nachweisen. Zwischen 1738, dem Jahr seines Studienbeginns in Halle, und 1754 fertigte er ca. 160 dicht beschriebene Seiten an, nicht zuletzt aus Krügers *Naturlehre*. Auch die Literaturwissenschaftlerin Tanja van Hoorn (Hannover) führt an die frühaufklärerische Reformuniversität Halle. Sie verknüpft in ihrem Beitrag *»Verachte alle unvernünftigen Aerzte!«. Komödiantische Medizindiskurse um 1750* einschlägige, aber bisher wenig beachtete Ärzte- und Hypochonder-Lustspiele der Frühaufklärung von Mylius und Quistorp mit dem damaligen medizinischen und psychotherapeutischen Fachwissen, namentlich desjenigen der ›vernünftigen Ärzte‹ in Halle. In der Mitte des 18. Jahrhunderts verschiebt sich das Gewicht norddeutsch-protestantischer Aufklärung vom preußisch-pietistischen Halle an die 1737 neugegründete Universität Göttingen. Der Literatur- und Medienwissenschaftler Urs Meyer (Fribourg) weist in seiner Darstellung *Medizin in Göttingen. Zur Hippokrates-Rezeption bei Georg Christoph Lichtenberg* nach, wie Lichtenbergs parodistische Umfunktionierung der Hippokratischen Aphoristik als Rezeptionsmedium neuzeitlicher medizinischer Theorien die deutschsprachige Aphoristik des 18. Jahrhunderts aus ihrer Abhängigkeit von der französischen Moralistik befreite und jener dadurch neue Gestaltungsmöglichkeiten zuzuweisen vermochte.

Die Wechselseitigkeit des Wissenstransfers zwischen Heilkunst und schönen Künsten bestätigen zwei kunsthistorische Aufsätze, die zugleich die Perspektive zur Schweiz und zum theresianischen Österreich hin öffnen: Der Kunsthistoriker Edgar Bierende (Stuttgart) stellt in seinem Beitrag *Johann Heinrich Lavater: Der Arzt als Ratgeber der Künstler* die erste schweizerische Einführung zur menschlichen Anatomie für junge Künstler vor, die der Zürcher Arzt 1790 unter dem Titel *Anleitung zur Kenntniss des menschlichen Körpers für Zeichner und Bildhauer* publizierte. Aber Künstler eignen sich nicht nur anatomisches Wissen an, umgekehrt bringen Künstler auch anatomisches Wissen hervor. Der Kunsthistoriker Ulrich Pfarr (Frankfurt am Main) ergründet in seinen Ausführungen *Experimente eines Bildhauers. Die Köpfe Franz Xaver Messerschmidts* die rätselhaften ›Egyptischen Köpfe‹ und weist nach, dass die vermeintlich stillos wirkenden Köpfe mit ihren heftigen Verzerrungen eine anatomisch zutreffende Gesichtsmimik zur Darstellung bringen und einem drastischen Realismus verpflichtet sind.

Die alte kathartische Funktionalisierung der Kunst, mit der Aristoteles auf das Platonische Kunstverdikt geantwortet hatte, lebt im 18. Jahrhundert in den vielfältigen Versuchen, die schönen Künste therapeutisch-diätetisch zu nutzen, fort. Die Musikwissenschaftlerin Cristina Urchueguía (Bern) arbeitet in ihren musikhistorischen Betrachtungen über *Jan Dismas Zelenkas* Hipocondrie*: Musikalische Krankheitsbeschreibung oder Heilmittel?* heraus, dass sich die Musiktheorie des 18. Jahrhunderts von Platonischer Musikspekulation abwendet und die Musik nun wirkungsästhetisch auf ihre gemütsbewegende Kraft hin beurteilt. Wie es der Instrumentalmusik gelingt, pathologische Zustände zu gestalten, hervorzubringen und zu heilen, zeigt das Beispiel von Zelenkas Instrumentalkomposition *Hipocondrie* (1723), das in der Forschung bisher nicht beachtet worden ist. Heilende musikalische Kraft und literarische Heilkunst führt Goethe zusammen. Der Literaturwissenschaftler Benedikt Jeßing (Bochum) problematisiert in seinem Beitrag *Musikalische Therapeutik? Goethes »Lila«* das »Festspiel mit Gesang und Tanz« im Blick auf das Verhältnis von psychiatrischer Innovation, die der Vorschlag einer homöopathisch wirkenden psychischen Kur beinhaltet, und autonomem Kunstverständnis, auf das die autoreferentiellen Passagen des Psychodramas verweisen. Einen anderen Akzent setzt der Komparatist Markus Winkler (Genf) mit seiner Vorlage *Die Heilung des Orest. Ethnozentrismus und Humanität in Goethes Iphigenie auf Tauris.* Die Überlegungen veranschaulichen, dass die ›Heilung des Orest‹ weder psychologisch als psychische Kur wie in *Lila* noch als Erkenntnisfortschritt vom Mythos zum Logos inszeniert wird, sondern diskursanalytisch als Durchsetzung der humanistisch umgedeuteten Griechen/Barbaren-Antithese: Orest wird in dem Maße geheilt, wie es gelingt, das Grausam-Inhumane aus dem Griechischen aus- und in das Barbarische einzuschließen. Die Ausführungen des Germanisten Gilles Darras (Paris) *»Die Kenntnis der Krankheit mußte der Heilung vorangehen«. Heilkunst und Literatur im Frühwerk von Friedrich Schiller* zeigen erneut, welchen bedeutenden Beitrag Schiller zur literarischen Anthropologie der Spätaufklärung geleistet hat, insofern der ausgebildete Mediziner in Fortsetzung seiner akademisch-theoretischen Studien zum *commercium*-Problem das Verhältnis von Körper und Seele zunächst auf die Bühne bringt, später im Genre der Erzählung gestaltet und ihm schließlich auch in der Geschichtsschreibung nachgeht. Wie stark der Konnex von Kunst, Medizin, Therapie und Lebensführung die soziale Vergemeinschaftung des 18. Jahrhunderts geprägt hat, demonstriert der Aufsatz der Historikerin Heidi Eisenhut (Trogen) am Beispiel Trogens. Sie fragt in ihrem Beitrag *Gelehrte auf Molkenkur. Laurenz Zellweger und sein Kreis in Trogen* nach dem historischen Ort der diätetischen Molkentradition im Appenzellerland. Dabei werden die bisher mehr oder weniger als kulturhistorische Kuriosa bekannten Daten auf das organisierende anthropologische Muster hin durchsichtig gemacht, in dem medizinische Ausbildung, sezierende Menschen- und Naturbeobachtung und aufklärerische Geselligkeitskultur auf charakteristische Weise zusammentreten.

Carsten Zelle (Bochum) obliegt es schließlich, die facettenreiche, interdisziplinäre Diskussion der Vorträge in verallgemeinernder Absicht zusammenzufassen.

Die in diesem Band dokumentierte Tagung wurde von einer Lesung von Jürgen Stenzel (Hamburg) zur »Literarischen Molkenkur«, die musikalisch von Hans Sturzenegger (Speicher) am Hackbrett begleitet wurde, abgerundet und von einer aus den Beständen der Kantonsbibliothek Appenzell Ausserrhoden bestückten Ausstellung »Medizinisches im 18. Jahrhundert« begleitet. Tagung, Abendveranstaltung und Ausstellung wurden großzügig gefördert von der Rudolf und Gertrud Bünzli-Scherrer Stiftung (Trogen), der Metrohm-Stiftung (Herisau) und dem Schweizerischen Nationalfonds zur Förderung der wissenschaftlichen Forschung (*SNF*). Der Schweizerische Nationalfonds gewährte zudem einen Druckkostenzuschuss. Für die erfahrene Förderung sind die Veranstalter den Institutionen zu großem Dank verpflichtet.

Heidi Eisenhut, Anett Lütteken und Carsten Zelle
Trogen, Bern und Bochum, im August 2010

Heilkunst und schöne Künste –
Überblicke

Heinz Schott

Heilkunst und schöne Künste. Ein Aufriss

Der Begriff ›Kunst‹ taucht in der Fachsprache der modernen Medizin nur noch marginal auf: zum einen im Terminus ›Kunstfehler‹ (juristisch als ›ärztlicher Behandlungsfehler‹ bezeichnet), zum anderen in zusammengesetzten Termini, welche künstliche Organe, Prothesen, betreffen: z. B. ›Kunstherz‹, ›Kunstauge‹, ›Kunstbein‹. Es fällt also auf, dass die wissenschaftliche Medizin heute nur noch etwas Negatives, Defizientes mit ›Kunst‹ assoziiert, nämlich dort, wo die Medizin fehlerhaft eingesetzt wird (›Kunstfehler‹) oder wo das natürliche Organ durch ein in der Regel schlechter funktionierendes, künstliches ersetzt werden muss. Der Begriff ›Heilkunst‹ ist indes aus den Wörterbüchern verschwunden.[1]

In der traditionellen Terminologie der Frühen Neuzeit war anstelle von ›Heilkunst‹, einem Begriff, der erst im 19. Jahrhundert synonym mit ›Heilkunde‹ Verbreitung fand, gewöhnlich von ›Arzneikunst‹ (griech. *[techné] iatriké*; lat. *[ars] medicina*) die Rede. *Techné iatriké* war ein bekannter Topos in der Antike, etwa bei Platon.[2] Das Verhältnis dieser Arzneikunst zu den schönen Künsten seit der Antike in den Blick

1 Vgl. z. B. *Roche Lexikon Medizin*. 5. Aufl. München, Jena 2003; *Psychrembel Klinisches Wörterbuch*. 260. Aufl. Berlin, New York 2004. – Der Vortragsgestus der nachfolgenden Ausführungen, die das 2. Trogener Bibliotheksgespräch eröffneten, wurde beibehalten.

2 So diente er in dessen *Politikos* (298a ff.) neben dem Steuermann als Gleichnis für den politischen Herrscher. In Schleiermachers Übersetzung von 1826 heißt es im 40. Kapitel mit der Überschrift »Das Bild verkehrt betriebener Arzneikunst und Steuermannskunst«: »Fremder: Kehren wir also zu jenen Bildern zurück mit denen wir notwendig immer die königlichen Herrscher vergleichen. / Sokrates d. J.: Zu was für welchen? / Fremder: Zu dem edlen Steuermann und zu dem Arzte der wert wie Viele zu achten. An diesen nämlich wollen wir uns einen Entwurf davon bilden und den betrachten. / Sokrates d. J.: Wovon doch? / Fremder: Davon als wenn wir Alle von ihnen dächten, daß sie uns aufs ärgste mitspielten. Wem sie nämlich eben helfen wollten, dem hülfen sie, wen sie aber verstümmeln wollten von uns, den verstümmelten sie durch Schneiden und Brennen und ließen sich noch Kosten dafür bezahlen wie Abgaben, von denen sie wenig oder nichts auf den Kranken verwenden und das übrige selbst mit ih-

nehmen zu wollen, wäre ein hypertrophes Unterfangen. Stattdessen möchte ich mich an der zeitlichen Eingrenzung unseres Rahmenthemas orientieren. In Zedlers *Universal-Lexicon* heißt es im Artikel über »Artzeney-kunst, Lateinisch *Medicina*, [...] das ist *Ars medica*« lapidar: »Das *Subjectum* der Artzeney-Kunst ist der menschliche Leib, oder besser der gantze Mensch, obgleich einige läugnen, dass die Seele Kranckheiten unterworffen sey«.[3] Dieses »*Subjectum* der Artzeney-Kunst« soll im Mittelpunkt meiner Darlegungen stehen, der Umgang einer kunstvollen Medizin mit dem menschlichen Leib und dem dazugehörigen »gantzen Menschen«. Mir geht es also mehr um anthropologische Grundfragen und weniger um kranke Musiker, Ärzte als Dichter oder um die Identifizierung von Krankheitsbildern in Gemälden. Meinen Beitrag habe ich in fünf Abschnitte und eine kurze Schlussbemerkung gegliedert.

1. Anatomie: Zergliederungskunst des tierischen und menschlichen Körpers

›Anatomie‹ war in Medizin und Naturforschung der Frühen Neuzeit ein allgemeiner Schlüsselbegriff. Man denke an das Postulat des Paracelsus, aus der Anatomie des Himmels, des »Gestirns«, auf die »Anatomie« der Sterne im menschlichen Leib zu schließen.[4] Noch im frühen 18. Jahrhundert gibt es ein breites Bedeutungsspektrum von Anatomie: die *Anatomia practica* als »Zergliederungs-Kunst in Wercken«, die *Anatomia speculativa* als »Zergliederungs-Kunst in Gedancken«, die *Anatomia spygyrica*, die alchemische Scheidekunst, die *Anatomia plantarum*, die exakte Pflanzenbeschreibung.[5]

Die Verbindung der Anatomie (im Sinne der *Anatomia practica*) mit bildender Kunst lag auf der Hand, war doch ein anatomischer Zeichner ein Künstler *sui generis*. Das berühmteste Beispiel war Leonardo da Vinci, der um 1500 seine anatomischen Skizzen in Florenz anfertigte (Abb. 1). Jan Steven van Kalkar, ein Schüler Tizians, fertigte die Ab-

ren Leuten verbrauchen. Ja, am Ende ließen sie sich gar noch von Verwandten oder Feinden des Kranken Geld geben und brächten ihn um. Und die Schiffer wiederum täten tausenderlei anderes dergleichen [...].«

3 Johann Heinrich Zedler: *Grosses vollständiges Universal-Lexikon*. Bd. 2. Halle, Leipzig 1732, Sp. 1741.

4 Vgl. Paracelsus: *Sämtliche Werke*. Hg. Karl Sudhoff. Bd. 8. München 1924, 163.

5 Vgl. Zedler: *Grosses vollständiges Universal-Lexikon*. Bd. 2 (wie Anm. 3), Sp. 90.

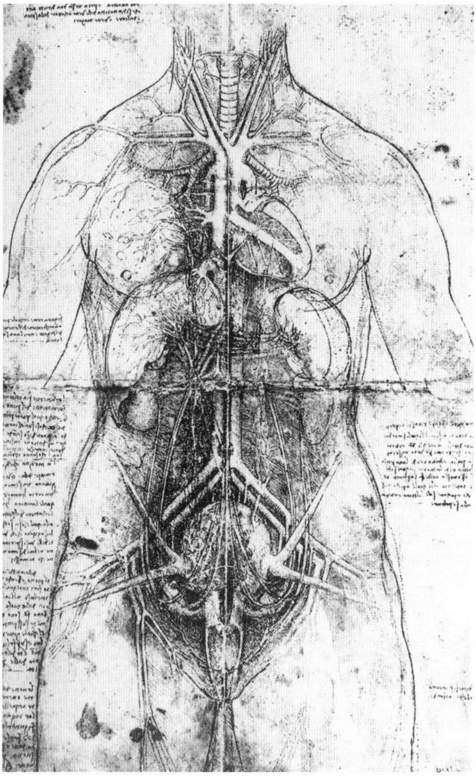

Abb. 1

bildungen zu Andreas Vesals fundamentalem anatomischen Atlas *(De humani corporis fabrica)* von 1543 an.[6] Zergliederungskunst bedeutete gerade nicht die brutale Zerstückelung des menschlichen Leichnams oder tierischen Kadavers, sondern vielmehr deren Durchleuchtung, Durchdringung, Entzifferung im Sinne der Naturforschung, die sich selbst als ein Lesen in der ›Bibel der Natur‹ verstand. In den Dingen der Natur sollte sich, so hoffte man, die geheime Sprache Gottes den Adepten offenbaren. In dieser Perspektive wurde anatomische Forschung schlechthin als eine Art Lese- und Deutungskunst verstanden. Dieses Selbstverständnis der Forscher war durchaus mit dem Anspruch der Aufklärung vereinbar: So erschien 1737/38 in Leiden das epochale Werk *Bybel der*

6 Zu Vesalius' anatomischem Atlas siehe den Beitrag von Edgar Bierende im vorliegenden Band, 161-177.

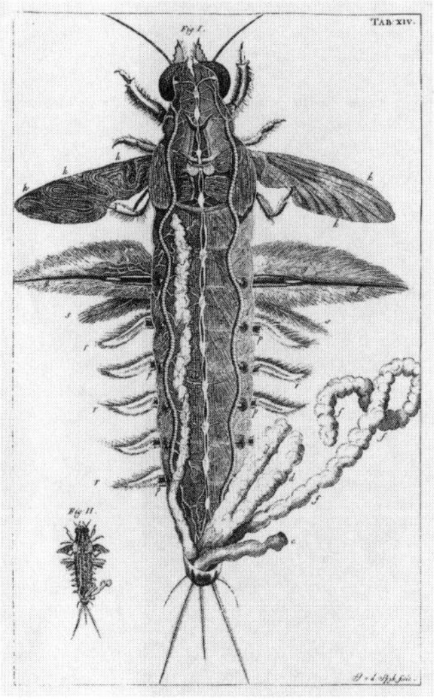

Abb. 2

Natuure in drei Bänden, das Jan Swammerdams bereits 1669 erschienene *Historia insectorum generalis* (Abb. 2) sowie unveröffentlichte Manuskripte Herman Boerhaaves enthielt. Das Werk, das vermutlich Laurenz Zellweger bekannt war, erschien 1752 in deutscher Übersetzung unter dem Titel: *Bibel der Natur: worinnen die Insekten in gewisse Classen vertheilt, sorgfältig beschrieben, zergliedert, in saubern Kupferstichen vorgestellt, mit vielen Anmerkungen über die Seltenheiten der Natur erleutert, und zum Beweis der Allmacht und Weisheit des Schöpfers angewendet werden.* Der Blick durchs Mikroskop gab im letzten Drittel des 17. Jahrhunderts die Sicht auf eine ungeahnte Wunderwelt der Natur frei, deren bislang unsichtbare Zeichen erstmals sichtbar gemacht werden konnten.

Das anatomische Theater *(Theatrum anatomicum)* war der Ort, an dem die Ästhetik des Körpers systematisch ermöglicht und präsentiert wurde (Abb. 3). Die Etablierung ›anatomischer Theater‹ erreichte im 18. Jahrhundert einen Höhepunkt: Allein im deutschsprachigen Raum wurden weit über achtzig solcher Einrichtungen erbaut. Die Verfeinerung der Sezier- und Konservierungsmethoden (z. B. durch Gefäßinjektion) und die exakte bildliche Darstellung durch verbesserte Drucktechniken führten zu einem Aufschwung der Anatomie im Verein mit der Chirurgie und ihrer damaligen Spezialgebiete. Es ging vor allem um die Darstellung der Schönheit des menschlichen Organismus, wie das Beispiel des Anatomen und Chirurgen Lorenz Heister (1683-1758) belegt:

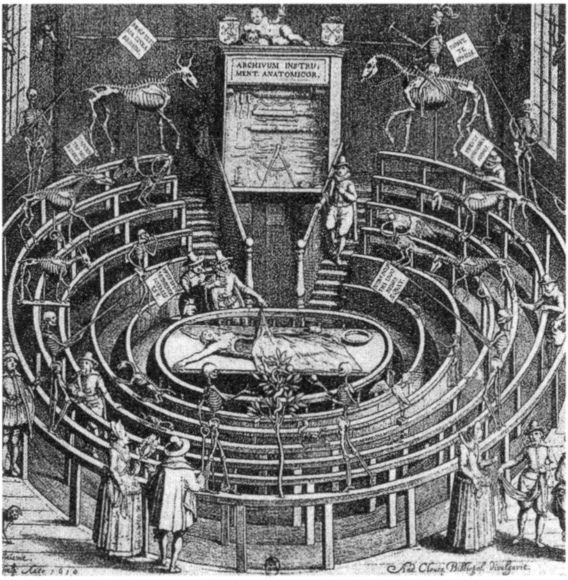

Abb. 3

»In diesem Jahr 1721 habe [ich] drey todte gesunde Körper (ohne andere) öffentlich auf der *Helmstädtischen Zergliederungs-Schaubühne* zerlegt, und verschiedene Seltenheiten in selbigen angemerket, worunter die erste ist; die sonderbare Austheilung der Blut-Adern *durch das männliche Glied*, welche in einem dieser Leichnamen so schön, und vielleicht noch schöner gezeiget, als sie vorhin und hernach, so viel mir wißend ist, von andern jemahls gezeiget oder abgebildet worden sind. [...] Die 22ste Figur stellet vor das männliche Geburts-Glied nach seiner obern Fläche; deßen Adern, welche das Geblüt zurück führen, nebst den aus lauter Höhlgen bestehenden Theilen, auf eine besondere schöne Art von mir mit Quecksilber vollgefüllet, daß sie kenntlicher seyn, als ich selbige zuvor niemahls gesehen, oder abgebildet gefunden habe. Welches Glied ich noch itzo auf solche Art zubereitet, schon über 30 Jahr aufbehalten habe.«[7] (Abb. 4)

7 Lorenz [Laurentius] Heister: *Medicinische Chirurgische und Anatomische Wahrnehmungen. Nebst Kupfern und gedoppelten Registern.* Rostock 1753, 1106f.; die betreffende Abbildung aus: Ders.: *Compendium Anatomicum d. i. Kurtzer Begriff derjenigen Kunst, welche von denen Theilen des menschlichen Cörpers* [...] *handelt.* Nach der neuesten fünften Lateinischen Auflage [...]. Nürnberg 1749, Tafel V.

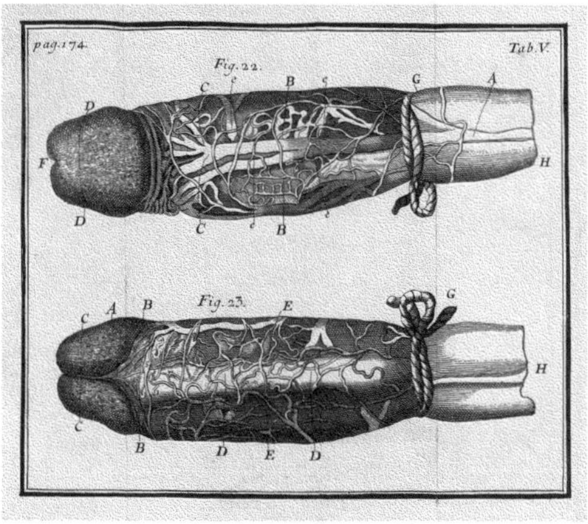

Abb. 4

2. Naturalienkabinette: Museale Kunst der Medizin und Naturforschung

Der anatomische Impetus der Frühen Neuzeit strahlte auf viele Bereiche der Naturforschung aus und beförderte insbesondere die Errichtung von Naturalienkabinetten, die barocke Vorstufe von Naturkundemuseen. Gegen Ende des 17. Jahrhunderts wurden von Universitätsprofessoren, naturforschenden Adligen und Privatgelehrten Sammlungen von kuriosen *(›curiösen‹)* Naturobjekten angelegt. Solche ›Naturalienkabinette‹ umfassten u.a. anatomische Schaustellungen von Kinderskeletten, Skeletten von Missgebildeten, konservierten Organen etc. Eine der bekanntesten Sammlungen von menschlichen Organpräparaten hatte der Amsterdamer Anatom Frederik Ruysch (1638-1731) angelegt, die 1717 vom russischen Zaren Peter dem Großen gekauft und nach St. Petersburg gebracht wurde (Abb. 5).

Empirische Naturforschung und barocke Schaulust erzeugten – vom heutigen Betrachter aus gesehen – z.T. makaber anmutende Arrangements, die sich als Museumsstücke erhalten haben. ›Monstra‹, missgebildete Tiere und Menschen, erweckten wie in früheren Zeiten besondere Neugier. Gerade auch auf sie richtete sich die Sammelleidenschaft. Im Laufe des 18. Jahrhunderts trat jedoch zunehmend die wissenschaftliche Systematisierung in den Vordergrund, so dass sich gegen Ende des Jahrhunderts bereits das moderne Naturkundemuseum abzeichnete.

Der französische Naturforscher Georges-Louis Leclerc, Comte de Buffon (1707-1788) sah in der Anordnung der Naturalien eine besondere

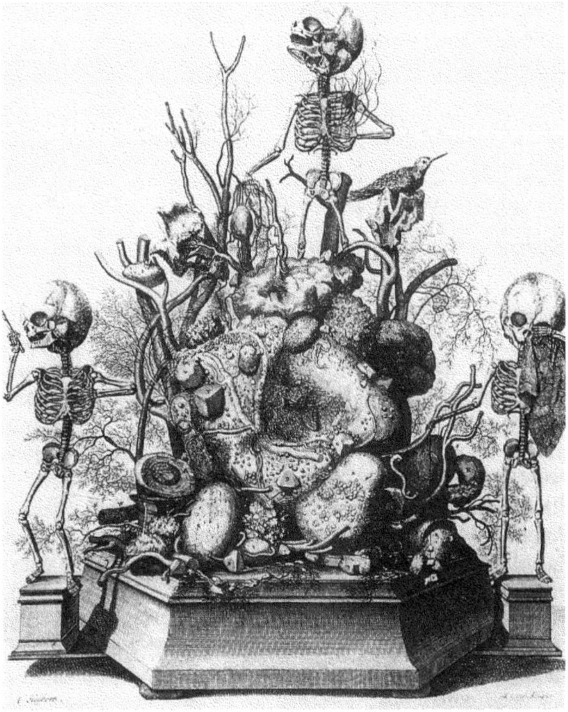

Abb. 5

Kunst: »Es giebt eine gewisse Kunst, Naturalienkammern wohl anzuordnen, und brauchts einer unaufhörlichen Sorgfalt und besondern Geschicklichkeit, um selbige in Ordnung zu stellen und in gutem Stande zu halten. Da ich nun bereits acht Jahre dieses Werk bey der Naturalienkammer des Königs [Ludwig XV., 1715-1774] getrieben habe, so möchte ich wünschen, daß meine darauf gewandte Mühe denjenigen zu einigem Nutzen dienen könnte, die Sammlungen von Dingen machen, die zur Naturgeschichte gehören. [...] Die Ordnung, welche dem Begriffe dieser Wissenschaft am meisten zuträglich wäre, würde unstreitig diese seyn, da man [...] die Sachen, welche sie in sich fasset, in Classe, in Geschlechte und Arten eintheilet. Auf diese Weise müßten die Thiere, die Gewächse, und die Erdstoffe genau von einander abgesondert werden, und ein jegliches Naturreich müßte einen besondern Platz einnehmen.«[8]

8 Georges-Louis Leclerc von Buffon: *Allgemeine Historie der Natur* [...]. Zweyter Theil. Hamburg, Leipzig 1752, 4f.

Das Naturalienkabinett wurde, wie es in einer Schrift von 1771 heißt, als eine »Wunderkammer« angesehen, »worinn man die von allen Orten her zusammengebrachten Wunder Gottes, gleichsam als in einem Schauplatze der ganzen Welt, betrachten könnte.«[9] Wir könnten hier durchaus von einer ›zweiten Natur‹ sprechen, die museal dargestellt und in eine lesbare Ordnung gebracht wurde. Dabei ging es nicht nur um die Kunst der Anordnung der Naturalien und ihrer besonderen Darstellung, sondern auch um die der Konservierung, etwa von Vögeln: Nach der »Präparation wird der Vogel in einen Backofen geschoben, wenn das Brod heraus ist, damit er austrockne. [...] Herr von Reaumur pflegt den ganzen Vogel, dem er vorher eine natürliche Stellung gegeben hat, im Ofen zu trocknen, und in wohlverschlossene Gläser zu thun, damit die Speckkäfer und Motten abgehalten werden [...].«[10]

Gegen Ende des 18. Jahrhunderts wandelten sich die barocken Kabinette zu systematisch naturkundlichen Sammlungen. Diese wurden gezielt von Forschungsreisenden aufgesucht und dienten als Orte der sekundären Naturforschung. Als Georg Forster 1790 seine *Ansichten vom Niederrhein* sammelte und das Kabinett im Poppelsdorfer Schloss besuchte, war er enttäuscht. Er schrieb an den Mainzer Anatomen Samuel Thomas Soemmerring: »In Bonn blieben wir eine Stunde, und besahen das Naturaliencabinet im Schloß. Es ist ziemlich groß, enthält auch viele schöne Cabinetstücke, aber es ist ohne Ordnung aufgestellt, mit sehr viel unnützen Spielereien verunstaltet und hat auch große Lücken, die man nur vergebens durch die Unordnung zu verdecken versucht hat.«[11]

3. Plastiken, Grafiken, Stiche: die bildende Kunst in der Medizin

Auf die Konjunktur der speziellen anatomischen Sammlungen im 18. Jahrhundert möchte ich nicht weiter eingehen. Allerdings gibt es eine Besonderheit, bei der Anatomie in bildende Kunst übergeht, gleichsam in die Bildnerei konvertiert: nämlich die anatomischen Wachsmodelle, die man als Moulagen bezeichnete. Sie wurden in den 1780er Jahren unter Aufsicht des italienischen Anatomen Paolo Mascagni (1755-1815) in Florenz serienmäßig produziert und stellen kunstvolle Plastiken dar, die in ihrer Lebensechtheit den plastinierten Präparaten eines Gunter von

9 *Abhandlung von Naturalien-Cabinetten* [...]. Leipzig 1771, 10.

10 Ebd., 33f.

11 Georg Forster: *Briefwechsel mit S. Th. Sömmerring*. Hg. Hermann Hettner. Braunschweig 1877, 538.

Hagens in nichts nachstehen. Sie sind heute u.a. im Florentiner Museum *La Spécola* zu bewundern. Moulagen aus dem frühen 20. Jahrhundert, wie z.B. diejenigen aus der Sammlung der Bonner Universitätshautklinik, scheinen dagegen aus einer anderen Welt zu stammen und demonstrieren den spezialisierten Zugriff der modernen Medizin.

Franz Xaver Messerschmidt (1736-1783), ein »deutscher Bildhauer zwischen Barock und Klassizismus«,[12] ist ein herausragendes Beispiel für die innige Verbindung von Medizin und Kunst. Berühmt wurde er für seine etwa siebzig sog. Charakterköpfe, die er um 1770 in Form von bizarren Selbstporträts nach Ausbruch einer psychischen Erkrankung anfertigte. Im *Wikipedia*-Artikel ist hierzu zu lesen: »Gezeigt werden alle Arten von physiognomischen Zuständen (Affekte), bis hin zu extremen Grimassen. Die Magnetismus-Lehre des Freundes und Arztes Franz Anton Mesmer ist dabei sowohl in seine Plastiken als auch in seine Wahnvorstellungen eingeflossen.«[13] Das klingt zwar interessant, ist aber leider falsch, denn Mesmer sollte erst 1774 seinen ›thierischen Magnetismus‹ entdecken. Dass Messerschmidt Mesmer persönlich kannte, ist dagegen unstrittig: Der Beweis ist eine geheimnisvolle Mesmer-Büste, die ich 1984 auf Umwegen – damals nur virtuell – auftreiben konnte.[14] Übrigens soll sich in Mesmers Wiener Gartenanlage neben anderen Statuen eine Brunnengruppe mit vier Figuren von Messerschmidt befunden haben, die angeblich sogar die Bewunderung Kaiser Josephs II. erregt hätte.[15]

Kurze Zeit nach der Entstehung der Messerschmidtschen Charakterköpfe veröffentlichte der damalige Goethe-Freund Johann Caspar Lavater seine *Physiognomischen Fragmente zur Beförderung der Menschenkenntnis und Menschenliebe* (1775-1778). »Ich verspreche nicht [...] das tausendbuchstäbige Alphabeth zur Entzieferung der unwillkührlichen Natursprache im Antlitze [...] des menschlichen Gesichtes zu liefern; aber doch einige Buchstaben dieses göttlichen Alphabeths so leserlich vorzuzeichnen, daß jedes gesunde Auge dieselbe wird finden und erkennen können, wo sie ihm wieder vorkommen.«[16] Die darin enthaltenen Radierungen fertigte u.a. Lavaters späterer Schwager, der Kupferstecher

12 <http://de.wikipedia.org/wiki/Franz_Xaver_Messerschmidt> (25.03.2009).

13 Ebd. Zu Messerschmidt siehe den Beitrag von Ulrich Pfarr im vorliegenden Band, 182-199.

14 Siehe Abb. 1 im Beitrag von Ulrich Pfarr im vorliegenden Band, 184.

15 Vgl. Manfred Schuler: »Mesmer und die Mozarts«. In: Verf. (Hg.): *Franz Anton Mesmer und die Geschichte des Mesmerismus*. Stuttgart 1985, 215-227, hier: 217f.

16 Johann Caspar Lavater: *Physiognomische Fragmente zur Beförderung der Menschenkenntnis und Menschenliebe*. Eine Auswahl. Hg. Christoph Siegrist. Stuttgart 1984, 10.

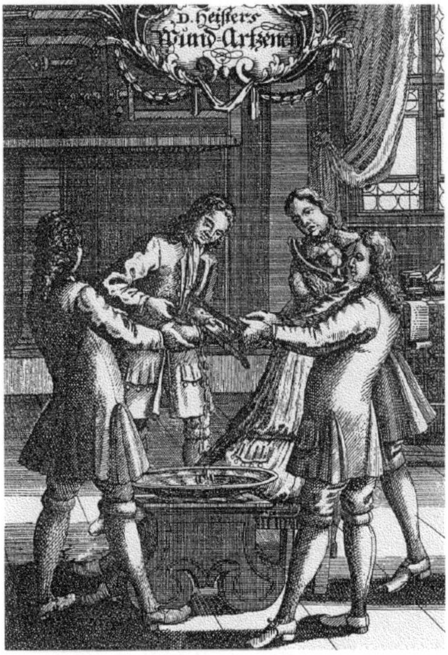

Abb. 6

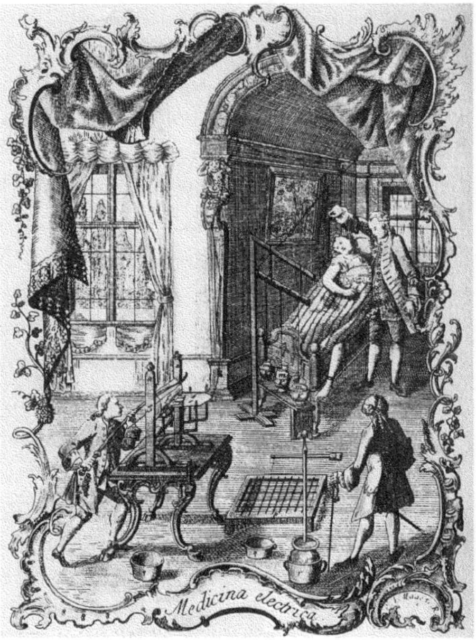

Abb. 7

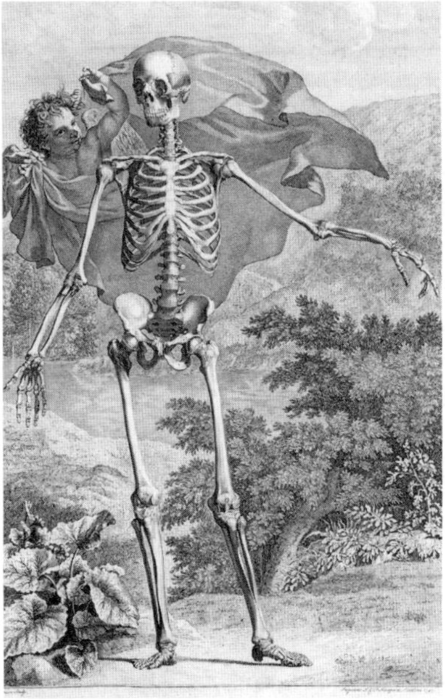

Abb. 8

Georg Friedrich Schmoll (gest. 1785) an. Dementsprechend kam das Anfertigen von Schattenrissen und Scherenschnitten in Mode.

Abbildungen in medizinischen Schriften, etwa als Titelkupfer oder technische Erläuterung, erlangten im Laufe des 18. Jahrhunderts eine immer größere Bedeutung. Zumeist blieben die Illustratoren selbst, die Zeichner und Kupferstecher, im Hintergrund. Dies gilt etwa für Titelkupfer und Frontispize, wie bei Lorenz Heisters *Wund-Artzeney (Chirurgie)* (Abb. 6) oder bei Johann Gottlieb Schäffers *Elektrischer Medizin* von 1766 (Abb. 7). Ein weites Feld boten anatomische Illustrationen wie beispielsweise der mit besonderer Drucktechnik gefertigte ›anatomische Engel‹ von Jacques Gautier d'Agoty aus dem Jahr 1746 oder der mit

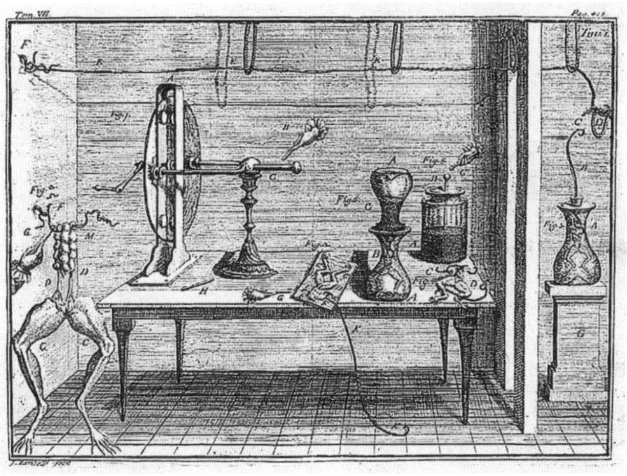

Abb. 9

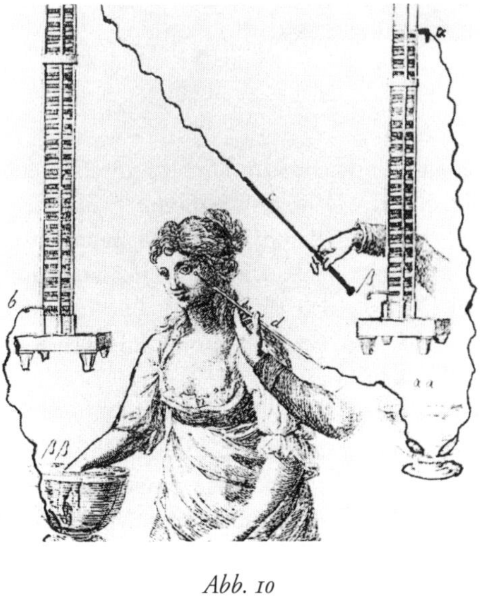

Abb. 10

großer Präzision verfasste anatomische Atlas von Bernhard Siegfried Albinus von 1747, mit Stichen von Jan Wandelaar (Abb. 8). Auch die medizintechnischen Apparaturen wurden mit immer größerer Präzision dargestellt, wie die berühmten Experimente Galvanis mit den ›zuckenden Froschschenkeln‹ (Abb. 9) oder die galvanische Operation einer blinden Frau um 1800 (Abb. 10).

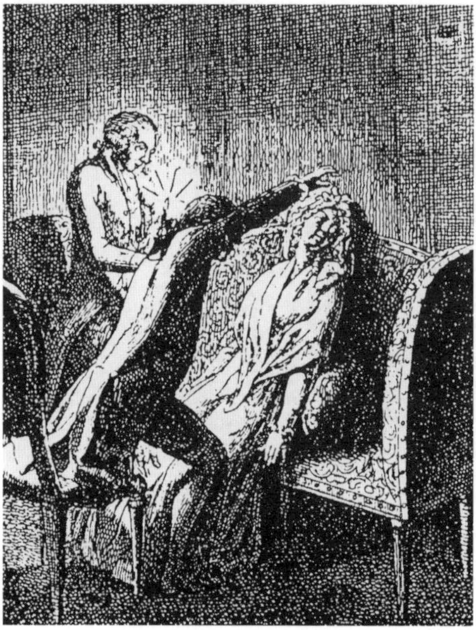

Abb. 11

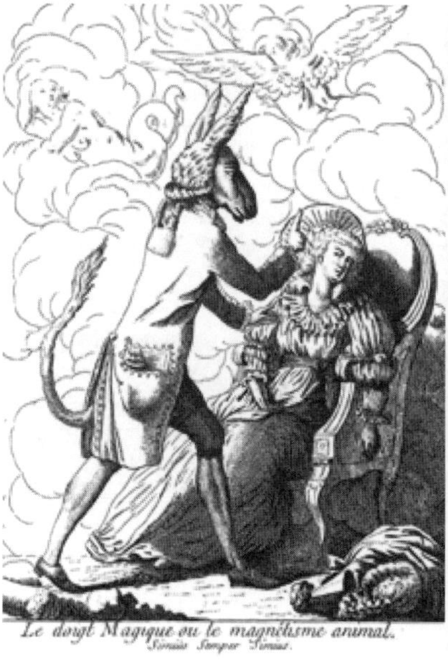

Abb. 12

Aber auch Behandlungsszenen im Umfeld unterschiedlicher Heilkonzepte werden illustriert, welche teilweise von namhaften Künstlern gestochen wurden, wie z. B. die magnetische Behandlung einer Dame durch einen Magnetiseur (Abb. 11) des populären Kupferstechers und Grafikers Daniel Chodowiecki (1726-1801). Die Künstler verschiedener Baquet-Szenen mit Franz Anton Mesmer im vorrevolutionären Paris sind dagegen m.W. nicht bekannt.

Gerade in der zweiten Hälfte des 18. Jahrhunderts ist der Übergang von der Darstellung einer medizinisch-therapeutischen Szene zur entsprechenden Karikatur wie etwa bei dem genannten Stich Chodowieckis fließend. Vor allem Mesmers animalischer Magnetismus forderte zu zahlreichen Karikaturen heraus. Zum einen ging es um die Eselei bzw. Teufelei des Magnetisierens, die sich zwischen Magnetiseur und der zu magnetisierenden (oft weiblichen) Person abspielte (Abb. 12). Zum anderen wurden natürlich die Gruppenszenen um den Baquet gerne aufs Korn genommen. Eugen Holländer hat in seinem prächtigen Werk *Die Karikatur und Satire in der Medizin*[17] von 1905 eindrucksvolle Beispiele

17 Eugen Holländer: *Die Karikatur und Satire in der Medizin. Mediko-kunsthistorische Studie*. Stuttgart 1905 (2. Augl. 1921).

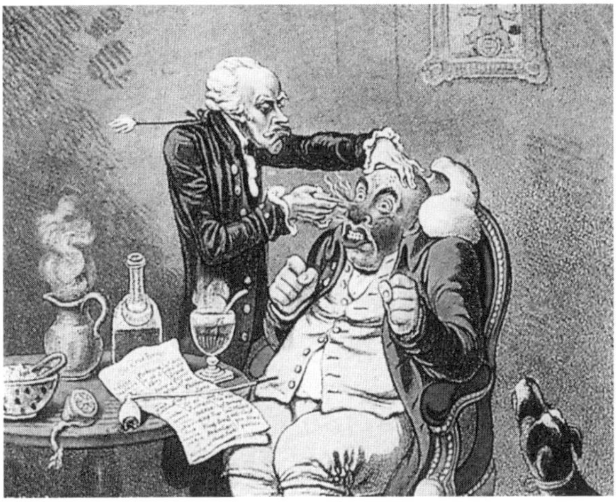

Abb. 13

karikaturistischer Kunst zusammengetragen: etwa eine Darstellung des Perkinismus, der als ein *Spin-off* des Galvanismus (sowie der elektrischen Medizin und des Mesmerismus) anzusehen ist. 1795 hatte der geschäftstüchtige amerikanische Arzt Elisha Perkins (1741-1799) *metallic tractors* zur Ableitung gestauter Elektrizität entwickelt, wie auf einer Darstellung des englischen Karikaturisten James Gillray von 1801 zu sehen ist (Abb. 13). Vor allem der englische Maler und Karikaturist Thomas Rowlandson (1756-1827) ist in diesem Zusammenhang zu erwähnen, der durch seine unübertroffenen pornographischen Zeichnungen auch heute noch bekannt ist. Zwei Kostproben zu seinen *medizinischen* Karikaturen seien hier vorgestellt: zum einen die Porzellanzähne des französischen Dentisten de Chémant, die sog. *Incorruptibles*, auf dem Kupferstich von 1790 (Abb. 14); zum anderen der Verfolgungswahn eines Hypochonders *(The Hypochondriac)* von 1792 (Abb. 15). Auch im frühen 18. Jahrhundert waren bereits englische Karikaturisten an der Arbeit. Als Beispiel sei hier der Geburtsschwindel der Mary Toft vorgestellt, den William Hogarth (1697-1764) 1726 auf einem Kupferstich entlarvte (Abb. 16).[18] Am

18 »Der langperückte Untersucher, der das in heftiger Wehentätigkeit liegende Weib gynäkologisch untersucht, ist Sir Richard Manningham (B), der die Worte ausstößt: Es wölbt sich, es schwillt, es öffnet sich, es kommt! Hogarth bezeichnet ihn als dunklen Philosophen, weil er in der Tiefe des Dings nachforsche. Im Vordergrund steht Doktor St. André (A), der die Worte von sich gibt: O! welch große Geburt! Hogarth zeichnet diesen Nathanial St. André in tanzender Pose,

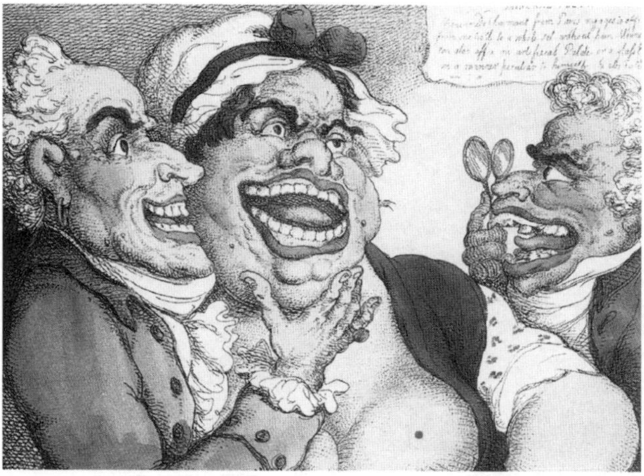

Abb. 14

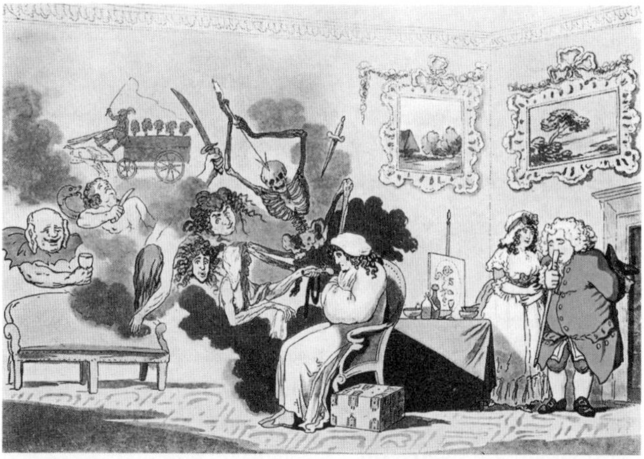

Abb. 15

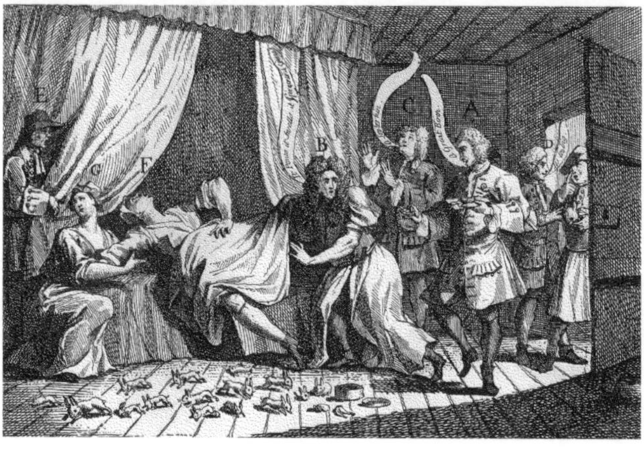

Abb. 16

bekanntesten ist Hogarths Stich »Der Lohn der Grausamkeit oder Anatomie in Barber's Hall«.

4. Dichtung und Literatur: Medizin und Sprachkunst

Selbstverständlich ist der sog. Universalgelehrte Albrecht von Haller (1708-1777) zu nennen, der sich nicht nur als Arzt und bahnbrechender Naturforscher hervorgetan hat, sondern auch als Dichter der Aufklärung. So heißt es in seinem Gedicht *Gedanken über Vernunft, Aberglauben und Unglauben. An den Herrn Professor Stähelin* von 1729:

> Unselig Mittel-Ding von Engeln und von Vieh!
> Du prahlst mit der Vernunft und du gebrauchst sie nie;
> Was helfen dir zuletzt der Weisheit hohe Lehren,
> Zu schwach, sie zu verstehn, zu stolz, sie zu entbehren?[19]

Der Mensch als Mischung aus Engel und Vieh ist ein Topos der medizinischen und literarischen Anthropologie der Neuzeit, der vielfach von Paracelsus im 16. bis zu den Romantikern im frühen 19. Jahrhundert eingesetzt wurde.

Die Heimwehkrankheit der Schweizer, an der ja möglicherweise auch Haller litt, wurde im 18. Jahrhundert zu einem medizinischen Gesprächsstoff. Diese Krankheit, die der Melancholie nahekam, implizierte auch die Idee der poetischen Empfindsamkeit, einer Art ›kreativen Krankheit‹, wie man heute sagen würde. Der Zürcher Arzt und Naturforscher Johann Jakob Scheuchzer (1672-1733), bei dem Zellweger studiert hatte, stellte eine physiologische Theorie auf: Wenn der Schweizer ins flache Land käme, würde der höhere Luftdruck seine feineren Gefäße zusammendrücken, das Blut in Herz und Gehirn pressen und damit das Heimweh erzeugen.

eine Geige unter dem Arme, da er als guter Musiker und glänzender Tänzer bekannt war. An der Tür steht der Wundarzt Howard (D) aus Guilford, der in dem Verdachte stand, mit der Karnickelträchtigen unter einer Decke zu stecken. Hogarth läßt ihn jedenfalls an der Tür einen Bauern, der in seinem Rocke ein Kaninchen trägt, mit den Worten abweisen: Es ist schon zu groß. Am Boden hüpft eine große Anzahl Kaninchen herum, ungefähr so viel Stück, wie Geburten vor sich gingen.« (Zit. nach: Holländer: *Die Karikatur und Satire in der Medizin*, wie Anm. 17, 205 f.)

19 Albrecht von Haller: *Die Alpen und andere Gedichte*. Hg. Adalbert Elschenbroich. Stuttgart 1978, 23-37, hier: 24, Z. 17-20.

Die traditionelle Lehre der Sympathie zwischen Naturdingen und insbesondere Körperorganen, wie sie bereits in der Galenischen Physiologie enthalten ist, wurde in den Jahrzehnten um 1800 zu einem, wenn nicht zu *dem* Schlüsselkonzept in Medizin und Naturforschung. Der junge Arzt Friedrich Schiller und seine spezielle Anthropologie sind ausgiebig studiert worden,[20] insbesondere seine psychosomatische Metaphorik von den »zwei gleichgestimmten Saiteninstrumenten« in seiner Dissertation von 1780.[21]

Faszinierender jedoch finde ich Schillers unvollendeten Kriminalroman *Der Geisterseher* (1787/88). Er kann als ein wissenschaftshistorischer Schlüsseltext des 18. Jahrhunderts gelesen werden. Er beschreibt eine vertrackte Situation, in der physische Wahrnehmungen und psychische Eindrücke des Dämonischen und Magischen rein physikalisch bzw. physiologisch unter dem Vorzeichen der Aufklärung nur zum Schein entzaubert werden. Der springende Punkt der Geschichte ist in der Tat teuflisch: Der von den Erscheinungen überrumpelte Geisterseher wird zwar über die technischen Apparaturen – Elektrisiermaschine und *Laterna magica* – aufgeklärt, welche die gespenstischen Tricks ermöglicht haben, aber nur, um sein Vertrauen zu erschleichen und ihn in ein unbekanntes gefährliches Spiel einer geheimen, unheimlichen Organisation zu verstricken. Der springende Punkt ist also: Die Wahrheit wird zur Unwahrheit, die Aufklärung zur Lüge.

Schiller war durchaus auf der Höhe des technischen Fortschritts. Vielleicht hatte er die Abhandlung über Elektrizität von Joseph Priestley gelesen, die in deutscher Übersetzung wenige Jahre zuvor erschienen war. Dort heißt es im Kapitel über die ›belustigendsten elektrischen Expe-

20 Vgl. Wolfgang Riedel: *Die Anthropologie des jungen Schiller. Zur Ideengeschichte der medizinischen Schriften und der ›Philosophischen Briefe‹*. Würzburg 1985; siehe auch den Beitrag von Gilles Darras im vorliegenden Band, 255-270.

21 »Man kann in diesen verschiedenen Rüksichten Seele und Körper nicht gar unrecht zweien gleichgestimmten Saiteninstrumenten vergleichen, die neben einander gestellt sind. Wenn man eine Saite auf dem einen rühret, und einen gewissen Ton angibt, so wird auf dem andern eben diese Saite freiwillig anschlagen, und eben diesen Ton nur etwas schwächer angeben. So wekt, Vergleichungsweise zu reden, die fröhliche Saite des Körpers die fröhliche in der Seele, so der traurige Ton des ersten den traurigen in der zweiten. Diß ist die wunderbare und merkwürdige Sympathie, die die heterogenen Principien des Menschen gleichsam zu Einem Wesen macht, der Mensch ist nicht Seele und Körper, der Mensch ist die innigste Vermischung dieser beiden Substanzen.« Friedrich Schiller: *Versuch über den Zusammenhang der thierischen Natur des Menschen mit seiner geistigen* […]. Stuttgart 1780 (Faksimiledruck Ingelheim am Rhein 1959), 29 f.

rimente‹: »Wenn eine einzige Person den erschütternden Schlag bekommt, so macht sich die Gesellschaft auf deren Unkosten darüber lustig; alle aber tragen zu dem Vergnügen mit bei, und haben insgesammt gleichen Antheil daran, wenn die ganze Gesellschaft sich in einen Kreis stellet, indem sie einander anfassen, und alsdenn der Elektrisirer denjenigen, der sich an dem einen Ende des Kreises befindet, eine mit dem Ueberzuge der Flasche communicirende Kette halten, und unterdessen den an dem andern Ende des Kreises stehenden, den Drath berühren, läßt. Da alle diejenigen, welche dergleichen Kreis ausmachen, zu gleicher Zeit und von einerlei Kraft getroffen werden, so ist es oft ein Vergnügen, mit anzusehen, wie sie in ein und demselben Augenblicke plötzlich auffahren, und zu hören, wie sie ihre Empfindungen vergleichen [...].«[22] Genau diese experimentelle Anordnung wird im *Geisterseher* geschildert. Schiller aber ging es jedoch nicht um Belustigung, sondern um das Sichtbarmachen der unsichtbaren Fesseln der Unfreiheit, die abgründige *Dialektik der Aufklärung* im Sinne von Horkheimer und Adorno.

Auf das *Magazin zur Erfahrungsseelenkunde* von Karl Philipp Moritz (1756-1793), das den Literaturwissenschaftlern bestens bekannt ist, soll hier nicht näher eingegangen werden. Es wäre im Hinblick auf die Geschichte der medizinischen Psychologie und die der Selbstanalyse und Selbsttherapie einen eigenen Beitrag wert, einschließlich jener Krankengeschichte von Moritz, die sein Freund, der Arzt und Philosoph Marcus Herz, nach dessen Tod veröffentlicht hat.[23]

5. Musizieren und Theaterspiel: Heilkraft der *Performance*

Musiktherapie ist ein Begriff des 20. Jahrhunderts. Die Erfahrung, dass Musizieren und Musikhören heilsam sein können, ist wohl so alt wie die Kulturgeschichte. Im 18. Jahrhundert war die Theorie verbreitet, dass Musik besonders über den ›Nervengeist‹ (*spiritus nervosus*) unmittelbar auf den Körper und mittelbar auf die Seele einwirke. Es gab zwar keine explizite Musiktherapie, keine *Medicina musica*, aber die Möglichkeiten

22 Joseph Priestley: *Geschichte und gegenwärtiger Zustand der Elektricität, nebst eigenthümlichen Versuchen.* Nach der zweyten vermehrten u. verbesserten Ausgabe [...]. Berlin; Stralsund 1772 (Reprint Hannover 1983), 363-372.

23 Vgl. Marcus Herz: »Etwas Psychologisch-Medizinisches. Moritz Krankengeschichte«. In: *Journal der practischen Arzneykunde und Wundarzneykunst* 2 (1798), 259-339; wieder abgedr. in: Ders.: *Philosophisch-medizinische Aufsätze.* Nachwort: Martin L. Davies. St. Ingbert 1997 (= *Kleines Archiv des 18. Jahrhunderts*, 29), 60-84.

der Musik als Therapeutikum wurden vielfach diskutiert, insbesondere gegen Fieber aller Art, Nervenfieber, Faulfieber etc. Der Leipziger Medizinprofessor Michael Ernst Ettmüller (1673-1732) erklärte die beruhigende Wirkung der Musik folgendermaßen: »Bei Fiebern und Delirien wogt die ganze Masse der Körpersäfte erhitzt durcheinander, die spiritus animales sind in ungewohnter Unordnung, [...] verwirren den Geist; aber sanfte Klänge beruhigen auf wunderbare Weise solche ungeordneten und wilden Bewegungen und lindern sie wie Balsam [...], indem die zum Ohr getragenen harmonischen Luftschwingungen dort entsprechende Bewegungen auslösen, diese greifen auf die Nervenflüssigkeit über und werden von ihr zum Gehirn weitergeleitet, ziehen den Geist von den bisherigen wirren Gedanken ab [...]«.[24]

In diesem Sinne soll *eine* Episode zum Verhältnis von Musik und Medizin genauer beleuchtet werden: nämlich die Entstehung der Glasharmonika, ihre Bedeutung für Mesmer und die Beziehung zwischen Mesmer und den Mozarts, welche der Musikwissenschaftler Manfred Schuler hervorragend analysiert hat.[25] Benjamin Franklin konstruierte die Glasharmonika 1761 und gilt als deren Erfinder. Es ist faszinierend, dass die Konstruktion der Glasharmonika einer reduzierten Elektrisiermaschine entspricht. Statt mit den Glaskolben Reibungselektrizität durch Anlegen von Lederkissen zu erzeugen, werden durch Anlegen von feuchten Fingern die typischen ätherischen Sphärenklänge erzeugt: Musik statt Elektrizität. Solche Instrumente stehen heute in Museen. Ein gewisser David Campbell verfasste 1777 in Edinburgh eine Dissertation über die Wirkung der Musik zur Linderung und Beseitigung von Schmerzen (lat. Titel: *Disquisitio inauguralis de musices* [sic] *effectu in doloribus leniendis aut fugandis*). Darin wird bereits die Glasharmonika erwähnt. Der menschlichen Stimme gab Campbell wegen ihrer großen Modulationsfähigkeit den Vorzug vor allen Instrumenten. Am nächsten komme ihr die Glasharmonika, weil ihre schwebenden und sanften Klangfolgen selbst dem empfindlichsten Ohr nicht wehtäten und den Kranken manchmal geradezu zu Begeisterung hinrissen.[26]

Die Glasharmonika war das Lieblingsinstrument Franz Anton Mesmers, lange bevor er Mitte der 1770er Jahre zum berühmten Magnetiseur wurde und sie als ›Verstärkungsmittel‹ bei seiner ›magnetischen Kur‹ einsetzte. Die gemeinsamen schwäbischen Ursprünge führten dazu, dass

24 Zit. nach: Werner Friedrich Kümmel: *Musik und Medizin. Ihre Wechselbeziehungen in Theorie und Praxis von 800 bis 1800.* Freiburg, München 1977, 320f.

25 Schuler: »Mesmer und die Mozarts« (wie Anm. 15), 215-227.

26 Kümmel: *Musik und Medizin* (wie Anm. 24), 402.

Leopold und Wolfgang Amadeus Mozart in Wien freundschaftlich-familiären Umgang pflegten. Mesmer war ein Musikliebhaber: »er hatte eine angenehme Tenorstimme, spielte Cembalo, Glasharmonika, Violincello und wahrscheinlich auch Klarinette und Fagott.«[27] Selbst wenn heute bezweifelt werden mag, dass Mozarts Singspiel *Bastien und Bastienne* 1768 in Mesmers Garten-Pavillon zur Uraufführung gelangte, so hätte dies durchaus der Fall sein können. Denn dass man gemeinsam musizierte und sich gegenseitig beim Musizieren zuhörte, ist vielfach belegt. Als Vater Mozart und sein Sohn Wolfgang 1773 wieder einmal bei den Mesmers einkehrten, schrieb Leopold am 21. Juli an seine Frau: »Es ist noch alles wohl auf und lustig. H: v Messmer, wo wir am Montage speisten, spielte uns auf der Harmonica, oder dem GlasInstrument der Miß Devis, und recht gut! es hat ihn das Instrument gut bey 50 duccaten gekostet: dann es ist recht schön gemacht. [...] wir speisten samstag abends schon da, auch Montag abends.«[28] Am 12. August schrieb er an seine Frau: »weist du, das der H: v Messmer recht gut die Harmonica [...] spielt? er ist der einzige der es in Wien gelernt hat, und hat eine viel schönere Gläser Machine als die Miß Devis hatte, der Wolf[gang] hat auch schon darauf gespielt, wenn wir nur eine hätten.«[29]

Ausgerechnet zu dieser Zeit lebte die ›Jungfer‹ Franziska Österlin vorübergehend in Mesmers Haushalt, diejenige Patientin, an der Mesmer den ›animalischen‹ oder ›thierischen‹ Magnetismus entdeckte, d.h. jenen Magnetismus, der keinen Eisenmagneten mehr benötigte. Im eben zitierten Brief ist zu lesen: »die Freul:[ein] franzl war unterdessen wieder zum sterben, so daß man ihr an armen und füssen Vesicatorien [d.h. blasenziehende Mittel] gesetzt. Nun ist sie wieder so viel besser, daß sie dem Wolfg:[ang] einen rothseidenen Beutel im Bette gestrickt und zum angedenken gegeben.«[30]

Die Jungfer Österlin wurde von ihren schrecklichen ›Gichtern‹, d.h. Krämpfen, geheilt, wie Wolfgang Amadeus in einem Brief an seinen Vater vom 17. März 1781 prägnant mitteilte. Er besuchte an diesem Tag die Frau des Dr. Mesmer, die dieser bei seiner Flucht nach Paris 1778 in Wien zurückgelassen hatte. Die Jungfer Österlin habe inzwischen den Stiefsohn von Mesmer geheiratet und drei kräftige Kinder geboren. »Hö-

27 Schuler: »Mesmer und die Mozarts« (wie Anm. 15), 216.
28 Zit. nach ebd., 217.
29 Zit. nach ebd., 218.
30 Zit. nach ebd., 219.

ren Sie«, schrieb er an seinen Vater, »ich hätte sie bey meiner Ehre fast nicht mehr gekannt – so dick und fett ist sie.«[31]

Im Frühjahr 1791, seinem Todesjahr, schrieb Mozart für die Glasharmonikavirtuosin Marianne Kirchgeßner das Adagio und Rondo KV 617, mit der er im August zusammen konzertierte. Es gibt noch andere Spuren Mesmers im Mozartschen Werk: Den Operfreunden ist die Persiflage auf Mesmer in *Cosí fan tutte* bekannt.

Im Folgenden sei noch kurz auf die Bedeutung des Theaters für die Medizin eingegangen. Das Theaterspiel als Therapeutikum in den sog. Irrenhäusern wird wohl erst nach 1800 ein Thema (z. B. Marquis de Sade in der Anstalt Charenton). Dass jedoch rituelle Aktivitäten von Menschengruppen eine besondere therapeutische Wirkung entfalten können, war hinlänglich bekannt, man denke nur an die kathartische Wirkung antiker Tragödien als traditionelles therapeutisches Leitbild bis hin zur Psychokatharsis im Sinne der Psychoanalyse. Die bereits erwähnten mesmeristischen Baquet-Szenen in den 1780er Jahren in Paris stellen aus dieser Perspektive eine Art Psychodrama dar, ebenso wie ein Jahrzehnt zuvor die elektrischen Zauberspektakel, die Schiller im Blick hatte, oder der Massenexorzismus des katholischen Pfarrers Johann Joseph Gassner in Süddeutschland.

In der Frühen Neuzeit entfalteten sich zwei Formen der Zurschaustellung, die einen großen Einfluss auf die akademische wie die Laienmedizin hatten: die öffentlichen Sektionen in den anatomischen Theatern als gesellschaftliches *Event* und die öffentlichen Operationen von Handwerkschirurgen wie Steinschneidern, Bruchschneidern, Starstechern und Zahnbrechern. Dr. Eisenbarth (1663-1727), der im Gegensatz zu seinem späteren Ruf aus zeitgenössischer Sicht ein genialer Operateur war, vermarktete seine Kunst mit Werbeprospekten, die teilweise mit seinem Porträt versehen waren, wie der Kupferstich von Martin Bernigeroth (1670-1733) von 1897 dokumentiert.[32] Eisenbarth reiste viel umher und demonstrierte seine Kunst u. a. auf der Frankfurter Oster- und Herbstmesse, wo ihn der später berühmte Chirurg Lorenz Heister mit Bewunderung beim Operieren beobachtete.[33]

31 Zit. nach ebd., 222.

32 Vgl. Karl Hieke: *Der Landarzt und Arzneimittelfabrikant Johann Andreas Eisenbarth (1663-1727) dargestellt anhand seiner Werbemittel und anderer zeitgenössischer Quellen*. Med. Diss. Bonn 2002, 198.

33 Vgl. Verf. (Hg.): *Der sympathetische Arzt. Texte zur Medizin im 18. Jahrhundert*. München 1998, 175 f.

Schlussbetrachtung

Mit der Wende zur modernen naturwissenschaftlichen Medizin in der Mitte des 19. Jahrhunderts verengte sich das Spektrum der schönen Künste. Sicherlich gab es nach wie vor Ärzte, die sich als Künstler betätigten und Künstler, die sich mit medizinischen Themen auseinandersetzten bzw. im Auftrag der Medizin tätig wurden. Aber die innige Verwobenheit der schönen Künste in die Heilkunst wurde aufgetrennt. Nach Diltheys kategorialer Unterscheidung zwischen Geistes- und Naturwissenschaften in den 1880er Jahren gehörte die Medizin eindeutig zu den Naturwissenschaften und passte sich deren Ausdrucksformen an. Die Kunst hatte sich dem wissenschaftlichen Stil der Naturwissenschaften zu beugen. Die Zeiten wurden humorloser, Karikaturen seltener, neue Techniken wie die Fotographie lösten individuell gepflegte Bildnereien ab.

Wo stehen wir heute? Die schönen Künste sind weitgehend sowohl aus der ärztlichen Ausbildung als auch aus dem ärztlichen Berufsbild verschwunden. *Medical humanities* bringen scheinbar keinen Mehrwert, haben keinen Benefit, weder in der Forschung noch in der Krankenversorgung, weder bei Impaktfaktoren und Drittmitteleinwerbung noch bei den so genannten DRGs (›Fallpauschalen‹). Auch deshalb hat sich die Idee der *Ars medicina*, der Heilkunst, im Zeitalter von Ökonomisierung und Wettbewerb verflüchtigt. Gott und Natur scheinen mit Medizin nichts mehr zu tun zu haben. Demgegenüber erscheint gerade das 18. Jahrhundert als eine Schatzkammer, deren gelegentlicher Besuch lohnt. Ich möchte mit einem Zitat schließen, das für Medizinhistoriker besondere Relevanz hat. Denn hier wird noch einmal der wahre Ursprung der Heilkunst angesprochen, nämlich die Kunst der Natur selbst, die natürliche Magie, *Magia naturalis*, die Lehrmeisterin aller menschlichen Heilkünste. In seinem Brief an Lavater vom 14. Oktober 1782 schrieb Goethe: »Großen Dank verdient die Natur daß sie in die Existenz eines ieden lebendigen Wesens auch so viel Heilungskraft gelegt hat, daß es sich, wenn es an dem einen oder dem andern Ende zerrißen wird, selbst wieder zusammenfliken kann; und was sind die tausendfältigen Religionen anders als tausendfache Äußerungen dieser Heilungskraft.«[34]

34 Goethe an Lavater, 4. Okt. 1782; abgedr. in: Goethe: *Briefe*. Hamburger Ausgabe. Hg. Karl Robert Mandelkow. Bd. 1, Hamburg 1962, 407-409, hier: 408.

Gernot Gruber

Heilende Kraft und Zauberwirkung der Musik

In vielen Kulturen weltweit, auch in europäischen, wurde und wird den Künsten eine Nähe zu Zauberei und Magie (›ars magica‹) zugesprochen. Musik wird auch als eine Sprache eines Gottes, der Götter oder eines Engels bezeichnet und als ein Mittel verstanden, das Diesseits und Jenseits zu verbinden vermag.[1] In der modernen Musikethnologie wurden ältere Diskussionen um ›Universalien‹ der Musik in den letzten Jahrzehnten weitgehend verdrängt, sie scheinen aber aktuell wiederzukehren. Auffällig sind jedenfalls Beobachtungen, dass wohl in allen Kulturen der Musik eine besondere Wirkung auf Menschen (und auch auf Tiere) zuerkannt wird. Dieses Potential der Musik kann sich in einem ethischen, pädagogischen wie medizinisch-therapeutischen Sinne, freilich unterschiedlich nach einem jeweils spezifischen Kulturverständnis, sowohl positiv wie negativ auswirken – mit oder ohne einen expliziten Zusammenhang mit Magie.[2]

Erstmals schriftlich fassbar wird eine der Musik zuerkannte heilende Wirkung in ägyptischen Papyrusrollen über Medizin aus der Mitte des 2. Jahrtausends v. Chr. Im Alten Testament gibt es die Erzählung von David, der durch sein Harfenspiel König Saul von seiner Depression heilt. Offensichtlich wird in diesen und ähnlichen Berichten der Zusammenhang von therapeutischen Wirkungen der Musik mit religiösen Riten und Magie.

Inhaltlich greifbarer und reicher belegt wird die heilende Kraft der Musik in der europäischen Kultur seit der griechischen Antike. Die Rolle der Musik in Diätetik und Therapie basiert, grosso modo gesagt, auf dem aristotelischen Prinzip der ›Mesótes‹, der Mitte als rechtem Maß, als Lösung des Körper-Seele-Problems.[3] Expliziert wird dies, auch noch in viel späterer Zeit, mit der pythagoreischen Analogiebildung zwischen

1 Wolfgang Suppan: »Musikanthropologie«. In: *Die Musik in Geschichte und Gegenwart.* 2. Aufl. Bd. 6. Kassel u. a. 1997, 921-929, bes. 922 f.

2 Einen Überblick gibt das Buch von Werner Friedrich Kümmel: *Musik und Medizin. Ihre Wechselbeziehungen in Theorie und Praxis von 800 bis 1800.* Freiburg i. Br., München 1977.

3 Kümmel: *Musik und Medizin* (= Anm. 2), 137 f.

musikalischen Proportionen (gemeint sind Schwingungsverhältnisse der ›reinen‹ Intervalle) und seelischer Balance. Sie beruht auf mechanistischen Vorstellungen von natürlichen Grundlagen hier wie dort. Aus dieser Analogie ergab sich eine komplementäre therapeutische Anwendung von Pharmakologie (aufgrund der Lehre von den Körpersäften bzw. der Humoralpathologie) und von Kuren mithilfe von Musik (die Einfluss auf die menschlichen Affekte nehmen, welche ihrerseits auf die Verhältnisse der Körpersäfte zueinander rückgeführt wurden). Diese Lehrmeinungen hatten bis ins 18. Jahrhundert hinein Gültigkeit. Die angenommene somatische Wirkung von Musik wurde auf das Phänomen der Resonanz als auslösende Ursache bezogen (Athanasius Kircher, *Phonurgia nova*, 1673, oder André-Ernest-Modeste Grétry, *Memoires*, 1789). Die meistgenannten musikalischen Wirkfaktoren sind Rhythmus, Tempo, Melodien und allgemein ›Klänge‹. Ein anderer, sich von der ›Mesótes‹ unterscheidender Ansatz, der allerdings auch auf Aristoteles zurückgeht, ist die ›Katharsis‹: die Steigerung krankmachender Affekte durch ekstatische Musik bis zu einem Höhepunkt, dem eine Entladung folgt.

Im Folgenden werde ich keine zusammenfassende Darstellung zum Thema ›Musik in der Medizin des 18. Jahrhunderts‹ geben. Auch die Musik und ihre Funktion in der aufgeklärten Gesellschaftskultur dieser Zeit eignen sich in ihrer Komplexität schlecht für eine summarische Skizze. Allerdings sei darauf hingewiesen, dass in den Salons Musik keine bloß akustische Hintergrundsfolie war, sondern Musizieren und Musikhören gerne als ›geistvolle Unterhaltung‹ verstanden wurden (dieser Anspruch kommt auch in der bekannten Metapher von einem ›Gespräch vierer Personen‹ für das Streichquartett zum Ausdruck).

Welch komplexe Thematik das Beziehungsgeflecht von Zauberkraft und Aufklärung ist, wurde bereits im Referat von Heinz Schott deutlich.[4] Aus musikhistorischer Perspektive ist die Entwicklung des Orpheus-Mythos von besonderem Interesse. Er ist der Musikmythos der griechischen Antike schlechthin und veranschaulicht die magische Macht der Musik: Orpheus besänftigt wilde Tiere und selbst die Götter der Unterwelt. Im Mittelalter christianisiert, wird er seit dem späten 15. Jahrhundert Teil der Pastoralsphäre am Theater der Renaissance (von Angelo Poliziano bis Claudio Monteverdi/Alessandrino Striggio). Kaum verwunderlich steht der Orpheus-Mythos am Beginn der Operngeschichte. Aber die Gattungsschiene für das musikdramatisch Neue ist die damals beliebte ›favola pastorale‹ und nicht primär eine Rekonstruktion der griechischen Tragödie (in der Orpheus, wenn überhaupt, nur

4 Hierzu der Beitrag von Heinz Schott in diesem Band, 17-37.

eine marginale Rolle spielte). Ottavio Rinuccinis *Euridice* gilt als erstes Opernlibretto, vertont von Jacopo Peri (1600?) und Giulio Caccini (1601). Berühmt und in Hinblick auf die Geschichte musikalischer Wirkung nach aristotelischer Tradition entscheidend ist aber vor allem Monteverdi/Striggios *Orfeo* aus dem Jahr 1607. Monteverdis Verwendung der neuartigen Monodie ermöglicht ein derart ausdrucksintensives ›parlar cantando‹ und in Folge davon eine Identifikation des Zuhörers mit der Gestalt und dem Schicksal des Orpheus, dass eine kathartische Wirkung zu erzeugen wohl als eine Absicht der Autoren anzunehmen ist. Das ›Mesótes‹-Prinzip stellt jedoch am Schluss der Oper erst Apollo als deus ex machina wieder her: Er tadelt Orpheus wegen seiner Maßlosigkeit zunächst in der Freude und dann im Schmerz, enthebt ihn als Künstler aus der Welt menschlicher Leidenschaften in eine intellegible Welt, in den Parnass/Himmel und verwandelt Euridices Antlitz in ein Sternenbild. So wird die Schlussgestaltung zu einer Allegorie der spätantiken pythagoreischen Auffächerung eines umfassenden Harmoniebegriffs in musica mundana (Weltharmonie), musica humana (menschliches Wohlmaß), musica instrumentalis (Harmonie in erklingender, von Menschen erzeugter Musik).

In bemerkenswerter Weise differieren dazu zwei markante Beispiele von Orpheus-Opern aus dem späteren 18. Jahrhundert. *Orfeo ed Euridice* (1762) von Christoph Willibald Gluck und Ranieri de'Calzabigi hat bereits eine lange Tradition der opera seria (›azione teatrale per musica‹) als konventionelle Vorgabe vor sich. Dazu zählt auch das lieto fine einer Oper. Nicht Apollo, sondern Amor bewirkt das lieto fine – aber nicht als deus ex machina. Er ist vielmehr der Beweger des äußeren Bühnengeschehens wie der inneren Handlung. Das Thema der Handlung ist ›Liebe‹: wohl in einer mythologischen Welt, aber mit ›psychologisierten‹ menschlichen Beziehungen. Da Orpheus Euridice nicht die Art ihrer Errettung erklärt, reagiert sie mit ihrem Zweifel an seiner Liebe, es kommt zum Konflikt zwischen den Liebenden und zu Euridices, vom Mythos vorgegebenen Tod. Amor, als göttliche Allegorie menschlicher Liebe, erweckt Euridice, und die Handlung mündet konsequenterweise in einem allgemeinen Lob ›Amors‹.

Das andere Beispiel ist Joseph Haydns, nach einem Text von Carlo Francesco Badini komponierte, letzte Oper *L'anima del filosofo ossia Orfeo ed Euridice* (1791). Der Titel ist merkwürdig, außerdem ist das Stück nur unvollständig überliefert: Orpheus stirbt, nachdem er den Giftbecher, den Bacchantinnen ihm reichten, trank. Danach müsste, der Tradition entsprechend, ein lieto fine folgen. Seine Botschaft war wohl eine Art Lob der Philosophie. Die Handlung davor hat noch andere

Auffälligkeiten: Orpheus zähmt durch Musik Ungeheuer, die Euridice verfolgen, und bringt sie zur Einsicht in ihr Tun. Es siegt also nicht die Magie, sondern die Macht der Vernunft als etwas Aktivierendes. In die Handlung sind Betrachtungen, die von verschiedenen Personen vorgetragen werden, eingeschoben. Inhaltlich geht es bei ihnen um die Unfreiheit des menschlichen Willens, um Liebe, um Gerechtigkeit. Sie führen zum Appell Apollos, ein höchstes Wesen zu verehren. Aber wer ist der ›filosofo‹, wer die ›anima‹? Ist es Orfeo – er redet häufig von Euridice als seiner ›anima‹ – oder ist es die Figur des Genius als eines wohlmeinenden Begleiters, der aber nicht rettend eingreift (wie dies die drei Knaben/Genien in Mozarts *Zauberflöte* exakt zur selben Zeit tun)? Hier den Geist der Aufklärung zu finden ist leicht, zumal das Stück für die liberal gesinnte Londoner Gesellschaft vorgesehen war (allerdings nicht zur Aufführung kam).

Wechseln wir den Ort und das Genre. Im Wien des späten 18. Jahrhunderts gab es eine Mode der Zauberopern, an sich für ein weniger nobles Publikum als in London vorgesehen, wenngleich diese Zauberopern in Vorstadttheatern auch von der Aristokratie besucht wurden. Die Stoffe wurden etwa aus Christoph Martin Wielands Märchensammlung *Dschinnistan* (1786-1789) entnommen. Die altvertraute Verknüpfung von Zauber und Musik war ein beliebtes Thema und wurde in Musikinstrumenten vergegenständlicht. So findet sich in diesen Stücken eine Zauberharfe, eine Zauberzither oder eine Zauberflöte. Jedenfalls hatten diese Handlungen ein nicht-rationales, eben magisches Wirkzentrum. Der damals in Süddeutschland berühmte Theatermann Emanuel Schikaneder und seine Truppe hatten, ebenso wie andere, mit derartigen Singspielen Erfolg, den größten und anhaltendsten mit der von Wolfgang Amadeus Mozart vertonten *Zauberflöte* (1791).[5] Mozart gab ihr die Gattungsbezeichnung ›eine teutsche Oper‹, eine damals sehr ungewöhnliche Bezeichnung, mit der Mozart den gehobenen Anspruch des Stücks andeutete.

Nach Standardansicht bringt die *Zauberflöte* eine Erweiterung und Vertiefung der Typik von Zauberopern in bestimmte Richtungen, die im intellektuellen Diskurs des josephinischen Wiens der 1780er Jahre Mode waren: die Spätaufklärung, aber auch die Ägyptomanie als allgemeine Tendenzen, die Freimaurerei (der Mozart sehr aktiv angehörte)

5 Der Text (Interpunktion!) hält sich an Mozarts Fassung im Autograph. Dem entspricht weitgehend die Edition der *Zauberflöte* in: Wolfgang Amadeus Mozart: *Neue Ausgabe sämtlicher Werke.* Serie II, Werkgruppe 5, Bd. 19. Hg. Gernot Gruber, Alfred Orel [1. Aufl. 1970]. 4., durchges. Ausg. Kassel, Basel u. a. 2008. Hiernach die folgenden Nachweise in ( ) im Text.

und ihr gezieltes forscherisches Interesse für Mysterienkulte des Alten Orients.[6] Das intellektuelle Leben innerhalb der Freimaurerei und über sie hinaus war in der Regel von Männerbündelei geprägt. Umso beachtenswerter sind die Rolle der Frau, Paminas, in der *Zauberflöte* sowie der Umstand, dass die Liebe zwischen Mann und Frau als tragende Kraft erscheint. An der Kulmination der Initiationsriten, die Tamino zu bestehen hat, tritt Pamina in entscheidender, ja sogar führender Funktion hinzu (»ich werde aller Orten an deiner Seite sein. – Ich selbsten führe dich – die Liebe leite mich! – « 2. Finale, T. 293ff.).

Dem Zauber von Musikinstrumenten als Wirkungsfaktor begegnete Tamino schon in der Handlung zuvor. Er hat ja die Zauberflöte aus der Welt der Königin der Nacht in die Priesterwelt Sarastros hereingebracht und macht nun die Erfahrung, dass durch ihr Spielen »selbst wilde Tiere Freude fühlen« (1. Finale, T. 160ff.). In einer schwierigen Situation bald danach (1. Finale, T. 282ff.) setzt Papageno sein Glockenspiel (das er ebenfalls aus der Welt der Königin der Nacht mitbrachte und das offensichtlich auch Zauberkraft besitzt) mit Erfolg ein, um die Sklaven des Monostatos, die ihn und Pamina fesseln wollen, zu besänftigen. Das Zähmen von Menschen und Tieren ist ein Motiv, das dem Orpheus-Mythos bzw. den zahlreichen Orpheus-Opern des 17. und 18. Jahrhunderts entnommen ist. Von hierher spannt sich ein dramaturgischer Bogen vom Finale des 1. Aktes zu dem des 2. Aktes. Doch nun geht es nicht darum, Menschen oder Tiere zu zähmen, sondern um eigene Bewährung in der Phase der ›Großen Mysterien‹.

Dass in dem dargestellten Initiationsritus, der eine prinzipielle Nähe zur damaligen (wenngleich zur Zeit des Entstehens der *Zauberflöte* bereits zurückgedrängten) Praxis der Freimaurer hat, Zauberei ein Rolle spielt, ist kein bloßer Bühneneffekt. Magie, das Okkulte und die Aufklärung gingen im 18. Jahrhundert verwickelte Beziehungen ein. Sie basieren auf der historischen Tatsache, dass die artes magicae selbst in der Medizin noch in selbstverständlicher Weise praktiziert wurden.[7] Magie und Heilkraft der Musik werden in der Oper beim gemeinsam beschrittenen Prüfungsweg von Pamina und Tamino durchaus nicht einförmig, sondern in zweifacher Weise eingesetzt. Dies sei etwas näher erläutert.

6 Jan Assmann: *Die Zauberflöte. Oper und Mysterium.* München, Wien 2005.

7 Ihre klare Ablehnung durch eine streng naturwissenschaftliche Medizin erfolgt erst im Laufe des 19. Jahrhunderts. Siehe dazu die Schriften des Medizinhistorikers Heinz Schott, einführend: »Natürliche Magie. Zur Tradition des Okkulten in der Medizin der Neuzeit«. In: *Scheidewege* 34 (2004/2005), 174-192.

Das magische Gerät ist die Zauberflöte. Pamina fordert Tamino auf: »Spiel du die Zauberflöte an / sie schütze uns auf unsrer Bahn.« (2. Finale, T. 306 ff.) Unmittelbar anschließend berichtet Pamina von ihrem Vater und der Herkunft der Flöte – es ist dies die einzige diesbezügliche Aussage in der Oper: »Es schnitt in einer Zauberstunde / mein Vater sie aus tiefsten Grunde / der tausendjähr'gen Eiche aus / bei Blitz und Donner – Sturm und Braus. –« (T. 314-323) Wie ist dies zu deuten? Aus der Tradition der Oper spielt der Typus der Ombra-Szene (der Beschwörung von ›Schatten‹ aus der Unterwelt), sowie für das Erscheinen überirdischen Schreckens der musikalische Typus der Gewittermusik herein. Mozart setzt zu dem Gesang Paminas zunächst eine leise Begleitung (mit einem nachschlagenden, ›drängenden‹ rhythmischen Muster und mit einer Solomelodie, ungewöhnlicherweise des Fagotts). Bei den Worten »Blitz und Donner – Sturm und Braus« wechselt er abrupt zu konventionell mimetischen Mitteln von Gewittermusiken (fortepiani im Orchestertutti, Tremoloeffekte). Aus der Perspektive der Magie und ihrer Geschichte liegen hier Merkmale der ›schwarzen Magie‹ vor: die nigromantische Beschwörung des Vaters und seiner (dämonischen?) Zauberhandlung.[8]

Doch über diesen ›schwarzmagischen‹ Hintergrund bewegt sich die Prüfungshandlung in eine andere Sphäre, in der weniger die Flöte als Gerät als das Spiel auf ihr wichtig wird. Nach der Gewittermusik fordert Pamina Tamino, zum zweiten Mal, auf »Nun komm und spiel die Flöte an! / Sie leite uns auf grauser Bahn«. Und dann heißt es in einem – den Textinhalt unterstreichenden – Mitsingen von Tamino und den beiden Geharnischten: »Wir wandeln durch des Tones Macht / froh durch des Todes düstre Nacht.« Das Erklingen der Musik, ihre innere Bewegung ist es, die über das drohend ›Düstre‹, Nächtige hinwegwandern lässt. Ja, es ist das spontane Handeln, das offensichtlich entscheidend ist: Taminos Flötenspiel im Marsch durch Feuer und Wasser (T. 362 ff.) greift aber nicht die von ihm im Verlauf der Handlung schon angespielte Melodie einmal mehr wieder auf (markant im 1. Finale, T. 160 ff., als er mit der auch gesungenen Melodie »Wie stark ist nicht dein Zauberton« Pamina herbeizurufen versucht, aber zunächst nur wilde Tiere anlockt und besänftigt). Vielmehr greift er jene Melodie auf, mit der ihn Pamina erstmals aufforderte: »Spiel du die Zauberflöte an« (2. Finale, T. 306 ff.). Bemerkenswert ist aber eine andere musikalische Parallele zwischen den magischen Passagen in den beiden Finali der Oper: Hier wie dort geht

8 Heinz Schott: »Magie«. In: *Literatur und Medizin. Ein Lexikon*. Hg. Bettina von Jagow, Florian Steger. Göttingen 2005, 507-511.

Tamino bei seinem Spiel von einer geformten Melodie aus (von einer Periode aus zwei plus zwei Takten in klarem tonalen Schema), aber er löst sich von dieser formalen Vorgabe und improvisiert frei weiter. Dieses freie Spiel besänftigt im ersten Finale die wilden Tiere und bringt zuletzt einen Kontakt zu Papageno und dessen Floskelspiel auf der Panflöte. Im zweiten Finale schwebt gleichsam die improvisatorische Erweiterung im hellen Flötenklang über eine zarte, klangfarblich dunkel-mysteriöse Orchester-Begleitung (Blechbläser und Pauken). Das Spiel befreit sich von allem Typenhaften, sei es in Affekt, Mimesis oder Form.

Zumindest drei Deutungsansätze dieses musikalischen Phänomens bieten sich an:

(a) Das Spielerische in der Gestaltung der beiden Flötenmelodien lässt an die Aufwertung dieser Sphäre in zeitgenössischen ästhetischen Reflexionen denken, etwa an die Rolle des Spiels in Friedrich Schillers Briefen *Über die ästhetische Erziehung des Menschen* (1795, 15. Brief). Noch verblüffender sind Parallelen zwischen Mozarts kompositorischer Vorgangsweise und Karl Philipp Moritz' *Vorgriffe zu einer Theorie des Ornaments* (1793). Was Moritz sagt und Mozart wortlos musiziert, fokussiert jeweils die ›Arabeske‹ als freies Spiel der Phantasie.[9] Im Dramenzusammenhang gesehen, komponiert Mozart einen merkwürdigen Prozess: In beiden Finali spielt Tamino eine Melodie an, der eben aus der Handlung heraus eine auf Pamina hinweisende Bedeutung anhaftet (aber das musikalische Material der Melodien besteht nicht aus Topoi mit einer bestimmten vorgegegenen Semantik. Doch diese anhaftende Bedeutung des Melodie-Einsatzes löst das Spiel mit musikalischen Floskeln zum bloß Arabeskenhaften. Dieses beabsichtigt Unsemantische von Taminos Flötenspiel führt im Handlungszusammenhang jedoch zu einer wohl ungesagten, aber im Bühnengeschehen offenkundigen Wirkung: Die Arabeske bezaubert wilde Tiere und lässt Tamino und Pamina die Schrecken des Gangs durch Feuer und Wasser überwinden, sie heilt.

(b) Es ist also nicht die Flöte als Zaubergerät oder Amulett an sich, die wirkt, vielmehr muss sie geblasen werden. Freilich lässt sich nicht beweisen, dass solch ein Vorgang in Mozarts Oper gezielt mit Magia naturalis zu tun hat, aber eine darauf bezogene Assoziation sei gestattet: Sie richtet sich auf die damals in der Medizin durchaus geläufige Annahme von subtilen sympathetischen Ein- und Wechselwirkungen durch ein feines

9 Auf den Umstand, dass Moritz' Theorem an der späteren romantischen Haltung Schlegels vorbei führe, weist Helmut Pfotenhauer in einem Aufsatz hin: »Klassizismus als Anfang der Moderne?« In: *Ars naturam adiuvans. Fs. f. Matthias Winner*. Hg. Victoria von Flemming, Sebastian Schütze. Mainz 1996, 583-597.

›Fluidum‹, wie sie der Wiener Arzt Franz Anton Mesmer in seinen Kuren anwandte.[10] Mozart kannte von Jugend an Mesmer, der die Familie Mozart auch förderte. Freilich war das von Mesmer angewandte Mittel der Magnetismus – über den Mozart in seiner Oper *Così fan tutte* ein etwas groteskes, ironisierendes Bild zeichnete. Das ernst gemeinte ›Fluidum‹ in der *Zauberflöte*, das sympathetisch wirkt, wäre die Musik, die wiederum durch die in der Magia naturalis bekannte therapeutische Praxis des ›Anblasens‹ aktiviert wird.

(c) Aber auch eine weitgehend ›unmagische‹ Deutung erscheint sinnvoll. Sie setzt an der ersten an, die auf eine Wirkung der Arabeske zielte. Danach wäre die musikalische Improvisation, Taminos spontanes Spielen auf der Flöte im Gang durch Feuer und Wasser, ein Geschehen, das rettet und Menschlichkeit bloßlegt. Diese Deutung geht von Goethes fragmentarischer Fortsetzung der *Zauberflöte* aus. Goethe hat das Magische aus dem Zentrum der Handlung verdrängt und durch das menschliche Handeln als Grundmotiv ersetzt. Noch deutlicher wird diese Umgewichtung in seiner *Novelle*. Vielleicht hat Goethe Mozarts Musik, das, was an spontanem Handeln im Flötenmarsch geschieht, sehr wohl verstanden und literarisch dramatisch umgesetzt.[11] Die dramatische Wirkung in der *Zauberflöte* zielt nicht auf Verblüffung durch einen Abbruch oder eine große Geste, Mozart vermeidet auch gerade in diesem Moment eine bedeutungsträchtige musikalische Hieroglyphe, die bei der Atmosphäre der Szene und als Fortführung der kompositorischen Konstellation beim Gesang der Geharnischten zuvor ja naheläge. Es ist das unvorhergesehene Ausfließen eines ›großen Augenblicks‹, in den Mitteln der Äußerung zurückgenommen und für einen Zuhörer gezeichnet, der zum »stillen Beifall« (so Mozart in seinem Brief vom 7./8. Oktober 1791) fähig ist. Der Flötenmarsch wird so zu einem Symbol eines spielerischen Hervorklingens menschlicher Innerlichkeit.

Was diese drei Opern-Beispiele aus dem 18. Jahrhundert zeigen, war ein Ineinanderspielen von magischen Traditionen und einem für die Aufklärung wesentlichen Akzent auf den Menschen und sein spontanes Handeln als ein zeitgenössisches Faszinosum. Dies brachte sehr unterschiedliche Ergebnisse. Offensichtlich wurde Musik in ihrer Begriffslosigkeit als besonders geeignetes Wirkmittel gezielt eingesetzt.

10 Ernst Florey: *Ars magnetica. Franz Anton Mesmer 1734-1815*. Konstanz 1995.

11 Verf.: »Zu Goethes Mozart-Verständnis«. In: *Eine Art Symbolik fürs Ohr. Johann Wolfgang Goethe. Lyrik und Musik*. Hg. Hermann Jung. Frankfurt am Main 2002, 79-86.

Klaus Manger

Literatur als Heilkunst der Seele betrachtet

Aus Trogen erhält der soeben von Oßmannstedt nach Weimar zurückgezogene Christoph Martin Wieland (1733-1813)[1] Ende Mai 1803 einen ihn nicht gerade erheiternden Brief von Johann Caspar Zellweger (1768-1855). Es geht darum, den Sohn des Idyllenautors und *Agathon*-Verlegers Salomon Geßner (1730-1788) in Zürich »aus seiner schmerzhaften Laage« zu reißen.[2] Dieser Sohn ist Heinrich Geßner (1768-1813), Schwager von Zellweger in Trogen, mit dem seine fünf Jahre ältere Schwester Anna Dorothea (1763-1823) verheiratet ist. Die Lage ist so prekär, dass Zellweger sich zu folgendem Hinweis veranlasst sieht: den hochverschuldeten Geßner »falliren«, also in Konkurs gehen zu lassen, würde ihm umso grausamer erscheinen, als Geßner dadurch das Bürgerrecht in Zürich verlöre.[3] Familienehre und Familienpolitik stehen auf dem Spiel. Aber es geht auch um den mit der Konkursmasse verbundenen drohenden Verlust eigener Investitionen. Doch weshalb schreibt Zellweger an Wieland? Weil der junge, mit ihm gleichaltrige Heinrich Geßner sich mit der acht Jahre jüngeren Charlotte Wilhelmine Wieland (1776-1816) verheiratet hat, also Wielands Schwiegersohn ist. Deshalb ist jetzt der berühmte Schwiegervater gleichfalls bei der Schadensreparatur gefragt, die zunächst zwar ökonomisch bedingt ist, aber nicht ohne psychische Folgen bleibt.

Die beiden jungen Schwäger sind zu dieser Zeit 35 Jahre alt, Wieland, im 70. Lebensjahr, ist doppelt so alt. Zellweger ist Großkaufmann und hat erhebliches, obendrein berechtigtes Misstrauen gegenüber Geßners Bilanzierungsvermögen. Seine Überlegungen und Pläne sind so pragmatisch, dass er es im Verein mit dem gleichfalls pragmatisch veranlagten Schwiegervater schafft, die Bilanzen des Schwagers, der sich verkalkuliert hat, wenigstens für eine Zeit lang hinzubekommen. Dazu gehören die Aufwendung erklecklicher Summen, die Rückverlegung des Verlags

1 Vgl. Friedrich Sengle: *Wieland.* Stuttgart 1949; sowie neuerdings zu Wielands Leben *Wieland-Handbuch. Leben – Werk – Wirkung.* Hg. Jutta Heinz. Stuttgart, Weimar 2008, 1-25.

2 *Wielands Briefwechsel.* Hg. Berlin-Brandenburgische Akademie der Wissenschaften. Bd. 16.1. Bearb. Siegfried Scheibe. Berlin 1997, 153; im Folgenden: *WBr.*

3 *WBr* 16.1, 154.

von Bern nach Zürich, die verlegerische Übernahme von Pestalozzis Elementar- und Schulbüchern.[4] Der »leydige Krieg«[5] tut ein übriges zu den ökonomischen Verwirbelungen. Obwohl Wieland den Verlag von Carl Ludwig Fernows *Römischen Studien* (3 Tle. 1806-08) oder seiner eigenen Cicero-Übersetzung seinem Schwiegersohn zuarbeitet, sieht er sich angesichts von Geßners »Schuldenwesen« und dem Bankrott seiner Buchhandlung[6] zu erheblichen Anstrengungen veranlasst, den finanziellen Zusammenbruch seiner Tochter zu vermeiden.[7] Mit Friedrich Justin Bertuch diskutiert er bereits die Übernahme und Rettung der Cicero-Übersetzung.[8]

Zugleich betreibt er Schadensbegrenzung bei seinem Erstgeborenen Ludwig Wieland (1777-1819), der die Kinderjahre überlebt hat und dessen Finanzbedürfnisse weit größer als die Leistungen sind, die er dafür zu erbringen willens und in der Lage wäre.[9] Man sieht, wie wichtig Mäßigungskonzepte sind, in die Wielands Klassizismus beispielsweise die Erfahrungen der griechischen und römischen Autoren überführt und aktualisiert. Wieland, zurück in Weimar, könnte mit dem soeben verkauften Gut Oßmannstedt im Grunde wenigstens finanziell sorgenfrei sein. Doch zeigt sich in diesem ersten Jahrzehnt des 19. Jahrhunderts in besonderer Weise, wie nötig innere Stabilisatoren sind, wie nötig sich beispielsweise Literatur als Heilkunst der Seele erweisen kann. Wir würden selbstverständlich nicht so umfänglich bei Wieland verweilen, wenn wir ihm nicht das Stichwort des Themas verdankten.

Inwieweit die Großwetterlage, der ›leydige Krieg‹ klang schon an, zu Geßners Niedergang beigetragen hat, Napoleon und die Schweiz, ein Grund zugleich für Schillers Bearbeitung des *Wilhelm Tell* (1804), wäre gesondert zu prüfen, führte aber zu weit ab. Unter dem Eindruck von Französischer Revolution und Napoleon täte Literatur als Heilkunst der vielerorts in ziemliche Mitleidenschaft geratenen Seelen mehr als not. Um 1800, zur Zeit des Untergangs des Alten Reiches im August 1806 und der Jenaer Schlacht vom 14. Oktober 1806, liegen die literarische Schocktherapie von Goethes *Werther* (1774) sowie der schlussendlich Wundarzt gewordene Wilhelm Meister (1821/1829) bereits bzw. noch in

4 Ebd., 154 f.

5 Ebd., 156.

6 Thomas C. Starnes: *Christoph Martin Wieland. Leben und Werk. Aus zeitgenössischen Quellen chronologisch dargestellt.* 3 Bde. Sigmaringen 1987, hier: Bd. 3, 336-344.

7 Ebd., Bd. 3, 333.

8 Ebd., 339.

9 Ebd., 265-268 und 281-283.

weiter Ferne. Schiller hat das medizinische Fach hinter sich gelassen und diagnostiziert mit seinen Dramenstoffen mehr, als er therapiert. Bliebe noch der Theologe Herder, wenn wir weiter an Wielands Weimarer Umgebung denken, doch geht es nicht um Tröstungen des Glaubens. Thema ist vielmehr Literatur als Heilkunst der Seele betrachtet. Und es ist vorläufig nur zu ahnen, wie bedeutsam für Wieland selbst um 1800 die seinem Hauptheldem in diesen Jahren längst abgelernte »Aristippische Gelaßenheit«[10] geworden sein mag, deren Kern es ist, nicht den Dingen zu unterliegen, sondern sie unter sich zu bringen. Das Motto zu seinem *Aristipp* (1800/01) – *sibi res non se rebus* – bezieht Wieland aus Horaz' *Episteln* 1,1,19.

Zellweger weiß um den Rang Wielands als Schriftsteller, da er sich an den Schwiegervater wendet, um Unheil von seinem Schwager und der Familie abzuhalten. Aber er wird kaum gewusst haben, dass er sich an einen Autor wendet, dem die Heilkunst der Seele ein hohes Gebot ist, der darüber bereits geschrieben hat und der gleichwohl – Aufklärung in pragmatischer Absicht – auch mit Tat zur Stelle zu sein versteht. So bewährt er sich nicht allein als philosophischer Arzt, sondern zudem als lebenspraktischer Schriftsteller. Wir sehen, dass einem solchen Praktiker noch ganz andere Leistungen abverlangt werden können als Schwärmerkuren,[11] wie sie Wieland anfänglich mit seinem *Biribinker*-Märchen[12] unternimmt, als Geßner und Zellweger noch gar nicht geboren sind. Zum Zeitpunkt des *Don Sylvio*, zu dem das *Biribinker*-Märchen von 1764 gehört, ist Wieland noch nicht einmal verheiratet, hat aber ein Verhältnis mit einer jungen Frau ›Bibi‹, Christine Hogel, die ein Kind von ihm erwartet, und nutzt die Tantiemen des Romans für des Mädchens Erstversorgung.[13]

Der Dichter und Schriftsteller[14] hat bereits ein erfahrungsreiches Leben von Biberach in die Schweiz, danach wieder in Biberach und Wart-

10 Z.B. *WBr* 5, 176.

11 Vgl. Hans-Jürgen Schings: *Melancholie und Aufklärung. Melancholiker und ihre Kritiker in Erfahrungsseelenkunde und Literatur des 18. Jahrhunderts.* Stuttgart 1977, 197-203.

12 Vgl. *Der Sieg der Natur über die Schwärmerey oder Die Abentheuer des Don Sylvio von Rosalva* (1764), Buch 6, Kap. 1 und 2.

13 Vgl. Andreas Seidler: *Der Reiz der Lektüre. Wielands* Don Sylvio *und die Autonomisierung der Literatur.* Heidelberg 2008, 107-110.

14 Vgl. zu dieser Unterscheidung, die Wielands eigene ist, Verf.: »Dichter und Schriftsteller: Schreibende Bürger, Nationalautoren und Weltbürger im Ereignisraum von Weimar und Jena um 1800«. In: *Identitäten – Erfahrungen und Fiktionen um 1800.* Hg. Gonthier-Louis Fink, Andreas Klinger. Frankfurt am Main 2004, 155-200.

hausen sowie schließlich in Erfurt als Professor primarius philosophiae zurückgelegt, hat nicht nur alle möglichen literarischen Gattungen durchmessen, sondern mit der Shakespeare-Übertragung, den Romanexperimenten des *Don Sylvio* (1764), *Agathon* (1766/67), *Goldnen Spiegel* (1772), den *Abderiten* (1774-1781), der deutschen Oper *Alceste* (1773) oder den in die deutsche Literatur implantierten Verserzählungen *Musarion* (1768), *Idris* (1768), *Grazien* (1770) die deutsche Literatur in einen europäischen Kontext überführt, als er in seiner programmatisch nationalen wie das ganze Spektrum der Kultur abdeckenden Zeitschrift des *Teutschen Merkur* 1778 mit einer beinahe unscheinbar erscheinenden Veröffentlichung aufwartet. Sie heißt am originalen Ort zuerst: *Fragmente von Beyträgen zum Gebrauch derer, die sie brauchen können oder wollen.*[15] Sie bildet ein offenes Angebot mit einer klaren Adresse an den Leser, an die Leserin, denen diese Fragmente zu irgendetwas nütze sind. Aus den Fragmenten hervorgegangen sind Wielands in seine Werke aufgenommenen Aufsätze: *Was ist Wahrheit?*[16] sowie: *Philosophie als Kunst zu leben und Heilkunst der Seele betrachtet.*[17] Dem letzten Aufsatz wollen wir uns knapp zuwenden. Oskar Loerke hat ihn in seinem *Deutschen Lesebuch* 1940 berücksichtigt, ebenso der *Goethe-Almanach auf das Jahr 1969.*[18] Sonst blieb es darum bis in die jüngste Zeit ruhig.[19] Ins Englische übersetzt erschienen Auszüge daraus in Liverpool 1823.[20] Ob Wieland mit dem kleinen Beitrag auf einen konkreten Anlass reagiert hat, was angesichts der zunehmenden Kommunikationsverdichtung im ausgehenden 18. Jahrhundert naheläge, war außer allgemeinen Hinweisen auf Lavater und Herder, vielleicht Lessing, nicht herauszufinden. Manchmal antworten ja solche Beiträge auf gleichzeitige Debatten. Worauf antwortet Wieland?

15 *Der Teutsche Merkur* 1778, 2, 3-30.

16 Wieland: *Werke.* [Hg. Heinrich Düntzer]. 40 Tle. Berlin [1879/80], Tl. 32, 15-23.

17 Ebd., 25-32; vgl. ebd., 185-190.

18 Gottfried Günther, Heidi Zeilinger: *Wieland-Bibliographie.* Berlin, Weimar 1983, Nr. 747, sowie dazu Nr. 758 und 759.

19 Vgl. Klaus Nolting: *Die Kunst zu leben oder Die Natur weiß nichts von Idealen. Eine Untersuchung zur Grundhaltung der Mäßigung in Werk und Leben Christoph Martin Wielands.* Frankfurt am Main 1995, 118, 123-126 und pass.; Gottfried Willems: »Von der ewigen Wahrheit zum ewigen Frieden. ›Aufklärung‹ in der Literatur des 18. Jahrhunderts, insbesondere in Lessings *Nathan* und Wielands *Musarion.* In: *Wieland-Studien* 3 (1996), 10-46, bes. 16 und 29 f.; sowie Jutta Heinz: »Wieland und die Philosophie«. In: *Wieland-Handbuch* (wie Anm. 1), 83-94, hier: 90.

20 Günther, Zeilinger: *Wieland-Bibliographie* (wie Anm. 18), Nr. 1579a (Ausz.).

Jahrtausende seien vergangen, ehe einer der Menschen auf den Gedanken kam, »daß Leben eine *Kunst* sein könnte«.[21] Nach aller Wahrscheinlichkeit seien schon alle Künste erfunden gewesen, »als endlich die scharfsinnigen *Griechen* mit andern schönen Wissenschaften und Künsten auch diese berühmte *Kunst zu leben, Philosophie* genannt, wo nicht gänzlich erfunden, doch zuerst in *Kunstform* gebracht und auf einen hohen Grad der Verfeinerung getrieben haben«.[22] Wieland führt im Kontext des Klassizismus über das Mittelalter hinweg in die Anfänge der abendländischen Kultur zurück und betont die lebenspraktische Funktion der griechischen Philosophie. Deren Aufgabe adoptiert der Dichter und Schriftsteller im 18. Jahrhundert und überführt sie in eine autonome Synthese. Deshalb wird es schließlich zu einer Aufgabe der Literatur, die Philosophie als Kunst zu leben und Heilkunst der Seele zu betrachten. Der Schriftsteller ist da auch als Popularphilosoph gefragt.

Zentrales Anliegen ist, wenn wir nach dem Kern von Wielands Aufsatz fragen, der Hinweis auf den Wert der Natur. Natur sei die beste Führerin des Lebens, zitiert er Cicero, *De senectute* 2,5 sowie *Tusc.* 3,2. Man könne gar nicht fehlgehen, wenn man sich von ihr führen lasse. Die Natur lehre alle Menschen leben. In alledem sei, wie man sehe, keine Kunst. Es sei die »*leibhafte Natur selbst*«.[23] Das berühmte *Quam multis non egeo!* [Wie vieles bedarf ich nicht!] sei die angeborene Philosophie etwa der Neuholländer [oder Eingebornen], die es am weitesten gebracht zu haben scheinen. Wieland spricht in Verbindung mit der ihm bekannten Reisebeschreibung von Hawkesworth von den Neuholländern oder Neuwallisern mit impliziter Eroberungskritik, da er in Klammern hinzusetzt: »wie sich die ehrlichen Leute nach Willkür *der gebietenden Herren mit den Feuerröhren* nennen lassen müssen«.[24] Wir erkennen dahinter noch den Rousseauismus. In ihrer fortdauernden Kindheit führe die Natur ihre Kinder auf dem kürzesten Wege zu jenem Glücklichleben (*beate vivere*), wohin, so die Zivilisationskritik, »wir aufgeklärten Leute vor lauter Menge der Wege, die dahin führen, so selten oder gar nie gelangen können«.[25] »*Je weniger Bedürfnisse, desto glücklicher,* ist eine alte,

21 Wieland: *Werke* (wie Anm. 16), Tl. 32, 27. Vgl. den annotierten Abdruck des Aufsatzes in: Ders.: *Gesammelte Schriften.* Hg. Deutsche Kommission der Preußischen Akademie der Wissenschaften. Berlin 1909 ff. (= *Akademieausgabe*), Abt. I, Bd. 14, 183-198 und 103A-110A.

22 Wieland: *Werke* (wie Anm. 16), Tl. 32, 27.

23 Ebd., 29.

24 Ebd.

25 Ebd.

aber sehr verkannte Wahrheit«, heißt es bei Lichtenberg.[26] Der Grund für solche Bedürfnisse, die das Glücklichleben bzw. die Kunst zu leben gefährden, rührt zum einen aus einer debalancierten Einheit von Leib und Seele her und zum anderen, wofür dieser Zustand eine geeignete Disposition abgeben mag, daraus, dass man dem Menschen Bedürfnisse, Mängel, Surrogate einredet.

Die Indianer der Südsee wissen, da ihnen der Mensch immer »ein Mensch aus *einem Stück* ist«,[27] ihnen also die Dissoziation von Leib und Seele fremd ist, nichts von besonderen Seelenkrankheiten. Dagegen führe die Verfeinerung eines Volkes dazu, dass Leib und Seele als »*zwei Mächte von verschiednem Interesse* behandelt werden«.[28] Daran lässt sich von außen trefflich zerren. Wie bei unartigen Eheleuten entstehe daraus eine divergente Wirtschaft. Der Mensch entwickle sich aus dem edlen Geschöpf, wo alles Körperliche geistig und alles Geistige körperlich ist, in einen »unnatürliche[n] *centaurische*[n] *Zwitter von Thier und von Geist*«,[29] wo eines auf Unkosten des anderen lebt, wo das Tier sich Bedürfnisse, der Geist Leidenschaften, Entwürfe und Endzwecke macht, die der Naturmensch nicht kannte. Kurz: Leibes- und Seelenkrankheiten sind aus dieser Sicht, so Wieland, die Früchte »dieser *Scheidung dessen, was Gott zusammengefügt hat*«.[30] Die Natur wisse nichts von Idealen, weshalb auch weder in der einen noch der anderen Richtung, also hinsichtlich von Leib und Seele, besondere Verheißungen vonnöten sind.

Rudolf Kassner spricht in seiner Analyse des neunzehnten Jahrhunderts von »Gleichgewichtsstörung«.[31] Für das skeptische Milieu der Moderne ist die Zerrissenheit symptomatisch, die Wieland im ›centaurischen Zwitter‹ von Leib und Seele, Tier und Geist ausmacht. An dieser Nahtstelle von Herauslösung des Einzelnen aus Systemen und der dem Einzelnen fortan aufgetragenen Bürde – *sapere aude!*[32] –, selbst zurechtzukommen, bewegen wir uns. Hier liegt der Grund für die Schlüsselfunktion der Leitwissenschaft der Anthropologie im 18. Jahrhundert und die ihr verpflichteten Filiationen von Medizin, Philosophie, Literatur,

26 Georg Christoph Lichtenberg: *Vermischte Schriften.* Göttingen 1800-1806, Bd. 2, Nr. 2: »Bemerkungen vermischten Inhalts«, Nr. 6: »Pädagogische Bemerkungen«, 203.

27 Wieland: *Werke* (wie Anm. 16), Tl. 32, 31.

28 Ebd.

29 Ebd.

30 Ebd., 32.

31 Vgl. Rudolf Kassner: *Das Neunzehnte Jahrhundert. Ausdruck und Grösse.* Erlenbach-Zürich 1947, 208-286.

32 Horaz: *Episteln* 1,2,40.

wobei der Literatur ein Sonderstatus zuwächst. Das macht Wielands kleiner, zuerst als *Fragmente* charakterisierter Aufsatz deutlich.

Man fragt sich, ob Wielands Aufsatz, auf den wir uns hier aus praktischen Gründen konzentrieren, nicht eine Schlüsselrolle zukommt. Sie wäre weniger zeit- als vielmehr kultur- und wissenschaftsgeschichtlich begründet. Das sei knapp in drei Richtungen betrachtet, zuerst diagnostisch, dann apotropäisch und zuletzt therapeutisch. Es klingt so nach einem Krankheitsbild. Doch sehen wir, dass – erstens – in der Natur, da Wieland auf sie zurückgeht, die Lebenskraft liegt, die die Kunst zu leben und die Heilkunst der Seele stärkt. »*Kunst* sei im Grunde nichts Andres als die *Natur* selbst«,[33] sagt Wieland unter Hinweis auf eine nicht ausgewiesene Quelle. Und zwar die Natur, die durch den Menschen, als ihr vollkommenstes Werkzeug, dasjenige – so Wieland weiter –, »was sie gleichsam nur flüchtig entworfen oder angefangen, *unter einem andern Namen* ausbilde und zur Vollkommenheit bringe«.[34] Wenn die Kunst das sei, und sofern sie das sei, gebühre ihr alle Achtung. Shaftesburys Künstler als *second maker*, Goethes Prometheus, die in Shakespeare hoch gefeierte Originalgenieästhetik werden hier vom ersten Übersetzer des Shakespeareschen Werkes auf das Schönste bestätigt. Dahinter steht eine Auffassung von Kunst im Dienste der Natur – und nicht das Ansinnen, Natur zu beherrschen, wie es die zitierten gebietenden Herren mit den Feuerröhren vorhaben. Wielands Diagnose, die nichts hinter, über oder unter der Natur sucht, hat weitreichende Folgen. Als eine der wichtigsten Prämissen muss dafür das diagnostisch bereits berührte Reflexionsvermögen des Menschen gelten, dem alles Körperliche geistig und alles Geistige körperlich ist. Die Natur allein bilde den großen Künstler, heißt es in Goethes *Werther*,[35] und unergründlich sei, so Schiller im *Punschlied*, ihr Wirken.[36] Dieses Geheimnis der Unergründlichkeit hat schon Albrecht von Haller im Blick, da er sagt: »Ins Innre der Natur dringt kein erschaffner Geist«.[37] Das gelingt wohl schon deshalb nicht, wie hier Hal-

33 Wieland: *Werke* (wie Anm. 16), Tl. 32, 30; auch in der *Akademieausgabe* (wie Anm. 21) nicht nachgewiesen.

34 Wieland: *Werke* (wie Anm. 16), Tl. 32, 30.

35 Johann Wolfgang Goethe: *Die Leiden des jungen Werther*. In: Ders.: *Werke. Weimarer Ausgabe*. Hg. im Auftrage der Großherzogin Sophie von Sachsen. 143 Bde. in IV Abt. Weimar 1887-1919, I. Abt., Bd. 19, 17; im Folgenden: *WA* Abt., Bd., S.

36 Friedrich Schiller: *Punschlied*. In: Ders.: *Werke. Nationalausgabe*. Begr. Julius Petersen. Weimar 1943 ff., Bd. 2 I, 223, v. 5-8; im Folgenden: *NA* Bd., S.

37 Albrecht von Haller: »Falschheit menschlicher Tugenden«. In: [Ders.]: *Versuch Schweizerischer Gedichte*. Bern 1732, 78.

ler mit Goethe gegen Goethe zu bestätigen ist, weil alles, was aus der Natur hervorgeht, auch wenn dieses sie rational umfassen kann, Teil der Natur bleibt: »Umfangend umfangen«, heißt es in Goethes *Ganymed*.[38]

Daraus resultiert eine große Skepsis gegenüber einem spezialisierenden Studium, wofür Wieland das Beispiel des Theophrast bemüht. Er hätte sich viele Mühe ersparen können, wenn er gleich das als Kunst und Wissenschaft verstanden hätte, was ihn die Natur ohne Studium weit besser und sicherer würde gelehrt haben, wenn er die Einfalt des Sinnes gehabt hätte, auf sie zu merken.[39] Seine Klage gilt nicht der unschuldigen Natur, sondern seiner eigenen Torheit. Selbstbewusstheit ist auch Naturbewusstheit. An nichts anderes appelliert Horaz' von Kant und Schiller bemühtes *sapere aude*. Dahinter wird das Anliegen der trotz ihrer Verzeichnung nicht geringzuschätzenden Popularphilosophie sichtbar.

Zu dieser Diagnose gehört die schon angeschnittene Frage, worauf Wieland antwortet. Wenn wir von der ›Kunst zu leben‹ hören und von ›*beate vivere*‹, dann liegt die *Ars moriendi* als Bezug ungleich näher als eine *Ars vivendi*, von der, wie Wieland bedauert, so wenig die Rede ist. Ein prominentes Beispiel, repräsentativ für das 18. Jahrhundert, gibt hierzu die Gegenfolie ab: Das *Specimen Medicine Theologiae* (1726) von Michael Alberti (1682-1757).[40] Der pietistische Arzt, nicht klassizistisch Hippokrates, sondern Christus medicus verpflichtet, sieht sein Ideal nicht im philosophischen, sondern im religiösen Arzt. Die Iatrotheologie wendet sich nicht nur gegen etwa die mechanistische Richtung der Medizin, sondern generell gegen jede Säkularisierung.[41] Die schwesterliche Verwandtschaft zwischen Medizin und Theologie sieht Seelengebrechen als Sünden und zwingt den durch Sünde per se kranken Menschen in den übernatürlichen Erlösungskontext, der Christus medicus vorbehalten bleibt.[42] Hier ist die Theologie die Kunst zu leben[43] und eben auch Heilkunst der Seele. Aber sie gesteht wie ihre Schwester, die leibliche

38 Goethe: *Ganymed* (*WA* I, 2, 80); vgl. *WA* I, 3, 105.

39 Wieland: *Werke* (wie Anm. 16), Tl. 32, 30.

40 Vgl. Sandra Pott: *Medizin, Medizinethik und schöne Literatur. Studien zu Säkularisierungsvorgängen vom frühen 17. bis zum frühen 19. Jahrhundert*. Berlin, New York 2002 (= *Säkularisierung in den Wissenschaften seit der Frühen Neuzeit*, 1).

41 Vgl. Hans-Peter Nowitzki: *Der wohltemperierte Mensch. Aufklärungsanthropologie im Widerstreit*. Berlin, New York 2003, 347; sowie Pott: *Medizin, Medizinethik und schöne Literatur* (wie Anm. 40), 69 f.

42 Pott: *Medizin, Medizinethik und schöne Literatur* (wie Anm. 40), 73.

43 Ebd., 92.

Arzneikunst, keinem Menschen zu, dass er gesund sei.[44] Ihren Lehrsätzen und ihrem Ideal von Gesundheit zufolge ist die ganze Erde ein großes Narren- und Siechenhaus.[45] Dagegen hat der Mensch, so die säkularisierte Diagnose, so lange er sich gesund fühlt, auch das Recht, sich für gesund zu halten.

Wir können heute gut nachvollziehen, wie die Säkularisierung von theologischer und medizinischer Ethik von Goethe in *Wilhelm Meisters Wanderjahren* therapeutisch gewendet wird.[46] In Wielands Diagnose aber erkennen wir die sprachbildende und lebensstärkende Kraft, die im Säkularisierungsprozess die Kunst zu leben hervortreibt, die allerdings ihrerseits nur davon profitiert, wenn beide Mächte, die über den Leib und die über die Seele, in der Natur verankert bleiben. Das aufklärerische Konzept, dessen sich die Literatur anzunehmen herausgefordert sieht, befördert folglich den *ganzen* Menschen.

Wie gewinnt man – zweitens – aus diesem Ansatz, der Kunst zu leben, jene andere *Kunst, das menschliche Leben zu verlängern*? Man möchte meinen, der sechzehnjährige Christoph Wilhelm Hufeland (1762-1836) habe bei der Lektüre von Wielands Aufsatz im *Teutschen Merkur* sein Schlüsselerlebnis gehabt. Er gibt uns in einer Reihe von Vorlesungen und »mancher cosmopolitischen Digression« implizit die Gespenster an die Hand, gegen die er sich apotropäisch wendet.[47] Hufelands Makrobiotik, Lichtenberg gewidmet und zuerst erschienen in Jena 1797, unterschied sich von der medizinischen Diätetik, da sie nicht auf die Veränderung eines kranken Zustandes, sondern auf das Ganze, auf ein gesundes und langes Leben aus ist, das in der »Cultur der geistigen und körperlichen Kräfte«[48] gipfelt, womit Hufeland wie Wieland die Einheit und Perfektibilität betont. Nur durch ›Cultur‹ werde der Mensch vollkommen. »Sowohl die geistige als physische Natur desselben muß einen gewissen Grad von Entwicklung, Verfeinerung und Veredlung erhalten, wenn er die Vorzüge der Menschennatur genießen soll.«[49] Und das soll er über das »Menschenthier« hinaus, das auch Schiller noch in seiner Dissertation beschreibt.

44 Wieland: *Werke* (wie Anm. 16), Tl. 32, 32.

45 Ebd.

46 Pott: *Medizin, Medizinethik und schöne Literatur* (wie Anm. 40), 162.

47 Christoph Wilhelm Hufeland: *Die Kunst das menschliche Leben zu verlängern.* 2 Tle. Wien, Prag 1797 [Reprint Hamburg o. J.], Tl. 1, VIII.

48 Ebd., Tl. 2, 234.

49 Ebd.

Lebensverlängerung ist Hufeland zufolge kein Ergebnis von Surrogaten, sondern ein Geschenk der Natur. Deswegen wendet er sich im Rückblick massiv gegen Geistesfinsternis, Schwärmerei, Aberglauben, die tausendjährige Nacht des Mittelalters, wo mehr zur Verwirrung als zur Aufhellung getan worden sei. Hier wird die apotropäische Wendung des Aufklärers überdeutlich. Lebenskraft, Zentralbegriff des 18. Jahrhunderts bis hin zu dem mit ›Kraft‹ übersetzten *logos* im *Faust*-Monolog,[50] sei unmittelbarer Ausfluss der Gottheit und finde ihren höchsten Glanz im Menschen.[51] Schon in der Vorrede[52] reagiert Hufeland apotropäisch: die Theologen, denen im Unterschied zur Natur ein bestimmtes Ziel vorschwebe; die praktischen Ärzte, die vornehmlich nur riefen: braucht meine Kunst! Die praktische Medizin ist ihm eine Hilfswissenschaft der Makrobiotik; die Adepten seien auf Lebenselixiere und im weitesten Sinne auf Surrogate aus, womit auch immer das ökonomische Interesse durchschlägt, um das es im gesunden Raum schlechter als in einem Siechenhaus bestellt ist; die Philosophen, die den Tod verachten, aber immerhin auf den intensiven Gebrauch des Lebens hinwirken; und schließlich die Sorte der Empiriker und Quacksalber, die zur Ader lassen, schröpfen, purgieren. Unter den anderen üblen Gestalten, die ihren ganzen Scharfsinn auf Betrug verwenden, als Schwärmer mit mehr und weniger Kalkül tätig sind und obendrein als Scharlatane durch die Lande ziehen, nennt Hufeland Cagliostro und Mesmer.[53] Gegenüber den traurigen und Menschen verschlingenden Zeiten der Gegenwart hofft er darauf, gewissermaßen der Übel wehrend, dass die Menschen gesünder und damit erfüllter und länger zu leben verstehen, wodurch sie – nochmals perfektibel – besser und sittlicher werden mögen.[54]

Damit sind wir schon – drittens – bei dem Ansatz der Therapie. Wie bekommt die Literatur, wie bekommen die Autoren ihre Leserinnen und Leser aus dem Siechenhaus in eine mündige, in eine selbstbewusste Umgebung? Wir bleiben bei den großen Weimarer Autoren. Wieland, der älteste unter ihnen, entwickelt über die Kulturzeitschriften *Teutscher Merkur*, *Attisches Museum*, *Frauenjournal* 1805 und über die anfänglichen Arbeiten für die Bühne hinaus großformatige Gesprächsstrategien; die späten Werke sind überwiegend – wie *Agathodämon*, *Aristipp*, die Paare

50 Goethe: *Faust. Erster Theil*, *WA* I, 14, 63 (v. 1233).

51 Hufeland: *Die Kunst das menschliche Leben zu verlängern* (wie Anm. 47), Tl. 1, 10 und 3.

52 Ebd., v f.

53 Ebd., 5 und vi.

54 Ebd., vii und ix.

Menander und Glykerion sowie *Krates und Hipparchia* und schließlich die Übertragung der Cicero-Briefe – große Gespräche über Entfernungen hinweg, die Wieland teils aus der griechischen, teils aus der römischen Antike an die Gegenwart des 19. Jahrhunderts adressiert. Darin gipfelt die therapeutische Verbesserungspoetik der Dialog- und Briefgespräche. Dazu kommen die Dramenübersetzungen von Aristophanes oder Euripides sowie die Dialoge von Xenophon aus den *Apomnemoneumata* und dessen *Symposion*. Es könnte sich ein unendlicher Dialog mit mündigen Lesern anspinnen. Herders, des Zweitältesten unter den Weimarer Großen, interkulturelle Liedersammlung und die kulturmorphologischen Ideen, die ein breites und tiefes Weltwissen vermitteln, sind genauso zu nennen wie Schillers in den Dramen vorgestellte Freiheitsmodelle, die ihn als einen europäischen Universalhistoriker und Dramatiker ausweisen. Des Zuschauers Seele am Zügel, bringt Schiller ihn in die Lage, so die Jenaer Antrittsvorlesung, eine »nützliche Anwendung auf uns selbst«[55] zu machen.

Dem jüngsten folge zum Schluss der zehn Jahre ältere Goethe, dessen Position sich mit Wielands Aussagen nicht nur in den *Wanderjahren* oder im *Werther* verträgt. Die Komplexitätsreduktion der Gattungen, in Weimar und Jena um 1800 auf Drama, Lyrik und Epik hin schlüssig vereinfacht,[56] lässt die zahlreichen Darstellungsformen außerhalb der Fiktionen selbstverständlich außer acht. Sind die Abhandlungen zur Morphologie, Osteologie, Metamorphose oder die *Farbenlehre* (1808) Lehrbücher? Wie sollten wir *Winckelmann und sein Jahrhundert* (1805) klassifizieren? Sind das wie die Briefe oder Gespräche auch Beiträge zur Kunst zu leben bzw. Heilkunst der Seele? Beiträge der Literatur zur Selbstheilung? Also mit kritischem Ansatz und kritischem Potential? Wir verweilen bei Goethes umfangreichstem Werk, der *Farbenlehre*: ihre Entstehungszeit währte vierzig Jahre, ihr Umfang beträgt 1000 Seiten.[57] Was veranlasst Goethe zu diesem umfänglichen Werk? Und was hat das mit unserem Thema zu tun? Selbstverständlich ist das nur übergebührlich knapp anzudeuten. Deshalb seien dazu drei Thesen formuliert.

55 Schiller: *Was heißt und zu welchem Ende studiert man Universalgeschichte*, *NA* 17, 364.

56 Vgl. Stefan Trappen: *Gattungspoetik. Studien zur Poetik des 16. bis 19. Jahrhunderts und zur Geschichte der triadischen Gattungslehre.* Heidelberg 2001.

57 Goethe: *Zur Farbenlehre*, *WA* II, 1-4. Vgl. dazu jetzt: *Die Entstehung von Goethes Werken in Dokumenten.* Begr. Momme Mommsen. Hg. Katharina Mommsen. Bd. IV. Berlin, New York 2008, zur *Farbenlehre*, 255-981.

Erstens: Goethes »beobachtender Blick« in die Natur,[58] seine »beseelte Sachlichkeit«,[59] legt deshalb die Lehrgebäude, etwa Newtons, nieder, weil er den Einzelnen, gewissermaßen um eine *tabula rasa* zu schaffen, in den freien Raum der Natur treten lassen will. Hier soll er ohne vorherige Theorie die sinnliche Erfahrung der Natur, insbesondere der Farben, jener »Thaten und Leiden« des Lichts,[60] selbst machen.

Zweitens: Goethe schreibt keine Lehre über Farben, sondern macht sich zum Sprachrohr einer, wie er sie nennt, »Naturlehre«.[61] Analog zur beobachteten Metamorphose tritt er mit dem beobachtenden Subjekt in den Raum der Natur und erläutert zum einen die zu beobachtenden Phänomene und zum anderen die für die konkrete Beobachtung vorauszusetzenden Bedingungen. Grundlage dafür bleibt folglich der mitbeobachtete Beobachter, gewissermaßen »Du nun selbst«, wie es im Gedicht *Dauer im Wechsel* (1803) heißt.[62]

Drittens: Wenn demzufolge sich die beschriebenen Beobachtungen von den farbigen Schatten bis zu den entoptischen Farben zwei Tage, zwei Jahrzehnte, zwei Jahrhunderte später unter den bestimmten Voraussetzungen wiederholen lassen, so bestätigt das einen genauen, voll zurechnungsfähigen Sinnesapparat des Menschen, der sehen und erkennen kann, was sich sehen und erkennen lässt. Im Bild der Tagung ist das der Gesunde.

Fazit: wenn wir jetzt an das Siechenhaus, jene Einreden, die den Menschen als ein über- bzw. außersinnlich zu vervollkommnendes Mängelwesen deklarieren, an das zwischen Leib und Geist zerrissene Zwitterwesen zurückdenken, dann adelt nichts die Voraussetzungen der von Wieland angemahnten Kunst zu leben so sehr wie die umfängliche Beschreibung des Gesichtssinnes und seiner Farbwahrnehmung. Implizit ist die *Farbenlehre* ein Votum dafür, immer erst am Anfang Beobachtungen anzustellen und dann erst zu Theorien zu kommen. Also mache man zuerst die Erfahrung und lasse dann, wenn überhaupt, wie im ersten Jenaer Gespräch zwischen Schiller und Goethe, die Idee folgen.[63] Gibt es, was die Zuverlässigkeit der Voraussetzungen für das *sapere aude* angeht, ein entschiedeneres Eintreten für die Würde des Menschen? Wieland

58 Schiller an Goethe, 23. Aug. 1794, *NA* 27, 24.

59 Eduard Spranger: »Der deutsche Klassizismus und das Bildungsleben der Gegenwart« [ED 1928]. In: *Ausgewählte Schriften aus 250 Jahren Akademiegeschichte nachgedruckt und kommentiert*. Hg. Horst Meyer. Erfurt 2004, 291-323, hier: 311.

60 Goethe: *Zur Farbenlehre*, *WA* II, 1, IX.

61 Ebd., XIII.

62 Goethe: *Dauer im Wechsel*, *WA* I, 3, 79.

63 Vgl. Goethe: *Zur Naturwissenschaft*, *WA* II, 11, 17 f.

bestätigt die Zuverlässigkeit mit dem »vollkommensten Werkzeug« der Natur, Goethe mit dem Hinweis darauf, dass der Mensch »der größte und genauste physikalische Apparat« sei, den es geben kann.[64]

* * *

Postscriptum: Der Hinweis auf Goethes *Farbenlehre* als eine Naturlehre ließ bei der Trogener Tagung Gernot Gruber (Wien) nachfragen, in welchem Verhältnis dazu Goethes *Tonlehre* stehe. Goethe spricht in den Tag- und Jahres-Heften 1810 davon, wie sich bei ihm vor dem Hintergrund erneuter Beschäftigung mit der Farbenlehre der verwandte Gedanke entwickelt habe, »ob man nicht auch die Tonlehre unter ähnlicher Ansicht auffassen könnte«.[65]

Wie schon für Herder, der die Entwürfe einer Haptik, Optik und Akustik miteinander verband, als er die Hierarchie der Sinne neu durchdachte und die für die Wahrnehmung der Plastik bedeutsame Haptik als einen objektiven Sinn den übrigen transitorischen Sinnen gegenüberstellte,[66] wird das Hörbare für Goethe in Form von Geräusch, Schall und Sprache zu etwas Vorübergehendem.[67] Seine *Tonlehre* »entwickelt die Gesetze des Hörbaren«, das durch Erschütterung der Körper, für Menschen »vorzüglich durch Erschütterung der Luft« entspringt.[68] Diese *Tonlehre*, die beispielsweise im *Goethe-Handbuch* keine Rolle spielt,[69] wird von Goethe wie die *Farbenlehre* »auf die ganze Erfahrung gegründet« und mündet in den Klang, das »musikalisch Hörbare«, das dem Menschen auf dreifache Weise erscheine, nämlich »*organisch* (subjectiv), *mechanisch* (gemischt), *mathematisch* (objectiv)«.[70] Die Kunstbehandlung verlange eine Bestimmung der Tonverhältnisse »[m]it der Natur und gegen dieselbe«.[71]

Goethes Aufzeichnungen zur *Tonlehre* umfassen nur wenige Seiten und sind quantitativ mit seiner *Farbenlehre* nicht zu vergleichen. Der analoge Zugang zu den einerseits ›Thaten und Leiden‹ des Lichts und

64 Ebd., 118.

65 Goethe: *Tag- und Jahres-Hefte* (1810), *WA* I, 36, 55.

66 Johann Gottfried Herder: *Sämmtliche Werke*. Hg. Bernhard Suphan. Bd. 8: *Plastik* […]. Berlin 1892, 15, 2 und 100f.

67 Goethe: *Zur Naturwissenschaft*, *WA* II, 11, 287.

68 Ebd.

69 Vgl. *Goethe-Handbuch in vier Bänden*. Hg. Bernd Witte, Theo Buck, Hans-Dietrich Dahnke, Regine Otto, Peter Schmidt. Stuttgart, Weimar 1996-1998.

70 Goethe: *Zur Naturwissenschaft*, *WA* II, 11, 288.

71 Ebd., 293.

anderseits zu dem musikalisch hörbaren Klang tritt darin zutage, dass Goethe die organische Erscheinung des Musikalisch-Hörbaren in seiner Wirkung vom ganzen Menschen her und auf den ganzen Menschen hin folgendermaßen beschreibt: »Indem sich aus und an dem Menschen selbst die Tonwelt offenbaret, hervortritt in der *Stimme* [Gesangslehre], zurückkehrt durch's *Ohr* [Akustik], aufregend zur Begleitung den *ganzen Körper* und eine *sinnlich-sittliche Begeisterung* und eine *Ausbildung des innern und äußern Sinnes* bestimmend [Rhythmik].«[72] Auch die *Tonlehre* bestätigt folglich die Zuverlässigkeit der menschlichen Sinne – in Ergänzung zum Gesichtssinn hier des Gehörsinnes. Womöglich bedeutet die Verbindung von dichterischer und kompositorischer Kunst sogar eine Steigerung jener Kräfte, die die Kunst zu leben und damit die Heilkunst der Seele befördern. Die psychagogische oder ›herzrührende‹ Qualität, die Wieland Lied und Oper (Singspiel) zuspricht, scheint jedenfalls genau das zu betonen.[73]

72 Ebd., 288 sowie 289 f.

73 Vgl. Verf.: »Schmerz in lateinischen und deutschen Versen: Christoph Martin Wielands Übertragung des *Stabat Mater*«. In: Hans-Peter Klöcking, Ders. (Hg.): *Symbiosen – Wissenschaftliche Wechselwirkungen zu gegenseitigem Vorteil.* Fs. f. Werner Köhler. Erfurt 2009, 313-323, bes. 319 f.

Anett Lütteken

»O wundervolle Wasserquelle!«

Literatur und Kur im 18. und frühen 19. Jahrhundert

natur soso
sebastian
wasserheil
kaltwasserheil
kaltwasserheilwasserheil
(Ernst Jandl: kuren)

I. Statt einer Einleitung: Auf Badekur – z. B. Gottsched und Gellert

James Boswell (1740-1795), der Biograph des Wörterbuch-Autors Samuel Johnson (1709-1784), besuchte auf seiner Kavalierstour Anfang Oktober des Jahres 1764 Leipzig. Dort stattete er zwei lebenden Legenden einen Besuch ab: Am 4. Oktober traf er Johann Christoph Gottsched (1700-1766) und einen Tag später Christian Fürchtegott Gellert (1715-1769).[1] Daraufhin lobte Boswell die Eleganz und Höflichkeit des Gelehrten und ›Weltmannes‹ Gottsched.[2] Weit weniger begeistert jedoch urteilte er über Gellert: »At three I went to Gellert. They call him the [John] Gay of

1 James Boswell: *The Journal of his German and Swiss Travels. 1764*. Edited by Marlies K. Danziger. Edinburgh, New Haven, London 2008. (= *The Yale Editions of The Private Papers of James Boswell; Journals* 1), 140-145 und 341; vgl. zur zeitgenössischen Wahrnehmung: Rüdiger Otto: »Nachleben im Bild: ein Überblick über posthume Bildnisse und Beurteilungen Gottscheds.« In: *Johann Christoph Gottsched in seiner Zeit. Neue Beiträge zu Leben, Werk und Wirkung. Hg. Manfred Rudersdorf.* Berlin, New York 2007, 375-418, bes. 376-380.

2 Boswell: *Journal* (wie Anm. 1), 141: »I then went and called on the Professor Gottsched one of the most distinguished Literati in this Country. It was he who set agoing the true cultivation of the German Language of which he has given an excellent Grammar. He has also written several Pieces both in Verse and Prose. I found him a big stately comely man, with an ease of manners like a man of the world. Altho' I had no recommendation, he received me with a perfect politeness. We talked of Scotland, of its's language and the difference between it & english. I mentionend to him my Plan of a Scots Dictionary, & promised to show him a Specimen of it. He said the Preface to Johnson's Dictionary was one

Germany. He has written Fabels & little dramatic pieces. I found him to be a poor sickly creature. He said he had been twenty years Hypochondriack. He said that during a part of his life, every night he thought to die, and every morning he wrote a fable. He said Ma Poesie est passée. Je n'ai plus la force d'esprit. He spoke bad latin & worse french; so, I did by best with him in German. I found him a poor mind, with hardly any science. His conversation was like that of an old Lady.«[3]

Hinsichtlich der auch sonst gut belegten ›Hypochondrie‹ Gellerts, der inkarnierten Koinzidenz von körperlicher Schwäche und edlem Gemüt, scheint Boswells Eindruck absolut zutreffend gewesen zu sein. Noch Goethe berichtet ja distanziert, aber verständnisvoll in *Dichtung und Wahrheit* von der schönen Seele, die hier in einem kränklichen Körper hauste, über Moralphilosophie nachdachte, von Verehrern belagert wurde und überdies noch mancherlei gesellschaftlicher Anfeindung ausgesetzt war.[4] Sozialer Neid spielte dabei eine tragende Rolle und der Sachverhalt, dass die »gute Gesellschaft [...] nicht leicht etwas Würdiges in ihrer Nähe dulden kann«.[5]

Gellerts Ärger mit ihr hatte sich denn unter anderem auch auf ein Statussymbol, einen für ihn irgendwie passend scheinenden »zahmen Schimmel« nämlich, erstreckt. »Dieses Pferd«, schreibt Goethe, »hatte ihm der Kurfürst geschenkt, um ihn zu einer seiner Gesundheit so nötigen Bewegung zu verbinden.«[6] Ob auf diese Weise nicht das Ross im

of the best Pieces he had ever read. Said he: Il connoit le sujet au fond.« Vgl. auch: Daniel Hegemann: »Boswell's Interviews with Gottsched and Gellert«. In: *Journal of English and Germanic Philology* 46 (1947), 260-263.

3 Boswell: *Journal* (wie Anm. 1), 143; vgl. *James Boswell: Journal*. Hg. Helmut Winter. Stuttgart 1996, 102 f.; *James Boswell: as his contemporaries saw him*. Ed. Lyle Larsen. Cranbury 2008, 29-56.

4 Vgl. Johann Wolfgang Goethe: *Aus meinem Leben. Dichtung und Wahrheit*. Hg. Klaus-Detlef Müller. Frankfurt am Main 2007 (= *Deutscher Klassiker Verlag im Taschenbuch*, 15), 271 f., 315 (»mit gesenktem Köpfchen und der weinerlich angenehmen Stimme«) und bes. 322 ff.; vgl. aber auch Christian Fürchtegott Gellert an Johann Jacob Bodmer, 18. April 1752 [Zentralbibliothek Zürich, Ms Bodmer 2.3(1)]: »Ich danke Ihnen von Herzen für Ihren Brief, und für das besondere Vertrauen, mit dem Sie mich in demselben beehren, und für das mir so schätzbare Geschenke Ihrer Gedichte. Eben da ich sie erhalte, stehe ich im Begriffe zu meiner alten Mutter zu reisen und mich bey ihr von einem hypochondrischen Zufalle zu erholen, der mich seit vielen Wochen gequälet hat.« Und: Johann Jacob Bodmer an Johann Georg Sulzer, 10. März 1763 [Zentralbibliothek Zürich, Ms Bodmer 13a [94] [Abschrift]]: »Grüßen Sie mir den weinerlichen Gellert.«

5 Goethe: *Aus meinem Leben* (wie Anm. 4), 323.

6 Ebd.

eigentlichen Sinne mehr bewegt wurde als der Reiter selbst – Gellert seinerseits sprach in diesem Zusammenhang allein von der »Plage des Reitens«[7] –, mag hier dahingestellt bleiben. Eingehender zu bedenken aber wäre die kurfürstliche Sorge um das Befinden des Gelehrten, das durch ›Bewegung‹ nachhaltig gebessert werden sollte. Zu bekämpfen waren damit die bekannten physischen Folgen eines intellektuell geprägten Lebenswandels. Weil eben geistige Arbeit nach Ansicht zeitgenössischer Mediziner in unheiliger Allianz mit körperlicher Untätigkeit unerquickliche Folgen aller Art zeitigte, die sich in Gehirn- und Nervenirritationen, namentlich aber in Verdauungsstörungen manifestierten, ging man mehr oder minder vehement gegen sie vor. Der Arzt Samuel-Auguste Tissot (1728-1797) aus Lausanne hat den gedanklichen Ausgangspunkt für viele der gesundheitsfördernden Aktivitäten des Zeitalters dabei ein wenig schnöde auf den Punkt gebracht: »Der am meisten denkt, däut am schlechtesten […], wer am wenigsten denkt, däut am besten«.[8]

Waren bei den von ›natürlichen‹ Lebensgewohnheiten so weit entfremdeten Geistesarbeitern derartige Probleme erst einmal aufgetreten, dann beförderte der Leidensdruck ihre Bereitschaft zum Handeln erkennbar. Die erste Wahl zur Linderung der Beschwerden war dabei zumeist eine Kur und dies sowohl für den stattlichen, zur Adipositas neigenden Gottsched als auch für den im chronischen Leiden bemerkenswert standhaften und ohnehin stets diätetisch lebenden Gellert.[9] Über weitere

7 [Johann Andreas Cramer]: *Gellerts Leben*. Karlsruhe 1774 (= *Sammlung der besten deutschen prosaischen Schriftsteller und Dichter*, Tl. 10), 137, sowie zur »legendäre[n] volkstümliche[n] Gestalt«: Eckhardt Meyer-Krentler: »›… weil sein ganzes Leben eine Moral war.‹ Gellert und Gellerts Legende«. In: *›Ein Lehrer der ganzen Nation‹. Leben und Werk Christian Fürchtegott Gellerts*. Hg. Bernd Witte. München 1990, 221-257, bes. 224, 230f., 237f., 242 und 254f.

8 Samuel-Auguste Tissot: *Avis aux gens de lettres et personnes sédentaires sur leur santé / Von der Gesundheit der Gelehrten*. Zürich 1768, zit. nach: Urs Boschung: »Albrecht von Hallers Krankheiten in seiner Korrespondenz«. In: *Hallers Netz. Ein europäischer Gelehrtenbriefwechsel zur Zeit der Aufklärung*. Hg. Martin Stuber, Stefan Hächler, Luc Lienhard. Basel 2005 (= *Studia Halleriana*, 9), 221-275, hier: 221 (dort auch weitere Literaturhinweise); zur ›Hypochondrie‹ als typische Gelehrtenkrankheit vgl. Friedrich Hoffmann: *Medicinae rationalis systematicae. Editio nova*. 4 Bde. Halle 1729-1740, Bd. 4.3 (1737), 207; aber auch Carl Friedrich Morell: *Chemische Untersuchung einiger der bekanntern und besuchtern Gesundbrunnen und Bäder der Schweiz; insbesonders des Cantons Bern. Nebst einer Beschreibung der neuesten Untersuchungs-Methoden; durch eigene Erfahrungen vermehrt und bestätiget von C. F. Morell, Apotheker in Bern*. Bern 1788.

9 Wegen seines labilen Gesundheitszustands kurte dieser relativ häufig: Nach schwerer Krankheit im Herbst 1752 unternahm er eine vierwöchige Badekur in

Details ist man hinsichtlich Gottscheds allerdings (noch) vergleichsweise schlecht unterrichtet. Aufgrund von Archivstudien der Leipziger Gottsched-Arbeitsstelle ist davon auszugehen, dass er wie so viele andere unter Podagra litt, mehr oder weniger regelmäßig auftretenden Gichtanfällen also. Seine Kuraufenthalte jedoch lassen sich bisher eigentlich nur durch Beurlaubungsgesuche dokumentieren, die aus gesundheitlichen Gründen eingereicht und daraufhin archiviert worden waren.[10] Ungleich besser orientiert ist man über Gellerts Kuren, womöglich deshalb, weil er sein dauerhaft gestörtes körperliches Befinden in aller ihm eignenden frommen Bescheidenheit zu einer Art Lebensform stilisierte, auch zu einer literarischen, von der noch die Rede sein wird.

So oder so reiste man von Leipzig aus zu Kurzwecken gern ins nicht allzu weit entfernte Bad Lauchstädt oder doch gleich nach Karlsbad, dessen europaweites Renommee in dieser Zeit im Entstehen begriffen war. Waren 1765 dorthin lediglich 274 Familien gefahren, so machten sich 1800 bereits 744 auf den Weg dorthin.[11] Wie sehr die florierende Welt der Kuren und Badeorte längst aber auch das Interesse der lesenden Zeitgenossen geweckt hatte, belegt die Fülle der im weitesten Sinne zugehörigen Literatur. Medizinische bzw. balneologische Erkenntnisse wurden spätestens um die Jahrhundertwende durch beliebte Zeitschriften wie das *Journal des Luxus und der Moden* weithin verbreitet. Der Weimarer Hofapotheker Carl August Hoffmann (1756-1833) etwa riet darin »Menschen in den höhern Ständen« dringend dazu, ihr »durch sitzende Lebensart und bewegungsscheue Weichlichkeit des freien Gebrauchs ihrer Glieder, und einer regelmäßigen Motion oft Tage und Wochen« beraubtes Dasein drastisch zu verändern. Ein aus England

Lauchstädt; vom 4. Mai bis zum 20. Juni 1753 weilte er mit seinem Freund und Arzt Johann Christian Tilling (-1774) in Karlsbad, wohin er im Mai 1754, vom 5. Juli bis zum 19. August 1763 sowie von Ende Juni bis zum 2. August 1764 erneut zurückkehrte. Im Juli 1757 fuhr er, begleitet von seinem Freund Andreas Wagner, zu einer dreiwöchigen Kur wiederum nach Lauchstädt. Brunnenkuren unternahm er zudem 1759 und 1760 in Störmthal, im Frühsommer 1761 bei einem Aufenthalt im Gartenhaus der Bankiersfamilie Hohmann von Hohenthal; vgl. Heidi John, Carina Lehnen, Sibylle Späth: »Gellerts Leben. Eine Übersicht«. In: ›*Ein Lehrer der ganzen Nation*‹ (wie Anm. 7), 11-29.

10 Vgl. Universitätsarchiv Leipzig: Rep. I/IX/1: *Die Reisen derer Herren Prof... betr. vol. I ab anno 1687* (Zeitraum bis 1800, unvollständig). Ich danke Herrn Prof. Dr. Dr. Detlef Döring und Herrn Dr. Rüdiger Otto für die freundliche Hilfestellung.

11 Vgl. Jaromír Loužil: Art. »Karlsbad«. In: *Goethe-Handbuch*. Hg. Hans-Dietrich Dahnke, Regine Otto. Bd. 4.1: *Personen. Sachen. Begriffe. A-K*. Stuttgart, Weimar 1998, 596-598, bes. 597.

importiertes und dort patentiertes »Gymnastikon« sollte der »Hypochondrie bey den Herren« und »Migräne und Vapeurs bey den Frauen« dauerhaft abhelfen und beiden Geschlechtern eine gute Verdauung bei ausgeglichenem ›Säfte‹-Haushalt sichern.[12] Angesichts der dann ausführlich beschriebenen »Maschine« wird manch ein Leser eine zeitlich begrenzbare Kur dem täglichen Drill an diesem Apparat vorgezogen haben; manch eine Dame wohl auch, um vor Ort den gleichfalls im Journal gepriesenen, bemerkenswert opulenten »neueste[n] geschmackvolle[n] Badeanzug« präsentieren zu können.

Zahlreiche Reise- und Erfahrungsberichte bezeugen zudem den sozialgeschichtlich interessanten Sachverhalt, dass solche Aufenthalte für eine bestimmte bürgerliche Schicht längst nicht nur möglich geworden waren, sondern stetig zunehmend als obligatorisch erachtet wurden, weil damit gesellschaftliche Anerkennung wie soziales Prestige eng verknüpft waren.[13] Der gut gestellte Bürger, der eine Kur plante, antizipierte die Unwägbarkeiten von Reise und Behandlungen dabei vermittels derartiger Ratgeber. Das so beliebte Baden, das allenthalben propagierte

12 Vgl.: Carl August Hoffmann: »Diätetik. Zwey englische Patentartickel für die Gesundheit«. In: *Journal des Luxus und der Moden* (Nov. 1799) [= Teilnachdruck Hanau 1968], 132-139, hier: 132f.; vgl. zur Beschreibung der »Maschine«, bei der es sich um eine Art überdimensioniertes Lauf- und Tretrad handelte, 134f.; vgl. auch Christoph Wilhelm Hufeland, Friedrich Justin Bertuch: »Nöthige Erinnerung an die Bäder und ihre Wiedereinführung in Teutschland; nebst einer Anweisung zu ihrem Gebrauch und bequemer Einrichtung derselben in den Wohnhäusern«, ebd. 139-175. Dort wird ausdrücklich auf den engen Konnex von Bade-Kultur und »Gesundheitsrestauration« (141) hingewiesen.

13 Vgl. z.B.: Johann Wilhelm Mannagetta: *Ludwigstorffisch Baad-Buch oder Beschreibung von der sonderbahren Jugend, Krafft und Würckung des heylsamen Baad-Brunnens, gelegen bey der Herrschafft und Schloß Teutschen-Altenburg an der Donau in Oesterrich unter der Ennß* [...]. Wien 1710; Johann Christoph Ettner von Eiteritz: *Gründliche Beschreibung des egerischen Sauer-Brunns, oder so genannten Schleder-Säuerlings* [...] *ingleichen wie mit der* [...] *Bade-Cur* [...] *muß verfahren werden.* Nürnberg 1710; Karl Ludwig von Poellnitz: *Amusemens des eaux d'Aix-la-Chapelle. Ouvrage utile A ceux qui vont y prendre les Bains, ou qui sont dans l'usage de ses Eaux* [...]. Amsterdam 1736; [M. C. G. G.]: *Beschreibung, mit nützlichen Nachrichten und Anmerkungen* [...] *seiner im Jahre 1751 in das Käyser Carls-Bad gethanen Reise.* Schneeberg 1754; Franz H. Brückmann: *Bemerkungen auf einer Reise nach Karlsbad.* Braunschweig 1785; David Becher: *Neue Abhandlungen über das Karlsbad.* Leipzig 1789, und: *Reise von Braunschweig nach Karlsbad und durch Böhmen: in Briefen von Eduard und Karl.* Hg. Joachim Heinrich Campe. Braunschweig 1806 (= *Neue Sammlung merkwürdiger Reisebeschreibungen für die Jugend*, 7).

Trinken von Wasser und/oder Molke zog also eine kleine diesbezügliche Konjunktur auf dem Buchmarkt nach sich.

Dass neben derartiger Gebrauchsliteratur auch der Belletristik im engeren Sinne ein nicht ganz unerheblicher Anteil am Kurerfolg zukam, wird im 1802 erstmals erschienenen und mehrfach erweitert aufgelegten Band *Kaiser-Carlsbad im Elbogner Kreise Böhmens, wie es jetzt ist* nahegelegt. Mit einer konzisen Beschreibung der dort anzutreffenden Verhältnisse betätigte sich darin der Prediger August Leopold Stöhr (1764-1831) als gewissenhafter Chronist der Erfolgsgeschichte dieses berühmten Badeortes.[14] Von Anbeginn bezog er dabei vorhandene Publikationen[15] kritisch kommentierend ebenso ein wie touristische Attraktionen oder eben einschlägige Poesien. Solche meist aus Dankbarkeit für ein durch Kurverfahren sichtlich gesteigertes Wohlbefinden verfassten Gedichte, häufig kaum mehr als eine Schwundstufe von Casualcarmina, wurden offenkundig in großer Zahl und wohl vorwiegend als ein gesellig-heiterer Zeitvertreib verfasst. Wenn man also auch keinen allzu großen poetischen Gehalt von den zahlreichen ›Lobgesängen‹ auf die Karlsbader Quellen wird erwarten dürfen, so ist doch ihre sozialgeschichtliche Aussagekraft und mit ihr deren gesellschaftliche Funktion evident.[16] Johann Nicolaus Fellers schlichte Verse von 1704 etwa dokumentieren neben guter Laune vor allem eine fromme Dankbarkeit:[17]

Ich vernehme, daß der Kaiser
Carolus der vierdte Reiser
Auf der Jagd erfunden hat
Durch ein Wild das warme Bad.

14 August Leopold Stöhr: *Kaiser-Carlsbad im Elbogner Kreise Böhmens, wie es jetzt ist. Zur Bequemlichkeit für diejenigen, welche in diesen altberühmten Bade- und Curort reisen, und daselbst vieler Nachfragen überhoben seyn wollen.* Hg. August Leopold Stöhr. Wien, Prag, Carlsbad 1802; *Kaiser Karlsbad und dieses weit berühmten Gesundheitsortes Denkwürdigkeiten, für Kurgäste, Nichtkurgäste und Karlsbader selbst von August Leopold Stöhr, aus dem Ritterorden der Kreuzherren mit dem rothen Sterne, und Prediger zu Karlsbad.* […]. 2., verm. Aufl. Karlsbad 1812 (weitere Aufl. ³1817, ⁴1822, ⁵1830).

15 Vgl. Stöhr: *Kaiser-Carlsbad* (wie Anm. 14), Verzeichnis gedruckter Schriften über Karlsbad, 237-250; Christoph Gottlob Grundigs (1707-1780) Beschreibung seiner Reise nach K. Carlsbad im Jahre 1751 war z. B. aus Sicht Stöhrs »Langweilig, schleppend«, ebd., 246.

16 Vgl. Stöhr: *Kaiser-Carlsbad* (wie Anm. 14), 250-297.

17 Vgl. ebd. 250 ff., bes. 250 f.

O er hätt es wohl nicht funden,
Wo nicht einer von den Hunden
Sich darinnen hätt verbrannt,
Und verlohren sein Gewand.

[...]

Nimm Herr Gott uns ja nicht wieder
Diese heißen Wasser-Güter!
Sonst wär wohl in dieser Au
Mangel in dem schönen Bau.

Ich erwünsch an meinem Orte
Jetzt durch diese treuen Worte,
Gott erhalte dieses Baad
Längers, als ers geben hat. [...]

Feller bezog sich hiermit auf die Gründungssage, nach der sich die Hunde des auf der Jagd befindlichen Karls IV. (1316-1378) im heißen Wasser zunächst das Fell verbrannt hatten.[18] Als danach aber beobachtet wurde, wie ein Hirsch seinen verwundeten Huf mit dem Quellwasser heilte, fasste der Regent den Entschluss, hier einen Königsort zu errichten.

Wie mondän es um die Mitte des 18. Jahrhunderts in diesem altehrwürdigen Ort zuging, zeigt der lateinische Text »Auf den Karlsbader Sprudel, von dem Pohlnischen Grafen Raphael Curosky«[19] ebenso wie das 1774 von einem unbekannten »sächsischen Kurgaste« verfasste Gedicht »Das Karlsbad«. Dieses wurde später sogar vertont: 1810 nahm sich der Prämonstratenser-Canonicus Maximilian Max aus Tepl des Werks für das ›Piano Forte‹ an:[20]

Wunder des Höchsten! dich will ich besingen:
Laß deine Kraft mir in die Ader dringen,
Kochender Sprudel! Hilf dem kalten Witze
Mit deiner Hitze [...].

18 Vgl. Petrus Albinus: *Meißnische Bergk-Chronika: darinnen fürnemlich von den Bergkwercken des Landes zu Meissen gehandelt wird* [...]. Dresden 1590 (Ndr. Stuttgart 1997), 191.

19 Stöhr: *Kaiser-Carlsbad* (wie Anm. 14), 253-255.

20 Ebd., 258 f.

Die Besucherscharen aus ganz Europa, die ›große Welt‹, die sich im kleinen Karlsbad traf, dichtete selbstredend häufig und gern auch in französischer Sprache:[21] ›F. F. C. d. P. D. d. L.‹ verfasste so im August 1799 seine »L'hommage au Sproudel«, ›Al. D. P. de la basse‹ aus der Bretagne eine »Hommage au Neubrunn« und der Abbé Lecouflet eine »Ode Sur la Fontaine théresienne de Carlsbad«, in der die »Messieurs« ermahnt werden, über all den sonstigen Reizen des Ortes das Wassertrinken doch nicht ganz zu vergessen.

Selbst Gottsched hatte es sich nicht nehmen lassen, anlässlich seines Besuches eine vierzigstrophige Ode »Auf das berühmte Kaiser-Karls-Bad. Im August des 1749 Jahres« zu verfassen.[22] Dieser Text sollte offenbar eine Vielzahl von Funktionen erfüllen, was an der Wahl ausgesprochen disparater Sujets deutlich wird, die hier mit Nachdruck und etwas eklektizistisch vereint werden. Die umgebende Landschaft Karlsbads beschreibt er nur vage, ausführlich dagegen das sowohl physische als auch psychische Leiden umfassende Spektrum der Indikationen:[23]

Das bleiche Fieber kömmt geschlichen,
Das Hauptweh, sammt den Lendenstichen,
Der Magenkrampf, der Gliederschmerz,
Das Podagra, die Nierensteine,
Die Gelbsucht, angelaufne Beine,
Und ein von Schwermuth krankes Herz.

Verdorbne Mägen, das Erbrechen,
Die Blähungen, das Seitenstechen,
Die Schlafsucht, und Unfruchtbarkeit;
Den Wahnwitz sieht man hieher eilen:
Und allen Hülfe zu ertheilen,
Ist dieß berühmte Thal bereit.

O wundervolle Wasserquelle!
[...]

21 Ebd., 263f., 274f. und 277f.

22 Vgl.: Johann Christoph Gottsched: *Gedichte, Darinn sowohl seine neuesten, als viele bisher ungedruckte Stücke enthalten sind.* Zweyter Theil. Leipzig 1751, 74-82.

23 Ebd., 75f.; vgl. Margrit Wyder: *Kräuter, Kröpfe, Höhenkuren. Die Alpen in der Medizin – Die Medizin in den Alpen.* Zürich 2003, 41-67, 75-92 und 103-134; aber auch: Justinus Kerner: *Das Wildbad im Königreich Württemberg. Nebst Nachrichten über die benachbarten Heilquellen Liebenzell und Teinach und das Kloster Hirsau.* Wildbad 1839 (Ndr. Bad Liebenzell 1985), 57-61.

Sichtlich beeindruckt zeigte sich Gottsched zudem von der Kraft und scheinbar grenzenlosen Ergiebigkeit des sprudelnden Wassers, der Anzahl der Badegäste sowie der Anciennität des im 14. Jahrhundert begründeten Ortes. Auf die Beschreibung des Denkmals von Karl IV. folgen demgemäß Hinweise auf die bereits erwähnte Entstehungssage sowie Reflexionen über die geologischen, physikalischen und mechanischen Grundlagen der Wasserkraft. Gottscheds verstreute Angaben zu naturwissenschaftlich relevanten Aspekten dieser Quellen wie das eingeflochtene Lob von ihm geschätzter Gelehrter wie Newton oder Leibniz lassen die Ode als Werk einer Übergangszeit erkennen. Zwar waltet auch bei ihm noch immer die »Vorsicht«, die Vorsehung, die alles Wahrgenommene so weise eingerichtet hat,[24] und den kundigen Betrachter derart zu physikotheologischen Gedanken einlädt.[25] Zugleich jedoch hat hier längst der schärfer noch beobachtende, rechnende und zerlegende Geist der exakten Wissenschaften Einzug gehalten.[26] Schließlich muss der Verfasser feststellen, dass hier, wie überall, »kein Sitz der Tugendhaften«

24 Gottsched: *Gedichte* (wie Anm. 22), 76.

25 Eindeutig in dieser Tradition steht z.B. noch das Gedicht von Johann Caspar Hirzel: »Auf das Pfefferserbad. 1771«. In: *Gedichte über die Schweiz und über Schweizer*. Hg. Johannes Bürkli. Tl. I. Bern 1793, 232-234. Dort heißt es u.a.: »Dank dir, Mutter Natur! ein Heiltrank entsprang der Quelle / An des hohen Berges Fuß, / Welcher die Söhne der Freyheit, den Rheten und den Helveter / Nachbarlich zusammenfügt. / Hier entdeckt' ich den Tempel der Gottheit, verborgen und einsam / Tief in Felsen ausgehöhlt. / Als es der Herr gebot, schnell folgte der wilde Taminbach, / Grub sich schnell ein tiefes Bett. / Unter den Wurzeln von zwey Gebirgen, die hier sich berühren, / Rollt die Fluth sich donnernd fort; [...] / Hier im Finstern sah ich Gott. / Ihn, den Erschaffer der Welten, den Richter (ich sah auch den Vater) / Offenbart die Schöpfung hier, / [...] Fall' auf die Knie, o Mensch, hier wohnt dein Richter [...]«; vgl. Ulrich von Salis-Marschlins: »Auf das Bad zu Pfeffers«, ebd., 112 f.; aber auch Theodor Fontanes (*Der Stechlin. Roman*. Hg. Helmuth Nürnberger. München 1997, 318 f.) ironische Beschreibung des Traditionsbades unter den Auspizien des Tourismus. »Meine Frau laboriert an einem Rheumatismus, hochgradig, schon nicht mehr schön. Und da ist denn Pfäffers der letzte Trumpf. [...] Habe natürlich auch noch im Bädeker nachgeschlagen und unter anderm einen Fluß da verzeichnet gefunden, der Tamina heißt. Erinnert ein bißchen an die Zauberflöte und klingt soweit ganz gut. Aber trotzdem eine tolle Geschichte, dies Pfäffers. Soweit es nämlich als Bad in Betracht kommt, ist es nichts als ein Felsenloch, ein großer Backofen, in den man hineingeschoben wird. Und da hockt man denn, wie die Indianer hocken, und die Dämpfe steigen siedeheiß von unten herauf. Wer da nicht wieder zustande kommt, der kann überhaupt einpacken.«

26 Gottsched: *Gedichte* (wie Anm. 22), 74 und 79.

ist, und stattdessen »tausend Leidenschaften« vorherrschen.[27] Alle diese, dem Text eingeschriebenen Funktionen werden am Ende noch durch ausgesprochen traditionalistische Panegyrik ergänzt: Gottsched preist Österreichs Regentin Maria Theresia (1717-1780), die ihm und seiner Ehefrau im selben Jahr in Wien eine Privataudienz gewährte.[28] Das Verfassen derartiger Texte über Kuren und zugehörige Erfahrungen war – soviel lässt sich schon hier zusammenfassen – offenkundig ebenso modisch wie dieser zumeist sommerliche Zeitvertreib selbst. Typisch über den konkreten Fall hinaus erscheint das Bedürfnis, solche Texte von vornherein als gemischtes Genre anzulegen, das zu allererst unterhaltenden Absichten zu dienen hatte.

Am Beispiel Gellerts lässt sich zudem noch genauer zeigen, auf welche Weise der Konnex von Kur und Literatur bzw. von lebensweltlicher Kurerfahrung und mehr oder weniger direkt daraus resultierender Poesie zu Tage treten konnte. Gelehrte und Schriftsteller wie er waren nämlich entschieden geneigt, ihre Kuren gedanklich und literarisch anzuverwandeln. Wie Gellert selbst – als Leidender – diese wahrnahm, lässt sich aus biographischen Quellen und seiner Korrespondenz gut erschließen. An Emanuel Falkner (1674-1760) etwa schrieb er: »[...] ich habe vielleicht diese Cur nie nöthiger gehabt, als seit drey Monaten. Seit so langer Zeit bin ich ein trauriges Geschöpf, ein sehr trauriges Geschöpf gewesen. O Gott, was ist der Mensch?«[29] Gegenüber Carl Wilhelm Christian von Craussen (1714-1772) hielt er fest: »Leider bin ich immer noch mit der Hypochondrie seit dem Gebrauche des Lauchstädter Bades außerordentlich beschweret, und meine Seele leidet mit meinem Körper zugleich«.[30] Und an Ernst Samuel Jacob Borchward (1717-1776) richtete er die Botschaft: »Von dem Erfolge der Cur kann ich Ihnen zur Zeit nichts sagen, als daß ich sehr matt u. etwas schlaflos bin.«[31] Wieder einen Monat später hielt er gegenüber Craussen fest: »Von meiner Cur will ich Ihnen nicht viel sagen. Wissen Sie nicht schon genug, wenn Sie wissen, daß ich nicht kränker und auch nicht viel gesünder bin, als ehedem?«[32]

27 Ebd., 81.

28 Ebd., 81 f.

29 Christian Fürchtegott Gellert an Emanuel Falkner, 27. Jan. 1753; abgedr. in: Christian Fürchtegott Gellert: *Briefwechsel*. Hg. John F. Reynolds. Bd. I: (1740-1755). Berlin, New York 1983, 104 f., hier: 140.

30 Gellert an Carl Wilhelm Christian von Craussen, 1. März 1753; ebd., 142 f., hier: 143.

31 Gellert an Ernst Samuel Jacob Borchward, 1. März 1753; ebd., 143.

32 Gellert an Craussen (wie Anm. 30).

Mit einer fast schon masochistisch anmutenden Lust also kreist Gellert in seinen Briefen um das Thema Kur.

Zugegeben: Bei der Lektüre solcher dann bisweilen doch etwas larmoyant wirkender Schreiben liegt es nahe, Boswell hinsichtlich des ›altjüngferlichen‹ Eindrucks noch im Nachhinein Recht geben zu wollen. Denn ebenso offenkundig funktionalisierte Gellert als ein guter Hypochonder sein schlechtes Befinden auch nach Strich und Faden; dies aber in aller frommen und demütigen Bescheidenheit. Zu allererst litten durch seine Kuren nämlich die – wie er selbst es nannte – »vielen Pflichten der Freundschaft«. Unumwunden bestätigte er auch, »wie gern [...] ein Patient des allgemeinen Privilegii, sich wenig bey der Cur zu beschäftigen!«[33] nachgebe. Briefe von ihm waren da natürlich nicht so bald zu erwarten. Und auch das Lesen ging langsamer vonstatten: Michael Conrad Curtius (1724-1802) musste erfahren, dass der »Gebrauch des Carlsbades« Gellerts Lektüre seiner Aristoteles-Übersetzung schlichtweg »verhindert hätte«.[34] Umso lieber also werden Gellert teilnahmsvollmitleidige Zuschriften gewesen sein: diejenige Johann Georg Sulzers (1710-1779) etwa, der seine Gattin zitierte: »Ach der arme Hr. Gellert, sagte meine Wilhelmine, wäre er doch anstatt nach dem Carlsbad zu reisen zu uns gekommen, wir wollten ihn beßer aufgemuntert haben, als das Bad gethan hat.«[35] Nüchternere Freunde machten dagegen eine – absolut angebrachte – Kosten-Nutzen-Rechung auf: »Sie werden [...] Ihre Pension drüber verreisen«,[36] wurde Gellert düster prognostiziert.

Unabhängig hiervon und allem Unwohlsein zum Trotz konnte dieser seine autorspezifische Weltwahrnehmung selbst im Kurort nicht abstellen. Wie sonst wäre der ausführliche Bericht zu erklären, den er anlässlich der Brunnenkur des Jahres 1763 an eine der »vertrauten Freundinnen«[37] richtete? Zwar ist er gleichfalls in Briefform gehalten, deutlich überwiegt hier jedoch die Tendenz zur epischen Form. Einmal mehr ist davon die Rede, »ruhiger, aber nicht gesünder« geworden zu sein, viel wichtiger jedoch ist es ihm, Rechenschaft abzulegen, etwa über die sozialen Kontakte oder deren Charakteristika. Die Berichte über General Laudon »mit seinem Schimmel, den er in der Schlacht bey Hochkirchen geritten«,[38] die Grafen »U«, »Th« oder den General »Z.«

33 Gellert an Craussen, 14. Okt. 1752; ebd., 134f., hier: 134.

34 Gellert an Michael Conrad Curtius, 8. Aug. 1753; ebd., 154.

35 Johann Georg Sulzer an Gellert, 22. Sept. 1753; ebd., 157f., hier: 158.

36 Gottlob Benjamin Straube an Geller, 3. Okt. 1753; ebd., 158f., hier: 158.

37 [Cramer]: *Gellerts Leben* (wie Anm. 7), 137-144, pass.

38 Ebd., 137ff.

erscheinen so als Vorstufen anekdotischen Erzählens, zu dem es dann (und zwar ganz bewusst) nicht kommt. Die Transformation stattgehabter Gespräche in fiktionalisierte Dialoge wird so nur sehr partiell vollzogen. Im Einzelfall bliebe sicher zu diskutieren, ob man derlei Sittengemälde en miniature noch als Briefprosa oder schon als literarische Prosa bewerten sollte. Hervorhebenswert erscheint aber die feine Unterscheidung, die Gellert selbst traf, wenn er in diesem Kontext zwischen »Erzählen« und »genau schildern« differenzierte. Wiederum verwendete er dabei die Tatsache seiner eigenen Kur als Argument, um nur unverbindlich, an der Oberfläche gleichsam, Bericht erstatten zu müssen. Erzählen wolle er wohl von den Episoden des Kuralltags, sie »genau schildern« dagegen auf keinen Fall: »Denn zu Schilderungen gehöret eine aufmerksame Beobachtung; und Sie wissen wohl, daß bey Brunnencuren scharfes Denken verboten ist.«[39] Hier mochte ein Dichter seinem Beruf nicht nachgehen, ohne aber deswegen seine Fähigkeit dazu vollständig ausblenden zu können.

Gellert genoss dieses temporäre Enthobensein von gesellschaftlichen Verpflichtungen aller Art sichtlich. Das hinderte ihn keineswegs, die gemachten Beobachtungen in angemessenem zeitlichem Abstand zu sublimieren und sie etwa zum Gegenstand einer seiner moralphilosophischen Vorlesungen oder zur Facette einer seiner Komödien zu machen. In der elften und zwölften seiner *Moralischen Vorlesungen* schöpfte er beispielsweise aus dem überaus reichen eigenen Erfahrungsschatz, wenn er die »Sorgfalt für die Gesundheit des Körpers« anmahnte und ein zugehöriges Reglement aufstellte.[40] Da er selbst »seit vielen Jahren genöthiget gewesen, auf diese Regeln aufmerksam zu seyn«, sei er besonders berufen, sich hierüber auch systematisch zu äußern. Orientiert am Lehrgedicht *The Art of preserving health. A Poem in four Books* von John Armstrong (1709-1779),[41] befürwortete er eine hochgradig diätetisch geprägte Lebensform. Zu dieser zählte er gute Luft und Belüftung, angemessene Bettwärme und Bekleidung sowie Hygiene, Nahrung und Getränke

39 Ebd., 138.

40 Vgl.: Christian Fürchtegott Gellert: *Gesammelte Schriften.* Kritische, kommentierte Ausg. Hg. Bernd Witte. Bd. VI: *Moralische Vorlesungen. Moralische Charaktere.* Hg. Sibylle Späth. Berlin, New York 1992, Dritte Abtheilung, Von den vornehmsten Pflichten des Menschen, 131-149, pass. Vgl. Sibylle Späth: »Vom beschwerlichen Weg zur Glückseligkeit des Menschengeschlechts. Gellerts Moralische Vorlesungen und die Widerstände der Realität gegen die empfindsame Gesellschaftsutopie«. In: *›Ein Lehrer der ganzen Nation‹* (wie Anm. 7), 151-171.

41 Zuerst: London 1744; vgl. auch die deutschsprachige Übersetzung *Die Kunst, die Gesundheit zu erhalten.* Zürich 1788.

sollten programmatisch einfach und nicht überfeinert sein, bei der Menge sollte Maß gehalten werden, wobei stets auf Signale des Körpers zu achten sei. Von den »vielen warmen Getränke[n] unsers weichlichen Jahrhunderts« riet er entschlossen ab. Stattdessen befürwortete er, unter Hinweis auf ein Zitat Senecas, die gemäßigte »Bewegung« als Allheilmittel schlechthin. Dass zu dieser Lebensweise allein gedämpfte Leidenschaften passen sollten, versteht sich da fast von selbst.

Eine gänzlich andere Seite seiner empirie- und lektüregesättigten Einsichten schilderte Gellert im Schauspiel *Die kranke Frau.*[42] Eine der Hauptfiguren, ›Frau Stephan‹, wird darin von detailliert beschriebenen »gewaltigen Uebelkeiten beschweret«. Die rechte Behandlung ist zunächst Gegenstand des Dialogs mit ›Jungfer Philippine‹. Bald aber wird auch der Ehemann, ›Herr Stephan‹, involviert. Schnell rotiert die kleine Gesellschaft allein beim Gedanken an die Fülle der hier sich möglicherweise anbahnenden Krankheiten. Als der »Chiromantist« ›Herr Wahrmund‹ angesichts der vermeintlich durchtrennten Lebenslinie in der Hand der Dame schließlich noch eine schlechte Prognose stellt, wird allein an dieser Exposition deutlich: Der Autor kennt sich aus. Dass er sich immerhin zu einem milde ironischen Umgang mit dem Leiden aufschwingen konnte, der allerdings weit hinter dem in Molières *Le malade imaginaire* demonstrierten zurückbleibt, zeugt von seinem Realitätssinn und von der eigenen Vertrautheit mit den schwankenden und diffusen Befindlichkeiten der Hypochonder beider Geschlechter.

II. Literatur in der Kur: Kleine Typologie lebensweltlicher Voraussetzungen

Versucht man den komplexen Zusammenhang von Literatur und Kuren eher unabhängig von einzelnen Personen und damit stärker typologisch zu fassen, bietet es sich an, zunächst Selbst- und Fremdwahrnehmung der Leidenden zu untersuchen, die Wahl des Kurortes und den dort gepflegten Lebenswandel zu betrachten und dabei vor allem solche Texte zu berücksichtigen, die von den spezifischen Abläufen des Kurbetriebs regelrecht initiiert und inspiriert worden sind. Angesichts zahlreicher vorhandener kultur- und sozialgeschichtlicher Studien zum Thema wird dabei das Augenmerk auf solche Facetten zu richten sein, bei denen

42 Vgl.: Gellert: *Gesammelte Schriften* (wie Anm. 40), Bd. 3: *Lustspiele.* Hg. Bernd Witte. Berlin, New York 1988, 267-276, pass.

Schriftsteller bzw. Literatur im direkten lebensweltlichen Zusammenhang mit dem zeitgenössischen Kurbetrieb zu sehen sind.[43]

1. Das Spektrum der Leidenden

Welche Gelehrten und Schriftsteller waren überhaupt Aspiranten für eine Bade- oder Trinkkur? Von vornherein auszunehmen wäre hier der von Albrecht von Haller (1708-1777) repräsentierte Typus des Kurverächters. Obwohl ausnehmend »krankheitsgeplagt«,[44] hielt sich der Mediziner von verschiedensten Anwendungen, die man ihm anriet, systematisch fern. Seine diesbezügliche Korrespondenz spiegelt so zwar die zeitgenössischen Behandlungsmöglichkeiten, zugleich aber auch die von ihm hartnäckig bevorzugte Option, sich (wo immer möglich) selbst zu kurieren. Hierbei spielten Mineralwässer, allen voran dasjenige aus Bad Pyrmont, das regelmäßig in die Schweiz importiert wurde, eine besondere Rolle. Allenfalls dem schon erwähnten Arzt Tissot gestand Haller es zu, sein körperliches Unbehagen aus der Ferne zu diagnostizieren. Trotz Leidensdruck scheint er vom Erfolg derartiger Behandlungsmethoden nicht überzeugt gewesen zu sein. Selbst uns heute eher harmlos erscheinende laue Fuß- und Schenkelbäder, die die Durchblutung befördern sollten, waren ihm ein Graus.

Andere, medizinisch viel weniger oder gar nicht vorgebildete Schriftsteller hätten dagegen so ziemlich alles getan, um von ihren schweren, häufig chronischen Schmerzen befreit zu werden. Sie durchliefen regelrechte Kurkarrieren. Ein noch heute berührendes Beispiel hierfür ist der Historiker und Schriftsteller Carl Friedrich Drollinger (1688-1742). Seine Krankheit war der Kopfschmerz, der ihm bei ohnehin eher schwacher Konstitution enorm zusetzte, besonders heftig seit 1718. Wenn sich auch dessen physiologische Ursachen heute nicht mehr ermitteln lassen, so wird doch deutlich, wie sehr diese missliche Form des Seins Drollingers Bewusstsein über die vielen Jahre der Leidensgeschichte zu prägen und quälen imstande war. Gegenüber Johann Jacob Bodmer (1698-1783) definierte er sein Befinden als »eine gar zu blöde Gesundheit und ein unglückseliges Kopfweh, welches mich seit 30. Jahren niehmahlen ver-

43 Vgl. etwa: *Bäder und Kuren in der Aufklärung. Medizinaldiskurs und Freizeitvergnügen*. Hg. Rainard Eßer, Thomas Fuchs. Berlin 2003 (= *Aufklärung und Europa*, 11); Vladimír Krízek: *Kulturgeschichte des Heilbades*. Leipzig 1990.

44 Boschung: »Hallers Krankheiten« (wie Anm. 8), 229.

lassen.«[45] Ende 1741 hatte sich das Leiden so verschlimmert, dass er »fast weder denken, noch lesen noch schreiben« konnte, wie er wiederum Bodmer mitteilte.[46] Zweifellos war Drollinger ein wirklicher und nicht nur ein eingebildeter Kranker. Dies belegen auch mehrere seiner in den sog. Diener-Acten, den Personalakten, des badischen Hofes überlieferten Schreiben. Sie dokumentieren darüber hinaus den schon damals nicht unerheblichen bürokratischen Aufwand im Vorfeld eines Kuraufenthaltes. Am 21. Juni 1712, im fast noch jugendlichen Alter von 24 Jahren, hatte Drollinger erstmals an den Markgrafen Carl (1679-1738) geschrieben: »Durchleüchtigster Fürst, Gnädigster Fürst und Herr! Schon seit einigen Jahren habe an meiner Gesundheit verschiedens Zufälle erlitten, wodurch endlich meine gantze Constitution dermaßen in Abfall gerathen, daß, solcher wieder aufzuhelfen, bey denen Medicis mich Raths zu holen genöthiget werden.« Der Ratschlag lautete auf eine Badekur und das Trinken von »Sauerbronnen«, was eine »2. biß 3. Wochen« währende Beurlaubung durch den Dienstherrn erforderlich machte. Nur knapp ein Jahr später, am 26. April 1713, musste Drollinger schon wieder schreiben: »Durchleüchtigster Fürst, Gnädigster Fürst und Herr! Es hat meine schlechte und baufällige Leibes-Constitution, durch eine unlängst außgestandene langwiehrige Kranckheit, einen abermaligen, und so starcken Anstoß erlitten, daß ich von einer schleunigen Reconvalescents mir nicht viel promittieren darf.«[47]

Neue Hoffnung setzte er nun in die damals modische, z. B. auch von Johann Jacob Bodmer im Appenzeller Land durchgeführte, »Milch-Cur«, zu der ihm die Mediziner diesmal geraten hätten. Und auch eine weitere, im Mai 1722 beantragte Kur mit »Sauerwaßer« hätte seinem »beständigen Kopfweh« abhelfen sollen,[48] im Juni 1729 beantragte er wiederum eine »Sauerbronnen-Cur« zur »Erleichterung meines beständigen

45 Carl Friedrich Drollinger an Johann Jacob Bodmer, undatiert [wohl 1740]; abgedr. in: Gerhard Sauder: »Drollinger an Bodmer – zwölf Briefe«. In: *Zeitschrift für die Geschichte des Oberrheins* 112 (1964), 163-185, hier: 169; am 17. Sept. 1740 spricht Drollinger vom »unaussetzlichen unglückseeligen Kopfweh« (171).

46 Drollinger an Bodmer, 21. Dez. 1741; ebd., 184.

47 GLA Karlsruhe: 76/1703, Bl. 17 + 18 (26. April 1713); Reaktion vom 3. Mai 1713 (Bl. 19).

48 GLA 76/1703, Bl. 34: 6. Mai 1722: »Auf vielfältiges Einrahten denen Medicorum habe ich mich endlich resolviren müßen, im bevorstehenden Junio eine Reyse in den Schwallbruch zu machen, und zu Erleichterung meines beständigen Kopfwehs das dasige Sauerwaßer bey der Quelle zu trincken.«

Kopfwehes und anderer Beschwehrlichkeit«.[49] Der letzte, ziemlich desillusionierte Antrag vom Juni 1737 lautete dann nur noch lakonisch: »Es haben mich die Medici zu Erleichterung meines beständiges Kopfwehes und übrigen Beschwehrlichkeiten wiederum an eine Sauerbronnen Cur verwiesen«.[50] Zu helfen war dem längst chronisch schmerzkranken Mann sichtlich nicht mehr.

Doch beileibe nicht immer nahm das Ringen um Wohlbefinden eine derart ernste Form an. Ein dritter Typus von Leidenden, der am sichtbarsten vielleicht von Johann Wolfgang Goethe (1749-1832) vertreten wird, ist jener, der bei eher mäßigem Krankheitsbild übermäßige Freude am Kuren selbst entwickelt. Dabei gelingt es ihm, Muße, Zerstreuung und Geselligkeit zu kultivieren, weil ihn eben der körperliche Zustand davon nicht abhält. Dass das Wohlleben langfristig körperliche Folgen zeitigt, musste zwar auch ein Goethe am eigenen Leibe erfahren, der neben Gichtattacken bisweilen von Nierenkoliken, Magenproblemen und der ›Hypochondrie‹ geplagt wurde.[51] Seine Beschwerden aber taten der Vorliebe für die bunte Vielfalt der Möglichkeiten von Kurorten, die gesundheitsbefördernden wie die sozialen, keinerlei Abbruch.

2. *Die Wahl des Kurortes*

Goethe verhehlte seine Vorliebe für Karlsbad kaum je. Mit dem einem ›Trendsetter‹ wie ihm eignenden Instinkt bevorzugte er damit denjenigen Badeort, dem das wohl größte Sozialprestige zukam. In Zahlen lässt sich Goethes Präferenz für diesen Ort auch darstellen: Seit 1785 war er dort dreizehn Mal bzw. insgesamt 885 Tage lang.[52] Der längste Aufenthalt von 1812 währte »volle 136 Tage«.[53] Bei solchem Zeiteinsatz blieb auch Raum für nicht nur kurortspezifische Poesie. Gearbeitet wurde in Karlsbad u.a. an *Iphigenie*, den *Lehrjahren*, dem *Märchen*, bei verschiedenen Aufenthalten vor allem an *Dichtung und Wahrheit*. Bemerkens-

49 GLA 76/1703, Bl. 42 (22. Juni 1729).

50 GLA 76/1703, Bl. 46 f. (5. Juni 1737).

51 Vgl.: Hans-Dietrich Dahnke: Art. »Gesundheit/Krankheit«. In: *Goethe-Handbuch*, Bd. 4.1 (wie Anm. 11), 383-386.

52 In Karlsbad hielt er sich auf vom 5.7.-18.8.1785, 24.7.-2.9.1786, 5.7.-11.8.1795, 2.7.-4.8.1806, 28.5.-7.9.1807, 15.5.-9.7. und 22.7.-30.8.1808, 19.5.-4.8.1810, 17.5.-28.6. 1811, 3.5.-14.7., 11.8.-12.9.1812, 26.7.-13.9.1818, 28.8.-26.9.1819, 29.4.-28.5.1820, 25.8.-5.9.1823; vgl. Gero von Wilpert: *Goethe-Lexikon*. Stuttgart 1998 (= *Kröners Taschenbuch*, 407), 550 f.

53 Vgl. Loužil: »Karlsbad« (wie Anm. 11), 597; aber auch: Georg Schwedt: *Goethe in Göttingen und zur Kur in Pyrmont*. Göttingen 1999, 107-126.

wert erscheint letzteres; der forschende Blick auf die illustre Kurgesellschaft beförderte augenscheinlich auch denjenigen auf das Verhältnis von Individuum und Gesellschaft im eigenen Leben.

Es ist anzunehmen, dass Schriftsteller ihren Kurort, wie andere auch, in Abhängigkeit von finanziellen Möglichkeiten wählten. Jedoch ist davon auszugehen, dass sie dies durchaus eingedenk des jeweiligen Bekanntheitsgrades des Ortes taten. Das Baden oder die Trinkkur sollte ihnen als Prominenten die implizite Option verschaffen, zugleich ein Bad in der Menge zu nehmen. Dies gilt schon für Gellert und noch für Goethe. Während Gellert seinem Naturell gemäß sich hiervon eher angestrengt zeigte, dürfte der politisch versierte Goethe sehr berechnend die sozialen Freiräume genutzt haben, die allein ein zeitlich befristeter Aufenthalt und sozial gelockerte Konstellationen zu bieten hatten. Während Gellert sich also missmutig der »öffentlichen Promenade« erinnerte, auf der er sich »denen [...] Preis gegeben« sah, »die aus Langerweile [!], oder aus Sympathie der Krankheit, oder aus Neubegierde, oder auch aus Liebe mich anfielen«,[54] nutzte Goethe den Ort für seine Kommunikationszwecke, wie autobiographische Notizen vielfach belegen. Auch anderen waren die Spielregeln der ›offenen‹ Badegesellschaft vertraut. Adam Müller (1779-1829) etwa versuchte über einen Mittelsmann, Goethe in Karlsbad die Arbeiten Heinrich von Kleists (1777-1811) persönlich nahezubringen: Der russische Legationssekretär von Mohrenheim überreichte dessen *Amphitryon* am 13. Juli 1807. Goethe »las« ohne Umschweife und »verwunderte« sich bekanntlich »als über das seltsamste Zeichen der Zeit.«[55]

Wie ausnehmend pragmatisch-realistisch in Bezug auf die eigenen sozialen wie finanziellen Möglichkeiten dagegen Verwaltungsbeamte sein konnten, belegt das Kurtagebuch des Johann Christian Kestner (1741-1800), des Ehemanns von Goethes ›Lotte‹, Charlotte Buff (1753-1828). Aus Mangel an Mitteln konnte er die »wahre Brunnenfreiheit« nur an eher unspektakulärer Stätte genießen, im niedersächsischen Bad Rehburg,[56] ganz in der Nähe des ungleich berühmteren Bad Pyrmont, in dem sich kränkelnde Aufklärer in Scharen einfanden, unter ihnen Lessing, Möser und Moses Mendelssohn.[57]

54 [Cramer]: *Gellerts Leben* (wie Anm. 7), 138.

55 *Heinrich von Kleists Lebensspuren: Dokumente und Berichte der Zeitgenossen*. Hg. Helmut Sembdner. Erw. und rev. Ausg. München 1992, Nr. 182a, 144.

56 Johann Christian Kestner: *Die wahre Brunnenfreiheit. Das Kurtagebuch des Johann Christian Kestner vom 9. bis 30. Juli 1765 in Bad Rehburg*. Hg. Alfred Schröcker. Hannover 2005 (= *Quellen zur Geschichte der Stadt Hannover*, Heft 2).

57 Vgl. Reinhold P. Kuhnert: *Urbanität auf dem Lande. Badereisen nach Pyrmomt im 18. Jahrhundert*. Göttingen 1984; *Badegäste der Aufklärungszeit in Pyrmont.*

3. Der Tagesablauf

Gleich, ob mondän oder provinziell: die Prozeduren in allen Bädern folgten strengen Konventionen. Um diese einhalten zu können, bedurfte es strukturierender Maßnahmen. Dass wiederum Gellert hierbei gewisse ›Standards‹ zu setzen vermochte, wird wohl niemanden verwundern. Bereits um fünf Uhr früh eilte er, vermutlich als einer der ersten, an die Quelle und trank – nach eigener Aussage – »acht, zehen, auch funfzehn Becher warmes Wasser im Freyen«.[58] Etwas ruhiger ließ es dagegen Kestner in Bad Rehburg angehen, wo das Wasser auch »auf der Stube« getrunken werden konnte. Ohnehin scheint es ihm nicht allzu sehr geschmeckt zu haben. »Man wird den Geschmack endlich müde«, stellte er fest, nachdem er am 18. Juli 1765 die letzte Flasche Pyrmonter Wassers geleert hatte.[59]

Am bedächtigsten ging es womöglich aber im schicken hessischen Wilhelmsbad zu, wo sich die über die strikte Observanz uneins gewordenen europäischen Freimaurer 1782 monatelang und keineswegs allein der Kur wegen trafen. Goethes Jugendfreund, der Komponist Philipp Christoph Kayser (1755-1823), hatte als Sekretär der Zürcher Loge *Modestia cum libertate* alle Hände voll zu tun, den morgendlichen Kaffee sowie die mittäglichen und abendlichen Weinbouteillen abzurechnen, die den liquiden Freimaurern offenbar zu etwas höheren Preisen als den offiziell für Wilhelmsbad festgestellten ausgehändigt worden waren.[60]

Beiträge zur Sonderausstellung »... bis wir uns in Pyrmont sehen«. Justus Mösers Badeaufenthalte 1746-1793 im Museum im Schloß Bad Pyrmont vom 14. April bis 29. Mai 1994. Hg. Dieter Alfter u. a. Pyrmont 1994 (= *Schriftenreihe des Museums im Schloß Bad Pyrmont*, 25); Brigitte Erker: *Justus Möser in Pyrmont*. 1746-1793. Bad Pyrmont 1991 (= *Schriftenreihe des Museums im Schloß Bad Pyrmont*, 17).

58 [Cramer]: *Gellerts Leben* (wie Anm. 7), 137.

59 Kestner: *Brunnenfreiheit* (wie Anm. 56), 12 und 23; ähnlich hatte auch schon Jacob Friedrich Lamprecht gegenüber Johann Christoph Gottsched, Karlsbad [Juni] 1735, argumentiert, als er festhielt: »Horatz und Opitz haben mein Gemüthe viel mehr gestärket als das Waßer meinen Leib«; abgedr. in: Johann Christoph Gottsched: *Briefwechsel: unter Einschluß des Briefwechsels von Luise Adelgunde Victorie Gottsched*. Bd. 3: *1734-1735*. Hg. Detlef Döring, Manfred Rudersdorf. Berlin; New York 2009, Nr. 165, 379 ff.

60 *Philipp Christoph Kayser. Bericht über den Freimaurer-Konvent von Wilhelmsbad 1782*. Hg. Werner G. Zimmermann. Zürich 2003 (= *Schriftenreihe der Forschungsloge Quatuor Coronati*, 42), sowie die erhaltenen handschriftlichen Abrechnungen Kaysers im Archiv der Loge *Modestia cum libertate* am Zürcher Lindenhof, vgl. auch [Andreas Schäfer]: *Briefe eines Schweizers über das Wilhelmsbad bey Hanau*. [Hanau] 1780, 136 ff. (»Preise der Lebensmittel und anderer Dinge«); Johann

Auf die Anwendungen folgte in jedem Fall viel freie Zeit, die verbracht werden wollte: man ging spazieren, man spielte,[61] man las. Dabei muss es so etwas wie einen ›Kanon‹ kurgeeigneter Texte gegeben haben. Hierauf lassen jedenfalls Hinweise im Bericht Kestners schließen. Zu diesem ›Kanon‹ gehörten anscheinend eher schwermütig-melancholische Poesien: Johann Friedrich von Cronegks (1731-1758) »Einsamkeiten«, Ewald von »Kleist, der allerliebste Kleist« und, natürlich, der die empfindsame Gefühlsader der Zeitgenossen am besten treffende Gellert.[62]

4. Kur und Erotik

Erotik im weiteren, engeren und ganz engen Sinne gehörte selbstredend zu jedem noch so bescheidenen Kurort. So harmlos wie in Rehburg – selbst der biedere Kestner spricht in diesem Zusammenhang von »tändeln, lachen und quieken«[63] – ging es freilich längst nicht überall zu. Unabhängig hiervon aber dürfen Schriftsteller gerade auf diesem Sektor als besonders sachkundig gelten; allen voran wiederum Goethe. Legendär sind die »Äugelchen«, die er 1785 in Karlsbad neben der mitgebrachten Charlotte von Stein auch der Gräfin Brühl widmete. 1786 interessierte er sich bei ähnlicher Gelegenheit für Aloysia Gräfin von Lanthieri, 1806 wandte er sich Amalie von Levetzow zu, 1808 interessierte er sich parallel und gleichzeitig für Marianne von Eybenberg, Pauline Gotter und Silvie von Ziegesar. Den Kulminationspunkt dieser Reihe stellte fraglos aber die Weltliteratur gewordene, unglückliche Altersliebe des Jahres 1823 zur neunzehnjährigen Ulrike von Levetzow (1804-1899) dar.[64]

Doch literarische Kommentare zu den Irrungen und Wirrungen der Leidenschaften in Kurorten hatte es auch schon viel früher gegeben. Einer stammt von Jacob Friedrich Lamprecht (1707-1744). Dieser hatte bereits 1736 eine Parodie auf die üblichen Reiseberichte publiziert: *Moralische und satyrische Nachrichten aus dem Carlsbade, in einem Schreiben an den Herrn von H––– abgelassen*. Darin ist ausführlich die Rede vom

Philipp Hettler: *Neueste Nachrichten über die Bade-Anstalten zu Wilhelmsbad und desselben mineralischen Quellen*. Frankfurt am Main 1794.

61 Vgl. Kestner: *Brunnenfreiheit* (wie Anm. 56), 27 (»Seifenverkaufen«).

62 Ebd., 29.

63 Ebd., 27.

64 Vgl. Johann Wolfgang Goethe: »Trilogie der Leidenschaft«. In: Ders.: *Gedichte. 1800-1832*. Hg. Karl Eibl. Frankfurt am Main 1988 (= *Bibliothek deutscher Klassiker*, 34), 456-462, hier: 457 f.

nicht immer untadeligen Verhalten der Frauen und den Eskapaden mancher Männer.[65] Viel Raum nimmt beispielsweise die Erzählung vom geschickt eingefädelten Plan der ›Bellinde‹ ein, die ausnehmend gern nach Karlsbad fährt, weil der Ort ihr »an solchen Abentheuern, wie sie wünschet, fruchtbarer scheinet, als andere«.[66] Im konkreten Fall freilich geht alles schief: Der bedachtsam in die »Comedie« geschickte Ehemann kommt wegen einer »Colick« vorzeitig nach Hause. Dort nun besteht die akute Gefahr, Liebhaber ›Stax‹ im Bett beim Tête-à-Tête mit ›Bellinde‹ vorzufinden. Schleunigst täuscht diese ihrerseits schwere Krankheit vor und schickt den nach wie vor kränklichen Gemahl zur Apotheke: »Inzwischen gieng Stax seiner Wege«. Die bei Rückkehr des Gatten längst geheilte Frau lässt sich durch solche Rückschläge durchaus nicht beirren. Am darauf folgenden Sonntag wird der Ehemann, mit dem Auftrag, bloß nicht so schnell wiederzukehren, zu einem katholischen Gottesdienst geschickt. Weitere Turbulenzen sind vorprogrammiert, als der wiederum Betrogene ›Bellinde‹ und ›Stax‹ gemeinsam im Hotelbett antrifft und ihm der fremde Mann skrupellos als ein »Geist« deklariert wird. Keineswegs jedoch waren solche sehr dezent erotisch gefärbten Berichte konsensfähig. Sogar noch Prediger Stöhr zeigte sich in seinem Karlsbad-Band darüber befremdet, dass hier so ausführlich »Liebeshändel unter den Kurgästen« verhandelt worden waren.[67]

III. Kuraufenthalte als literarische Inspirationsquelle

Die komplexen lebensweltlichen Erfahrungen, die mit Kuraufenthalten verknüpft waren, beförderten das Entstehen von Literatur entschieden. Zu klären bleibt aber, welche spezifischen Formen von Literatur es sind, die aus dieser Empiriebasis erwachsen. Ohne dabei Fragen der Wertung allzu sehr zu berühren, muss zudem von Interesse sein, ob oder inwiefern die Welt der Kur an der Grenze vom 18. zum 19. Jahrhundert tatsächlich auch der Ort ›großer‹ Literatur sein konnte.

In diesem Zusammenhang seien zunächst zwei Texte schweizerischen Urspungs erwähnt, die sich zeitweilig großer Beliebtheit erfreut haben:

65 Jacob Friedrich Lamprecht: *Moralische und satyrische Nachrichten aus dem Carlsbade, in einem Schreiben an den Herrn von H––– abgelassen.* [o.O.] »Im Jahr 1736«, 28-42 und 46f.

66 Ebd., 48-52, dort auch das Folgende.

67 Vgl. Stöhr: *Kaiser-Carlsbad* (wie Anm. 14), 244.

Die Molkenkur (1812)[68] von Ulrich Hegner (1759-1840) und *Die Badenfahrt* (1818) von David Heß (1770-1843) sowie eines ihrer literarischen Vorbilder aus England.

In dem 1812 erschienenen Briefroman des Winterthurer Stadtrats Hegner wird in liebevoll satirischem Tonfall das zu schweizerischen Milchkuren im Appenzell gehörige Personal und Inventar präsentiert. Die in den Briefen des ›Obersten von N.‹ von Gais nach Norddeutschland gezeigten Genrebilder präsentieren die Ostschweiz als klischeebeladene Sehnsuchtsregion, deren Schönheiten der Autor allerdings sofort durch karikierende Zitate aus Goethes *Wilhelm Meisters Lehrjahre* eine gewisse Relativierung zuweist (3. Buch, 1. Kap., »Kennst du das Land, [...]«). Milder Spott über den fragwürdigen Reiz eines Kuraufenthalts, bei dem noch im Juni wegen eines Schlechtwettereinbruchs »im Schnee trübe Molken« getrunken werden müssen,[69] reiht sich hier an gleichfalls ironisierte Stereotype über die dortige Bevölkerung: »Von dem Appenzeller Volke [...] ist hier gar nichts zu erwarten, alles Alte ist ihnen recht genug und was neu ist, verdächtig und verhaßt«.[70] Hegners Briefschreiber hat während seiner Kur genug Zeit, die aus der geographischen Rand- und damit implizit postulierten Rückständigkeit resultierenden Besonderheiten politischer Entscheidungsfindung ausführlich zu kommentieren. Die Appenzellische Landsgemeinde als Versammlung, die jede noch so kleine Aktivität, und sei es nur das Anpflanzen einzelner Bäume, demonstrativ zu verhindern weiß, erscheint ihm dabei sichtlich als Relikt längst überwundener Zeiten. Die Kur-Satire überlagert hier diejenige auf die spezifisch schweizerische Gleichzeitigkeit des Ungleichzeitigen in politischen Fragen.

Eine gewisse Skepsis gegenüber dem tieferen Sinn der Anwendungen vermag der Erzähler freilich zu keinem Zeitpunkt abzulegen: Die olfaktorische Belästigung durch den omnipräsenten »Stallgeruch« im Verein mit der behaupteten »Reinheit der Luft« irritiert ihn,[71] und gesundheitlich geht es ihm am besten zu dem Zeitpunkt, als er »schon geraume Zeit keine Molken mehr« getrunken hat.[72] Der nur widerwillig zum Mediziner gewordene Hegner verarbeitete seine lebensweltliche Aversion

68 Ulrich Hegner: *Die Molkenkur. Roman in drei Teilen.* Ndr. Zürich 1981; vgl. ders.: *Die Molkenkur* [1812]. *Mit einem Essay »Ulrich Hegner – Satire und Idylle im helvetischen Biedermeier«.* Hg. Peter Faessler. Herisau, Trogen 1983.

69 Hegner: *Molkenkur. Roman* (wie Anm. 68), 24.

70 Ebd., 27.

71 Ebd., 28.

72 Ebd., 108.

gegen diesen Beruf einigermaßen elegant durch satirische Invektiven auf Ärzte und deren oftmals Rat- und Hilflosigkeit verschleiernden Jargon. Als ›Oberst N.‹ einen anwesenden deutschen Arzt nach seinem wahren Gesundheitszustand befragt, erhält er ohne Umschweife dessen Diagnose: »Meine Schmerzen nannte er ein rein gastrisches Leiden, fand meine inflammatorische Disposition bedenklich und meinen Mißmut, den ich so ungern mit dem verhaßten Namen Hypochondrie belegen höre, bezeichnete er als Abnormität des hepatischen Systems.«[73]

Wie Gellert in seinen Briefen erzählt der Oberst Anekdoten und Episoden von der »Kurgesellschaft«, die ihm »nicht im Wege« ist.[74] Die Popularität des (bildungs-)bürgerliche Realitäten und die (zu dieser Zeit längst auf der Trivialstufe angelangten) empfindsamen Gepflogenheiten karikierenden Textes erklärt sich dabei vor allem wohl in der sichtbaren lokalen und regionalen Anbindung.[75]

Vergleichbare, aber weniger satirische, sondern mehr auf Information angelegte Genrebilder und Sittengemälde bietet auch das Mitglied des Zürcher Großen Rats, David Heß, in seiner 1818 veröffentlichten *Badenfahrt*.[76] Dem bürgerlichen Lesepublikum wird damit ein liebevoll verzerrender Spiegel vorgehalten. In großer Ausführlichkeit – der opulente ›Reiseführer‹ umfasst fast 600 Seiten und ist reich illustriert – werden sämtliche Aspekte des Badener Kurbetriebs geschildert.[77] Seine Entstehung verdankt das Werk laut Verfasser eigenen Aufenthalten seit 1805 und dem Bestreben, die Kurgäste vor Ort, »wenn es regnet, oder wenn sie sonst lange Weile haben«,[78] damit zu unterhalten. Die relative poetische Leichtgewichtigkeit der Schilderungen wird man allein deshalb schon nicht übelnehmen können: Hier diffundiert das Literarische in feuilletonistischen Plauderton. Die Struktur des Bandes ergibt sich denn auch aus der Eigengesetzlichkeit des Kurbetriebs: Anreise, Ankunft, Einzug in einen Gasthof, das Bad selbst, Mahlzeiten, allfällige Freizeitbeschäftigungen wie Spaziergänge und »litterarische Nachmittage«. Allerdings kreisen letztere nicht um Gellert, Kleist oder Cronegk wie in Bad Rehburg. Da Heß die eher amusische These vertritt, dass die »an-

73 Ebd., 109.

74 Ebd., 91 f.

75 Vgl. auch die Satire auf die Satire: Johann Jakob Schweizer: *Die Badekur in Aargauisch Baden mit ihren Vor- und Nachwehen. Ein Gegenstück zu Hegners Molkenkur*. Burgdorf 1834. Der Autor lebte von 1771-1843.

76 David Heß: *Die Badenfahrt*. Zürich 1818.

77 Vgl. Hans Peter Treichler: *Wonnige Badenfahrt. Von Jungbrunnen und Mineralbädern in der Alten Schweiz*. Zürich 1980, 117-122.

78 Heß: *Die Badenfahrt* (wie Anm. 76), I.

ziehendste Lectur [...] immer diejenige« sei, »welche von einem bedeutenden Orte handelt, an dem man sich eben befindet«,[79] stellt er Sachbücher zur Historie Badens vor. All dies wird noch durch historische Beigaben und poetische Zugaben ergänzt, die aus heutiger Sicht nicht unbedingt hervorhebenswert erscheinen: das Epigramm »An den Schröpfer« ebensowenig wie die das legendäre Blätterteiggebäck »Spanischbrötli« persiflierenden *Poetischen Spanischbrötchen* aus Baden.[80]

Wesentlich bissiger war es da in einem der wichtigsten Prätexte solcher Kurstudien zugegangen, in Tobias Smolletts (1721-1771) *The Expedition of Humphry Clinker*, der 1771 erstmals in London erschienen war. Für ihren Autor brachte sie reichlich Ärger und wenig Honorar. Der umfangreiche Briefroman mit integriertem Reise- und Abenteuerbericht ist im Zusammenhang mit Smolletts bereits 1752 publiziertem *Essay on the external use of water* zu sehen, der interessante Einblicke in die zeitgenössische Medizin ermöglicht.[81] Dass die früh schon geäußerte Sachkritik an den Missständen des Kurbetriebs ihr wahres Ziel erst in der literarischen Satire erreichen konnte, mag dabei ein interessantes Schlaglicht auf den Umgang einer Gesellschaft mit gesellschaftlichen Realitäten werfen.

Smollett wusste jedenfalls, wovon er schrieb: Von Profession »physician and surgeon«, mithin also ein medizinisch bestens geschulter Leidender,[82] hatte er den zeitgenössischen Kurbetrieb notgedrungen aus unterschiedlichen Perspektiven in Augenschein nehmen müssen, so dass

79 Ebd., 114.

80 Ebd., 579-584, hier: 579: »An den Schröpfer. Hörnchen setzest du hinter dem Rücken mir auf, und ich duld' es?/Traun, die schmerzen nicht lang, und sie erheitern die Stirn!«

81 Vgl. Tobias Smollett: *An essay on the external use of water in a letter to Dr. **** with particular remarks upon the present method of using the Mineral Waters at Bath in Somersetshire, and a plan for rendering them more safe, agreeable, an efficacious.* London 1752; zum engen Konnex des Essays (und hier besonders des letzten Drittels) mit dem Roman *Humphry Clinker* vgl. auch: Robert A. Erickson: »On the External Uses of Water in *The Expedition of Humphry Clinker*«. In: *Tobias Smollett, Scotland's First Novelist. New Essays in Memory of Paul-Gabriel Boucé.* Ed. O. M. Brack, Jr. Newark 2007, 94-114.

82 Vgl. etwa die 1765 nach seiner Rückkehr aus Italien in einem Brief an seinen Freund John Moore mitgeteilten Nachrichten zu seinem schlechten physischen Zustand: »I have been more than once at the Brink of the Grave. After all, I have brought back no more than the skeleton of what I was, but with proper care that skeleton may hang for some few years together«; zit. nach Erickson: »On the External Uses« (wie Anm. 81), 94; gegenüber John Hunter verglich Smollett seinen von schwerer Krankheit gezeichneten, ausgemergelten Körper mit dem einer »Egyptian mummy« (zit. ebd., 95).

seine Texte durchaus auch erfahrungssublimierende Funktionen haben. Robert A. Erickson hat diese Lesart im Blick auf *Humphry Clinker* sogar noch deutlich zugespitzt formuliert: »I suggest that Smolett [...] made creative use of his illnesses (asthma, cough, fever, consumption), and that in fact his last illness was the most prolonged creative moment in an extraordinarily intense ›writing‹ life that ended at fifty.«[83] Krankheit und Leiden sind mithin selbst für den todkranken Satiriker noch inspirierend gewesen.

Dass zu einem mondänen Badeort wie Bath eine einschlägige Infrastruktur[84] ebenso gehörte wie die auch aus zeitgenössischen Schauspielen bekannten geldgierigen Wirte oder liebesschmachtende junge Damen und pragmatische Kammerzofen, wird durch Smolletts erzählerischen Kniff, beide Geschlechter aus geschlechtsspezifischer und auch schichtübergreifender Perspektive in jeweils eigenem Soziolekt über dieselben Ereignisse berichten zu lassen, auf besonders amüsante Art und Weise deutlich. Die siebenmonatige Reise des Landedelmannes Bramble von Heilquelle zu Heilquelle, die er begleitet von seinen Mündeln Jeremy und Lydia Melford, der männerinteressierten Tabitha und dem Kammermädchen Winifred unternimmt, wird so zu einer modernen Odyssee der anderen Art. Anders als Gellert in Karlsbad schreitet man hier erst um »acht Uhr in der Frühe«[85] zum Brunnenausschank, die Möglichkeiten zum Amüsement sind jedoch ebenso vergleichbar, auch die erotischen, wie die Anwendungen. Und doch eignet dem britischen Text wesentlich mehr ›Biss‹, vielleicht, weil »Ethnographen wider Willen« am Werk sind,[86] vor allem aber wohl, weil Smollett zu keinem Zeitpunkt verhehlte, dass er im vollen Ernst der humoristischen Weltwahrnehmung hier im Kleinen »das Sinnbild einer an Körper und Geist gleichermaßen erkrankten Gesellschaft« abzubilden gedachte, wozu durchaus auch sein im Essay bereits geäußerter Ekel vor den hygienischen Zuständen zu rechnen war.[87]

83 Erickson: »On the External Uses« (wie Anm. 81), 96.

84 Vgl. den Sammelband: *Balnea: Architekturgeschichte des Bades*. Hg. Susanne Grötz u. a. Marburg 2006, bes. die Beiträge von Stefan Borchardt (»›Der schöne Stil der Alten‹ – Rezeption und Rekonstruktion antiker römischer Thermen vom 16. bis 18. Jahrhundert«, 31-50) und Dieter Alfter (»›Alles ist auf das Brunnenhaus ausgerichtet‹ – Der Weg zur Heilung am Beispiel des Staatsbades Pyrmont«, 67-80).

85 Tobias Smollett: *Humphry Clinkers Reise*. Übers., Nachwort: Peter Staengle. Zürich 1996, 80.

86 Staengle: »Nachwort«, ebd., 691-720, hier: 703.

87 Ebd.

Geradezu affirmativ wirkt dagegen die Reihe von Gelegenheitsgedichten, die Goethe mit dem Titel *Im Namen der Bürgerschaft von Carlsbad* überschrieb, eine Folge von zunächst in Einzeldrucken publizierten, später als Supplement in die Lyrik-Sammlung von 1815 aufgenommenen Gedichten, die die Stationen des Aufenthalts des österreichischen Herrscherpaares Maria Ludovica (1787-1816) und Franz I. in Karlsbad im Jahr 1810 lyrisch begleiteten.[88] Sonette wie »Der Kaiserin Becher«, aber auch zahlreiche Widmungs- und Stammbuchverse Goethes zeugen von den gesellschaftlichen Pflichten, die sich ergaben, wenn man gesellschaftliche Zwänge zuhause zeitweilig aufgab. Gerade die Gedichte auf die Kaiserin wirken – der persönlichen Sympathie beider zueinander zum Trotz – als seien sie aus der Zeit ›gefallen‹. Ihr Huldigungsgestus wirkt fremd in der Epoche nach der Französischen Revolution, erinnert eher an Karl Wilhelm Ramlers Gedichte auf Friedrich II. als an den Alterslyriker Goethe. Als eine späte, sehr späte Reminiszenz wird das Herrscherlob eines ›poeta laureatus‹ hier in die Sphäre eines Kurorts transferiert. All dies verhinderte freilich gerade in Goethes Fall nicht, dass in der Kur auch wahrhaft Substantielles entstand: Wer würde die »Marienbader Elegie« als Zeugnis tragischer Altersliebe nicht dazu rechnen wollen?

Ein wenig anders verhält es sich schließlich mit solchen Poesien, die die Analyse gesellschaftlicher Zustände in nuce zum Ziel haben: Smolletts satirische Sichtweise ist über längere Zeit sehr lebendig geblieben, etwa bis zu dem historischen Moment, wo in Europa durch den Ersten Weltkrieg das vorauszusetzende soziale Gefüge der Bürgerlichkeit ins Wanken gerät. Dass die satirische Schau ins bürgerliche Befindlichkeiten allzu trivial ventilierende Minderliterarische abgleiten kann, zeigen Texte wie die Hegners. Dass sie auf literarischer Höhe Smolletts aber auch fortgeführt worden sind, mag allein schon durch Heines *Bäder von Lucca* (1830) bestätigt werden. Andere Nachfahren Smolletts integrierten ihre Kursatiren in berühmte Werke: Oscar Wilde in *Lady Windermere's Fan* (1892)[89] und Theodor Fontane in den *Stechlin* (1899). Er schickt

88 Vgl. »Der Kaiserin Ankunft. Den 6. Juni 1810«, »Der Kaiserin Becher. Den 10. Juni 1810«, »Der Kaiserin Platz. Den 19. Juni 1810«, »Der Kaiserin Abschied. Den 22. Juni 1810« sowie drei Widmungsgedichte auf die kaiserlichen Hoheiten aus Österreich und Kaiserin Marie Louise aus Frankreich; abgedr. in: Goethe: *Gedichte* (wie Anm. 64), 431-441.

89 Vgl. Oscar Wilde: »Lady Windermere's Fan« [zuerst: 1892]. In: Ders.: *Complete Works*. Ed. Owen Dudley Edwards u. a. Glasgow 2003, 420-464, hier: 427: Duchess of Berwick: »I assure you, my dear, that on several occacions after I was first married, I had to pretend to be very ill, and was obliged to drink the most unpleasant mineral waters to get Berwick out of town.«

seinen Granseer Doktor nach »Pfäffers«, das »Schweizerbad mit allen Schikanen und wahrscheinlich auch mit allen Kosten.«[90]

Einem anderen Autor freilich war es vorbehalten, das große Welttheater in der kleinen Welt der Kurorte, um das es schon Smollett gegangen war, in die brüchigen Realitäten des 20. Jahrhunderts einzupassen: So gesehen hat Thomas Mann in seinem Roman *Der Zauberberg* von 1924 die an die Blüte der Bürgerlichkeit und des Bürgertums notwendig gekoppelte Tradition der Kur-Literatur definitiv abgeschlossen. Hierüber vermögen nicht einmal Thomas Bernhards grimmige Gebrüder Schuster, Robert (»Wahrscheinlich wäre es auch ein Unsinn / in meinem Alter nach Karlsbad zu fahren«) und Josef, der »Kurortehasser«, hinwegzutäuschen.[91]

90 Fontane: *Stechlin* (wie Anm. 25), 318 f.
91 Thomas Bernhard: *Heldenplatz*. Frankfurt am Main 1988, 161.

Wechselwirkungen von Medizin, Literatur und bildender Kunst – *Beispielanalysen*

Carsten Zelle

Träume eines ›vernünftigen Arztes‹

Zum literarischen Werk des Naturlehrers Johann Gottlob Krüger

Der Vortrag stellt das Werk *Träume* (Halle 1754; ²1758; ³1765; ⁴1785, Hg. Johann August Eberhard) des an den Universitäten in Halle/Saale und (seit 1751) Helmstedt wirkenden Professors für Medizin und Philosophie Johann Gottlob Krüger (1715-1759) vor. Die von einer traumtheoretischen Einleitung und einem parodistisch-selbstkritischen Epilog gerahmte Sammlung von insgesamt 160 (1758/65: 168; 1785: 139) Traumsatiren bzw. kürzeren parabelhaft-allegorischen Erzähltexten soll in den Kontext des anthropologischen Wissens der »vernünftigen Ärzte« um 1750 eingeordnet werden. Zwei ›Träume‹ werden exemplarisch herausgegriffen: (a) Der 65. Traum, in dem vier verschiedene ›Kunstmaschinen‹ die damals konkurrierenden commercium-mentis-et-corporis-Modelle literarisch zur Darstellung bringen, wird diskutiert, um die Spannung von popularwissenschaftlicher Funktion und literarischem Eigensinn des aufklärerischen Traumgenres zu problematisieren. (b) Der 148. Traum, der von Eberhard, dem späteren Herausgeber, »den sinnreichsten Allegorien der Alten und Neuern an die Seite« gesetzt worden ist, wird als metapoetische Reflexion dieses Genres, das die Popularisierung aufklärerischen Wissens intendiert, hierin jedoch nicht aufgeht, herausgestellt.

Nähern möchte ich mich meinem Gegenstand von der Gegenwart her und zunächst einen scheinbaren Umweg gehen: Und zwar findet sich in dem Gedichtband *Eine kleine Kunstmaschine*, in dem Oskar Pastior (1927-2006) 1994 34 Sestinen veröffentlichte, gleich zu Beginn ein Text mit der Überschrift »Ein höchst merkwürdiges Stück«. Hierin wird in der ersten Zeile der Titel des Gesamtwerks pars pro toto bezeichnet und im Folgenden beschrieben: Ich zitiere von den sechseinhalb die Gedichtform Sestine definierenden Strophen nur die ersten drei, um einen Eindruck zu geben. Bei Pastior heißt es:[1]

1 Oskar Pastior: *Eine kleine Kunstmaschine. 34 Sestinen. Mit einem Nachwort und Fußnoten*. München 1994, 6-7.

Eine kleine Kunstmaschine mit unbeschreiblicher Walze
gearbeitet, hat drei, soll wohl heißen »Stellungen«,
die zu erklären drei verschiedene Systeme in Bewegung
setzt, im Fall der Not nicht größer als eine Ursache;
einen mehr als halbdurchsichtig gearbeiteten Blasebalg
wie Raum für zwei bis drei andere Windmühlen-Flügel.

Gelegentlich wird auf dem linken Windmühlen-Flügel
ein Leib und eine Seele statuiert, wobei die Walze
auch herausgenommen werden könnte; nur müssen Blasebalg
und die vorherbestimmte Harmonie gewissen Stellungen
in einiger Entfernung zur sogenannten doppelten Ursache
gedreht und damit etwas schadhaft stäte der Bewegung

ihrer Beinchen mitgeteilt werden – keine Bewegung
über 4 bis 5 Zoll würde damit die Windmühlen-Flügel
zerreißen, desgleichen könnten Einfluß und Ursache
einer stäte fortblasenden Ameise die kostbare Walze
erklären aus anderen 2 bis 3 physischen Stellungen
der Kurbel zum dazugehörigen kostbaren Blasebalg.

Der Inhalt des Gedichts erschließt sich nicht beim ersten Hören und ist in diesem Beispiel eines experimentellen Textes wohl auch nachrangig, obwohl einige Signalwörter bereits hellhörig werden lassen. Deutlich wird vielmehr, dass Pastior die provenzalische Gedichtform der Sestine, zu der sechs sechszeilige Strophen gehören, die so gebaut sind, dass in jeder Strophe die Schlussworte aus den Zeilen der ersten Strophe als Zeilenenden wiederkehren,[2] vielmehr als Permutationsgenerator nutzt, nach dessen Gesetzmäßigkeit die Zeilenendworte Strophe für Strophe versetzt werden. Das Zeilenendwort »Walze« aus dem ersten Vers der ersten Strophe tritt in die Position des Zeilenendworts im zweiten Vers der zweiten Strophe, dann in die Position des Zeilenendworts des vierten [!] Verses in der dritten Strophe usw., so dass sich insgesamt folgendes, generatives Paradigma unserer ›kleinen Kunstmaschine‹ ergibt. Ich wähle zur Anschaulichkeit ein tabellarisches Darstellungsverfahren dieser metabolischen Dynamik:[3]

2 Wolfgang Kayser: *Kleine Versschule* [1946]. 13. Aufl. Bern 1968, 57 f.

3 Man könnte auch eine statische Darstellung wählen, die die Position der Zeilenendworte der 1. Strophe der Reihe nach nummeriert und ihre Position in der Strophenfolge der Sestine festhält: 1-2-3-4-5-6; 6-1-5-2-4-3; 3-6-4-1-2-5; 5-3-2-6-1-4;

Strophe Zeilenendwort	1	2	3	4	5	6
Walze	1	2	4	5	3	6
Stellungen	2	4	5	3	6	1
Bewegung	3	6	1	2	4	5
Ursache	4	5	3	6	1	2
Blasebalg	5	3	6	1	2	4
Windmühlen-Flügel	6	1	2	4	5	3

Es ist das generative Paradigma 1-2-4-5-3-6, das die versetzende Bewegung der Zeilenendworte durch die Strophen verursacht und in der siebten, der sog. dreizeiligen Geleit-Strophe, zu einem Abschluss bringt – in unserem Beispiel freilich auf schadhafte, d. h. nicht regelgerechte Weise, insofern nicht alle sechs Zeilenendworte im abschließenden Terzett »halbzeilenweise«[4] – wie es sein sollte – wiederholt werden. Die »kleine Kunstmaschine«, die in Pastiors Sestine »Ein höchst merkwürdiges Stück« die Zeilenendwortversetzung antreibt, geht zwar nicht »in Trümmer«, aber ihre Anordnung in der Reihenfolge Windmühlenflügel, Walze, Blasebalg folgt keiner durchschaubaren Numerik, jedenfalls keiner, die an die in den sechs Strophen zuvor entwickelten anschließt.

Was hat das nun mit dem 18. Jahrhundert zu tun, zumal mit Medizin, Literatur und Gelehrsamkeit? Nun, Pastiors Gedicht besitzt nicht nur eine synchrone Dimension, insofern es als »Ein höchst merkwürdiges Stück« einen Gedichtband eröffnet, dessen Titelgebung synekdochisch die im ersten Vers angesprochene »kleine Kunstmaschine« aufgreift, d. h. alle weiteren Sestinen unter das hier vorgestellte, generative Paradigma stellt und damit eine Art Offenlegung der Poetik betreibt, die auch allen folgenden Texten in den unterschiedlichsten Variationen zugrundeliegt.[5] In dieser Hinsicht bezeichnet »kleine Kunstmaschine« die

4-5-1-3-6-2; 2-4-6-5-3-1; 6-1-5 [!]. Diese Darstellungsform wählt Riha (wie Anm. 5), 174, irrt aber bei der Zählung des abschließenden, dreizeiligen Geleits. Vgl. Pastior: »Das Nachwort«. In: Pastior (wie Anm. 1), 75-82, bes. 79 f.

4 Christian Wagenknecht: *Deutsche Metrik. Eine historische Einführung* [1981]. 3., durchges. Aufl. München 1993, 72.

5 Karl Riha: »In der Tat: ›Ein höchst merkwürdiges Stück‹«. In: *Gedichte und Interpretationen.* Bd. 7: *Gegenwart II.* Hg. Walter Hinck. Stuttgart 1997, 168-176, hier: 174. Ich danke Karl Riha, dass er mich frühzeitig in meiner ›Siegener Zeit‹ durch Überlassung einer Kopie seines Typoskripts auf den Pastior/Lichtenberg-Intertext gelenkt hat.

autopoetische Formel des generativen »Sestinenparadigma[s]«,[6] d.h. das Bildungsgesetz der 34 unter diesem Werktitel publizierten experimentellen Texte. Vielmehr besitzt Pastiors Gedicht auch eine diachrone Tiefendimension, insofern sein gesamtes Wortmaterial »nahezu identisch«[7] mit einem Prä- bzw. Avant-Text aus dem 18. Jahrhundert ist. Mein ehemaliger Siegener Chef Karl Riha hat – dem Motto des zitierten Gedichts und Pastiors Hinweisen im Nachwort seiner Ausgabe folgend – darauf aufmerksam gemacht, dass Pastiors »Eigentext« auf einem »Zitattext« Lichtenbergs aufruht, den dieser im *Göttinger Taschen Calender* für 1798 u.d.T. »Verzeichniß einer Sammlung von Geräthschaften, welche in dem Hause des Sir H.S. künftige Woche öffentlich verauctionirt werden soll. (Nach dem Englischen.)« publiziert hat. Dabei handelt es sich laut Vorbemerkung um eine dem Englischen übernommene Satire auf den Auktionskatalog einer »Naturalien-Sammlung« in »Swifts niedrig komische[r] Manier«, wobei der Autor versichert, dass er bei seiner Übersetzung sowohl die »groben Unflätereien« weggelassen als auch »manches auf unsere Sitten und Gebräuche übertragen« habe.[8] Insgesamt besteht Lichtenbergs Text aus dreißig durchnummerierten, mehr oder weniger umfangreichen Beschreibungen höchst skurriler Gegenstände, z.B. einer Sammlung teils verbotener, teils verrufener Bücher und Kupferstiche von »großer, obszöner Schönheit«. Auktionslos Nr. 25 endlich bietet – und ich zitiere aus Lichtenbergs Verzeichnis – »Ein höchst merkwürdiges Stück«, nämlich: »Eine kleine mit unbeschreiblicher Kunst gearbeitete Maschine, das concubinium (soll wohl heißen connubium oder commercium) animae et corporis zu erklären.«[9] Pastiors »Eigentext« verarbeitet nicht nur Lichtenbergs »Ausgangstext« dadurch, dass dessen Wortmaterial in die Sestine transformiert wird, vielmehr übernimmt die Gedichtüberschrift den Lostitel »Ein höchst merkwürdiges Stück« wörtlich und das Wortpaar »kleine Kunstmaschine«,

6 Ebd., 170.

7 Ebd., 171.

8 Georg Christoph Lichtenberg: »Verzeichnis einer Sammlung von Gerätschaften, welche in dem Hause des Sir H.S. künftige Woche öffentlich verauctioniert werden soll. Nach dem Englischen«. In: Ders.: *Schriften und Briefe*. Hg. Wolfgang Promies. Bd. 3: *Aufsätze, Entwürfe, Gedichte, Erklärung der Hogarthischen Kupferstiche*. Müchen 1972, 451-457, hier: 451f. Ein nicht überliefertes Sudelbuchnotat legt nahe, dass die »Keimzelle« zu diesem »Auctions Catalog« »bereits in die Jahre 1783 oder 1784 zu datieren ist« (Lichtenberg: *Schriften und Briefe*. Hg. Wolfgang Promies. *Kommentar zu Bd. 3*. München 1974, 212f.).

9 Lichtenberg: Verzeichnis (wie Anm. 8), 455.

das der erste Sestinenvers bietet und das gleichermaßen zum Werktitel wie zum Werkprinzip verallgemeinert wird, entpuppt sich als detractio, d. h. Verkürzung bzw. Verdichtung der umfänglicheren Lichtenbergschen Gegenstandsbeschreibung jener »kleinen, mit unbeschreiblicher Kunst gearbeiteten Maschine«.

Wir haben es hier – um mich der Terminologie Gérard Genettes zu bedienen – mit einem literarischen Text »zweiten Grades«, genauer: mit dem Typus der Hypertextualität zu tun, insofern Pastiors Sestine von einem anderen, früheren Text, demjenigen Lichtenbergs, abgeleitet ist.[10]

Pastiors Transformation ist freilich so radikal, dass von Lichtenbergs Ausgangstext nur noch die Signifikanten übrigbleiben[11] – nur das »Wortmaterial« wird übernommen, dessen Bedeutung jedoch im anthropologischen Kontext des 18. Jahrhunderts zurückgelassen. Während Pastior sich ausschließlich für Lichtenbergs Wortmaterial interessiert und betont, dass in seiner Sestine kein einziges Wort von ihm selbst sei, und auch sein Kommentator mit dessen Bedeutung nichts anzufangen versteht und stattdessen auf die Aktualisierung zweier begriffskritischer Aphorismen ausweicht, wollen wir dem methodischen Wegweiser Rihas, »daß in jedem Text eine Unmenge anderer Texte verborgen ist, die es nur ans Tageslicht zu bringen gilt, damit wir ihrer ansichtig werden!«,[12] weiter verfolgen – denn mit dem »ansichtig werden« des Wechselverhältnisses zwischen Pastiors Eigentext und Lichtenbergs Zitattext liegen

10 Gérard Genette: *Palimpseste. Die Literatur auf zweiter Stufe* [frz. 1982]. Frankfurt am Main 1993, 15. Rihas Terminologieangebot »Zitattext« bzw. »Ausgangstext« und »Eigentext« (Riha, wie Anm. 5, 171 bzw. 172) entspricht Genettes Unterscheidung zwischen (zugrundeliegendem) »Hypotext« und (darübergelegtem) »Hypertext« (Genette: Palimpseste, 14). Während Riha bei der allgemeinen Beobachtung von Intertextualität stehenbleibt, zielt Genette darauf, eine genaue Taxonomie der unterschiedlichen Typen solcher »Transtextualität« (Genette: Palimpseste, 9 f.) herauszupräparieren.

11 In Hinsicht auf das Bauprinzip des Gesamttextes ist Lichtenberg übrigens radikaler als Pastior, insofern der Auktionskatalog der seriellen Struktur n + 1 entspricht, d. h. tendenziell endlos ist, und daher nach Losnummer 30 mit einem entschlossenen »Wir brechen hier ab« (Lichtenberg: Verzeichnis, wie Anm. 8, 457) zu einem Textende gebracht werden muss. Gegenüber dieser offenen Form hält Pastiors experimenteller Text am geschlossenen Werkbegriff fest, da die Sestinenstruktur mit der Formel 6 × 6 + 3 den Spielraum der Permutationen begrenzt.

12 Riha (wie Anm. 5), 172.

die »›Karten‹«, wie der moderne Kommentator und sein Autor gleichermaßen glauben, keineswegs »›offen‹«.[13]

Lichtenbergs »kleine Kunstmaschine« ist in der anthropologischen Diskussion der Aufklärung präzise positionierbar, handelt es sich dabei doch um ein fingiertes Darstellungsmodell unterschiedlicher, umstrittener Konzepte des Leib-Seele-Problems. Lichtenbergs Text spielt an dieser Stelle ein raffiniertes Spiel mit den fingierten Ebenen, insofern die dem Auktionsverzeichnis des Naturalien-Cabinetts vorangestellte Vorbemerkung geltend gemacht hatte, dass es sich um eine Übertragung aus dem Englischen handele, um den Spielraum zu eröffnen, dass der Autor des Katalogs von seinem »Übersetzer«[14] kommentiert werden kann. Dass die kleine Kunstmaschine »das concubinum [...] animae et corporis« erkläre, wird vom Übersetzer als Textverderbnis interpretiert und in einem Klammerausdruck zu »soll wohl heißen connubium oder commercium« emendiert. Ist die Zuordnung von Leib und Seele des Menschen, die in der Aufklärungsanthropologie vorgenommen wird, als Konkubinat, Ehe oder Handelsverkehr zu interpretieren? Und wird die Rede vom »Verkehr der Seele mit dem Leibe«, wie der Lichtenberg-Kommentator Promies das commercium animae et corporis arglos erläutert, durch die vorangestellten Terminologieoptionen nicht in ein prekäres Licht gestellt? Der literarische Kunstgriff führt dazu, dass der Fachausdruck, mit dem die Aufklärungsanthropologie das Leib-Seele-Verhältnis bezeichnet, in Lichtenbergs Text als eine Katachrese, d. h. als eine notwendige Metapher sichtbar gemacht wird, deren Konnotationen zudem höchst instabil, ja geradezu unflätig sind.

Die »kleine Kunstmaschine« ist nun so eingerichtet, dass mittels einer »Walze, die alles in Bewegung setzt«, verschiedene, damals diskutierte »Systeme« des Leib/Seele-Verkehrs eingestellt werden können, und zwar der »physische Einfluß«, d. h. die Influxus-Lehre, die »gelegentlichen Ursachen«, d. h. der Okkasionalismus, und die »vorherbestimmte«, d. h.

13 Ebd., 170; vgl. Pastior: »Die Fußnoten«. In: Pastior (wie Anm. 1), 83-100, hier: 85 (zu: »Ein höchst merkwürdiges Stück«).

14 Lichtenberg: Verzeichnis (wie Anm. 8), 455, Fn *. Im Rahmen, d. h. in Vor- und Nachbemerkung, in der zitierten Fußnote und in einigen (nicht allen!) eingeklammerten Passagen des Katalogs, namentlich in derjenigen, auf die ich hier hinsteuere, ›spricht‹ der Übersetzer. Ob in der Fußnote der Vorbemerkung der Übersetzer oder der Redakteur des Taschenkalenders spricht, sei dahingestellt. Das Beispiel zeigt, dass die einschlägige narratologische Begrifflichkeit (z. B. Stimme und ›Schachtelung‹) im Blick auf nichterzählerische Texte und deren Medienformen modifiziert werden müsste.

prästabilierte Harmonie.[15] Neben diesen »drei verschiedenen Stellungen für die drei bekannten Systeme« des commercium mentis et corporis besitzt die »kleine Kunstmaschine«, wie es bei Lichtenberg heißt, »noch Raum für zwei bis drei andere [Systeme]; nur müssen sie einen Leib und eine Seele statuieren, doch könnte im Fall der Not die Seele auch herausgenommen werden.« Dieser »Notfall« war schon 1747 mit der Publikation von La Mettries umstrittener Schrift *L'homme machine* eingetreten, da darin der menschliche Körper als eine Maschine aufgefasst worden war, die »selbst ihre Feder aufzieht«, d.h. auf eine Seele als wirkender Ursache körperlicher Bewegung nicht weiter angewiesen war.

Die Beschreibung des »höchst merkwürdige[n] Stück[s]« erweist sich als Parabel auf das anthropologische Konzept des ganzen Menschen, das Lichtenberg zwar einerseits ironisch auf historische Distanz bringt, insofern die Schilderung der »kleinen Kunstmaschine« in einen Auktionskatalog eingerückt ist, der »eine Menge des unnützesten Plunders«[16] feilbietet, dem aber der Göttinger Professor für Experimentalphysik wie die meisten deutschen Aufklärer selbst anhing, weil er z.B. in seinen Sudelbüchern stets zu bedenken gibt, »daß der Mensch aus Leib und Seele besteht«.[17] »Der Mensch ist vielleicht halb Geist und halb Materie, so wie der Polype halb Pflanze und halb Tier. Auf der Grenze liegen immer die seltsamsten Geschöpfe.«[18] Wenn Lichtenberg diese »Grenzstellung« auf die Wendung zuspitzt, dass »der Mensch halb Affe und halb Engel ist«,[19] formuliert er jedoch nicht nur den »Grundgedanken«[20] seiner eigenen Anthropologie, sondern er schreibt sich mit ihr vielmehr zu-

15 Lichtenberg: Verzeichnis (wie Anm. 8), 455. Promies: Kommentar zu Bd. 3 (wie Anm. 8, 214) erläutert nur die dritte der »verschiedene[n] Stellungen« und muss auch im Blick auf die anschließende Anspielung auf La Mettries Materialismus passen.

16 Lichtenberg: Verzeichnis (wie Anm. 8), 451. Auch die auf Cervantes' Don-Quijote-Roman anspielenden »zwei Windmühlen-Flügel« fungieren als Distanzierungssignal.

17 Lichtenberg: *Schriften und Briefe*. Hg. Wolfgang Promies. Bd. 1: *Sudelbücher I*. München 1968, 361, E 96.

18 Ebd., 254, D 161.

19 Ebd., 361, E 96.

20 Albrecht Beutel: »Halb Affe und halb Engel. Der ›ganze Mensch‹ als konstitutive Utopie der Anthropologie Georg Christoph Lichtenbergs«. In: *Der »ganze Mensch«. Perspektiven lebensgeschichtlicher Individualität*. Fs. f. Dietrich Rössler. Hg. Volker Drehsen u.a. Berlin, New York 1997 (= *Arbeiten zur praktischen Theologie*, 10), 19-36, hier: 35. Unthematisch bleiben Lichtenbergs literarische Distanzierungssignale (Plunder, Windmühlenflügel u.a.), mit denen er von der ganze-Mensch-Anthropologie zugleich auch abrückt.

gleich in jene von Albrecht von Haller früh wirkungsmächtig geprägte Formel für die Anthropologie des »ganzen Menschen« ein, wonach dieser ein »Zweideutig Mittelding von Engeln und von Vieh«[21] sei.

Doch bezieht sich Lichtenberg nicht nur in allgemeiner, freilich ambivalent bleibender Weise auf die ganze-Mensch-Anthropologie, vielmehr ist sein Text über das höchst merkwürdige Stück einer kleinen Kunstmaschine selbst ein Text zweiter Stufe, d. h. der Übertext zu einem Untertext, der uns endlich zum angekündigten Thema bringt: Ich vermute, dass Lichtenbergs kurzer Text die Transformation eines Textes von Johann Gottlob Krüger (1715-1759) ist, der in seinem 1754 erstmals publizierten Werk *Träume* in einem der Texte nicht nur eine, sondern gleich vier Maschinen von Künstlern verfertigen ließ, die damals kurrenten Systeme des commercium animae et corporis zu erklären. Krügers 65. Traum beginnt mit dem Satz: »Verschiedene Künstler hatten sich vorgesetzt, Maschinen zu verfertigen, wodurch man Jemanden die Vereinigung des Leibes und der Seele begreiflich machen könnte, ohne ihn mit tiefsinnigen Vernunftschlüssen zu martern.«[22] Die Übereinstimmung von Lichtenbergs Eigen- und Krügers Zitattext besteht zum einen in der Grundkonstellation, mit der eine künstliche Maschine[23] als

21 Albrecht von Haller: »Über den Ursprung des Übels« (1734). In: Ders.: *Die Alpen und andere Gedichte*. Hg. Adalbert von Elschenbroich. Stuttgart 1965, 53-79, hier: 63 (Zweites Buch, Zeile 107). In Hallers »Gedanken über Vernunft, Aberglauben und Unglauben« (1729), ebd., 23-37, heißt es »Unselig Mittel-Ding von Engeln und von Vieh!« (Zeile 17).

22 Im Folgenden zitiere (und zähle) ich nach dem Erstdruck: Joh.[ann] Gottlob Krüger: *Träume*. Halle 1754, Vorrede, unpag. (= a2^{r}-[c4^{v}]); 1-656 (1.-157. [recte: 160.] Traum); Beurtheilung der Träume, unpag. (= Tt^{r}-[Tt4^{r}]); Druckfehler (= [Tt4^{v}]); [Jean Frédéric Bernard:] Abhandlung Von dem Gottesdienste (separate Pag. [1]-79]), 65. Traum, 242-243, hier: 242. Zu Krügers Traum-Werk vgl. Wolfram Mauser: »Krügers ›Träume‹«. In: *Germanistik aus interkultureller Perspektive*. Ed. Adrien Finck, Gertrud Gréciano. Strasbourg 1988, 49-59; Gideon Stiening: »Wohl von der wilden Monade gebissen? Georg Schade entwarf in Nachfolge von Leibniz und Wolff ein System der rationalen Moralität«. In: *Frankfurter Allgemeine Zeitung*, 30. Aug. 2000, 55; Hans-Walter Schmidt-Hannisa: »Johann Gottlob Krügers geträumte Anthropologie«. In: *»Vernünftige Ärzte«. Hallesche Psychomediziner und die Anfänge der Anthropologie in der deutschsprachigen Frühaufklärung*. Hg. Carsten Zelle. Tübingen 2002, 157-171; Jutta Müller-Tamm: »›Wahrheiten in ihren schönsten Schlaf-Röcken‹. Johann Gottlob Krügers ›Träume‹ (1754)«. In: *Jahrbuch der deutschen Schillergesellschaft* 48 (2004), 19-35.

23 Der Begriff wird hier nicht tautologisch, sondern in Abgrenzung zum »lebendigen Körper«, der in der Psychophysiologie der Halleschen Ärzte als »natürliche Maschine« aufgefasst wurde, verwendet. Vgl. Tanja van Hoorn: *Entwurf einer*

popularwissenschaftliches Erklärungsmodell des Leib-Seele-Verhältnisses benutzt wird, zum anderen in der identischen Reihenfolge, mit der anschließend die verschiedenen Systeme von Influxionismus, Okkasionalismus, prästabilierter Harmonie und Materialismus durchdekliniert werden. Die Transformationsleistung Lichtenbergs besteht darin, dass er es versteht, die vier Maschinen in Krügers Traumparabel zu einer einzigen Maschine, in der die unterschiedlichen Systeme mittels jeweiliger Walzenposition eingestellt werden können, zu verdichten und sie ausführlich mit allen ihren horn- und elfenbeingearbeiteten Teilchen, ihren zwei Windmühlen-Flügeln und ihrem Blasebalg auszuphantasieren. Diese Reduktionsleistung erscheint geradezu als Voraussetzung für die ausschweifende Einbildungskraft, mit der Lichtenberg über die didaktische Funktion des Maschinenmodells bei Krüger hinausgeht.

Im 65. Traum, jedoch auch in anderen Träumen, wie z. B. der ›Mühlenparabel‹ des 72. oder dem ›Ärztestreit‹ des 106. Traums, werden um 1750 aktuelle naturwissenschaftliche Theorieauseinandersetzungen ins Bild gesetzt, um sie einem nichtgelehrten, ggf. auch weiblichen Publikum verständlich zu machen. In einer solchen, Horaz' prodesse und delectare aufgreifenden, popularwissenschaftlichen Literaturfunktion, die Krügers *Träume* mit gleichgerichteten Bemühungen Fontenelles, Algarottis oder der Unzerin vergleichbar machen, erschöpft sich jedoch nicht die Dynamik, die eintritt, wenn wissenschaftliche Begriffe in literarische Bilder transponiert werden. Gewiss: alle vier Maschinen, die Krüger zur Veranschaulichung der kurrenten Leib-Seele-Konzepte der ersten Hälfte des 18. Jahrhundert mithilfe seiner Dichtungskraft entwirft, stehen für ein bestimmtes System, so dass die einzelnen Textpassagen auf präzise Weise allegorisch gedeutet werden können:

(a) »Der eine hatte eine Maschine gemacht, welche die Gestalt eines Menschen hatte, und einen Hund hineingesetzt, der abgerichtet war die Maschine zu bewegen, wie er nur wolle.« (242) Bezeichnet wird die Position des Influxus, genauer die Variante des Stahlianischen Animismus, die die Seele, die durch den Hund verkörpert ist, als bewegende und formende Kraft des Körpers, für den die Maschine steht, ausgibt.

(b) »Der andere verfertigte gleichfalls eine Maschine, und setzte einen Hund hinein, allein der Hund konte die Maschine nicht bewegen, sondern der Künstler gab beständig Achtung, wo der Hund hinwolte, und dahin zog er die Maschine vermittelst gewißer Faden.« (242). Die Personifikationen von Leib und Seele kennen wir schon. Neu ist, dass der

Psychophysiologie des Menschen. Johann Gottlob Krügers Grundriß eines neuen Lehrgebäudes der Artzneygelahrtheit *(1745)*. Hannover 2006, bes. 72-76.

Künstler, der die Körpermaschine geschaffen hat, selbst ins Geschehen eingreift, insofern Leib und Seele nach Maßgabe der Cartesianischen Unterscheidung zwischen res extensa und res cogitans zwei ontologisch getrennte Bereiche bezeichnen, weswegen eine unmittelbare Wirkung aufeinander als undenkbar verworfen wird und jedesmal Gott selbst eingreifen muss, um – so das Konzept des Okkasionalismus – eine leib-seelische Übereinstimmung hervorzubringen.

(c) »Dem dritten wolte beides nicht gefallen. Er machte daher eine sehr künstliche Maschine, die vermittelst einer Triebfeder, so in ihr war, sich von selbst bewegte. In die Maschine setzte er gleichfalls einen Hund, und sagte, man müsse sich einbilden, die Maschine gienge allemahl dahin, wo es der Hund haben wolte, so sie schon eben dahin gegangen seyn würde, wenn kein Hund darinnen gewesen wäre.« (242 f.) Der angesprochene Dritte ist Leibniz, der einen Influxus ablehnt, zugleich jedoch die im Okkasionalismus richtigerweise unterstellte Substanzentrennung dahingehend weiterentwickelt, dass er die Harmonie zwischen Leib und Seele als von Gott angestoßen ansieht, dergestalt beide Substanzen wie zwei federgetriebene Uhren, d. h. aus eigener Kraft heraus taktgleich ticken, wobei der verwendete Konjunktiv, dass die Maschine auch ohne Hund dahin ginge, wohin der Hund wolle, wenn er eingesetzt wäre, auf das Determinismusproblem verweist, das die Prästabilisierung aufwirft (und dessentwegen Wolff u. a. 1723 aus Halle vertrieben worden war).

Mit den drei Konzepten des Influxionismus, dessen interne Optionen Krüger in der ›Mühlenparabel‹ des 72. Traums (267-271) diskutiert, Okkasionalismus und Harmonismus sind jene Leib-Seele-Systeme angesprochen, die Krüger in den vierziger Jahren bei Beginn seiner Lehrtätigkeit in Halle vorfand und denen gegenüber er seine arzneiwissenschaftlichen Grundsätze positionieren musste. La Mettrie hatte jedoch 1747 mit der Publikation des *L'homme machine* ein materialistisches System eingebracht, das auf das Konzept einer Seele verzichtet und stattdessen den menschlichen Körper als eine Maschine ansieht, »die selbst ihre Federn aufzieht«,[24] d. h. die bewegende Ursache zur Funktion des Körpers macht und die Seele als Teil des Gehirns auffasst. Auf diese neue Situation reagiert Krügers letztes Maschinenbeispiel.[25]

24 Julien Offray de La Mettrie: *Der Mensch eine Maschine* [frz. 1747]. Übers. Theodor Lücke. Hg. Holm Tetens. Stuttgart 2001, 26.

25 In der *Experimental-Seelenlehre* (Halle 1756, 30) sollte Krüger angesichts der Tatsache spotten, dass man vor 200 Jahren (mit Aristoteles) noch drei Seelen (anima vegetativa, sensitiva und rationalis) annahm, Hoffmann schon alle Mühe hatte, »die empfindende Seele« zu behaupten, aber nach seinem Tod »nur noch die

(d) »Der vierte [Künstler] hatte gar keinen Hund in seine Maschine gesetzt, sondern bewegte sie bloß durch eine Feder. Von dieser Feder wollte er die Zuschauer überreden, daß sie dächte. Denn sagte er, die Spannung thut der Feder wehe, weil sie nun dieser Beschwerlichkeit gerne los seyn möchte; so will sie sich wieder ausdehnen. Ihre Empfindung und ihr Wille ist also die Ursache von der Bewegung der Maschine.« (243)

Welches dieser vier Systeme ist nun wahr? Um diese Frage zu entscheiden, wird ein alter, kluger Mann als Richter eingesetzt, dessen Richtspruch mit Spannung erwartet wird und auf dessen Tenor man Wettgelder setzt. Doch statt ein Urteil zu fällen, spricht der Weise drei Verse, die sich als ein Pastiche aus zwei Haller-Gedichten erweisen:

Ihr irret allesamt, nur ieder irret anderst.
Ins innere der Natur dringt kein erschaffener Geist,
Zu glücklich, wem sie noch die äussere Schaale weißt.[26]

Die in dem Haller-Pastiche zum Ausdruck kommende Erkenntnisskepsis entspricht Krügers sokratischer Einsicht, »daß wenige Menschen wißen, wie wenig man weiß, und daß man viel wißen müße, um zu wißen, daß man nichts weiß.«[27] Diese Einsicht lässt es wahrscheinlich erscheinen, dass das literarische Störpotential, das die didaktische Veranschaulichungsfunktion überlagert, bewusst einkalkuliert wird. Immer wieder wird Krüger – namentlich von seinem wissenschaftlichen Kontrahenten Haller in Göttingen – gerade im Blick auf seine deutschsprachigen Wissenschaftspublikationen als großer Stilist gewürdigt, wenn seine aufgeweckte, muntere, lebhafte und belebende Schreibart, die auch einen »Scherz […] nicht verachtet«,[28] hervorgehoben wird.

vernünftige Seele allein übrig« blieb. »Sollten die Zeiten noch schlechter werden, welches«, wie Krüger spottlustig hinzufügt, »der Himmel verhüten wolle; so möchten wir auch wohl noch um diese gebracht werden; wozu es sich schon zu den Zeiten des Lametrie [!] sehr gefährlich anließ«.

26 Vgl. Haller: Die Alpen (wie Anm. 21). Der zweite und dritte Vers zitiert Hallers »Die Falschheit der menschlichen Tugenden« (1730), Zeilen 289/90; der erste Vers ist, unter Änderung des Versanfangs »Wir]Ihr«, dem Gedicht »Gedanken über Unvernunft, Aberglauben und Unglauben« (1729), Zeile 292, entnommen. Brockes-, Hagedorn- und insbes. Haller-Zitate sind für Krügers Werk durchgängig signifikant, auch für das wissenschaftliche im engeren Sinn. Diese Zitat-Politik bedürfte näherer Untersuchung.

27 Krüger: Experimental-Seelenlehre (wie Anm. 25), Vorrede, unpag. *2^{v}.

28 *Göttingische Zeitungen von gelehrten Sachen* 35. Stück, 10. April 1752, 364, in einer Rezension Hallers von Krügers Helmstedter Antrittsvorlesung *Zuschrift an seine*

In didaktischer Hinsicht wird in dem Text der Begriff durch ein Bild ersetzt. Das Verfahren entspricht der zeitgleichen Gellertschen Fabeltheorie, »Dem, der nicht viel Verstand besitzt, / die Wahrheit durch ein Bild zu sagen.«[29] Doch stehen die gewählten Tropen nicht in einem performativen Spannungsverhältnis zu den Begriffen, die durch jene zur anschaulichen Darstellung gebracht werden sollen? Der Mensch wird zur Maschine versachlicht, die Seele zum Tier verlebendigt. Der komplementäre Prozess rhetorischer Personifikation nimmt dem Menschen dadurch, was ihn nach christlicher Ansicht auszeichnet, und gibt stattdessen dem Tier, was ihm nach cartesianischem Automatenmodell abgesprochen wird: die Seele. Dass ausgerechnet ein Hund für die Seele steht, markiert die Distanz, die Krüger von Descartes trennt, und positioniert seinen Text dadurch in der damaligen Debatte um die Tierseele und damit verbundene Folgeprobleme, z. B. die Frage nach der Legitimität von Tierversuchen.[30] Krüger spricht den Tieren Seele zu und experimentiert im ersten Traumtext mit der Vorstellung, was wäre, wenn auch Pflanzen eine solche hätten.

Alle vier Darstellungsmodelle des Leib-Seele-Verhältnisses setzen einen Künstler voraus, der die Maschinen gebaut hat und der in den Fällen von Okkasionalismus und Harmonismus als Verkörperung Gottes angesehen werden muss – diese Zuordnung wird im Materialismus-Beispiel einerseits unsinnig, andererseits wird dadurch eine Leerstelle materialistischer Theoriebildung offengelegt. Stets wird jedoch ein literarischer Mehrwert in den Texten greifbar, der über die Didaxe hinausgeht.

Die literarischen *Träume*, mit denen Krüger (1715-1759) sein naturwissenschaftlich-gelehrtes Werk begleitet, sind seinerzeit offenbar sehr erfolgreich gewesen. Sie haben insgesamt vier Auflagen erlebt: Dem Erstdruck Halle 1754 mit insges. 160 Traumtexten folgte 1758 eine zweite, um acht Texte erweiterte Neuauflage, die nach dem Tod Krügers 1759 von seinem Verleger 1765 abermals in seitenidentischer, aber neugesetz-

Zuhörer von der Ordnung, in welcher man die Arzneygelahrheit lernen müsse (Halle 1752). Der Nachweis von Hallers Autorschaft der Rezensionen folgt Hallers *Tagebuch der medizinischen Literatur der Jahre 1745 bis 1775*. 3 Bde in 2. Bern. 1789/91.

29 »Du fragst, was nützt die Poesie? / [...] / Dem, der nicht viel Verstand besitzt, / die Wahrheit durch ein Bild zu sagen.« Christian Fürchtegott Gellert: »Die Biene und die Henne«. In: *Fabeln und Erzählungen* [1746]. Hg. Gottfried Honnefelder. Frankfurt am Main 1986, 64-65, hier: 65.

30 Vgl. Christlob Mylius: »Untersuchung, ob man die Thiere, um physiologischer Versuche willen, lebendig eröffnen dürfe«. In: *Belustigungen des Verstandes und des Witzes*, April 1745, 325-340.

ter und um Fehlzählungen[31] bereinigter Auflage herausgebracht wurde. Eine neue, verbesserte vierte Auflage erschien schließlich 1785, herausgegeben von Johann August Eberhard, dem Nachfolger Meiers auf dem Halleschen Lehrstuhl für Philosophie. Hierin ist der Text z.T. überarbeitet und die Zahl der Träume auf 139 Texte reduziert. Die ausführliche traumtheoretische »Vorrede« und die kurze selbstkritisch-ironische »Beurtheilung der Träume« (sowie die allen drei vorangehenden Auflagen beigegebene Übersetzung der Abhandlung »Von dem Gottesdienste«, d.h. der »Disseratation sur le Culte Religieux« von Jean Frédéric Bernard (1683-1744), die dem ersten, 1723 publizierten Band von Bernard Picart (1673-1733) *Cérémonies et Coutumes religieuses de tous les Peuples du Monde* vorangestellt war)[32] lässt Eberhard weg (nicht jedoch die »Gedanken von philosophischen Märtyrern«, die außerhalb der Nummernfolge der Traumtexte steht). Die »bastardische[s]«[33] Qualität des Werks, die seine besondere, zwischen den Diskursen angesiedelte Leistung ausmacht, wird dadurch geglättet. Der Kürzung zum Opfer gefallen ist auch der hier in Rede stehende 65. Traum, weshalb zur Wahrscheinlichmachung von dessen Kenntnis bei Lichtenberg Heynes freundlich gehaltene Rezension in den *Göttingischen Anzeigen von gelehrten Sachen*[34] ausfällt.

31 Diese Fehlzählungen Krügers bzw. seiner Setzer sind der Grund, warum die in der Forschung genannten Traumtextzahlen (157 bei Müller-Tamm, wie Anm. 22, für die 1. Aufl., 1754; 165 bei Schmidt-Hannisa, wie Anm. 22, für die 2. Aufl., 1758) unzutreffend sind. Die 1. Aufl. (1754) zählt 157, umfasst jedoch tatsächlich 160 Träume, die zweite (1758) bzw. dritte Aufl. (1765) 166, umfasst jedoch 168, die vierte Aufl. (1785) schließlich 140, umfasst jedoch nur 139 Träume.

32 Der Stellenwert dieses Paratextes zu den *Träumen* erscheint undeutlich – die Forschung zählt ihn offenbar, freilich ohne eine Begründung zu geben, nicht zum Traum-Werk, obwohl die »Abhandlung« mit separater Paginierung den ersten drei Auflagen beigegeben war. Die Übersetzung passt jedoch zum kulturrelativistischen Tenor des Vorworts und der ethnologischen Träume, die der Zivilisationskritik und der Kritik christlicher Glaubenspraktiken, z.B. der Inquisition (z.B. im 26. Traum), dienen. Zu Picarts *Cérémonies* und bes. zu Bernards »Dissertation« vgl. Paola von Wyss-Giacosa: Religionsbilder der frühen Aufklärung. Bernard Picarts Tafeln *Cérémonies et Coutumes religieuses de tous les Peuples du Monde*. Wabern/Bern 2006, bes. 45-54.

33 Ein »bastardisches Buch« von »befremdlicher Zwitterhaftigkeit« sind Krügers Träume für Schmidt-Hannisa (wie Anm. 22), 161. Für Müller-Tamm (wie Anm. 22), 29, macht Krüger »den Traum zum Schauplatz eines grenzüberschreitenden Denkens«.

34 139. Stück., 3. Sept. 1785, 1385-1392; weitere Rezensionen erschienen in: *ALZ* 141, 18. Juni 1785, 270-271, und *ADB* Bd. 68, 2. Stück, 1786, 439-440. Besprechungen der früheren Auflagen sind bisher nicht systematisch gesucht worden.

Lichtenberg ist jedoch mit Krügers Werk vertraut gewesen.[35] Er exzerpiert in den Sudelbüchern aus dessen *Physiologie* (1743, ^{2}1748), und zwar namentlich das Krügersche Gesetz, dass jede Empfindung eine ihr proportionale Bewegung hervorbringt,[36] liest dessen »seinerzeit berühmtes«[37] Traumwerk, zumindest Auszüge, die Unzer daraus in seiner Zeitschrift *Der Arzt* »geplündert«, d.h. unautorisiert nachgedruckt hatte, und lobt: »Krügers Träume sind die Wahrheiten in ihren schönsten Schlaf-Röcken«.[38]

Wer in Krügers *Träumen* Auskunft über die »seelische Welt des Menschen« sucht, wird von dessen Lektüre enttäuscht sein und das Werk als »un livre sur rien« abtun.[39] Tatsächlich sind Krügers kurze Prosatexte

35 Herder, Jung-Stilling, Moritz, Schiller, Sulzer, Winckelmann u.a. beziehen ihre naturwissenschaftlichen, insbesondere ihre Kenntnisse der empirischen Psychologie durch das Studium von Krügers Werken, insbes. seiner *Naturlehre*. Eine Rezeptionsstudie ist Desiderat. Zur Bedeutung von Krügers *Naturlehre* für Winckelmann siehe den Beitrag von Élisabeth Décultot in diesem Band, 108-130.

36 Lichtenberg: *Schriften und Briefe*. Bd. II: *Sudelbücher II*. München 1994, 52f. (= KA 79, 80 und 81). Vgl. Ders.: *Schriften und Briefe. Kommentar zu Band I und Band II*. Hg. Wolfgang Promies. München 1992, 68f. Die lex Krügeriana wird zwar in der Physiologie des 18. Jahrhundert ab 1752 durch Hallers Irritabilitätslehre verdrängt, sie wird jedoch bis »weit in die Spätaufklärung diskutiert« und prägt noch Schillers psychophysische Dissertation von 1780. Vgl. Hans-Peter Nowitzki: *Der wohltemperierte Mensch. Aufklärungsanthropologie im Widerstreit*. Berlin 2003, bes. 78-86, hier: 85.

37 Promies: Kommentar zu Band I und Band II (wie Anm. 36), 91 (zum Sudelbucheintrag KA 192).

38 Lichtenberg: Sudelbücher II (wie Anm. 36), 70 (= KA 192). Lichtenberg übernimmt die Charakteristik (fast) wörtlich aus Johann August Unzers *Arzt* Tl. I, 1759, 17. Stück, S. 266. Vgl. Müller-Tamm (wie Anm. 22), 30, Fn. 41. Den Abdruck einzelner Traumtexte aus Krügers Werk kommentiert Unzer lapidar: »Ich tue, wie man weiß, zuzeiten dem Profesor Krüger die Ehre, ihn zu plündern. Weil man ihn gerne lieset, so plündere ich ihn«, Unzer: *Der Arzt*, Tl. V, 1761, 119. Stück, 237. Im Anschluss hieran werden der 28. (238f.) und 45. Traum (240) eingerückt. Der Nachweis der nachgedruckten Träume in Unzers *Arzt* wird durch die noch völlig im Dunkeln liegende Varianz zwischen den Auflagen erheblich erschwert.

39 Peter-André Alt: *Der Schlaf der Vernunft. Literatur und Traum in der Kulturgeschichte der Neuzeit*. München 2002, 165f. Alt missversteht die Texte als »literarische Traumerzählungen« (165f.) und findet aufgrund dieser architextuellen Fehleinschätzung in ihnen dementsprechend »keine hermeneutische Perspektive« (165). Hierzu die Rezension von Hans-Walter Schmidt-Hannisa, in: *Das achtzehnte Jahrhundert* 31.2 (2007), 267-268, sowie dessen unveröffentlichte Habilitationsschrift *Traumaufzeichnungen und Traumtheorien in Pietismus, Aufklärung und Romantik*. Bayreuth, Habil.-Schr. 2000 [Masch.], 131-136, bes. 133f.

aufklärerische Satiren, Parabeln bzw. Allegorien, deren Sinn sich erst erschließt, wenn man bestimmte theologische, philosophische oder naturwissenschaftliche Kontexte im allgemeinen oder präzise angebbare Prätexte im besonderen einbezieht.[40] Versteht man auf diese Weise Krügers Traumtexte als literarische Gattung, die zwar einerseits an die rhetorische Tradition dieses Genres, in der Neuzeit z. B. bei Quevedo (1627) oder Moscherosch (1640-1643), anknüpft,[41] sie jedoch andererseits zugleich für das anthropologische und empirisch-psychologische Wissen der Aufklärung öffnet, zeichnet sich ein noch zu entdeckendes Textkorpus einer vielfältige Möglichkeiten ausprobierenden Traumdichtung ab, das thematisch weit gesteckt ist: Verwandlungsträume experimentieren mit Alternativen zum status quo, ethnologische Träume artikulieren Zivilisationskritik und eine kulturrelativistische Betrachtungsweise, die eingefahrene Vorurteile aufbricht, und anthropologische Träume vermitteln den damaligen Stand des Menschenwissens, namentlich zum commercium-Problem, verfremden es jedoch auch.[42] Die Traumgattung fungiert bei Krüger sowohl als Mittel eingängiger und breitenwirksamer Darstellung naturwissenschaftlichen Wissens, als auch als Medium »grenzüberschreitenden Denkens«, d. h. als Vehikel des »Gedankenexperiment[s]«,[43] das den literarischen Schutz- und Freiraum nutzt, jenseits akademischer Konventionen und entlastet von persönlicher Rücksichtnahme teils scharfe Wissenschaftssatire zu artikulieren, teils Denkmög-

40 Dies gelingt Stiening (wie Anm. 22) z. B. für die Satire des 77. Traums (285-294), weil er die Doppeldeutigkeit des Schlusssatzes »Schade! welch ein Unglück. O! Schade, o! großer Schade.« (294) durchschaut, d. h. die Anspielung auf Georg Schade (1712-1795) erkennt und dadurch die in der Traumsatire aufgespießte »höhere Philosophie« auf dessen anonym in Altona publizierte *Einleitung in die höhere Weltweisheit* (1752/53) zu beziehen weiß.

41 Vgl. Elisabeth Ebner: »Quevedo's ›Sueños‹ and the Dream Satire of the Spanish and German Enlightenment«. In: *The Dream and the Enlightenment / Le rêve et les Lumières*. Hg. Bernard Dieterle, Manfred Engel. Paris 2003, 187-205. Der Aufsatztitel ist freilich irreführend: Die Ausführungen konzentrieren sich auf Quevedo und das spanische 17. Jahrhundert. Zur Somnium-Gattung vgl. Heinz Klamroth: Beiträge zur Entwicklungsgeschichte der Traumsatire im 17. und 18. Jahrhundert. Bonn 1912.

42 Vgl. Schmidt-Hannisa (wie Anm. 22), bes. 166-171. Vgl. Müller-Tamm (wie Anm. 22), die vier unterschiedliche Typen bzw. Funktionen bzw. Gruppen innerhalb dieser »›kleine[n]‹ Traumdichtung« (22) unterscheidet: (a) literarische Darstellung philosophischer Aussagen (27 f.), (b) philosophisches Experimentierfeld und Gedankenexperiment (28 ff.), (c) Lektüretraum (30 ff.), (d) Traum, der das Dichten thematisiert (33 f.).

43 Müller-Tamm (wie Anm. 22), 29 f.; vgl. Schmidt-Hannisa (wie Anm. 22), 169 f.

lichkeiten zu erkunden und öffentlich mitzuteilen. Insofern man im Traum, wie es im 157. Traumtext abschließend heißt, »eine Welt sehen kann, die doch nicht ist, und die vielleicht gar nicht möglich ist«,[44] geht Krügers implizite Traumpoetik weit über die Lizenz hinaus, die die frühaufklärerische Poetologie der Literatur als Ort möglicher, d.h. in sich widerspruchsloser, wahrscheinlicher Welten[45] einzuräumen bereit war.

Krüger selbst begreift das Traumgenre als eine der Fabel ähnliche (aber nicht fabelgleiche) Textsorte. Aufschlussreich hierfür ist eine metapoetische Reflexion, die der 148. [recte: 149.] Traum bietet. Der Traum bietet eine wohlkomponierte Sequenz mehrerer Szenen, die nicht kausal, sondern metonymisch, d.h. einem auf Kontiguität bzw. Nachbarschaft beruhenden Assoziationsprinzip[46] aufeinander bezogen werden können. Zunächst eine Szene, die veranschaulichen soll, dass nicht jede Unwahrheit eine moralisch zu verurteilende Lüge ist. Darauf folgt eine Passage, die die suggestive Kraft figurativer Vor-Augen-Stellung illustriert. Schließlich befinden wir uns in einem Tempel, der von den Personifikationen der Gerechtigkeit und Wahrheit bevölkert ist. Ihnen meldet die Klugheit die Ankunft von Fabel und Traum, die die Wahrheit nicht empfangen will, weil sie platonisierend der Meinung ist, dass diese Leute »Bediente der Lügen sind.«[47] Doch gibt die Klugheit zu bedenken, dass Fabel und Traum gekommen sein könnten, weil sie »ihre bisherige Beherrscherin«, die Lüge, verlassen und »sich gar in die Dienste der Wahrheit« begeben wollen. Spätestens hier merkt der Leser, dass dieser Traumtext einen platonisch grundierten Legitimationsdiskurs für Literatur entfaltet. Dank der Zurede der Klugheit werden Fabel und Traum doch noch zu einer Unterredung empfangen, in deren Verlauf komplizierte Verwandtschaftsverhältnisse aufgedeckt werden: In erster Ehe zeugte die Natur mit dem Schlaf den Traum, aber in zweiter Ehe zeugte die Natur mit dem Verstand die Wahrheit. Der Traum entpuppt sich als »Stiefbruder« der Wahrheit, die Fabel, was nicht weiter erhellt wird, als Schwester des Traums. Erfreut über die wiedererkannten Halbgeschwister ruft

44 157. Traum, 653-656, hier: 653.

45 Vgl. Johann Christoph Gottsched: *Versuch einer Critischen Dichtkunst* [1730]. 4., sehr verm. Aufl. Leipzig 1751 (Ndr. Darmstadt 1977), 151 und 153; Christian Wolff: *Vernünfftige Gedancken von Gott, der Welt und der Seele des Menschen* [= Deutsche Metaphysik]. Neue [= 11.] Aufl. Halle 1751, § 571, 349 f.

46 Vgl. Krüger: Experimental-Seelenlehre (wie Anm. 25), § 60, 198 f., worin das im Traum tätige Gesetz der Einbildungskraft auf »Aehnlichkeit« der Vorstellungen zurückgeführt wird.

47 148. [recte 149.] Traum, 609-619, hier: 613.

die Wahrheit, dass es ihr nun bald gelingen wird, »die Herzen aller Menschen [zu] feßeln«. Vorher jedoch müssen Traum und Fabel noch therapiert werden, denn beide sind krank. Die Fabel ist zeitweise verwirrt und wird daher bei Gellert zur »Cur« geschickt, da er über ein »gewisses Geheimnis« verfügt, die »ausschweifende Phantasie zu bändigen«. Nachdem Gellert die Fabel »zu Verstande gebracht« hat, jubelt die Wahrheit, dass ihre Schwester ihr nun helfen wird, »die Herzen der Sterblichen zu gewinnen.« Der Traum dagegen kann nicht gut sehen, weil er am grauen Star leidet, weswegen ihm eigentlich »Taylor den Staar stechen soll«. Freilich – das wusste der damalige Leser bei der Nennung John Taylors zu ergänzen – war der Leipziger Bach an den Folgen eines solchen Eingriffs gestorben,[48] so dass die Schlussvolte des Traumtexts darin besteht, dass sich die Wahrheit entschließt, erst einem Forscher selbst den Star zu stechen, »damit seine Operation an meinem Bruder desto glücklicher ablaufen möge.«[49]

Der metapoetische Traumtext bestimmt einerseits die Gattungsähnlichkeit von Fabel und Traum im gemeinsamem Wahrheitsbezug und der Funktion, Wahrheit wirkungsvoll zur Darstellung und zur Geltung zu bringen, andererseits wird der Unterschied der beiden Gattungen dadurch markiert, dass die Fabel die Literaturreform der Frühaufklärung, die tagungsgemäß als Heilkur gefasst wird, schon hinter sich hat, diese dem Traumgenre aber erst noch bevorsteht. Dadurch tut sich der performative Widerspruch zwischen der Aussage, die der Text zur Darstellung bringt, und der Handlung, die er vollzieht, auf, dass uns ein literarischer Traum belehrt, obwohl er noch nicht ›sehend‹, d.h. wohl: noch nicht »zu Verstande gebracht« worden ist. Darin besteht sein ästhetischer Reiz. Der Traum kann nicht sehen, aber er kann hören, worauf die Klugheit verweist, wenn sie sagt: »Gesehen hat er ihn [gemeint ist der ›Putz‹ der Wahrheit, den ihr die Klugheit verschafft hatte, als sie Fabel und Traum in den Tempel einließ] wohl nicht, aber er hat davon gehört.«[50] Das Sehen ist Chiffre einer auf den Verstand bezogenen Aufklärung im Sinn der Vorurteilskritik – an ihr partizipiert die Gattung der Fabel. Das Hören, auf das das Traumgenre bezogen wird, ist demgegenüber ein niedrigerer Sinn. Ich möchte in solchen Zuordnungen zwischen Wahrnehmungsarten und Textsorten eine Anspielung auf Baumgartens Projekt lesen, die Ästhetik als ›jüngere Schwester‹, d.h. als Analogon der

48 Martin Geck: *Bach. Leben und Werk*. Reinbek bei Hamburg 2000, 285f.
49 148. [recte 149.] Traum, 619.
50 Ebd., 618.

Logik zu etablieren[51] und dadurch die sensitive, durch die Sinne vermittelte Erkenntnis gegenüber der deutlichen Verstandeserkenntnis neu zu bewerten. In diese Neuwertung der Sinnlichkeit schreibt Krüger das Traumgenre und den lebhaften Stil seiner literarischen und wissenschaftlichen Texte gleichermaßen ein.

Der zuletzt vorgestellte 148. Traum ist von Eberhard, Krügers späterem Herausgeber, »den sinnreichsten Allegorien der Alten und Neuern an die Seite«[52] gesetzt worden. Eberhards Vorrede selbst kommt dabei der Status einer Meta-Metapoetik insofern zu, als er betont, dass Krüger einer der ersten und »unter diesen ersten einer der glücklichsten« gewesen sei, »der die schöne Litteratur einer gründlichen Philosophie [...] näher zu bringen« versucht habe. Krügers Geschick bei der »popularen Einkleidung der Philosophie« wird dabei mit dem »langweiligen Ton« kontrastiert, der damals in den Moralischen Wochenschriften geherrscht habe, wobei die Position Krügers als eines frühen Popularphilosophen um so stärker herausragt, als sein Werk dem Stil von Lange/Meiers namentlich genannter anthropologischer Zeitschrift *Der Mensch* gegenübergestellt wird.[53] Während die literarische Qualität von Krügers *Träumen* bei Eberhard auf der Zeitachse ihrer Entstehungszeit Kontur gewinnt, profiliert er ihren Rang auf der Zeitachse der Neupublikation gegenüber den »empfindelnden Romane[n] [...], die Verzärtelung, Nervenschwäche und Unmündigkeit« verbreiten würden, statt »für Verstand, Phantasie und Herz« gleichermaßen »gesunde Nahrung« zu bieten.[54] Das heißt, der Herausgeber rechtfertigt Krügers Neupublikation durch deren Positionierung innerhalb der literarischen Frontverläufe am Ende des 18. Jahrhunderts, indem er eine spätaufklärerisch-didaktische Literaturfunktion nicht nur gegen die Empfindsamkeit ausspielt, die er mit dem auf Kant anspielenden Konotat »Unmündigkeit« aus der Aufklärung

51 Vgl. Alexander Gottlieb Baumgarten: *Ästhetik* [1750/58]. Lateinisch-deutsch. Hg., Übers. Dagmar Mirbach. 2 Bde. Hamburg 2007, Bd. I, 17 f., § 13.

52 Johann August Eberhard: »Vorrede«. In: Johann Gottlob Krüger: *Träume*. Mit einer Vorrede von Johann August Eberhard. Neue verbesserte Aufl. Halle 1785, I-X, hier: IX. Der 148. Traum in der Zählung des Erstdrucks entspricht dem 129. Traum in Eberhards gekürzter Ausgabe.

53 Ebd., III f. Ein Vergleich von Stil, Inhalt und Traumauffassung zwischen Krügers theoretischem und literarischem Traumdiskurs auf der einen und Lange/Meiers moralischen Wochenschriften auf der anderen Seite ist m.W. bisher nicht durchgeführt worden. Vgl. »Betrachtung von Träumen«. In: *Der Mensch* 10. Tl., 395. St. Halle 1755, 193-208.

54 Eberhard: Vorrede (wie Anm. 52), IX f.

ausgrenzt, sondern umgekehrt Krüger mit Nachdruck in den Traditionsbestand der Selbstdenker der Aufklärung aufnimmt.

Zusammenfassung: Veraltete Wissenschaft lebt in der Gegenwart als Dichtung weiter[55] – auf diese Formel lässt sich vielleicht die Transformationsreihe einer kleinen Kunstmaschine von Krüger über Lichtenberg zu Pastior bringen. Bei Krüger ist die Literatur unmittelbar auf Wissenschaft bezogen, steht im Dienst von Wissensvermittlung, dient als Satire konkurrierender Positionen und gibt als Motor der Heuristik Raum für Gedankenexperimente, d. h. Literatur fungiert bei Krüger gleichermaßen zur Vermittlung, Kritik und Produktion von Wissen. Lichtenberg steht zwar noch im Horizont der wissenschaftlichen Geltung des Commercium-Problems, zu dessen Darstellung die Kunstmaschine diente, ihre Beschreibung löst sich aber von didaktischer Funktion ab und verselbständigt sich. Bei Pastior ist die Bedeutung verloren, das Wortmaterial dafür frei für permutative Effekte geworden – aus altem Wissen wurde neue Literatur.

55 Vgl. Heinz Schlaffer: *Poesie und Wissen. Die Entstehung des ästhetischen Bewußtseins und der philologischen Erkenntnis.* Frankfurt am Main 1990, 115-129.

Élisabeth Décultot

Winckelmanns Medizinstudien

Zur Wechselwirkung von kunstgeschichtlichen und medizinischen Forschungen

Der Autor der *Gedanken über die Nachahmung der griechischen Werke* (1755) und der *Geschichte der Kunst des Alterthums* (1764), der gemeinhin als hervorragender Vertreter, wenn nicht sogar als Begründer der kunstgeschichtlichen Disziplin schlechthin betrachtet wird, hat sich sehr früh intensiv mit medizinischen Texten beschäftigt. Schon während seines Studiums in Halle (1738-1740), d.h. gerade in der Zeit, in der sein Interesse für Griechenland und ganz speziell für die griechische Kunst aufkeimte, begann er, sich mit medizinischen Untersuchungen auseinanderzusetzen. Diesen Medizinstudien, die er parallel zu seinen Untersuchungen über die Kunst führte, widmete er sich bis zum Ende seines Aufenthalts in Deutschland mit besonderer Leidenschaft. Diese Beschäftigung hörte jedoch keineswegs auf, als er am Ende des Jahres 1755 nach Italien übersiedelte. Noch in Rom begleitete die Lektüre medizinischer Literatur – und zwar vornehmlich die Lektüre altgriechischer Texte – seine Forschungen zur griechischen Kunst. Von diesem Interesse an medizinischen Forschungen zeugen zahlreiche Passagen aus seinen Veröffentlichungen, wie im Folgenden noch zu zeigen sein wird. Vor allem aber seine Exzerptbücher liefern dafür zwingende Beweise. Einer alten gelehrten Tradition gemäß pflegte Winckelmann von Jugend an, lange Textpassagen aus von ihm gelesenen Büchern aufzuschreiben. Diese Lesefrüchte sammelte er sein ganzes Leben lang in zahlreichen Exzerptheften, die bald zu einer stattlichen, persönlichen, handgeschriebenen Bibliothek anwuchsen. Das Ergebnis dieser lebenslangen Exzerpiertätigkeit bildet ein Korpus von ungefähr 7.500 Seiten, der seit 1801 zum größten Teil in der französischen Nationalbibliothek in Paris aufbewahrt wird.[1]

1 Zu dieser Exzerpiertätigkeit vgl. Verf.in: *Johann Joachim Winckelmann. Enquête sur la genèse de l'histoire de l'art*. Paris 2000, bes. 9-78 (dtsch. Übers.: *Untersuchungen zu Winckelmanns Exzerptheften. Ein Beitrag zur Genealogie der Kunstgeschichte im 18. Jahrhundert*. Übers. Wolfgang von Wangenheim, René Mathias Hofter. Ruhpolding 2004 [= *Stendaler Winckelmann-Forschungen*, 2], bes. 11-52). Folgende Werke und Ausgaben Winckelmanns werden mit Kurztitel nachgewie-

Zwischen etwa 1738 und 1754, d.h. während einer Periode, die sich vom Theologie-Studium in Halle bis auf seinen Aufenthalt in Nöthnitz bei Dresden als Bibliothekar des Grafen von Bünau erstreckt, sammelte nun Winckelmann ungefähr 160 dicht beschriebene Exzerptseiten über naturwissenschaftliche Themen, die zum größten Teil medizinischen Publikationen gewidmet sind.[2] Von vornherein muss unterstrichen werden, dass Winckelmann diesen Exzerpten eine sehr hohe Bedeutung beimaß. »Ich habe die Physic, Medicin und Anatomie bisher mit vielen Fleiße studiret, und von besondern Nachrichten und Anmerckungen, auch aus geliehenen Wercken, eine kleine aber rare Collection gemacht«, schreibt er mit Stolz an seinen Freund Konrad Friedrich Uden am Ende seines Aufenthalts in der Bibliothek von Nöthnitz.[3] Wie haben sich nun diese Medizinkenntnisse und -exzerpte auf die Gestaltung seiner Schriften ausgewirkt? Gibt es mit anderen Worten eine Verbindung zwischen Medizin und Kunstgeschichte in Winckelmanns Bildung und Werk? Ziel der vorliegenden Untersuchung ist es, Licht auf diese Fragen zu werfen und damit die Berührungspunkte von zwei anscheinend weit voneinander entfernten Wissensbereichen an den Tag zu legen.

sen: Johann Joachim Winckelmann: *Kleine Schriften. Vorreden. Entwürfe*. Hg. Walther Rehm. Berlin 1968 (= *Kleine Schriften*, Bd.); ders.: *Briefe*. Hg. Walther Rehm. Mitwirkung: Hans Diepolder. 4 Bde. Berlin 1952-1957 (= *Briefe*, Bd.); ders.: *Geschichte der Kunst des Alterthums* [synoptische Edition der Ausgaben Dresden 1764 und Wien 1776]. Hg. Adolf H. Borbein, Thomas W. Gaehtgens, Johannes Irmscher, Max Kunze, Mainz 2002 (= *GKA*); ders.: »Gedancken über die Nachahmung der Griechischen Wercke in der Mahlerey und Bildhauer-Kunst« [Friedrichstadt 1755]. In: ders.: *Kleine Schriften*, 27-59 (= »Gedancken«); [ders.:] »Sendschreiben über die Gedanken von der Nachahmung der griechischen Werke in der Malerey und Bildhauerkunst« [Dresden 1756], ebd., 60-89 (= »Sendschreiben«); ders.: »Erläuterung der Gedanken von der Nachahmung der griechischen Werke in der Malerey und Bildhauerkunst; und Beantwortung des Sendschreibens über diese Gedanken« [Dresden 1756], ebd., 97-144 (= »Erläuterung«); ders.: »Abhandlung von der Fähigkeit der Empfindung des Schönen in der Kunst« [Dresden 1763], ebd., 211-233 (= »Empfindung des Schönen«).

2 Winckelmann-Nachlass, Paris, Bibliothèque Nationale de France, Département des manuscrits, Fonds allemand, Bd. 64. Der *W*inckelmann-*N*achlass in *P*aris wird im Folgenden mit der Sigle WNP unter Hinzufügung von Band- und Blattangabe nachgewiesen. Zur Überlieferungsgeschichte des Winckelmann-Nachlasses vgl. Verf.in: »Wie gelangte Winckelmanns Nachlaß nach Frankreich? Rekonstruktion und Analyse eines Kulturtransfers besonderer Art«. In: *Beiträge der Winckelmann-Gesellschaft*. Stendal 2001, 7-33.

3 Winckelmann an Hieronymus Dietrich Berendis, 6. Juli 1754, *Briefe*, Bd. 1, 142-143. Zu den Anspielungen auf die naturwissenschaftlichen Lektüren Winckelmanns vgl. ebd. 87, 95, 108-109, 111 und 169.

1. Winckelmanns eklektizistische Medizin-Lektüren

Zur Beantwortung dieser Fragen muss allerdings eine kurze Übersicht über Winckelmanns Medizinstudien vorausgeschickt werden. Aus einiger Entfernung betrachtet, scheinen die medizinischen Exzerpte Winckelmanns zunächst einmal ein thematisch sehr breit angelegtes und daher etwas eklektizistisches Spektrum von Gegenständen und Fächern abzudecken. Als Exzerptor durchläuft Winckelmann scheinbar wahllos die vielfältigen Aspekte der medizinischen Wissenschaft. Anatomie und Pathologie, Ernährung und Einwirkung des Klimas, Gesetze der Zeugung und Lehre der Empfindung: Über all diese Themen schreibt er tüchtig seitenlange *excerpta* auf. Von dieser enzyklopädischen Wissensgier zeugt ganz besonders seine Vorliebe für Compendia, Übersichten, Synthesen, die ihm einen Überblick über das ganze medizinische Fach oder zumindest über einen breiten Teil des Faches verschaffen. So exzerpiert er z. B. mit besonderem Fleiß das *Abrégé de médecine pratique* vom englischen Arzt John Allen in der durch Benoît Boudon vermehrten französischen Ausgabe (Abb. 1).[4] Ein solches Werk wies für ihn den großen Vorteil auf, die Lehren der wichtigsten modernen Mediziner – wie etwa Thomas Sydenhams (1624-1689), Herman Boerhaaves (1668-1738) oder Thomas Willis' (1622-1675) – zur Erörterung der einzelnen Krankheiten Revue passieren zu lassen. Winckelmanns enzyklopädische Wissbegierde illustriert nicht zuletzt die Tatsache, dass seine Exzerpte aus naturwissenschaftlichen Zeitschriften, wie aus den Pariser *Mémoires de l'Académie Royale des Sciences* oder den *Transactions philosophiques de la Société royale de Londres* (in französischer Übersetzung) nicht thematisch nach eigenen Interessenschwerpunkten, sondern eklektizistisch nach chronologischer Ordnung des Erscheinens geordnet werden.[5]

Auch historisch gesehen scheint diese Exzerptsammlung auf den ersten Blick einen schwer definierbaren Schwerpunkt aufzuweisen. Zwar exzerpiert Winckelmann einige wichtige Publikationen aus der unmittelbaren Gegenwart, wie etwa die ersten, 1749 erschienenen Bände von

4 Exzerpte aus: John Allen: *Abrégé de toute la médecine pratique, où l'on trouve les sentimens des plus habiles médecins sur les maladies* […]. 8 Bde. 4. éd., rev., corr. et augm. par Benoît Boudon. Paris 1750, in: WNP, Bd. 64, fol. 37-45 v°. Die dreibändige Erstveröffentlichung der frz. Übersetzung durch Jean Devaux erschien 1728 in Paris.

5 Exzerpte aus: *Mémoires de l'Académie Royale des Sciences* […] *avant son Renouvellement en 1699*. Den Haag 1731, in: WNP, Bd. 64, fol. 33-36 v°; Exzerpte aus: *Transactions philosophiques de la Société royale de Londres*. Übers. François de Bremond. Paris 1738 ff., in: WNP, Bd. 64, fol. 28 v°-29 v°, 31-33.

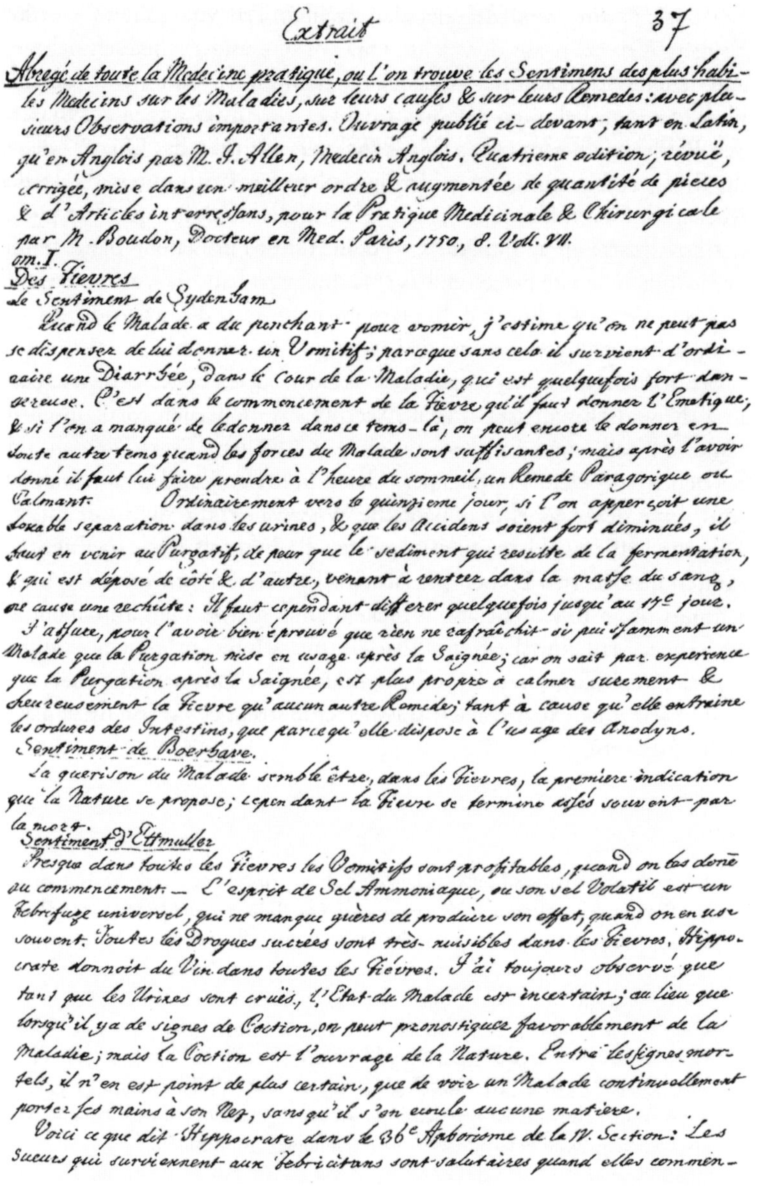

Extrait 37

Abregé de toute la Medecine pratique, ou l'on trouve les Sentimens des plus habiles Medecins sur les Maladies, sur leurs causes & sur leurs Remedes: avec plusieurs Observations importantes. Ouvrage publié ci-devant; tant en Latin, qu'en Anglois par M. J. Allen, Medecin Anglois. Quatrieme edition; revüe, corrigée, mise dans un meilleur ordre & augmentée de quantité de pieces & d'Articles interessans, pour la Pratique Medicinale & Chirurgicale par M. Boudon, Docteur en Med. Paris, 1750, 8. Voll. VII.

Tom. I.

Des Fievres

Le Sentiment de Sydenham

Quand le Malade a du penchant pour vomir, j'estime qu'on ne peut pas se dispenser de lui donner un Vomitif; parceque sans cela il survient d'ordinaire une Diarrhée, dans le Cour de la Maladie, qui est quelquefois fort dangereuse. C'est dans le commencement de la Fievre qu'il faut donner l'Emetique; & si l'on a manqué de le donner dans ce tems-là, on peut encore le donner en toute autre tems quand les forces du Malade sont suffisantes; mais après l'avoir donné il faut lui faire prendre à l'heure du sommeil, un Remede Paragorique ou Calmant. Ordinairement vers le quinzieme jour, si l'on apperçoit une louable separation dans les urines, & que les Accidens soient fort diminués, il faut en venir au Purgatif, de peur que le sediment qui resulte de la fermentation, & qui est deposé de côté & d'autre, venant à rentrer dans la masse du sang, ne cause une rechûte: Il faut cependant differer quelquefois jusqu'au 17e jour.

J'assure, pour l'avoir bien éprouvé que rien ne rafraîchit si puissamment un Malade que la Purgation mise en usage après la Saignée; car on sait par experience que la Purgation après la Saignée, est plus propre à calmer surement & heureusement la Fievre qu'aucun autre Remede; tant à cause qu'elle entraine les ordures des Intestins, que parcequ'elle dispose à l'usage des Anodyns.

Sentiment de Boerhave.

La guerison du Malade semble être, dans les Fievres, la premiere indication que la Nature se propose; cependant la Fievre se termine assés souvent par la mort.

Sentiment d'Ettmuller

Presque dans toutes les Fievres les Vomitifs sont profitables, quand on les donne au commencement. — L'esprit de Sel Ammoniaque, ou son sel Volatil est un Febrifuge universel, qui ne manque guères de produire son effet, quand on en use souvent. Toutes les Drogues sucrées sont très-nuisibles dans les Fievres. Hippocrate donnoit du Vin dans toutes les Fievres. J'ai toujours observé que tant que les Urines sont cruës, l'Etat du Malade est incertain; au lieu que lorsqu'il y a de signes de Coction, on peut pronostiquer favorablement de la Maladie; mais la Coction est l'ouvrage de la Nature. Entre les signes mortels, il n'en est point de plus certain, que de voir un Malade continuellement porter ses mains à son Nez, sans qu'il s'en ecoule aucune matiere.

Voici ce que dit Hippocrate dans le 36e Aphorisme de la IV. Section: Les Sueurs qui surviennent aux Febricitans sont salutaires quand elles commen-

Abb. 1: Winckelmanns Exzerpte aus: John Allen: Abrégé de toute la médicine pratique, où l'on trouve les sentiments des plus habiles médecins sur les maladies […]. 8 Bde. 4., von Benoît Boudon vermehrte Ausgabe. Paris 1750 (WNP, Bd. 64, fol. 37).

Buffons *Histoire naturelle* oder den zweiten Teil von Johann Gottlob Krügers *Naturlehre* aus dem Jahre 1742 (Abb. 2 und 3).[6] Jedoch nehmen auch ältere Publikationen aus dem 17. Jahrhundert einen bedeutenden Platz in seinen Lektüren ein. So schreibt er die Anweisungen des Reisenden Balthasar de Monconys (1611-1665) auf, wie man das Quartanfieber durch die Anbringung eines Herings auf einem bestimmten Punkt des Rückens kurieren könne: »Un jeune chirurgien m'assura que l'on guérit la fièvre quarte en appliquant sur l'épine du dos un hareng blanc fendu par le milieu, la tête placée en bas et la queue en haut. Je n'aurais pas mis ceci, si un honnête homme de Marseille ne m'avait dit deux ou trois ans après la même chose et assuré de l'avoir éprouvé véritable.«[7]

Schließlich muss hervorgehoben werden, dass diese chronologisch und thematisch sehr vielseitigen Exzerpte aus modernen Medizinschriften durch zahlreiche Exzerpte aus antiken Quellen ergänzt werden, unter denen vor allem Hippocrates, Galen und Dioskurides zu erwähnen sind. Eine derartige enzyklopädische Wissensgier, die die medizinische Wissenschaft sowohl in ihren gesamten Fächern als auch in ihren gesamten historischen Phasen per Abschreiben zu erfassen versucht, ist allerdings ohne Rücksicht auf Winckelmanns soziale Herkunft nicht zu verstehen. Medizinische Kenntnisse konnte sich dieser Sohn eines unbemittelten Schuhmachers zum Teil nur durch Selbstunterricht aneignen, und in seiner eklektizistischen Wissbegierde steckt etwas von diesem Autodidaktentum.

6 Exzerpte aus: Georges Louis Leclerc de Buffon: *Histoire naturelle générale & particulière avec la description du cabinet du Roy.* Bde. 1-3. Paris 1749, in: WNP, Bd. 64, fol. 1-7 v°. Weitere Exzerpte in deutscher Übersetzung aus Buffon: *Allgemeine Historie der Natur nach allen ihren besonderen Theilen abgehandelt.* Vorwort: Albrecht von Haller. Übers. Bartholomäus Joachim Zink. 2 Bde. Hamburg, Leipzig 1750/54, in: WNP, Bd. 64, fol. 59 v°-64 v°; Exzerpte aus: Johann Gottlob Krüger: *Naturlehre.* 3 Bde. Halle 1740 ff. (Tl. I: Physik [1740], Tl. II: Physiologie [1743], Tl. III: Pathologie [1750]), in: WNP, Bd. 64, fol. 49-59 v°, 65 v°-78. Winckelmanns Krüger-Exzerpte sind zum größten Teil dem zweiten, 1743 erschienenen Band der *Naturlehre* (= Physiologie) entnommen.

7 Exzerpte aus: Balthasar de Monconys: *Journal des Voyages de M. de Monconys.* 3 Bde. Lyon 1665-1666, in: WNP, Bd. 64, fol. 26 (dtsch. Übers.: »Ein junger Chirurg versicherte mir, dass man das Quartanfieber heile, indem man auf der Wirbelsäule einen in der Mitte geteilten weißen Hering anbringe, den Kopf nach unten und den Schwanz nach oben. Ich hätte das nicht geglaubt, wenn mir nicht zwei oder drei Jahre später ein vertrauenswürdiger Mann aus Marseille dasselbe gesagt und versichert hätte, dass er davon eine verlässliche Probe habe«).

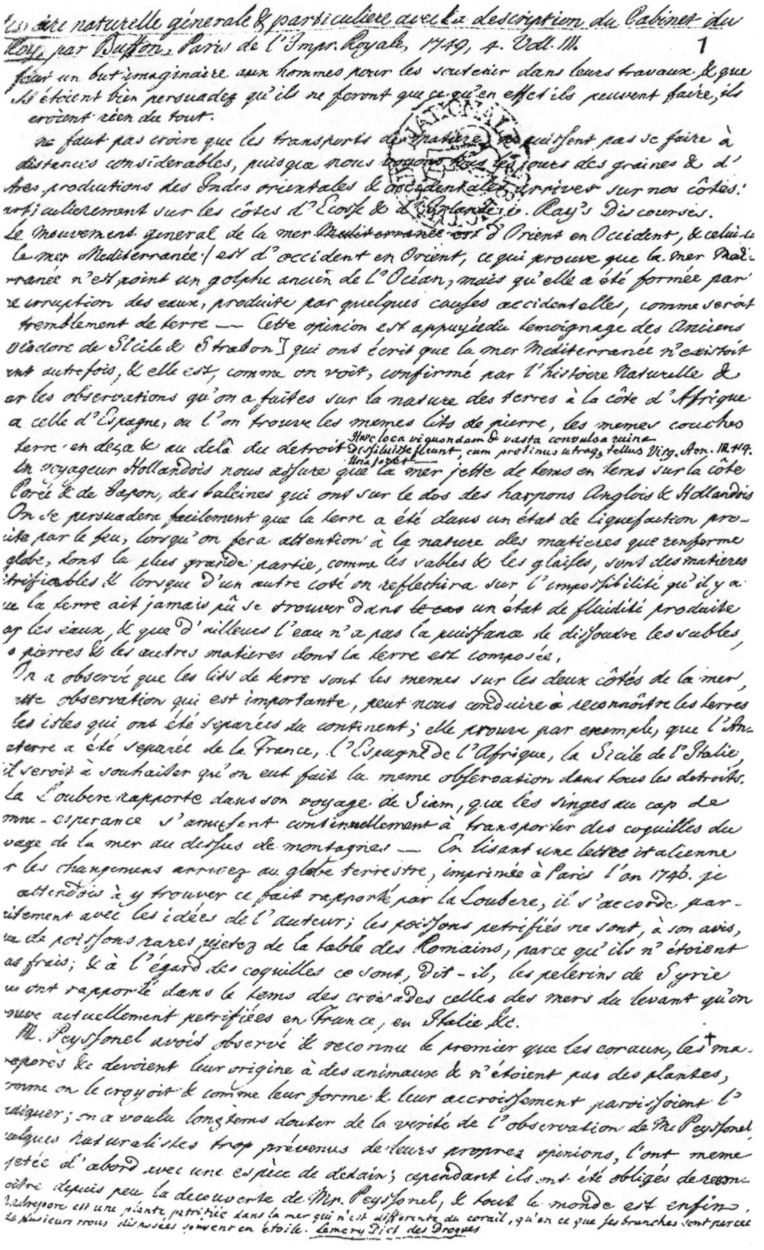

stoire naturelle générale & particuliere avec la description du Cabinet du Roy par Buffon. Paris de l'Impr. Royale, 1749, 4. Vol. III. 1

fient un but imaginaire aux hommes pour les soutenir dans leurs travaux, & que s'ils étoient bien persuadez qu'ils ne feront que ce qu'en effet ils peuvent faire, ils eroient rien du tout.

ne faut pas croire que les transports des matieres ne puissent pas se faire à distances considerables, puisque nous voyons tous les jours des graines & d'tres productions des Indes orientales & occidentales arriver sur nos côtes: particulierement sur les côtes d'Ecosse & d'Irlande &c. Ray's Discourses.

Le mouvement general de la mer Mediterranée est d'Orient en Occident, & celui de la mer Mediterranée / est d'occident en Orient, ce qui prouve que la mer Medi-terranée n'est point un golphe ancien de l'Océan, mais qu'elle a été formée par e irruption des eaux, produite par quelques causes accidentelles, comme seroit tremblement de terre — Cette opinion est appuyée du temoignage des Anciens Diodore de Sicile & Strabon] qui ont écrit que la mer Mediterranée n'existoit nt autrefois, & elle est, comme on voit, confirmé par l'histoire Naturelle & ar les observations qu'on a faites sur la nature des terres à la côte d'Afrique a celle d'Espagne, ou l'on trouve les memes lits de pierre, les memes couches terre en deça & au delà du detroit Haec loca vi quondam & vasta convulsa ruina Dissiluisse ferunt, cum protinus utraque tellus Una foret. Virg. Aen. III.414.

Un voyageur Hollandois nous assure que la mer jette de tems en tems sur la côte Corée & de Japon, des baleines qui ont sur le dos des harpons Anglois & Hollandois

On se persuadera facilement que la terre a été dans un état de liquefaction pro-ite par le feu, lorsqu'on fera attention à la nature des matieres que renferme globe, dont la plus grande partie, comme les sables & les glaises, sont des matieres itrifiables & lorsque d'un autre coté on reflechira sur l'impossibilité qu'il y a ue la terre ait jamais pû se trouver dans ~~le cas~~ un état de fluidité produite ar les eaux, & que d'ailleurs l'eau n'a pas la puissance de dissoudre les sables, s pierres & les autres matieres dont la terre est composée,

On a observé que les lits de terre sont les memes sur les deux côtés de la mer, tte observation qui est importante, peut nous conduire à reconnoître les terres les isles qui ont été separées du continent; elle prouve par exemple, que l'An-eterre a été separée de la France, l'Espagne de l'Afrique, la Sicile de l'Italie, il seroit à souhaiter qu'on eut fait la meme observation dans tous les detroits.

La Loubere rapporte dans son voyage de Siam, que les singes au cap de nne-esperance s'amusent continuellement à transporter des coquilles du vage de la mer au dessus de montagnes — En lisant une lettre italienne r les changemens arrivez au globe terrestre, imprimée à Paris l'an 1746. je attendois à y trouver ce fait rapporté par la Loubere, il s'accorde par-itement avec les idées de l'auteur; les poissons petrifiés ne sont, à son avis, e de poissons rares, rejetez de la table des Romains, parce qu'ils n'étoient as frais; & à l'égard des coquilles ce sont, dit-il, les pelerins de Syrie ui ont rapporté dans le tems des croisades celles des mers du levant qu'on uve actuellement petrifiées en France, en Italie &c.

M. Peyssonel avoit observé & reconnu le premier que les coraux, les+ ma-repores &c devoient leur origine à des animaux & n'étoient pas des plantes, omme on le croyoit & comme leur forme & leur accroissement paroissoient l'diquer; on a voulu longtems douter de la verité de l'observation de Mr Peyssonel uelques naturalistes trop prévenus de leurs propres opinions, l'ont meme etée d'abord avec une espece de dedain; cependant ils ont été obligés de recon-oître depuis peu la decouverte de Mr. Peyssonel, & tout le monde est enfin.

+Madrepore est une plante petrifiée dans la mer qui n'est differente du corail, qu'en ce que ses branches sont percées de plusieurs trous disposées souvent en étoile. Lemery Dict. des Drogues

Abb. 2: Winckelmanns Exzerpte aus: Georges Louis Leclerc de Buffon: Histoire naturelle générale & particulière avec la description du cabinet du Roy. Bd. 3. Paris 1749 (WNP, Bd. 64, fol. 1).

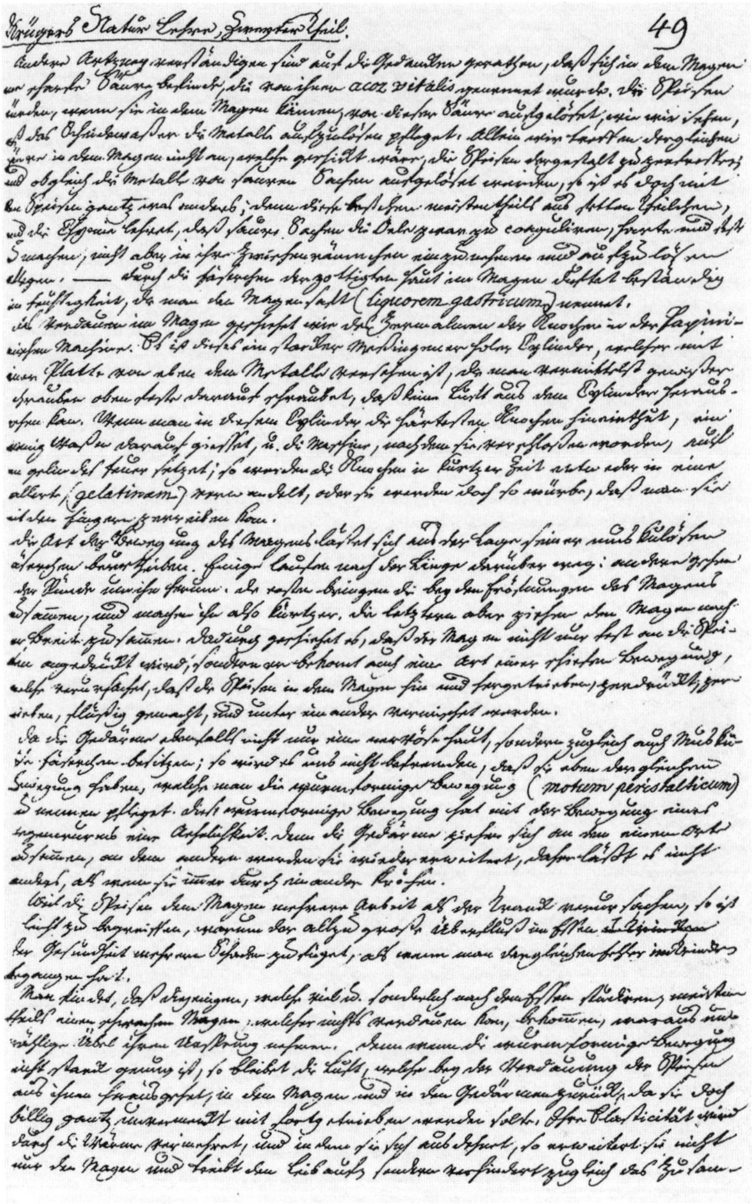

Abb. 3: Winckelmanns Exzerpte aus: Johann Gottlob Krüger: Naturlehre. Bd. 2: Physiologie. Halle 1743 (WNP, Bd. 64, fol. 49).

2. Etappen der medizinischen Wissensaneignung

Über das anscheinend Wahllose und Enzyklopädische dieser Medizinstudien hinaus lassen sich jedoch bei näherer Untersuchung durchaus kohärente Entwicklungs- und Trennungslinien erkennen, die mit den verschiedenen Etappen von Winckelmanns intellektueller Ausbildung eng verbunden sind. Da die biographischen Aspekte dieser geistigen Entwicklung in einem allerdings schon alten, jedoch immer noch lesenswerten Aufsatz von Joseph Wiesner 1953 erfasst worden sind, werden wir hier nur deren markanteste Etappen kurz schildern.[8]

Halle: Schon während seines Theologie-Studiums in Halle (1738-1740) machte sich Winckelmann mit medizinischen Forschungen vertraut. Anlass dazu gab ihm unter anderem Johann Heinrich Schulze, Professor der Arzneigelehrtheit und der Altertümer, dessen Kolleg über antike Münzen er schon im Sommersemester 1738 hörte.[9] Schulze war nicht nur der Begründer archäologischer Altertumskunde in Halle, sondern auch einer der ersten Vertreter medizingeschichtlicher Forschung in Deutschland. Dieser doppelten Ausrichtung gemäß verband er antiquarische und naturwissenschaftliche Betrachtungen in seinen Münzforschungen miteinander, und dies ganz speziell unter Rückgriff auf physiognomische Interpretationsmuster.[10] Hervorzuheben ist darüber hinaus, dass Schulze der Verfasser einer *Historia Medicinae* (1728) sowie eines *Compendiums* zur Medizingeschichte (1741) ist, die wohl zur Entstehung von Winckelmanns besonderem Interesse für Hippocrates beigetragen haben.[11] Außerdem war Winckelmann in Halle »fleißiger Zuhörer« der naturwissenschaftlichen Vorlesungen und Übungen von Gottfried Sellius, einem Professor für Jura und Experimentalphysik, der unter anderem in Leyden studiert hatte und sich für die Verbreitung der

8 Joseph Wiesner: »Winckelmann und Hippokrates. Zu Winckelmanns naturwissenschaftlich-medizinischen Studien«. In: *Gymnasium. Zeitschrift für Kultur der Antike und humanistische Bildung* 60 (1953), 149-167.

9 Susanne Kochs: *Winckelmanns Studien der antiken griechischen Literatur*. Ruhpolding 2005 (= *Stendaler Winckelmann-Forschungen*, 4), 20; Wiesner: »Winckelmann und Hippokrates« (wie Anm. 8), 150; Winckelmann: *Briefe*, Bd. 4, 376 und 565.

10 Johann Heinrich Schulze: *Anleitung zur älteren Münzwissenschaft*. Halle 1766.

11 Johann Heinrich Schulze: *Historia Medicinae*. Leipzig 1728; Ders.: *Compendium Historiae Medicinae*. Halle 1741. In Winckelmanns Exzerptsammlung befinden sich keine Exzerpte aus den Werken Schulzes selbst. Da er seine Vorlesungen in Halle besuchte, kann er aber diese Werke auf anderen Wegen zur Kenntnis genommen haben.

Methoden und Arbeiten der holländischen Empiriker in Halle einsetzte.[12] Über Sellius konnte sich Winckelmann mit der empiristischen Tradition der holländischen Naturwissenschaftler aus dem 17. und dem beginnenden 18. Jahrhundert vertraut machen: Nicolas Hartsoekers (1656-1725) *Conjectures physiques* exzerpierte er z. B. sorgfältig. Die Arbeiten Jan Swammerdams (1637-1680) und van Leeuwenhoeks (1632-1723) nahm er ebenfalls zur Kenntnis.[13] Hauptleistung dieser holländischen Naturwissenschaftler war es gewesen, durch die Verbesserung optischer Geräte, und vor allem des Mikroskops, grundlegend neue Erkenntnisse für die Anatomie und die Physiologie zu gewinnen. Für diese an die Optik gelehnte empiristische Tradition zeigte Winckelmann ein reges Interesse, wie seine Exzerpte aus John Tuberville Needhams *Nouvelles observations microscopiques* nachweisen.[14]

Jena: Das in Halle entfachte Interesse für Medizinisches blieb nicht ohne Folgen. 1741 ließ sich Winckelmann nach Abschluss seines Hallenser Theologie-Studiums als Medizinstudent in Jena für ein Jahr immatrikulieren. Eine ganz andere Schule der Medizinstudien lernte er an der *Universitas pauperum* kennen, und zwar die damals schon etwas veraltete iatrophysikalische, die der Jenaer Medizinprofessor Erhard Hamberger dort noch immer vertrat. Den menschlichen Körper betrachteten die Iatrophysiker als ein aus festen Körpern zusammengesetztes Gebilde, dessen Leben daraus entstand, dass die einzelnen festen Körper Kraft aufeinander ausübten. Diesem Erklärungsmuster zufolge seien alle physiologischen und pathologischen Erscheinungen auf die physikalischen Gesetze der Mechanik zurückzuführen, d. h. auf gesetzmäßige Wechselwirkungen von Kräften und Gegenkräften. Zum mathematisch-mecha-

12 Winckelmann an Berendis, 10. März 1755, *Briefe*, Bd. 4, 169 (und Anm., 539-540). Exzerpte aus: Gottfried Sellius: *Historia naturalis teredinis seu xylophagi marini*. Trajecti ad Rhenum 1733, in: WNP, Bd. 65, fol. 91 v°-92 v°. Mehrere Jahre nach Winckelmanns Studienzeit in Halle hat Sellius die *Geschichte der Kunst des Altertums* (Dresden 1764) zum ersten Mal ins Französische übersetzt (*Histoire de l'art de l'Antiquité*. Übers. Gottfried Sellius, J.-B.-R. Robinet de Chateaugiron. 2 Bde. Amsterdam, Paris 1766) . Diese erste französische Übersetzung verwarf jedoch Winckelmann als fehlerhaft und unzulänglich.

13 Exzerpte aus: Nicolas Hartsoeker: *Conjectures physiques*. Amsterdam 1707, in: WNP, Bd. 64, fol. 9-10; Exzerpte aus: Jan Swammerdam: *Biblia naturae, sive historia insectarum*. Leyden 1737, in: WNP, Bd. 64, fol. 17; Exzerpte aus: Antoni van Leeuwenhoek: *Epistolae physiologicae*. Delphis 1719, in: WNP, Bd. 64, fol. 45 v°.

14 Exzerpte aus: John Tuberville Needham: *Nouvelles observations microscopiques avec des découvertes intéressantes sur le composition et la décomposition des corps organisés*. Paris 1750, in: WNP, Bd. 64, fol. 46-46 v°.

nistischen Modell der Iatrophysiker legte Winckelmann während seiner Jenaer Studienzeit ein offenes, wenn auch – wie wir sehen werden – recht kurz währendes Bekenntnis ab und ermaß dabei sehr deutlich die Kluft, die diese iatrophysikalische medizinische Schule von derjenigen trennte, die er kurz zuvor in Halle kennen gelernt hatte: »Totus in mathesi sum«, schreibt er 1743 an einen Freund. »Taedet omnis Empirici nominis«.[15] Die iatrophysikalische Schule wird deutlich gegen die empiristische ausgespielt.

Seehausen, Nöthnitz und Rom: Hervorzuheben ist jedoch, dass Winckelmann keineswegs bei diesem iatrophysikalischen Modell blieb. In seinen Medizinstudien wie übrigens in fast allen seinen Interessenbereichen weist er eine durchaus ausgeprägte Fähigkeit auf, neue Richtungen einzuschlagen oder aber auf frühere Spuren zurückzukommen. Im Anschluss an das Jenaer Medizinstudium beschäftigte er sich weiterhin intensiv mit medizinischen Schriften. Zu den wichtigsten Lektüren aus der Zeit von 1743 bis 1754 gehört zweifelsohne diejenige von Johann Gottlob Krügers *Naturlehre*, der er sich mit besonderem Eifer widmete (Abb. 3). Dass diese Lektüre für ihn von grundlegender Bedeutung war, lässt sich schon an äußeren Merkmalen deutlich ablesen: Der erste Band von Krügers *Naturlehre* gehörte zu den wenigen Publikationen, die er sich in Deutschland in Buchform anschaffte;[16] und aus dem zweiten Band, den er in der sehr reichen Bibliothek des Grafen von Bünau ab 1748 ausführlich lesen konnte, verfasste er beinahe fünfzig Exzerptseiten, was – neben den Exzerpten aus Buffons *Histoire naturelle* – den größten Seitenumfang seiner handgeschriebenen medizinischen Bibliothek ausmacht.[17] Von der vorhin schon erwähnten Biegsamkeit und Vielseitigkeit von Winckelmanns intellektuellen Interessen zeugt die Lektüre von Krügers *Naturlehre* auf besonders eindrucksvolle Weise. In unmittelbarem Anschluss an den Besuch von Hambergers Jenaer Vorlesungen führte ihn Krügers *Naturlehre* in der Tat in eine von der iatrophysikalischen Schule weit entfernte Richtung, und zwar wieder in die Nähe der holländischen empiristischen Tradition der Naturwissenschaft, die er während seines Studiums in Halle kennen gelernt hatte. Als wichtiges

15 Winckelmann an Ludwig von Hanses (Entwurf), Sommer 1743, *Briefe*, Bd. 1, 50.

16 Winckelmann an Konrad Friedrich Uden, 29. März 1753, ebd., Bd. 1, 133 (am Ende seines Aufenthalts in Nöthnitz verkaufte Winckelmann dieses Buch wieder).

17 Exzerpte aus: Johann Gottlob Krüger: *Naturlehre*. Bd. 2: *Physiologie*. Halle 1743, in: WNP, Bd. 64, fol. 49-59 v°, 65 v°-78.

Erlebnis dieser Periode muss darüber hinaus die Lektüre der ersten drei Bände von Buffons *Histoire naturelle* erwähnt werden, der Winckelmann während seines Aufenthalts in Nöthnitz etwa vierzig Exzerptseiten entnimmt (Abb. 2),[18] sowie die Untersuchung von Herman Boerhaaves *Methodus studii medici* in der durch Albrecht von Haller vermehrten, 1751 erschienenen Ausgabe.[19] Zu einer Abkehr von Hambergers mechanistisch gefärbtem iatrophysikalischem Modell hat das Studium dieser Monumente der naturwissenschaftlichen und medizinischen Literatur entscheidend beigetragen. Die Auseinandersetzung mit all diesen modernen Schriften begleitete schließlich die eingehende Untersuchung altgriechischer medizinischer Texte, die nach den ersten Ansätzen in Halle und Jena ab 1749-1750 einen entscheidenden Impuls in Nöthnitz erfuhr. Kernfiguren dieser Auseinandersetzung mit der griechischen Medizin sind Hippocrates, den Winckelmann als den »Gott der Ärzte« verehrte,[20] sowie Galen und Dioskurides, welche einen ansehnlichen Platz in seinem Exzerptmagazin einnehmen.[21] Übrigens wurden Winckelmanns Kenntnisse der antiken medizinischen Literatur so geschätzt, dass Giovanni Lodovico Bianconi, der Leibarzt des sächsischen Kurprinzen, ihn in Dresden dazu bewegen wollte, eine wortgetreue Übersetzung der Schriften des Dioskurides anzufertigen. Allerdings war dieser Vorschlag nicht ganz uneigennützig: Bianconi, der der griechischen Sprache nicht mächtig war, wollte Winckelmanns wortgetreue Übersetzung als Vorlage für eine eigene, elegante Edition des Dioskurides in deutscher Sprache benutzen. Den Vorschlag schlug Winckelmann höflich aus.[22]

18 Exzerpte aus: Buffon: *Histoire naturelle* (wie Anm. 6), in: WNP, Bd. 64, fol. 1-7 v°; weitere Exzerpte aus der deutschen Buffon-Ausgabe (wie Anm. 6), in: WNP, Bd. 64, fol. 59 v°-64 v°.

19 Exzerpte aus: Herman Boerhaave: *Methodus studii medici, emaculata et accessionibus locupletata ab Alberto ab Haller*. Amstelaedami 1751-1759, in: WNP, Bd. 72, fol. 71 v°-73 v°.

20 Winckelmann an Uden, 9. Nov. 1751, *Briefe*, Bd. 1, 108-109. Hierin erklärt sich Winckelmann bereit, egal zu welchem Preis, die Hippocrates-Ausgabe von Antonides van Linden (2 Bde. Leyden 1665) zu kaufen; vgl. auch ebd., Bd. 2, 322, 327, und Bd. 3, 61.

21 Vgl. z.B. Exzerpte aus: Galen: *De Theriaco ad Pisonem*, in: WNP, Bd. 67, fol. 53 v°; Exzerpte aus verschiedenen Schriften von Dioskurides, in: WNP, Bd. 67, fol. 36. Zu diesen Lektüren vgl. Wiesner: »Winckelmann und Hippokrates« (wie Anm. 8), 152-153; Kochs: *Winckelmanns Studien* (wie Anm. 9), 41-42 und 106-107.

22 Winckelmann: *Briefe*, Bd. 1, 161. Nach dieser ersten Ablehnung versuchte Bianconi wiederum, Winckelmann für eine Übersetzung der Schrift *De morbis mulie-*

3. Zu Winckelmanns Verarbeitung medizinischer Lektüren in den eigenen Schriften zur Kunst

Mit all diesen großen Namen der medizinischen Wissenschaft machte sich Winckelmann in einer Zeit eng vertraut, in der er zwar noch nichts publiziert hatte, jedoch schon Vorarbeiten zu einer Erstlingsschrift, den *Gedanken über die Nachahmung griechischer Werke*, unternahm. Zu untersuchen bleibt nun, wie sich diese intensive Beschäftigung mit medizinischen Studien auf diese Schrift sowie auf sein späteres kunsthistorisches Werk ausgewirkt hat. Dabei muss von vornherein unterstrichen werden, dass eine solche Untersuchung sich keineswegs allein auf die expliziten Erwähnungen dieser medizinischen Lektüren beschränken kann. Mit Hinweisen auf fremde Quellen ging Winckelmann sehr eigensinnig um: Auf seine griechischen medizinischen Lektüren (Hippocrates, Galen, Dioskurides) berief er sich gerne;[23] die modernen medizinischen Exzerpte, die er allerdings ebenso häufig benutzte, zitierte er hingegen viel seltener. Die folgenden Seiten sollen keine ausführliche Beschreibung der vielfältigen Wege liefern, auf denen er seine Medizinkenntnisse in den kunsthistorischen Schriften verarbeitete, sondern verstehen sich vielmehr als eine kurze Übersicht über dieses weite Feld.

a. Kunstgeschichte und Anthropologie: der schöne Mensch als Ganzes

Von den medizinischen Traktaten, die er exzerpierte, behielt Winckelmann zu allererst ein anthropo*zentrisches* Weltbild zurück. Bei Hippocrates oder Buffon beherrscht der Mensch alle anderen Reiche der Natur. Winckelmanns Gattungshierarchie, die den Menschen als schönsten Gegenstand der Kunst voraussetzt, weist deutliche Spuren dieser Ordnung des Lebendigen auf. Vor allem durch ihre anthropo*logische* Ausrichtung haben aber diese medizinischen Lektüren das Winckelmannsche Werk beeinflusst. Die medizinischen Naturlehren, denen Winckelmann seine ganz besondere Aufmerksamkeit widmet – unter denen die Naturlehren von Hippocrates, Buffon und Krüger an erster Stelle zu erwähnen sind –, weisen in ihrem Umfang ein Gemeinsames auf: Sie zielen darauf, den Menschen in seinem Ganzen zu erfassen. So ist es nicht nur die Physiologie der einzelnen Organe, die z. B. Buffon in

rum des griechischen Artzes Moschion zu gewinnen. Diesen Vorschlag schlug Winckelmann ebenfalls ab.

23 Vgl. »Gedancken«, 32; »Sendschreiben«, 69 und 70; »Erläuterung«, 100, 103, 105 und 106.

den drei ersten, von Winckelmann exzerpierten Bänden der *Histoire naturelle* interessiert, sondern auch der Einfluss der klimatischen Gegebenheiten, der Ernährung oder der Erziehung auf die menschliche Körperbildung.[24] Auf ein ähnliches umfassendes anthropologisches Interpretationsmuster greift Winckelmann zurück, um den Prozess der Schönheitsbildung bei den Griechen zu analysieren. Als Beispiel dafür sei nur auf die vielfältigen Bedingungen hingewiesen, die er in den *Gedanken über die Nachahmung* aufzählt, um die Entstehung der natürlichen Schönheit des griechischen Menschen zu erklären. Seine natürliche Schönheit verdanke der griechische Mensch einer Reihe von kulturellen, institutionellen und gesellschaftlichen Bedingungen, die bei Hippocrates, Dioskurides, Galen, Buffon und Krüger schon vorzufinden waren. So hebt Winckelmann z.B. die Rolle der frühzeitigen, intensiven Leibesübungen und Spiele hervor, die »allen jungen Griechen ein kräftiger Sporn« zur Bildung und Ertüchtigung des Körpers gewesen seien.[25] Auch die nüchternen Ernährungsgewohnheiten der Spartaner und Athenienser, die sich »vor allem überflüssigen Ansatz des Körpers« zu hüten versuchten, spielen in seiner Analyse der Schönheitsbildung eine grundlegende Rolle,[26] sowie der »Anzug« der Griechen, der »so beschaffen, daß er der bildenden Natur nicht den geringsten Zwang antat«.[27] Zu solchen Analysen haben möglicherweise Krügers Ausführungen über Diät und Ernährung beigetragen, sowie Buffons Bemerkungen über die Kleidung der kleinen Kinder, die er mit ganz besonderer Aufmerksamkeit exzerpiert.[28]

Diese Ausführungen über Förderung schöner Körper durch gesellschaftliche und kulturelle Einrichtungen bei den Griechen werden nun

24 Vgl. Jacques Roger: *Buffon: un philosophe au Jardin du Roi*. Paris 1989; zu Winckelmanns Bezug auf das Modell der Naturgeschichte vgl. auch Wolfgang Lepenies: »Der andere Fanatiker. Historisierung und Verwissenschaftlichung der Kunstauffassung bei Johann Joachim Winckelmann«. In: *Ideal und Wirklichkeit der bildenden Kunst im späten 18. Jahrhundert*. Hg. Herbert Beck, Peter C. Bol, Eva Maek-Gérard. Berlin 1984, 19-29, sowie Ders.: »Johann Joachim Winckelmann. Kunst- und Naturgeschichte im achtzehnten Jahrhundert«. In: *Johann Joachim Winckelmann, 1717-1768*. Hg. Thomas W. Gaehtgens. Hamburg 1986, 221-237.

25 »Gedancken«, 31.

26 Ebd.

27 Ebd., 32.

28 Exzerpte aus: Krüger: *Naturlehre*. Bd. 2 (wie Anm. 17), in: WNP, Bd. 64, fol. 49 v°; Exzerpte aus: Buffon: *Histoire naturelle* (wie Anm. 6), Bd. 2, in: WNP, Bd. 64, fol. 3 v°.

durch Betrachtungen über die klimatischen Faktoren ergänzt, die die Schönheitsbildung bedingen sollen. Die außerordentliche Milde und Ausgewogenheit des griechischen Klimas wird in den *Gedanken über die Nachahmung* als eine entscheidende Ursache schöner körperlicher Gestaltung dargestellt. Ihrem milden Klima verdanken die alten Griechen die Beweglichkeit ihrer Muskeln, die Elastizität ihrer Nerven, die Geschwungenheit ihrer Gesichtszüge, ja sogar die Verfeinerung ihrer Stimmorgane, was die Schönheit ihrer Sprache und dabei die Überlegenheit ihrer geistigen Leistungen erkläre.[29] Solche klimatheoretischen Erklärungsmuster hat Winckelmann einer sehr breiten Anzahl an Quellen entnommen, und ganz speziell Jean Baptiste Dubos' *Réflexions critiques sur la poésie et sur la peinture*, die zur Ausformulierung seiner eigenen klimatheoretischen Überlegungen eine entscheidende Rolle gespielt haben.[30] Nicht auf moderne Quellen beruft er sich jedoch in seinen eigenen Veröffentlichungen, um diese klimatologischen Erwägungen zu untermauern, sondern vielmehr auf altgriechische Schriften. Sehr gerne bezieht er sich dabei auf Hippocrates' Lehre der drei Klimazonen – kalt, heiß und gemäßigt –, von denen nur die mittlere, d.h. die milde und ausgewogene, der Entstehung der Schönheit günstig sei: »Unter einem so gemässigten, und zwischen Wärme und Kälte gleichsam abgewogenen Himmel spüret die Creatur einen gleich ausgetheilten Einfluß desselben. Alle Früchte erhalten ihre völlige Reife und selbst die wilden Arten derselben gehen in eine bessere Natur hinüber; so wie bey Thieren, welche besser gedeyen und öfter werfen. Ein solcher Himmel, sagt Hippocrates [in den Fußnoten wird hier auf Hippocrates' *Peri Topon* sowie auf Galens *Quod animi mores corporis temperamenta sequantur* hingewiesen; É.D.], bildet unter Menschen die schönsten und wohlgebildetesten Geschöpfe und Gewächse, und eine Uebereinstimmung der Nei-

29 *GKA* (1764), 19f.: »In kalten Ländern [müssen] die Nerven der Zunge starrer und weniger schnell seyn […], als in wärmern Ländern; und wenn den Grönländern und verschiedenen Völkern in America Buchstaben mangeln, muß dieses aus eben dem Grunde herrühren. Daher kommt es, daß alle Mitternächtige [sic] Sprachen mehr einsylbige Worte haben, und mehr mit Consonanten überladen sind, deren Verbindung und Aussprache andern Nationen schwer, ja zum Theil unmöglich fällt.« Vgl. »Erläuterung«, 101.

30 Zur entscheidenden Bedeutung von Jean-Baptiste Dubos' klimatheoretischen Ausführungen für Winckelmann vgl. Verf.in: *Winckelmann. Enquête* (wie Anm. 1), bes. 159ff. (dt. Übersetzung, bes. 99ff.). Vgl. Winckelmanns klimatheoretischen Exzerpte aus Dubos' *Réflexions critiques sur la poésie et sur la peinture* (1. Aufl. Paris 1719, ^{2}1733, ^{3}1740), WNP, Bd. 61, fol. 56 v°-58 v°.

gungen mit der Gestalt.«[31] Für Hippocrates wie für Winckelmann ist dieses vorzüglich gemäßigte Klima vornehmlich »im attischen Gebiet« und ganz speziell bei den Atheniensern zu finden, bei denen es »feine Sinne« und »proportionirte Körper bildete« – im Gegensatz zu den Einwohnern von Theben, die »auch nach des Hippocrates Beobachtung« »dick und stark« waren, weil ihre Stadt »unter einem dicken Himmel gelegen« war.[32]

Zu diesen kulturell-gesellschaftlichen und klimatologischen Determinismen kommen nun biologisch-genetische Betrachtungen hinzu, die sich aus Winckelmanns Medizinlektüren direkt herleiten. In diese Kategorie gehören etwa dessen Bermerkungen über die Krankheiten der modernen Menschen und die Gesundheit der Griechen. Zu den Grundthesen der *Gedanken über die Nachahmung* gehört z. B., dass die Griechen die »venerischen Übel« nicht kannten, »welche so viel Schönheiten zerstören und die edelsten Bildungen verderben«. Um diese Behauptung zu untermauern, beruft sich Winckelmann explizit auf die »Schriften der griechischen Ärzte« (Hippocrates, Galen und Dioskurides), in welchen »keine Spur von Blattern« zu finden seien.[33] Diesen Informationen zur griechischen Pathologie fügt er nun wichtige Ausführungen über die Zeugungsgesetze hinzu. So seien die Griechen besonders »sorgfältig« gewesen, »schöne Kinder zu zeugen«.[34] Auf Dioskurides' *De re medica* beruft er sich weiter, um zu behaupten, dass die Griechen »aus blauen Augen schwarze zu machen suchten«.[35]

Zwar werden diese biologisch-genetischen Ansätze in Winckelmanns Erstlingsschrift nur beiläufig erwähnt. Hervorzuheben ist jedoch, dass in seinen späteren Schriften die griechische Schönheit immer nachdrücklicher auf körperliche, erbliche Eigenschaften zurückgeführt wird: In Winckelmanns Taxonomie der Determinismen, die die griechische Schönheit bestimmen, spielt das »Geblüt« eine immer ausschlaggebendere Rolle.[36] So wird in der *Geschichte der Kunst* wiederholt darauf hin-

31 »Erläuterung«, 100; vgl. ebd., 99 f.

32 Ebd., 103-104. Es wird hier wiederum auf Hippocrates' *Peri Topon* hingewiesen.

33 »Gedancken«, 32-33. Im »Sendschreiben«, 70, wird einschränkend darauf hingewiesen, daß bei Hippocrates doch »ein paar Worte« über die »Blattern« zu finden seien, »wenn man sich in Worterklärungen einzulassen gesonnen wäre«.

34 »Gedancken«, 32.

35 Ebd.; vgl. »Sendschreiben«, 63 und 69.

36 »Gedanken«, 32: »Das schöne Geblüt der Einwohner der meisten griechischen Inseln, welches gleichwohl mit so verschiedenem fremden Geblüte vermischt ist, und die vorzüglichen Reizungen des schönen Geschlechts daselbst, sonderlich auf der Insel Skios, geben zugleich eine gegründete Mutmaßung von den Schön-

gewiesen, dass die Griechen ihre unvergleichbare natürliche Schönheit ihren eigentümlichen erblichen Anlagen verdankten, und dass hingegen die Vermischung mit fremdem Blut diese Schönheit nur beeinträchtigen konnte.[37] Das Argument des genetischen Atavismus dringt immer entschiedener in Winckelmanns Analyse der natürlichen Schönheit ein.

b. Winckelmanns Ausführungen über das Empfinden des Schönen

Nicht nur zur Bestimmung der Eigenschaften und Entstehungsmöglichkeiten der natürlichen Schönheit waren die medizinischen Lektüren für Winckelmann entscheidend, sondern auch zur Untersuchung der Empfindung des Schönen selbst. Durch seine Medizinstudien hat er mit anderen Worten nicht nur zu verstehen versucht, woraus die natürliche Schönheit besteht und wie sie entsteht, sondern auch, wie sie überhaupt empfunden werden kann. Dazu waren ihm die zeitgenössischen Forschungen über die Physiologie des Empfindens ganz besonders hilfreich. Verblüffend ist die beträchtliche Anzahl seiner Exzerpte zu den Mechanismen der Empfindung, zu ihrer Geographie und ihren Störungen. Buffons *Histoire naturelle* entnimmt er zahlreiche Bemerkungen über die

heiten beiderlei Geschlechts unter ihren Vorfahren, die sich rühmten, ursprünglich, ja älter als der Mond zu sein«. Schon folgende Passage aus der »Erläuterung«, 105, führt den Gedanken weiter aus: »Bey aller Veränderung und traurigen Aussicht des Bodens, bey dem gehemten freyen Strich der Winde durch die verwilderte und verwachsene Ufer, und bey dem Mangel mancher Bequemlichkeit, haben dennoch die heutigen Griechen viel natürliche Vorzüge der alten Nation behalten. Die Einwohner vieler Inseln, (welche mehr als das feste Land von Griechen bewohnt werden) bis in klein Asien, sind die schönsten Menschen, sonderlich was das schöne Geschlecht betrift, nach aller Reisenden Zeugniß.« Winckelmann zitiert hier als Fußnote die Reiseberichte von Pierre Belon (*Observations de plusieurs singularitez et choses mémorables trouvées en Grèce, Asie et Judée*. Paris 1553-1555) und Corneille le Brun (*Voyages au Levant, c'est-à-dire dans les principaux endroits de l'Asie Mineure* […]. Delft 1700).

37 *GKA* (1764), 21: »Denn, nicht zu gedenken, daß ihr Geblüt einige Jahrhunderte hindurch mit den Saamen so vieler Völker, die sich unter ihnen niedergelassen haben, vermischet worden, so ist leicht einzusehen, daß ihre itzige Verfassung, Erziehung, Unterricht und Art zu denken, auch in ihre Bildung einen Einfluß haben könne. In allen diesen nachtheiligen Umständen ist noch itzo das heutige Griechische Geblüt wegen dessen Schönheit berühmt, und je mehr sich die Natur dem Griechischen Himmel nähert, desto schöner, erhabner und mächtiger ist dieselbe in Bildung der Menschenkinder.« Für den häufigen Gebrauch des Wortes »Blut« vgl. ebd., 21 f. und 82 f.

Sinnesphysiologie der Kinder oder die Verbindung von Empfindungsfähigkeit und Klima.[38] Im zweiten Band von Krügers *Naturlehre* interessiert er sich vorzüglich für die Kapitel zur »Empfindung überhaupt« sowie zu den einzelnen Sinnen (Gesicht, Gehör, Geruch, Geschmack, Gefühl).[39] Mit John Allen stellt er ein Inventar der Sinnespathologien auf, die u.a. mit epileptischen, manischen und melancholischen Symptomen verbunden sind.[40]

Für dieses Interesse an Fragen nach der sinnlichen Empfindung sind seine Exzerpte zu den späten Nachklängen des Molyneux-Streites besonders kennzeichnend.[41] Kann ein sehend gewordener Blindgeborener mit dem neu erworbenen Gesichtssinn schon durch das bloße Betrachten der Gegenstände beispielsweise eine Kugel von einer Würfelform unterscheiden? Mit dieser Frage, die Locke beschäftigt hatte, hatten sich seit Beginn des 18. Jahrhunderts viele Philosophen, Ärzte und Naturwissenschaftler auseinandergesetzt. Die gelungene Operation eines Blindgeborenen durch den britischen Augenarzt William Cheselden hatte diese Diskussion um die Mitte des 18. Jahrhunderts neu angefacht. Wenn Winckelmann zwar weder Condillacs noch Diderots Beiträge zu dieser Debatte zu kennen scheint,[42] so hat er jedoch andere zeitgenössische Schriften exzerpiert, die sich mit dieser Frage direkt befassen: Voltaires *Éléments de la philosophie de Newton* entnimmt er ein eindeutiges empiristisches Glaubensbekenntnis an die Sinnesorgane als einzige Ursache menschlicher Erkenntnis (Abb. 4),[43] und in Buffons *Histoire naturelle* schreibt er lange Ausführungen über die enge Mitwirkung verschiedener Sinne (wie z.B. des Gesichts und des Gefühls) beim Prozess der menschlichen Erkenntnis auf.[44] Hervorzuheben ist dabei, dass unter allen äuße-

38 Exzerpte aus: Buffon: *Histoire naturelle* (wie Anm. 6), Bd. 2, in: WNP, Bd. 64, fol. 3-3 v°.

39 Exzerpte aus: Krüger: *Naturlehre*. Bd. 2 (wie Anm. 17), Kap. 16-21, 536-763 und pass., in: WNP, Bd. 64, fol. 55 v°.

40 Exzerpte aus: Allen: *Abrégé de toute la médicine pratique* (wie Anm. 4), in: WNP, Bd. 64, fol. 37-45 v°.

41 Vgl. dazu Thomas Franke: *Ideale Natur aus kontingenter Erfahrung. Johann Joachim Winckelmanns normative Kunstlehre und die empirische Naturwissenschaft*. Würzburg 2006.

42 Winckelmann exzerpiert weder Condillacs *Essai sur l'origine des connaissances humaines* (1746) noch Diderots *Lettre sur les aveugles* (1749).

43 Exzerpte aus: Voltaire: *Éclaircissements nécessaires donnés par M. de Voltaire le 20 mai 1738 sur les Éléments de la philosophie de Newton*. [Amsterdam 1738], in: WNP, Bd. 64, fol. 78 v°.

44 Exzerpte aus: Buffon: *Histoire naturelle* (wie Anm. 6), Bd. 2, in: WNP, Bd. 64, fol. 6.

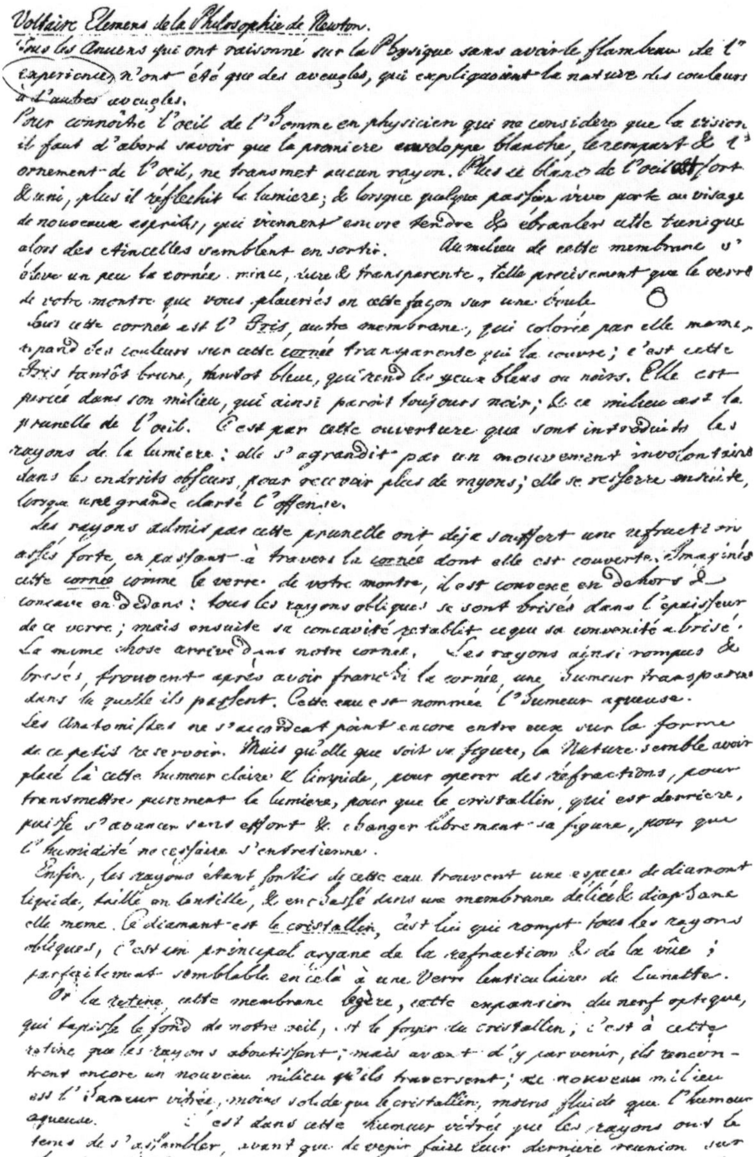

Voltaire Elemens de la Philosophie de Newton.

Tous les Auteurs qui ont raisonné sur la Physique sans avoir le flambeau de l'experience, n'ont été que des aveugles, qui expliquoient la nature des couleurs à d'autres aveugles.

Pour connoître l'oeil de l'homme en physicien qui ne considere que la vision il faut d'abord savoir que la premiere envelope blanche, le rempart & l'ornement de l'oeil, ne transmet aucun rayon. Plus ce blanc de l'oeil est fort & uni, plus il reflechit la lumiere; & lorsque quelque passion vive porte au visage de nouveaux esprits, qui viennent encore tendre & ebranler cette tunique alors des etincelles semblent en sortir. Au milieu de cette membrane s'éleve un peu la cornée mince, dure & transparente, telle precisement que le verre de votre montre que vous placeriés en cette façon sur une boule O

Sous cette cornée est l'Iris, autre membrane, qui colorée par elle meme, repand ses couleurs sur cette cornée transparente qui la couvre; c'est cette Iris tantôt brune, tantot bleue, qui rend les yeux bleus ou noirs. Elle est percée dans son milieu, qui ainsi paroit toujours noir; & ce milieu est la prunelle de l'oeil. C'est par cette ouverture que sont introduits les rayons de la lumiere: elle s'agrandit par un mouvement involontaire dans les endroits obscurs, pour recevoir plus de rayons; elle se resserre ensuite, lorsqu'une grande clarté l'offense.

Les rayons admis par cette prunelle ont deja souffert une refraction assés forte, en passant à travers la cornée dont elle est couverte. Imaginés cette cornée comme le verre de votre montre, il est convexe en dehors & concave en dedans: tous les rayons obliques se sont brisés dans l'epaisseur de ce verre; mais ensuite sa concavité retablit ce que sa convexité a brisé. La meme chose arrive dans notre cornée. Les rayons ainsi rompus & brisés, trouvent après avoir franchi la cornée, une humeur transparente dans laquelle ils passent. Cette eau est nommée l'humeur aqueuse.

Les Anatomistes ne s'accordent point encore entre eux sur la forme de ce petit reservoir. Mais quelle que soit sa figure, la Nature semble avoir placé là cette humeur claire & limpide, pour operer des refractions, pour transmettre purement la lumiere, pour que le cristallin, qui est derriere, puisse s'avancer sans effort & changer librement sa figure, pour que l'humidité necessaire s'entretienne.

Enfin, les rayons étant sortis de cette eau trouvent une espece de diamant liquide, taillé en lentille, & enchassé dans une membrane déliée & diaphane elle meme. Ce diamant est le cristallin, c'est lui qui rompt tous les rayons obliques, c'est un principal organe de la refraction & de la vüe; parfaitement semblable en cela à un verre lenticulaire de Lunette.

Or la retine, cette membrane legere, cette expansion du nerf optique, qui tapisse le fond de notre oeil, est le foyer du cristallin; c'est à cette retine que les rayons aboutissent; mais avant d'y parvenir, ils rencontrent encore un nouveau milieu qu'ils traversent; ce nouveau milieu est l'humeur vitrée, moins solide que le cristallin, moins fluide que l'humeur aqueuse. C'est dans cette humeur vitrée que les rayons ont le tems de s'assembler, avant que de venir faire leur derniere reunion sur les points du fond de notre oeil. Les rayons en s'echapant de cette derniere humeur achèvent donc de converger. Chaque faisceau de rayons parti d'un point de l'objet vient fraper un point de notre retine.

Abb. 4: Winckelmanns Exzerpte aus: Voltaire: Éclaircissements nécessaires donnés par M. de Voltaire le 20 mai 1738 sur les Éléments de la philosophie de Newton [Amsterdam 1738] (WNP, Bd. 64, fol. 78 v°).

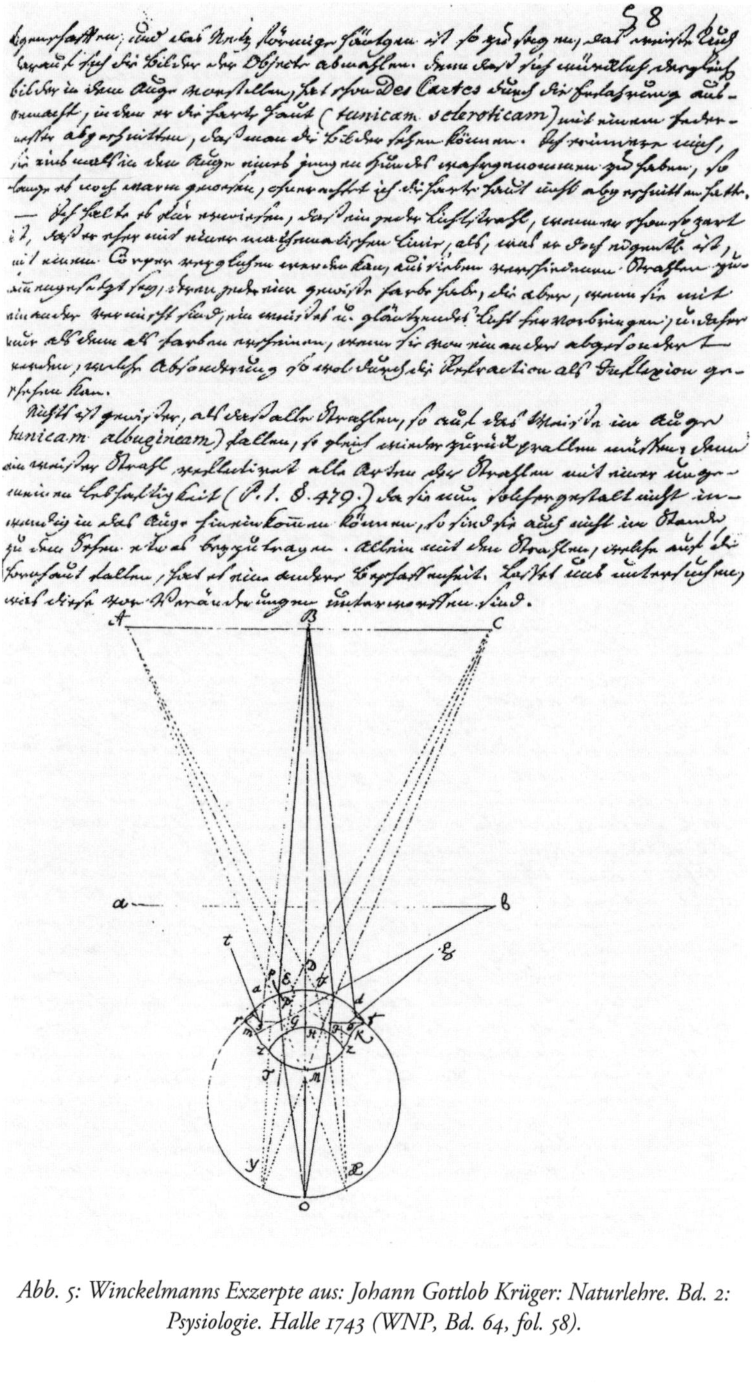

Abb. 5: Winckelmanns Exzerpte aus: Johann Gottlob Krüger: Naturlehre. Bd. 2: Psysiologie. Halle 1743 (WNP, Bd. 64, fol. 58).

ren Sinnen Winckelmann sich vorzüglich für das Sehorgan zu interessieren scheint. Immer wieder taucht in seinen medizinischen Exzerpten die Frage auf: Was heißt sehen? Die Physiologie des Auges, die Gesetze der Optik, die Verbesserung der Sehfähigkeit durch optische Geräte durchziehen fast leitmotivisch seine handgeschriebene Bibliothek. So fragt er sich mit Buffon, was die Kinder sehen, zählt mit Allen die zahlreichen Augenkrankheiten auf, interessiert sich für Réaumurs Analysen einer neuen Purpurfarbe.[45] Der optischen Funktion des Auges widmet er eine der schönsten Zeichnungen seiner wissenschaftlichen Bibliothek: Krügers Darstellung der Einwirkung der Lichtstrahlen auf das menschliche Auge (Abb. 5). In Winckelmanns Schriften sind deutliche Nachklänge solcher sinnesphysiologischen Untersuchungen zu lesen. Aus diesem Arsenal bezieht Winckelmann eine Empfindungslehre empiristischer Färbung, die vor allem in seinem Essai von 1763 über die *Fähigkeit der Empfindung des Schönen* ihren bündigsten Ausdruck findet. Dort wird unter Rückgriff auf wohlbekannte Motive der damaligen empiristischen Literatur – wie etwa die Figur des blinden Saunderson[46] – die Bedeutung der Sinne und ganz besonders des Gesichtssinns beim Empfinden des Schönen analysiert.[47]

4. Ein unsystematischer Empiriker.
Zu Winckelmanns Erkenntnistheorie

Zweifelsohne haben diese Medizinstudien auf Winckelmanns Erkenntnistheorie einen entscheidenden Einfluß ausgeübt: Sie haben dazu beigetragen, seiner eigenen ästhetischen und kunstgeschichtlichen Methodik eine stark ausgeprägte empiristische Färbung zu verleihen. Den *Éléments de la philosophie de Newton* von Voltaire entnimmt Winckelmann kennzeichnenderweise an erster Stelle folgendes Motto: »Tous les Anciens, qui ont raisonné sur la physique sans avoir le flambeau de

45 Exzerpte aus: Buffon: *Histoire naturelle* (wie Anm. 6), Bd. 2, in: WNP, Bd. 64, fol. 5 v°-6; Exzerpte aus: Allen, *Abrégé de toute la médicine pratique* (wie Anm. 4), in: WNP, Bd. 64, fol. 44 ff.; Exzerpte aus: René-Antoine Ferchault de Réaumur: »Découverte d'une nouvelle teinture de pourpre«. In: *Mémoires de l'Académie Royale des Sciences* 13 (1711), 166-196, in: WNP, Bd. 64, fol. 14.

46 »Empfindung des Schönen«, 217. Mit dem berühmten Fall des blinden, in Cambridge lehrenden Mathematikprofessors Nicolas Saunderson (1682-1739) hatte sich Diderot beim Verfassen seiner *Lettre sur les aveugles à l'usage de ceux qui voient* ebenfalls beschäftigt.

47 »Empfindung des Schönen«, 219.

l'expérience n'ont été que des aveugles, qui expliquaient la nature des couleurs à d'autres aveugles« (Abb. 4).[48] Eines der am häufigsten bekundeten Anliegen Winckelmanns war es, dieses den Naturwissenschaften entlehnte empiristische Paradigma auf den Bereich der Geschichte der Kunst zu übertragen – eine Übertragung, die Winckelmann als eine grundlegende Neuerung in der Geschichtsschreibung darstellte. Der Autor der *Geschichte der Kunst des Altertums* sah sich als Urheber einer tiefgreifenden epistemologischen Umwälzung, die die Kunstwissenschaft auf neue empiristische Grundlagen errichten sollte. Der historische Diskurs über die Kunst, der bis dahin vorwiegend auf antike *Texte* gegründet worden sei, solle sich nun auf die *direkte Beobachtung* der Kunstwerke selbst stützen. Winckelmann wurde nicht müde, seine Methode derjenigen seiner Zeitgenossen gegenüberzustellen: Caylus rede von der antiken Kunst, ohne in Rom gewesen zu sein; Christian Ludwig von Hagedorn verfüge nur über eine »Kenntniß« der Kunstwerke, die »theils mangelhaft theils nicht völlig richtig« sein müsse, »weil er Italien selbst nicht gesehen hat«; Adam Friedrich Oeser sei »ein Mann von dem größten Talente zur Kunst«, der aber nur »so viel man außer Italien wißen kann, weiß«; und Gotthold Ephraim Lessing vor allem wage es, den *Laokoon* zu kommentieren, obwohl er »Italien […] nur im Traume gesehen.« »Er komme nach Rom«, rief 1766 Winckelmann Lessing zu, denn es sei »unmöglich, etwas Gründliches von der alten Kunst und von nicht bekannten Altertümern außer Rom zu schreiben.«[49]

Als Zeugnis für dieses empiristische Paradigma müssen ganz besonders seine berühmten Statuenbeschreibungen angeführt werden, die viel zu oft als Belege eines idealistischen Verständnisses des menschlichen Körpers interpretiert werden. In Abgrenzung von dieser kritischen Tradition ist hervorzuheben, dass Winckelmann aus seinen frühzeitigen anatomischen Lektüren schon in Deutschland eine konkrete Einsicht in den Aufbau des Körpers gewann, die seine Perzeption menschlicher Körpergestaltung dauerhaft nährte. Diesen physiologischen, an den klinischen Beschreibungen der menschlichen Beweglichkeit geschärften Blick findet man sowohl in seinen römischen, vor den Statuen selbst

48 Exzerpte aus: Voltaire: *Éclaircissements nécessaires* (wie Anm. 43), in: WNP, Bd. 64, fol. 78 v° (dtsch. Übers.: »All die Alten, die ohne das Licht der Erfahrung über die Physik spekulierten, waren nichts als Blinde, die anderen Blinden das Wesen der Farben erklärten«).

49 Winckelmann an Leonhard Usteri, 3. Okt. 1761, *Briefe*, Bd. 2, 182; an Usteri, 18. März 1763, ebd., Bd. 2, 298, an Caspar Füssli, 9. Sept. 1763, ebd., Bd. 2, 307; an Gossel, 6. Aug. 1766, ebd., Bd. 3, 195; an Francke, 10. Sept. 1766, ebd., Bd. 3, 204; *GKA* (1764), xx.

verfassten Beschreibungen (wie z. B. in seiner Beschreibung des *Torso vom Belvedere*[50]), als auch in seiner in Deutschland niedergeschriebenen Beschreibung des *Laokoon*. Dies bezeugt z. B. seine Beschreibung des *Laokoon*: »Laocoon ist eine Natur im höchsten Schmerze, nach dem Bilde eines Mannes gemacht, der die bewußte Stärke des Geistes gegen denselben zu sammeln suchet; und indem sein Leiden die Muskeln aufschwellet, und die Nerven anziehet, tritt der mit Stärke bewaffnete Geist in der aufgetriebenen Stirne hervor, und die Brust erhebet sich durch den beklemmten Othem, und durch Zurückhaltung des Ausbruchs der Empfindung, um den Schmerz in sich zu fassen und zu verschließen.«[51] Alle Winckelmannschen Beschreibungen der griechischen Statuen können – und sollten – auch im Licht dieser Exzerpte zur menschlichen Physiologie neu gelesen werden.

Aus all dem Gesagten sollte jedoch nicht der Eindruck entstehen, dass diese medizinischen Lektüren Winckelmann einhellig zu rein empiristischen Positionen angeregt hätten. Eine solche Interpretation, die vor kurzem vertreten wurde,[52] muss erheblich nuanciert werden, denn trotz seiner unleugbaren Nähe zum empiristischen Denken seiner Zeit lässt sich Winckelmann nur schwer als ein konsequenter Empiriker beschreiben. Wie sein Exzerptenmagazin zeigt, hat er aus den verschiedensten gedanklichen Traditionen geschöpft – eine Vielfalt, die sich auf seine Schriften direkt ausgewirkt hat. So sind in der *Geschichte der Kunst* neben empiristisch-induktiven Definitionen der Schönheit auch Formulierungen zu finden, die eindeutig der idealistisch-platonischen Tradition verpflichtet sind: »Der Geist vernünftig denkender Wesen hat eine eingepflanzte Neigung und Begierde, sich über die Materie in die geistige Sphäre der Begriffe zu erheben, und dessen wahre Zufriedenheit ist die Hervorbringung neuer und verfeinerten Ideen. Die großen Künstler der Griechen, die sich gleichsam als neue Schöpfer anzusehen hatten, ob sie gleich weniger für den Verstand, als für die Sinne, arbeiteten, suchten

50 Johann Joachim Winckelmann: Entwürfe zur Beschreibung des *Torso im Belvedere* im Florentiner Manuskript, *Kleine Schriften*, 280-285, hier: 283: »Das Genick oder Anfang des Rückgrades <ist würdig> verdienet mit Recht die gröste Aufmercksamkeit des Studierenden da man alle Gewerck-Beine des Grades sehen kann ohne daß sie die geringste Härte haben. Man siehet klar wie die Mönchskappen Muskel dieselben bedecket durch die Dicke des Ursprungs desselben. Auf der lincken Hand erscheinet daß das Haupt auch auf solche Seite gewendet war. Der Einschluß dieser Muskel an dem Ocromium und Schlüßel Bein ist sehr schön bedeutet«.

51 *GKA* (1764), 348.

52 Franke: *Ideale Natur* (wie Anm. 41).

den harten Gegenstand der Materie zu überwinden.«[53] Legt man ein allzu einseitiges empiristisches Interpretationsraster an, so droht man, die vielen z.T. divergierenden Passagen zu überlesen, in denen Winckelmann andere philosophische Traditionen aufgreift. All diese vielgestaltigen und zum Teil sich widersprechenden Ansätze, die er in seiner Exzerptensammlung sorgfältig registrierte, versuchte er zwar in seinen Schriften aufs beste zu kombinieren – Spannungen, Schwierigkeiten, Inkonsequenzen ließen sich dabei aber nicht vermeiden. Vielleicht ist das Interessante an Winckelmanns Werk weniger in der Formulierung einer kohärenten Lehre zu suchen als in seiner faszinierenden Kollage-Arbeit mit Denkweisen und Denkansätzen, die sich von den verschiedensten Autoren und Zeiten herschreiben.

53 *GKA* (1764), 155-156.

Tanja van Hoorn

»Verachte alle unvernünftigen Aerzte!«

Komödiantische Medizindiskurse um 1750

Im Zentrum der aufklärerischen Anthropologieforschung stehen seit einigen Jahren die Halleschen Mediziner Johann Gottlob Krüger, Johann August Unzer und Ernst Anton Nicolai.[1] Die um 1750 entstandenen deutschsprachigen Texte dieser sog. vernünftigen Ärzte tragen Titel wie *Gedancken von Thränen und Weinen*, *Gedancken vom Einfluß der Seele in ihren Körper* oder *Träume*.[2] Sie vermitteln, wie bereits die Überschriften andeuten, in essayistisch-lockerer Weise ein medizinisches und vermögenspsychologisches Wissen über den Menschen als leibseelisches Doppelwesen; es geht ihnen um Gesundheit und Krankheit von Seele und Körper, um Affekte und Leidenschaften als Schaltstelle zwischen Psyche und Physis. Viele dieser Texte artikulieren jedoch nicht nur fachliches Wissen, sie illustrieren dies zudem mit Zitaten aus der Literatur. Die ›vernünftigen Ärzte‹ greifen dabei auf die zeitgenössischen Physikotheologen und Anakreontiker zurück; Krüger etwa belegt in seiner *Diät* die heilsame Kraft der Mäßigung mit Zitaten aus den dichterischen Werken Gleims, Hagedorns und Hallers.[3]

Schon vor beinahe zwanzig Jahren hat Wolfram Mauser ausgehend von eben dieser Beobachtung nun umgekehrt ein besonderes Verhältnis der schönen Literatur zur aufklärerischen Medizin diagnostiziert. Lange vor dem aktuellen wissenschaftsgeschichtlichen ›turn‹ der Literaturwissenschaft führt er in einem wegweisenden Aufsatz mit dem schönen Titel *Anakreon als Therapie?* vor, wie eine kontextualisierende Lektüre

1 Vgl. den Sammelband *»Vernünftige Ärzte«. Hallesche Psychomediziner und die Anfänge der Anthropologie in der deutschsprachigen Frühaufklärung*. Hg. Carsten Zelle. Tübingen 2001; vgl. auch daran anschließend Verf.in: *Entwurf einer Psychophysiologie des Menschen. Johann Gottlob Krügers* Grundriß eines neuen Lehrgebäudes der Artzneygelahrtheit *(1745)*. Hannover-Laatzen 2006.

2 Ernst Anton Nicolai: *Gedancken von Thränen und Weinen*. Halle 1748; Johann August Unzer: *Gedancken vom Einfluß der Seele in ihren Körper*. Halle 1746; Johann Gottlob Krüger: *Träume*. Halle 1754.

3 Johann Gottlob Krüger: *Diät oder Lebensordnung*. Halle 1751, Krüger zitiert Gleim, 247f., Hagedorn, 553f., Haller, 419, 432 und 443.

die Teilhabe von Literatur und Wissenschaft an einem gemeinsamen diskursiven System sichtbar machen und zu fruchtbaren Deutungsansätzen für literarische Werke führen kann.[4] Anakreontische Lyrik müsse, so die These Mausers, als literarischer Ausdruck der zeitgenössischen Aufwertung der Seele, der sinnlichen Vermögen und Leidenschaften gelesen werden. Mauser weiter: »Die deutsche Rokokodichtung ist [...] der Versuch, im Zusammenhang vielfältiger diätetischer Anstrengungen der Zeit, ›sinnliches Vergnügen‹ nicht nur zu fordern und theoretisch zu begründen, sondern in poetischen Inszenierungen auch vorzustellen.«[5] Das anakreontische Beschwören von Wein, Weib und Gesang sei also eine Inszenierung dessen, was in antistoizistischen Reflexionen nur benannt wird. Anakreontik müsse als die literarische Praxis zum theoretischen Diskurs über die Sinnlichkeit verstanden werden: Sie gewähre in der Phantasie das im philosophischen und medizinischen Diskurs nur trocken benannte sinnliche Vergnügen, realisiere im Feld der Einbildungskraft und mit Hilfe derselben eine sinnliche Erquickung der Seele und verjünge dadurch den Körper. Kurz, Anakreontik liest Mauser als das perfekte Plazebo in Zeiten noch unterdrückter Sinnlichkeit.

Auch wenn einige inhaltliche Details (etwa Mausers allzu einseitige Verortung der Ärzte um Krüger im diskursiven Feld des Stahlianismus) mittlerweile korrigiert wurden:[6] In seiner gedanklichen Grundlinie und vor allem methodisch ist Mausers Aufsatz hochaktuell. Wenn Mauser ein literarisches Phänomen als Ersatzhandlung und Reaktion auf zeitgenössische Wissenskonstellationen liest, weist dies voraus auf eine Diskussion, die kürzlich in der *Zeitschrift für Germanistik* über das Verhältnis von Wissen und Literatur geführt wurde.[7] Übereinstimmend definieren Tilmann Köppe und Roland Borgards Wissen als ein personales Wissen, d.h. als einen Gehalt, der nicht einfach da ist, sondern sich in einem Vermittlungsakt erst herstellt. Im Unterschied zu Köppe hält Borgards jedoch zu Recht die systematischen Unschärfen und historischen Diskontinuitäten in der Ordnung der Texte fest: Eindeutig an der literarischen Welt partizipierende Texte könnten durchaus auch Wissen ver-

4 Wolfram Mauser: »Anakreon als Therapie? Zur medizinisch-diätetischen Begründung der Rokokodichtung« [zuerst in: *Lessing Yearbook* 20, 1988, 87-120]. In: Ders.: *Konzepte aufgeklärter Lebensführung. Literarische Kultur im frühmodernen Deutschland.* Würzburg 2000, 301-329.

5 Ebd., 324.

6 Vgl. van Hoorn: *Entwurf eine Psychophysiologie* (wie Anm. 1), 17f.

7 Tilmann Köppe: »Vom Wissen *in* Literatur«. In: *Zeitschrift für Germanistik.* NF, 17 (2007), 398-410; Roland Borgards: »Wissen *und* Literatur. Eine Replik auf Tilmann Köppe«, ebd., 425-428.

mitteln, ja, literarische Texte wie etwa Brockes' *Irdisches Vergnügen in Gott* von ihrem Verfasser sogar von vorneherein als Beiträge zu einem wissenschaftlichen Diskurs konzipiert worden sein.[8] Auch Literatur schreibt also an dem mit, was zu einem bestimmten Zeitpunkt über einen bestimmten Gegenstand sich als Wissen konstituiert. Die Frage ist nur, wie sie das im Einzelnen tut, welches Wissen sie aufnimmt, welches nicht. Dieses Verhältnis von Literatur und Wissen soll im Folgenden am Beispiel der komödiantischen Ärztesatire untersucht werden.

Zunächst soll ein Blick auf die literarische Tradition geworfen werden. Am Beispiel von Molières *Der eingebildete Kranke* soll gefragt werden, was die Komödie des 17. Jahrhunderts von der Medizin, was sie über den Ärztestand und schließlich über das Gesundwerden weiß. Zweitens sollen dann zwei mehr als fünfzig Jahre später entstandene Lustspiele von Christlob Mylius und Theodor Johann Quistorp vorgestellt werden. Wie und mit welcher Intention wird in diesen literarischen Texten über welche Gegenstände des medizinischen Wissens gesprochen? Haben diese Stücke Anschluss an die zeitgenössisch aktuellen Medizindiskurse? Konkret, und im Anschluss an Mauser: Sind diese Lustspiele wie die Anakreontik angelegt als Therapie? Drittens und abschließend soll das in den Dramen enthaltene Wissen dann wieder rückgebunden werden an die Medizinkonzeption der Halleschen Ärzte.

I.

Die dreiaktige Ballettkomödie *Le Malade imaginaire* von Jean-Baptiste Poquelin, genannt Molière, ist das letzte Stück des bedeutendsten französischen Komödienschriftstellers: Der zeitlebens kränkelnde Verfasser, zugleich Chef einer erfolgreichen Schauspieltruppe, ist bei der Uraufführung des *Eingebildeten Kranken* im Palais Royal selbst in der Hauptrolle zu sehen und wird während der vierten Vorstellung am 17. Februar 1673 vom tödlichen Schlag getroffen.[9] Der den eingebildeten Kranken gibt, ist wirklich und zwar todkrank.

8 Vgl. Borgards: »Wissen *und* Literatur« (wie Anm. 7), 427.

9 Molière: *Le Malade imaginaire. Comédie en trois actes / Der eingebildete Kranke. Komödie in drei Aufzügen*. Französisch / Deutsch. Übers. Doris Distelmaier-Haas. Anmerkungen und Nachwort: Hanspeter Plocher. Durchges. und erg. Ausg. Stuttgart 1988; vgl. zu Molière Jürgen Stackelberg: *Molière. Eine Einführung*. Stuttgart 2005.

Worum aber geht es in dem Stück? Argan, ein wohlhabender tyrannischer Hausvater ohne erkennbare berufliche Beschäftigung, ist der eingebildete Kranke. Seine Tochter Angélique liebt Cléante, soll nach dem Willen ihres Vaters aber unbedingt einen Arzt, und zwar Thomas, Sohn des Dr. Diafoirus, heiraten. Argans Frau Béline verfolgt ihre eigenen intriganten und erbschleicherischen Interessen, die Argans Bruder Béralde jedoch ahnt. Béralde verbündet sich daher mit der cleveren Magd Toinette, um mit Hilfe einer List – sie bringen Argan dazu, sich tot zu stellen – zunächst die wahre Gesinnung von Béline und dann die echte Liebe Angéliques zu ihrem Vater an den Tag zu bringen. Als der Plan gelingt, willigt Argan in die Verbindung Angéliques mit Cléante ein. Die Betrügerin ist entlarvt, die Liebenden sind einander verbunden, der Kranke jedoch bleibt in seinem Wahn: Er ist offenbar ein hoffnungsloser Fall.

Schauen wir uns das Medizinische im *Eingebildeten Kranken* noch etwas genauer an. Die Komödie handelt, wie ja auch der Titel verrät, von einem Kranken, bei dem in Frage steht, ob er überhaupt krank ist, der also, wenn überhaupt an etwas, dann an Hypochondrie, mithin an einer seit der Antike bekannten psychophysischen Krankheit, leidet.[10]

10 Die Hypochondrie gilt der zeitgenössischen Medizin im Unterschied zum heutigen psychologischen Verständnis bis weit ins 18. Jahrhundert hinein als eine somatische Krankheit, die auf einer Störung des Säftehaushaltes beruht, ihren ›Sitz‹ im Oberbauch, insbesondere in der Milz hat und daher eine Nähe zur Melancholie aufweist. Aus heutiger Sicht zeigt Molières eingebildeter Kranker »die klassischen Symptome des neurotisch hypochondrischen Patienten« (Plocher: »Nachwort«, wie Anm. 9, 254); Argons Ärzte stellen diese Diagnose jedoch nicht, und der Witz des Stückes besteht eher darin, dass der eingebildete Kranke offenbar zumindest vor der Behandlung durch die Ärzte gar keine Symptome hatte: Das pfiffige Dienstmädchen Toinette fragt in diesem Sinne schon im ersten Aufzug nach der Diagnose (Molière: *Der eingebildete Kranke*, wie Anm. 9, I. Aufz., 3. Auftritt, 33) und danach, ob Argan denn überhaupt krank sei (ebd., I. Aufz., 5. Auftritt, 45). Diese Argumentation führt im Folgenden Argans Bruder Béralde fort, der deutlich macht, dass es gerade die stabile Gesundheit Argans ist, die ihm den Luxus der eingebildeten Krankheit ermöglich: Andere wären an der rabiaten Kur bereits verschieden (ebd., III. Aufz., 3. Auftritt). Zur Medizingeschichte der Hypochondrie vgl. Erika Fischer-Homberger: *Hypochondrie. Melancholie bis Neurose: Krankheiten und Zustandsbilder*. Bern 1970; Susan Baur: *Die Welt der Hypochonder. Über die älteste Krankheit der Menschen*. Aus dem Amerikanischen: Annette Charpentier. München 1994. Zur Hypochondrie im 18. Jahrhundert vgl. die kurze Einleitung und die Textausschnitte in der Anthologie *Der sympathetische Arzt. Texte zur Medizin im 18. Jahrhundert*. Hg. Heinz Schott. München 1998, 125-132.

Die Eingangsszene präsentiert Argan im Zwiegespräch mit sich selbst.[11] Er sortiert Apothekerrechnungen und kommentiert dabei mit erkennbarer Lust die für seine vielfältigen Symptome verschriebenen Mittel. Damit liegt nicht nur der Krankheitsgewinn Argans klar zu Tage, denn dieser Kranke ist offensichtlich gern krank. Aus seinen Worten gewinnt man zudem ein Bild der ihm verordneten Kur: Ganz in Übereinstimmung mit dem zeitgenössischen humoralpathologischen Körpermodell steht im Zentrum der Einsatz von Klistieren, d.h. Einläufen, und Arzneien, die den in Unordnung befindlichen Säftehaushalt des Kranken reinigen und beruhigen sollen.[12] Auffällig ist nicht nur die ungeheure Quantität der verordneten Tinkturen, die die Ärzte- und Apothekerschaft in ein eher zweifelhaftes Licht rückt, scheint doch ein klares Konzept zu fehlen. Auffällig ist auch, dass lediglich am Körper herumkuriert wird und die im Titel des Stückes genannte Einbildungskraft in der Therapie gar nicht vorkommt:[13] Diese Kur wird diesen Kranken nicht heilen.

Was erfährt man über die Ärzte? Hier folgt Molière dem Muster des ›dottore‹ aus der Commedia dell'arte. Zur Konzeptionslosigkeit der Ärzte gesellt sich die Uneinigkeit bezüglich des Sitzes und der Behandlung der Krankheit[14] sowie das zentrale Motiv des notwendigen Desinteresses an einer Heilung: Wer von Krankheit lebt, kann an Gesundheit gar nicht interessiert sein. Zynisch vertritt Dr. Diafoirus sogar explizit die Auffassung, dass es nicht die Aufgabe des Arztes sei, einen Kranken gesund

11 Molière: *Der eingebildete Kranke* (wie Anm. 9), I. Aufz., 1. Auftritt, 25-29.

12 Argans behandelnder Arzt Purgon will dessen »Körper reinigen und seine bösen Säfte gänzlich austreiben« und sieht Argans gesundheitliches Problem in »der Verstimmung der Eingeweide, der Unreinheit Ihres Blutes, Ihrer bitteren Galle und Ihren fäkalienhaltigen Säften.« Diese Symptome fasst er freilich nicht zu einer Diagnose zusammen – erst als er bei seinem Patienten Ungehorsam wittert, droht er ihm mit einer ganzen Kette unweigerlich zum Tode führender lateinisch bezeichneter Krankheiten. Vgl. Molière: *Der eingebildete Kranke* (wie Anm. 9), III. Aufz., 5. Auftritt, 163 f.

13 Auf die Einbildungskraft rekurrieren in der Komödie nur die Vertreter der Vernunft, d.h. insbesondere Argans Bruder Béralde; vgl. Molière: *Der eingebildete Kranke* (wie Anm. 9), III. Aufz., 6. Auftritt, 165.

14 Der zusätzlich um Rat gefragte Dr. Diafoirus diagnostiziert zunächst nicht nur einen anderen Sitz der Krankheit, sondern plädiert auch für eine andere Therapie als Argans Arzt Purgon – nur um dann absurderweise und in Betonung der Korruptheit des Ärztestandes die beiden deutlich verschiedenen Diagnosen und Heilungswege als gleiche zu bezeichnen; vgl. Molière: *Der eingebildete Kranke* (wie Anm. 9), II. Aufz., 6. Auftritt, 125; als verkleideter Arzt persifliert Toinette dies; ebd., III. Aufz., 10. Auftritt, 175.

zu machen.[15] Kurz, die Komödie zeigt Ärzte als ebenso lächerliche wie skrupellose Halsabschneider, die in unverständlichem Küchenlatein reden, dabei höchst eingebildet und voller Standesdünkel sind und sogar stolz darauf, an überholten Lehrmeinungen borniert festzuhalten. Medizinisches Fachwissen wird ausgerechnet von dem nach der Darstellung seines eigenen Vaters geistig zurückgebliebenen Medizinstudenten Thomas, der von Argan als der zukünftige Ehemann seiner Tochter auserkoren wurde, verkündet. Der gibt damit an, dass er in den Disputationsverfahren an der medizinischen Fakultät ein gefürchteter Opponent sei, weil er so starrköpfig und aggressiv gegen allerlei neumodische Irrlehren wie den Blutkreislauf argumentiere.[16]

Was also weiß diese Komödie von der Medizin? Sie kennt William Harveys 1628 erschienene Schrift *exercitatio anatomica de motu cordis et sangunis in animalibus* und damit die bedeutendste Leistung auf dem Gebiet der Physiologie im 17. Jahrhundert:[17] Dargestellt wird dieses neue Wissen, auf das die zeitgenössische Iatrophysik, allen voran Descartes' Konzept des Körpers als einer Maschine, aufbaut, freilich nur ex negativo, also als etwas, das abgewehrt wird. Tatsächlich, so kann man sich durch einen Blick in die Medizinliteratur des 17. Jahrhunderts belehren lassen, hatte der einflussreiche, traditionell orientierte Pariser Anatom Jean Riolan die Kreislauflehre noch zwanzig Jahre nach Erscheinen der Harveyschen Schrift vehement abgelehnt,[18] und konnte man noch zu Molières Zeiten an der Sorbonne mit einer Dissertation, die die Existenz des Blutkreislaufs leugnete, einen medizinischen Doktortitel erwerben.[19]

Molières Ärztesatire gewährt also einen Einblick in die institutionell verankerte Verhinderung des Ausbreitens von Wissen. Das medizinische Wissen kommt bei den Kranken nicht an, weil erstens die praktizierenden Ärzte unmoralische geldgierige Quacksalber sind und zweitens in den medizinischen Fakultäten reaktionäre Rituale die Produktion von Wissen bestimmen.

Es verwundert in diesem Zusammenhang schließlich nicht, wenn der ›honnet homme‹ des Stückes, Argans Bruder Béralde, an der ärztlichen Heilkunst ganz grundsätzlich zweifelt. Wer wirklich krank werde, so die Meinung Béraldes, dürfe sich nicht der Medizin, sondern allein der Na-

15 Molière: Der eingebildete Kranke (wie Anm. 9), II. Aufz., 5. Auftritt, 105 f.

16 Ebd., II. Aufz., 5. Auftritt, 103 f.

17 Zur medizinhistorischen Bedeutung Harveys vgl. Karl E. Rothschuh: *Physiologie im Werden*. Stuttgart 1969, 66-86.

18 Zu Jean Riolans anti-harveyscher Position vgl. ebd., 89-92.

19 So der Hinweis von Plocher: »Nachwort« (wie Anm. 9), 236.

tur anvertrauen: Um eine Idee von diesem richtigen Umgang mit Krankheit und Gesundheit zu bekommen, solle sich Argan die einschlägigen Komödien von Molière ansehen, in denen die Lächerlichkeit der medizinischen Wissenschaften dargestellt würde[20] – dies allerdings stimmt, wie gezeigt, nicht ganz, denn nicht die Wissenschaft Medizin wird lächerlich gemacht, sondern nur ihre personellen und institutionellen Träger. Da sich Argan jedoch weder durch Molières Komödien noch durch irgendwas sonst von seinem Glauben an Krankheit und Ärzte abbringen lassen will, wird er nicht geläutert, sondern zur Hauptfigur eines Spiels: Das Finale der Komödie bildet die karikaturhaft-groteske Promotion Argans zum Doktor der Medizin. Der jeglicher vernünftiger Einsicht unzugängliche, nur des Verlachens würdige eingebildete Kranke wird in einem phantastischen Akt zum eingebildeten Arzt promoviert, so dass er nun alles hat, was er braucht, seine Krankheit und seinen Medikus. Therapiert wird hier niemand. Das, so lernt man, könne man von den Ärzten aber auch gar nicht erwarten.

II.

Auf diese Molièresche Grundkonstellation baut die aufklärerische Ärztesatire mit einigen, jedoch wesentlichen Varianten auf. Der 1722 bei Kamenz geborene Christlob Mylius, ein Verwandter Lessings, beginnt 1742 in Leipzig ein Studium der Medizin, das er nie beendet.[21] Bereits in Kamenz hat Mylius Gottscheds *Sterbenden Cato* gesehen, in Leipzig wird er zunächst zu einem der eifrigsten Gottschedianer, beteiligt sich an dessen Wochenschriften, schreibt physikotheologische Aufsätze, arbeitet in Gottscheds Übersetzungsfabrik. Nach und nach macht er sich von Gottsched unabhängiger, gründet eigene Zeitschriften wie den *Freygeist* und den *Naturforscher*, dann, in Berlin, eines der ersten deutschen reißerischen Klatschblätter mit dem vielversprechenden Titel *Der Wahrsager*. Neben Aufsätzen zu philosophischen, poetologischen und naturkund-

20 Molière: *Der eingebildete Kranke* (wie Anm. 9), III. Aufz., 3. Auftritt, 155.

21 Zu Mylius vgl. Ernst Consentius: Art. »Mylius, Christlob«. In: *Allgemeine Deutsche Biographie*. Bd. 52. Ndr. der 1. Aufl., 1906. Berlin 1971, 545-558; Rudolf Trillmich: *Christlob Mylius. Ein Beitrag zum Verständnis seines Lebens und seiner Schriften*. Halle 1914; Dieter Hildebrandt: *Christlob Mylius. Ein Genie des Ärgernisses*. Berlin 1981; Barbara Bauer: Art. »Mylius, Christlob«. In: *Literatur-Lexikon. Autoren und Werke deutscher Sprache*. Hg. Walther Killy. Bd. 8. München 1990, 320f.; leider nicht erschienen ist Barbara Bauer: *Der Weg wissenschaftlicher Aufklärung vom Gelehrten zum Laien*. Habilitationsschrift. München 1988.

lichen Fragen verfasst der Vielschreiber Mylius auch literarische Texte, insbesondere Fabeln und Lehrgedichte, etwa über das Phänomen der Kometen, aber eben auch Schauspiele wie das 1745 erschienene Auftragswerk *Die Aerzte*.[22]

Das streng den aristotelischen drei Einheiten folgende fünfaktige Lustspiel[23] spielt im Hause der reichen bürgerlichen Kaufmannsfamilie Vielgut.[24] Das Personal ist überschaubar, die Handlung denkbar schlicht: Frau Vielgut leidet an der Einbildung, krank zu sein, an Hypochondrie,[25] und lässt sich von zwei Ärzten mit den sprechenden Namen Dr. Pillifex und Dr. Recept behandeln. Ihre Tochter Luisgen ist in den Studenten Damon verliebt, soll nach dem Willen von Frau Vielgut jedoch (hier folgt Mylius ganz dem Muster des *Eingebildeten Kranken*) einen der beiden Ärzte heiraten. Dazu lobt die Kauffrau einen Wettbewerb aus: Derjenige, der die Köchin Dorchen von ihrem geheimnisvollen aufgeschwollenen Leib heilt, soll Luisgen zur Frau bekommen. Wie unschwer zu erraten, ist aber Dorchen gar nicht krank: Sie ist vielmehr schwanger, und zwar von Dr. Recept. Erst als das herauskommt, sieht Frau Vielgut ein, was Luisgen schon von Beginn an weiß und vor-

22 [Christlob Mylius:] *Die Aerzte. Ein Lustspiel in fünf Aufzügen.* Zu finden in den Buchläden. [o.O.] 1745. Zugrunde gelegt wurde hier der Reprint dieser Ausgabe in: *Das deutsche Drama des 18. Jahrhunderts in Einzeldrucken.* Hg. Reinhart Meyer. Tl. I: *Das Repertoire bis 1755.* Bd. 5: *Das Lustspiel 2.* München 1981, Originalpag. 1-128 [im Folgenden angegeben], zusätzlich neue Pag., 111-238. Lessing nahm das Lustspiel *Die Aerzte* in seine die Mylius-Rezeption maßgeblich lenkende Anthologie nicht auf; vgl. Christlob Mylius: *Vermischte Schriften.* Hg. Gotthold Ephraim Lessing. Berlin 1754.

23 Die aristotelische Form, die Molièresche Tradition und zentrale Momente des Inhalts hebt auch hervor die anonyme Anzeige des Stückes in der von Mylius herausgegebenen Zeitschrift: [Anon.:] [Rez.] »Die Aerzte. Ein Lustspiel in fünf Aufzügen. Zu finden in den Buchläden 1745«. In: *Bemühungen zur Beförderung der Critik und des guten Geschmacks* 1745, 13. Stück, 416-423.

24 Einen Überblick über die Dramen der deutschsprachigen Frühaufklärung gibt Wolfgang Lukas: *Anthropologie und Theodizee. Studien zum Moraldiskurs im deutschsprachigen Drama der Aufklärung (ca. 1730-1770).* Göttingen 2005, zu Mylius vgl. bes. 187-189.

25 Frau Vielgut ist wie der eingebildete Kranke Argan hypochondrisch im modernen Sinne, da sie »meistenteils kränklich ist, oder wenigstens ein Vergnügen daran findet, dafür angesehen zu seyn, als ob sie immer krank wäre« (Mylius: *Die Aerzte*, wie Anm. 22, I. Aufz., 3. Auftritt, 16). Ebenso wie bei Molière durchschauen Protagonisten aus den Reihen der Dienerschaft das allein auf »Einbildung« beruhende, nichtsomatische Wesen dieser Krankheit; vgl Mylius: *Die Aerzte* (wie Anm. 22), II. Aufz., 2. Auftritt, 30.

schnell für den gesamten Ärztestand verallgemeinert:[26] die ›dottores‹ Pillifex und Recept sind üble Schurken und Halsabschneider. Über diese Erkenntnis verflüchtigt sich die Krankheit der Frau Vielgut.[27] Jetzt hat aber auch Luisgen noch eine Lektion zu lernen: Ihr Liebhaber Damon studiert nicht etwa, wie Luisgen denkt, Jura, sondern, wie der Zuschauer bereits seit dem 2. Auftritt im I. Aufzug weiß, Medizin. Die Fabel des Stückes läuft auf eine Relativierung von Luisgens blindem Hass auf den Ärztestand, mithin auf eine Vorurteilskur, hinaus.[28] Der gerade im rechten Moment wieder auftauchende, verschollen geglaubte Vater belehrt seine Tochter mit einer Moraldidaxe à la Gottsched: »Verachte alle unvernünftigen Aerzte, und verehre die vernünftigen; und wenn dich einer unter diesen liebet, so liebe ihn wieder, wenn dir an ihm nichts weiter zuwider ist, als dass er Arzt ist.«[29]

Geht es in dieser Ärztesatire ebenso wie bei Molière um Hypochondrie und um Scheinkrankheit, zeigt Mylius im Gegensatz zu Molière eine erfolgreiche Kur sowohl der eingebildeten Kranken als auch der im Vorurteil befangenen Tochter. Ferner wird der Ärztestand nicht allgemein dem Verlachen preisgegeben: Ärzte gibt es sowohl auf der Seite von Unvernunft und Amoralität, als auch auf der Seite der Vernunft und Moral.

Schließlich wird gegenüber dem Molièreschen Muster aber auch das medizinische Wissen aktualisiert und zumindest die unvernünftige Medizin an eine konkrete theoretische Konzeption gebunden: Zwar baut auch in Mylius' Lustspiel die Praxis der ärztlichen Kur nach wie vor auf die tradierten Klistiere, wird die Überwachung der Ausscheidungen ins Absurde getrieben und diese mechanischen Eingriffe in den Säftehaushalt durch die symbolträchtigen sogenannten »pillifexischen Merkurialpillen«, also Geschäftstüchtigkeitspillulen, ergänzt.[30] Neu ist aber, dass es hinter dieser Praxis nun auch eine Theorie gibt: Die unvernünftigen

26 Luisgens Vorurteil lautet: »Alle, alle, ohne Ausnahme sind sie [die Ärzte] dumme Teufel und ungeschliffne, ungestüme und erzalberne Kerls, daß sie grunzen möchten.« Ebd., I. Aufz., 3. Auftritt, 19.

27 Als Frau Vielgut erkennt, dass ihre Ärzte sie bezüglich der Köchin hintergangen haben, folgert sie, dass sie generell Betrüger sind. Sie erkennt zudem, dass sie sich zur »Sklavin« der Ärzte gemacht hat und beschließt konsequenterweise fortan einfach gesund zu sein; ebd., IV. Aufz., 9. Auftritt, 97.

28 »Ich sehe nun, daß es, wie in allen Lebensarten und Ständen, also auch unter den Aerzten, zwar viel Thoren, aber auch vernünftige Leute giebt.« Ebd., V. Aufz., 8. Auftritt, 128.

29 Ebd., V. Aufz., 7. Auftritt, 126.

30 Ebd., V. Aufz., 6. Auftritt, 117.

Ärzte Pillifix und Recept grenzen sich polemisch von den »mechanischen Quacksalbern« ab, welche den menschlichen Körper als eine Mühle betrachteten, die von selbst, ohne Zutun der Seele funktioniere.[31] Eindeutig bekennt Pillifex sich zu einem freilich satirisch überzeichneten Stahlianismus: »Es gehet [aber] alles durch die Seele; und diese ist in toto corpore tota. Wenn sie nun macht daß Sie den Husten und den Schnupfen haben müssen: so kann man ihr überall, hinten und fornc, oben und unten, beykommen, und sie an ihrer Pflicht erinnern und ein wenig zur raison bringen.«[32]

Mit diesem Ansatz verorten sich die ›unvernünftigen‹ Ärzte Pillifex und Recept im Kontext der Lehre Georg Ernst Stahls, der Krankheit als Ergebnis einer irregeleiteten anima begreift.[33] Natürlich stimmt der Stahlianismus der Myliusschen Ärzte nicht mit den tatsächlichen Auffassungen Stahls überein, vielmehr handelt es sich um eine ironisch zugespitzte Parodie. Stahls Ansatz, alle Krankheiten auf das Wirken eines unkörperlichen Prinzips zurückzuführen, erweist sich aber ganz offensichtlich als besonders gut anschlussfähig für die frühaufklärerische rationalistische Ärztesatire. Stahls Animismus taucht hier auf als eine geheimniskrämerisch im mystischen Ungefähr laborierende Lehre, er ist mithin ein Inbegriff gegenaufklärerischer Unvernunft. Über das Wesen einer vernünftigen Medizin hingegen kann man nur spekulieren – mit Damon präsentiert Mylius jedoch einen Hoffnungsträger, der die Ansätze der unvernünftigen Ärzte immerhin kritisch hinterfragt und eines Tages vielleicht eher ein Mechanist, sicher jedenfalls kein Stahlianer sein wird.

Wenden wir uns nun Theodor Johann Quistorp zu, 1722 in Rostock geboren, dort und in Leipzig ausgebildeter Jurist, Verfasser einiger Theaterstücke.[34] Seine frühaufklärerische Typenkomödie *Der Hypochondrist*, erschienen 1745,[35] spielt im Hause des Lederhändlers Gotthart, dessen

31 Ebd., III. Aufz., 8. Auftritt, 65.

32 Ebd.

33 Zu Stahl vgl. Johanna Geyer-Kordesch: *Pietismus, Medizin und Aufklärung in Preußen im 18. Jahrhundert. Das Leben und Werk Georg Ernst Stahls*. Tübingen 2000; vgl. auch Jürgen Helm: »Das Medizinkonzept Georg Ernst Stahls und seine Rezeption im Halleschen Pietismus und in der Zeit der Romantik«. In: *Berichte zur Wissenschaftsgeschichte* 23 (2000), 167-190.

34 Vgl. Erich Schmidt: Art. »Quistorp, Theodor Johann«. In: *Allgemeine Deutsche Biographie*. Bd. 27. Ndr. der 1. Aufl., 1888. Berlin 1970, 56 f.; Jürgen Jacobs: Art. »Quistorp, Theodor Johann«. In: *Literatur-Lexikon. Autoren und Werke deutscher Sprache* (wie Anm. 21), Bd. 9. München 1991, 256 f.

35 Theodor Johann Quistorp: *Der Hypochondrist. Ein deutsches Lustspiel*. In: *Die deutsche Schaubühne*. Hg. Johann Christoph Gottsched. Bd. 6. Leipzig 1745

Sohn Ernst, ein Jurastudent, an der titelgebenden Hypochondrie leidet,[36] die bei ihm ausdrücklich den Charakter einer Gelehrtenkrankheit hat.[37] Das Lustspiel setzt gleich mit der Ärztesatire ein: Die beiden zu Rate gerufenen Mediziner Dr. Krebsstein und Dr. Muskat gehören, anders als bei Mylius, widerstreitenden Lagern an und streiten sowohl über die Differentialdiagnose als auch über die Therapie: Dr. Krebsstein, von seinem Widersacher als »Stahlianer« bezeichnet,[38] schlägt eine Brunnenkur vor, denn, so die an die Myliusschen ›unvernünftigen Ärzte‹ erinnernde Begründung: »Ihr Sohn ist ein Wassermann, er muß auch durch Wasser kurieret werden.«[39] Dr. Muskat hingegen, den Krebsstein einen »Burhavianer, einen neuen Mechanicus, einen Scientificus« schimpft,[40] plädiert für eine genau aufgefächerte Therapie der von ihm pedantisch unterschiedenen einzelnen Krankheitsbilder und Symptome: »Ich werde Ihrem Sohne, mein Herr Gotthart, für die Hypochondrie allerhand *Resolventia* und *Propollentia*; für die Melancholie eine besondere *Speciem* von einem Kräutertee und fleißiges Aderlassen; für die Schwermut *Diluentia et Abstergentia* und endlich für die Milzsucht kräftige *Laxantia et Purgantia* auch *per vices* einige *Vomitiva* geben.«[41] Kurz: Krebsstein ist ein sternengläubiger, mystifizierender Stahlianer, Muskat ein allein an der Körper-Mühle herumdokternder Mechanist. Beide erreichen nichts.

Vater Gotthart beschließt denn auch eine andere Kur und lädt den Kaufmann Fröhlich aus einer benachbarten Stadt samt seiner Tochter ein. Die Jungfer Fröhlichin, ein lebendiges, unverbogenes, immer la-

(Ndr. Stuttgart 1972), 277-396; nach dieser Ausgabe wird im Folgenden zitiert. Vgl. die leicht greifbare, digitale Ausgabe in: *Deutsche Dramen von Hans Sachs bis Arthur Schnitzler. Die Digitale Bibliothek*. Hg. Markus Finkbeiner. Berlin 2004, 48646-48796. Zur Einordnung des Lustspiels *Der Hypochondrist* in das Genre der frühaufklärerischen Typenkomödie vgl. die Hinweise von Lukas: *Anthropologie und Theodizee* (wie Anm. 24), 38 f.

36 Im Unterschied zu den Ärzten in den Stücken Molières und Mylius', die sich einer Diagnose enthalten, geben die Mediziner bei Quistorp gleich eingangs die Diagnose des »Malum hyopochondriacum«; Quistorp: *Der Hypochondrist* (wie Anm. 35), I. Aufz., 1. Auftritt, 279.

37 Als Gelehrtenkrankheit interpretiert den Zustand Ernst Gottharts sein Diener Heinrich; vgl. Quistorp: *Der Hypochondrist* (wie Anm. 35), II. Aufz., 2. Auftritt, 311. Zum Bild des Gelehrten und seinen Krankheiten in der Literatur der Aufklärung vgl. Alexander Košenina: *Der gelehrte Narr. Gelehrtensatire seit der Aufklärung*. Göttingen 2003.

38 Quistorp: *Der Hypochondrist* (wie Anm. 35), I. Aufz., 1. Auftritt, 282.

39 Ebd., I. Aufz., 1. Auftritt, 287.

40 Ebd., I. Aufz., 1. Auftritt, 282.

41 Ebd., I. Aufz., 1. Auftritt, 286.

chendes Mädchen, erweist sich in der Tat als äußerst geschickt im Umgang mit dem Hypochonder: Sie deutet Hypochondrie als Krankheit der Einbildungskraft[42] und verscheucht die krankmachenden Einbildungen durch neue, lebhaftere Eindrücke, indem sie den traurigen Ernst dazu verführt, mit ihr zu singen und zu tanzen, mit ihr fröhlich zu sein.[43] Dabei zielt sie darauf, dem Kranken eine neue Rolle anzubieten, die ihm ermöglicht, das Lächerliche seiner Krankheit zu erkennen.[44]

Noch aber schreckt Ernst Gotthart vor dem Gesundsein zurück, und es ist am Diener Heinrich, einen zweiten Kurversuch zu unternehmen. Er versucht, den gelehrten Hypochondristen mit seiner eigenen Waffe zu schlagen, indem er ihn durch ein spezielles Bücherwissen heilen möchte.[45] Heimlich hat er sich gemeinsam mit der Magd Kathrine (ähnlich wie Paolo und Francesca) seit geraumer Zeit allabendlich zu einer gemeinsamen Leseandacht getroffen. Es ging dabei nicht etwa, wie der naive Ernst zunächst vermutet, um eines seiner juristischen Fachbücher, sondern um ein ganz anderes Buch aus seiner umfangreichen Bibliothek:[46] Es ging um das etwas schlüpfrige Werk des französischen Arztes Nicolas Venette mit dem Titel *Tableau de l'amour*, erschienen 1687, deutsch unter dem Titel *Geheimnüsse keuscher Liebes-Wercke*.[47] Hier werden nicht nur die anatomischen Unterschiede zwischen Mann und Frau erläutert und Ratschläge für den unsündigen ehelichen Beischlaf gegeben, es finden sich auch Hinweise auf die heilende Kraft der Sexualität. Der jugendliche Mann habe es besonders schwer, denn die »übermäßige Hitze macht sein Geblüte dicke und melancholisch dergestalt, daß durch diese Qualität er lange Zeit die Hitze conserviret, so ihm communiciret

42 Ebd., III. Aufz., 3. Auftritt, 329; Ernst Gotthart stimmt ihr sogar zu; vgl. ebd., III. Aufz., 3. Auftritt, 331.

43 Ebd., IV. Aufz., 2. Auftritt, 348-350.

44 Mit dieser ›Kur‹ habe nämlich die Mutter den hypochondrischen Vater seinerzeit geheilt; vgl. ebd., V. Aufz., 5. Auftritt, 390.

45 Vgl. ebd., V. Aufz., 2. Auftritt, 376-384.

46 Ernst Gotthart erinnert sich an das Buch gut: »Das ist ja mein Venette!«; ebd., V. Aufz., 2. Auftritt, 376.

47 [Nicolas Venette:] *Tableau de l'amour consideré dans l'estat du mariage*. Amsterdam 1687; [Nicolas Venette:] *Tableau de l'amour: Geheimnüsse keuscher Liebes-Wercke: betrachtet im Stande der heiligen Ehe zwischen Mann und Weib / zu gesegneten Kinder-Zeugen / und Erhaltung der Familien durch grosse Experienz / Mit der Natur-ergründeten heilsamen Anmerckungen herrlich ausgezieret und Aus dem Frantzösischen ins reine Teutsche übs. durch Ein Mit-Glied Der Frucht-wüntschenden Gesellschaft.* Köln [1690].

worden; Und wie der Hase das aller-melancholischste Thier unter allen ist, also ist er auch das allergeilste.«[48]

Auf der Grundlage der humoralpathologischen Temperamentenlehre propagiert Venette eine Wahrheit, die auch der Volksmund kennt, die hier nur in gelehrter Verkleidung daherkommt und die der Diener Heinrich seinem kranken Herrn ans Herz legt: »In der That so heilet die Lust, so wir mit Weibern pflegen, unsere Melancholie, und haben weit größere Würckungen über uns als alle Ellebori der Medicorum. Selbst die Gedancken der Liebe erfreuen, erquicken und stärcken uns, sie vermehren unser calorem und dissipiren die dicke schwarze Galle.«[49] Ein »vortrefflich Rezept« scheint gefunden:[50] die Triebkur im kontrollierten, institutionalisierten Rahmen der bürgerlichen Ehe. Freilich ist der Kranke noch zögerlich, will es dann doch wagen, »aus Desperation verliebt« zu werden,[51] stürzt jedoch unmittelbar darauf in völlige Verzweiflung, als er ein Geschenk der Fröhlichin, eine goldene Tresse, nicht mehr finden kann und sich daher der Gunst seiner Angebeteten auf immer beraubt wähnt. Nach der Tanzkur ist damit auch die durch die Autorität der Schrift abgesicherte Triebkur gescheitert. Im Dunkeln versucht der Hypochondrist, sich mit einem Strumpfband (das sich später ironischerweise als die vermisste Tresse entpuppt) zu erhängen – und es ist niemand anders als die Jungfer Fröhlichin, die mit einem aufklärerischen Licht hineintritt und für Erleuchtung, d.h. Heilung durch Erkenntnis, sorgt: Die Jungfer ist nämlich nicht nur lustig und heiter, sie kann nicht nur singen und tanzen, sie ist auch clever und hält dem Hypochondristen nun ermahnend eine rationalistische ›Gardinenpredigt‹, die darauf zielt, den Kranken zum Selbstdenken und zu einer mündigen Reflexion auf seine Erfahrungen zu bewegen. Wenn er zugebe, dass alle seine »bisherige Grillenfängerei eitel Torheit gewesen« sei, solle er nun »daraus eine Regel aufs künftige machen, um alle sorgenvolle Kümmernisse gleich für dasjenige zu halten, was sie wirklich sind; nämlich für einen leeren Dunst«.[52] Nun ist der Bann gebrochen, und Ernst sieht ein, dass ihn die »vernünftigen Vorstellungen« der Fröhlichin »viel besser als alle Brunnen und Rezepte« zu heilen vermögen.[53] Was das theatralische

48 Venette: *Geheimnüsse* (wie Anm. 47), 195.

49 Ebd., 355; vgl. Quistorp: *Der Hypochondrist* (wie Anm. 35), V. Aufz., 2. Auftritt, 379.

50 Ebd.

51 Ebd., 382.

52 Ebd., IV. Aufz., 4. Auftritt, 393.

53 Ebd.

Rollenspiel des Tanzes und die Autorität des Bücherwissens nicht vermochten, schafft der rationalistische Appell an die Vernunft: Ernst Gotthart nimmt von den Medizinern Abschied und begibt sich ganz in die Hände der Jungfer, die allein seiner Seele gut tut.

Halten wir fest: Die ans Krankenbett gerufenen Ärzte werden auch bei Mylius und Quistorp dem Verlachen preisgegeben, ihre Unfähigkeit wird nun aber im Unterschied zur allgemeinen Ärztesatire bei Molière mit konkreten Medizinerschulen verknüpft. Der Stahlianismus scheint sich dabei für eine satirische Darstellung besonders gut zu eignen, bei Quistorp wird jedoch auch der Boerhaavische Mechanismus verworfen. Die erfolgreiche Kur verortet das frühaufklärerische Lustspiel übereinstimmend jenseits der Medizin: Heilung ist bei Mylius an die Entlarvung von Vorurteilen gebunden, bei Quistorp an den aufklärerischen Aufruf, sich seines Verstandes zu bedienen, um in die eigene Seele blicken zu können. Während Mylius' Lustspiel mit seinen holzschnittartigen Charakteren ganz in der Tradition der Typenkomödie steht, weist Quistorps Stück, insbesondere durch die differenzierte Figur der Fröhlichin, gattungsgeschichtlich ein ungleich größeres Innovationspotential auf: In der ebenso herz- wie geistreichen, das Stück beherrschenden Figur der Jungfer, die durch eine Kombination aus psychologischer und rationaler List den Kranken heilt, sind die Frauengestalten Lessings vorauszuahnen, allen voran Franziska und Minna von Barnhelm, die den in Einbildungen gefangenen Tellheim nur durch eine Vortäuschung falscher Tatsachen zurückgewinnen können. Kennt auch die zeitgenössische Medizin die in der Literatur angedeuteten Kurmöglichkeiten?

III.

Dass man aus Einbildung krank werden kann, weiß auch Ernst Anton Nicolai in seiner 1744 publizierten Schrift über die *Wirckungen der Einbildungskraft in den menschlichen Cörper.*[54] Johann Gottlob Krüger verordnet zur Behandlung der Hypochondrie, die er in Übereinstimmung mit der medizinischen Tradition in somatischer Hinsicht als eine im Oberbauch zu situierende, z. B. aufgrund mangelhaften Kauens entstan-

54 Vgl. Ernst Anton Nicolai: *Wirckungen der Einbildungskraft in den menschlichen Cörper.* Halle 1744, 84-87. Nicolai differenziert zwischen den Patienten, die sich nur einbilden, krank zu sein, und denen, die ihre Krankheit für schlimmer halten als sie ist. Letztere hätten meist eine melancholische oder eine hypochondrische Grunddisposition, die die Einbildungskraft ungünstig beeinflusse.

dene Verdauungskrankheit versteht,[55] Bewegung, um die Stauungen im Körper zu lösen. Eine geeignete Kur sei etwa das Reiten, besonders das Jagen zu Pferde, welches dem Kranken neben der körperlichen Erquickung auch seelisch helfe, indem es ihm Mut und Selbstvertrauen gebe. Hypochondrie gilt Krüger als ein psychophysische Krankheit: »Desto mehr aber verdienet es [d.i. das schnelle Reiten] den Hypochondristen angepriesen zu werden. Denn ob ihnen gleich das Gehen ebenfalls sehr heilsam ist: so besitzet doch das Reuten darinnen den Vorzug, dass es den Unterleib erschüttert, und daher den Abgang der Blehungen befördert, und daß es das Gemüth aufmuntert und die Hertzhaftigkeit vermehrt, woran es ihnen so sehr zur Unzeit zu fehlen pfleget.«[56] Noch besser freilich sei das Tanzen, welches Körper und Seele wie von selbst in einen neuen, leichteren Takt bringe.[57] Was Krüger hier 1751 lehrt, wusste die Jungfer Fröhlichin freilich schon sechs Jahre zuvor …

Eine andere Schrift aus dem Halleschen Umkreis belegt, wie einige der in den Lustspielen angedeuteten alternativen Heilmethoden im akademischen Milieu mit geballter, an der Vermögenspsychologie und Philosophie geschulter Fachkenntnis aufgenommen, systematisch installiert und in eine neue vernünftige Arzneigelehrtheit integriert werden. Die in den Lustspielen verlachte Stahlianische Betonung der Seele wird nun auf neue, vernünftige Grundsätze gestellt. In diesem Sinne erweitert Johann Christian Bolten in seinen ebenfalls 1751 publizierten programmatischen *Gedancken von psychologischen Curen* den Blickwinkel der Medizin.[58] Ein »venünfftiger Arzneigelehrter«,[59] liest man bei Bolten, wird die Kur körperlicher Symptome immer mit einer Behandlung der Seele verknüpfen. »Man verbinde mit der Cur wieder die Hypochondrie, eine angenehme Lebensart, ich meine auserlesene Gesellschaften, lustige aufgeweckte Gespräche, aufmunternde Zeitvertreibe, so wird gewiß dieses Uebel tausendmal eher gehoben werden können, als durch die gewöhnliche Cur des Körpers.«[60] Da es sich bei der Hypochondrie um eine Krankheit handle, die sich hauptsächlich durch die »ausschweifende Einbildungs-

55 Krüger: *Diät* (wie Anm. 3), 158.

56 Ebd., 411 f.

57 Ebd., 412.

58 Johann Christian Bolten: *Gedancken von psychologischen Curen*. Halle 1751. Auf diesen Text hat aufmerksam gemacht Carsten Zelle: »Sinnlichkeit und Therapie. Zur Gleichursprünglichkeit von Ästhetik und Anthropologie um 1750«. In: Ders. (Hg.): *»Vernünftige Ärzte«* (wie Anm. 1), 5-24, bes. 16 ff.

59 Bolten: *Gedancken von psychologischen Curen* (wie Anm. 58), 32.

60 Ebd., 31 f.

kraft« verrate,[61] würden die traditionellen »Arzneiverständigen«, die häufig nicht mehr seien als eine »lebendige Apotheke«,[62] »gar selten mit diesen Leuten fertig«.[63] Psychologische Kuren hingegen, die also nicht auf den Leib, sondern auf die Seele zielten, hätten bei Hypochondern die »vortrefflichsten Würckungen«,[64] da sie das Symptom der ausschweifenden Einbildungskraft ernst nähmen und die Einbildungskraft durch eine gezielte Lenkung wieder auf den richtigen Weg zu bringen versuchten.

Diese Kunst, psychologisch zu kurieren, erfordere, so Bolten weiter, umfangreiche Kenntnisse der Seelenlehre, genauer, von vier Teilbereichen der neueren Philosophie, die als Hilfswissenschaften für eine psychologische orientierte Medizin aufgerufen werden: die Ästhetik als Wissenschaft von der sinnlichen Erkenntnis,[65] die Logik als Lehre von den oberen Erkenntnisvermögen,[66] die philosophische Pathologie oder Affektenlehre[67] und die Ethik als Lehre von den oberen Begehrungskräften.[68]

Eine so neu aufgestellte Medizin wird sich nicht mehr im satirischen Lustspiel durch den gesunden Menschenverstand belehren und vom Volke verlachen lassen müssen. Sie wird dem Milzsüchtigen kein Klistier mehr setzen und die Therapie auch nicht nach den Sternzeichen ausrichten, sondern sie wird den Hypochonder im Gegenteil nach den Regeln der Ästhetik, Logik, Pathologie und Ethik psychologisch kurieren, d. h. sie wird ihn von seinen falschen Vorstellungen abbringen und so seine übertriebenen Leidenschaften heilen: Erst als Psychologe kann der vernünftige Arzt allen eingebildeten Kranken gewachsen sein.

61 Ebd., 48 f.
62 Ebd., 68.
63 Ebd., 49.
64 Ebd.
65 Vgl. zu diesem wichtigsten Teil ebd., 59 f. und 64-80.
66 Vgl. dazu ebd., 60 f. und 80-86.
67 Vgl. ebd., 61 f. und 86-90.
68 Vgl. ebd., 62 und 80-92.

Urs Meyer

Medizin in Göttingen

Zur Hippokrates-Rezeption bei Georg Christoph Lichtenberg

I. Medizin in Göttingen

Göttingen verteidigte im 18. Jahrhundert seinen Ruf nicht nur als Metropole der Wissenschaften überhaupt, sondern auch als Zentrum medizinischer Forschung im Speziellen. Eine beträchtliche Anzahl von Ärzten hatte sich in der Gelehrtenstadt auch als Forscher einen Namen gemacht, darunter vorab der Schweizer Professor für Anatomie, Chirurgie und Botanik Albrecht von Haller, der an der frisch gegründeten Georgia Augusta vom 1736 bis 1753 seine naturwissenschaftlichen und medizinischen Forschungen betrieb, und dies in kurzer Zeit so einflussreich, dass er heute als Begründer einer überregional belobigten Mediziner-Schule gilt. Auf seine Göttinger Tätigkeit sind auch seine medizinischen Hauptwerke *Icones anatomicae* (1756) und *Elementa physiologiae corporis humani* (8 Bde., 1757-66) zurückzuführen.

Etwas später, im Jahre 1773, hatte in Göttingen auch Ernst Gottfried Balding seine Karriere als Medizinprofessor begonnen, Verfasser der Dissertation *De militum morbis* (1763, dtsch. *Von den Krankheiten der Armee*, 1765),[1] für die er auf seine Erfahrungen als preußischer Militärarzt im Siebenjährigen Krieg zurückgriff. Ab 1775 betätigte sich Baldinger als Herausgeber des *Magazins vor Aerzte*[2] bzw. des *Neuen Magazins für Ärzte* in Leipzig,[3] in dem 1783 auch Lichtenbergs satirisches *Fragment von Schwänzen*[4] erschienen ist.

1 Ernst Gottfried Baldinger: *Dissertatio medica de militum morbis inprimis vero exercitus regis Prussiae.* Ernestus Godofredus Baldinger [...] defendet cum comite suo Adolpho Iuliano Bose. Vitembergae 1763; Ders.: *Von den Krankheiten einer Armee aus eignen Wahrnehmungen im preußischen Feldzuge mit practischen Anmerkungen.* Langensalza 1765 (2., verb. und verm. Ausg. Langensalza 1774).

2 *Magazin vor Aerzte.* [Hg. Ernst Gottfried Baldinger]. 1.-12. St. Leipzig 1775-1778.

3 Erich Ebstein: »Georg Christoph Lichtenberg und Ernst Gottfried Baldinger«. In: *Aus dem achtzehnten Jahrhundert.* Theodor Apel und Hilde Seeliger zum 8. Juni 1922 zugeeignet. Leipzig 1922, 40-44.

4 [Georg Christoph Lichtenberg:] »Fragment von Schwänzen. Ein Beytrag zu den

Lichtenberg notierte sich den Titel *Biographien jetztlebender Ärzte und Naturforscher in und außer Deutschland von Baldinger*,[5] welche dieser ab 1768 in Jena publiziert hatte, auf die exponierte vordere Innenseite des Umschlags seines frühen Sudelheftes *KA*, das er zwischen 1765 und 1772 mit seinen »Lese-Bemerkungen« füllte. Zu Baldinger pflegte Lichtenberg einen intensiven Briefkontakt, der auch nach dessen Wegzug im Jahre 1782 nach Kassel nicht abbrach.

In Göttingen verblieb nach Baldingers Weggang dessen Schüler Justus Arnemann (1763-1806), um dort seinerseits bis 1803 als Professor der Medizin zu wirken. Im Jahre 1800 trat er als Herausgeber des *Handbuches der praktischen Medicin* (Göttingen 1800) in Erscheinung. Samuel Thomas Soemmerring, Professor der Anatomie, und Johann Friedrich Blumenbach (1752-1840), seit 1778 Professor für Medizin und Naturgeschichte, waren ebenfalls Schüler Baldingers. Beide gehörten zu den engsten Vertrauten und langjährigen Brieffreunden Lichtenbergs. Soemmerring verantwortete 1794 eine Neu-Edition von Lichtenbergs einziger im strengen Sinne medizinisch zu nennenden Schrift *Ueber einige wichtige Pflichten gegen die Augen*, die zuvor im Jahrgang 1791 des *Göttinger Taschen Calender* erschienen war.[6] Auch zählte Blumenbach später wie Lichtenberg zu den akademischen Lehrern Alexander von Humboldts, der im Juni 1797 noch einmal, in einem Brief an seinen um 27 Jahre älteren Lehrer Lichtenberg, aus den hippokratischen Aphorismoi das *vita brevis, ars longa* variieren wird. »Ich bin noch zu jugendlich schwach, um nicht bisweilen etwas mismuthig zu werden, aber im Ganzen gehe ich ruhig und emsig meinen Weg fort. Das Leben ist kurz und die Anforderungen sind lang.«[7]

Physiognomischen Fragmenten. 1783«. In: *Neues Magazin für Ärzte*. Bd. 5. Leipzig 1783, 3-11; vgl. Ders.: *Schriften und Briefe*. Hg. Wolfgang Promies. Bd. 1ff. Darmstadt 1968 ff., Bd. 3: *Aufsätze, Entwürfe, Gedichte, Erklärung der Hogarthischen Kupferstiche* (1972), 533-538.

5 Lichtenberg: »Sudelheft KA«, ebd., in: Ders.: *Schriften und Briefe* (wie Anm. 4), Bd. 2: *Sudelbücher II. Materialhefte. Tagebücher* (1971), 39-87.

6 Lichtenberg: *Briefwechsel*. Hg. Ulrich Joost, Albrecht Schöne. 5 Bde. München 1983-2004, Bd. 4: *1793-1799* (1992), Nr. 2529 und Kommentar, 453-457.

7 Ebd., Nr. 2759, 730-732, hier: 730f.

II. Zur Rezeption zeitgenössischer medizinischer Theorien bei Lichtenberg

Auch Lichtenberg beschäftigte sich in Göttingen mit den ihm durch seine Ärztefreunde vermittelten Werken der aktuellen holländischen, englischen und schottischen Mediziner.[8] Unter den gelesenen Texten finden sich zum Beispiel die *Anfangsgründe der praktischen Arzneywissenschaft* des Edinburgher Arztes William Cullen (1710-1790), der seine neuartige Krankheitslehre gerade nicht mehr in hippokratischer Tradition auf der Basis der vormodernen *Säftelehre* (Humorpathologie), sondern auf dem zur Zeit Lichtenbergs vieldiskutierten Fundament einer *Nervenlehre* begründete.[9] Ähnlich wichtig für Lichtenbergs eigenes Medizinverständnis war seine Auseinandersetzung mit dem Werk von Robert Whyte (1714-1766), dem Vorgänger von William Cullen auf dem medizinischen Lehrstuhl in Edinburgh, insbesondere dessen *Observations on the Nature, Causes, and Cure of those Disorders which are commonly called Nervous, Hypochondriac, or Hysteric, to which are prefixed some Remarks on the Sympathy of the Nerves* (1764).[10]

Am 31. Dezember 1775 kehrte Lichtenberg aus England zurück, von einer Reise, die er aus medizinisch-therapeutischen Gründen unternommen hatte. Leider fehlen uns gerade für diese Zeit nach dem England-Aufenthalt die *Sudelbuch*-Einträge, so dass die genauen Wege seiner Rezeption englischer und schottischer Medizin heute nur noch fragmentarisch zu rekonstruieren sind. In den *Sudelbüchern*, Hefte *E* und *F*, die aus den Jahren 1775-1779 erhalten sind, findet immerhin Lichtenbergs intensive Auseinandersetzung mit der physiologisch und medizinisch untermauerten Assoziationspsychologie des »vortrefflichen«,[11] wie Lichtenberg sagt, britischen Arztes David Hartley (1705-1757) ihren Niederschlag. Den Impuls dazu gibt Lichtenbergs Lektüre des Werkes *Observations on Man, his Frame, his Duty, and his Expectations* aus dem Jahre 1749.[12] In einem Brief an Blumenbach berichtet er von dieser Lektüre

8 Ernst Gottfried Baldinger: *Pharmacopoea Edinbvrgensis.* Bremen 1776, XI, 292 S.

9 William Cullen: *Anfangsgründe der practischen Arzneywissenschaft* [engl. 1772 ff.]. 4 Bde. Leipzig 1778-1785.

10 Lichtenberg lieh sich die 2., in Edinburgh erschienene Aufl. 1765 aus der Bibliothek aus; vgl. Carl Niekerk: *Zwischen Naturgeschichte und Anthropologie. Lichtenberg im Kontext der Spätaufklärung.* Tübingen 2005 (= *Studien zur deutschen Literatur*, 176), 113.

11 Lichtenberg: *Briefwechsel* (wie Anm. 6), Bd. 1 (1983): *1765-1779*, Nr. 333 (an Schernhagen, 1776), 636-639.

12 Vgl. Niekerk: *Zwischen Naturgeschichte und Anthropologie* (wie Anm. 10), 101 ff.

ausführlich.[13] Der Schwerpunkt von Lichtenbergs Überlegungen liegt dabei auf den erkenntnistheoretischen Grundlagen von Hartleys Assoziationspsychologie, von dessen Bestimmung der menschlichen Empfindungs- und Assoziationsfähigkeit aus dem Zusammenwirken der Grundelemente des Äthers und des Nervensystems. Die pure Repetition von Nervenempfindungen graviert gemäß Hartley Spuren in das menschliche Gehirn. Hartley bezeichnete diese ›Spuren‹ als Ideen oder Assoziationen. Die Evidenz dieser sensualistischen Erklärung des Nervensystems, der Sinneswahrnehmung und der Ideenwelt beweise, so Lichtenberg, der hier mehrere eigene Beispiele nennt, etwa die Kraft der Schweizer Lieder, also der Vorgang, bei dem der Klang von Kuhreihen bei Schweizern, die im Ausland wohnen, notwendig die Assoziation von Heimweh verursache. Rousseaus Faszination für die Kuhreihen findet so noch bei Lichtenberg ihren Widerhall.[14]

III. Medizin und Anthropologie

Lichtenbergs Laien-Interesse für medizinische Zusammenhänge wird wie im geschilderten Fall vorab in seiner kritischen Lektüre und Kommentierung medizinphilosophischer Schriften greifbar. Die zusammenhängende Charakterisierung der anthropologischen und medizinischen Bemerkungen Lichtenbergs ist aber bis heute ein Desiderat. Allein einer hat diesen forschenden Blick auf Lichtenbergs medizinisches Wissen auf eine breitere Basis gelegt: der in einer kurzen Lebensbeschreibung durch Ulrich Joost geehrte, insgesamt aber sicher eher rührige Lichtenberg-Forscher des ausgehenden 19. und frühen 20. Jahrhunderts und Göttinger Arzt Erich Ebstein (1880-1931), der sich fast zeitlebens mit den Verbindungslinien zwischen Literatur und Medizin besonders in Göttingen auseinandergesetzt hatte.[15] Er veröffentlichte 1914 eine Schriftensammlung des Hippokrates sowie die Anthologien *Ärztebriefe aus 4 Jahr-*

13 Lichtenberg: *Briefwechsel* (wie Anm. 6), Bd. 1, Nr. 368, 672-675.

14 Jean-Jacques Rousseau druckte in seinem *Dictionnaire de Musique* (Paris 1768), Anhang planche N, eine textlose Kuhreihen-Melodie unter dem Titel »Air Suisse appellé le Rans de Vaches« zur Illustration des entsprechenden Wörterbuch-Eintrags »RANZ-DES-VACHES« (ebd., 398) ab. Vgl. Max Peter Baumann: *Art. Kuhreihen.* In: *Die Musik in Geschichte und Gegenwart.* […] Herausgegeben von Ludwig Finscher. Kassel u. a. 1996. Sachteil. Band 5, Sp. 810-817.

15 Erich Ebstein: *Aus Lichtenbergs Correspondenz.* Stuttgart 1905; Ders.: *Lichtenbergs Mädchen.* München 1907.

hunderten (1920) und *Ärztememoiren aus 4 Jahrhunderten* (1923), die bis heute einen gewissen Wert für die Göttinger Medizingeschichtsschreibung bewahrt haben.[16]

Lichtenberg ist im anthropologischen Sinne Universalwissenschaftler, nicht Forscher in ausdifferenzierten Einzeldisziplinen. Seine medizinischen Überlegungen sind stets eingebettet in physikalische, psychologische oder philosophische Reflexionszusammenhänge. Viel zitiert als Beleg für die Universalität und wechselseitige Durchdringung seiner naturwissenschaftlichen Interessen ist sein Satz »Wer nichts als Chemie versteht versteht auch die nicht recht«.[17] Auf seinem Hauptgebiet, der Experimentalphysik, ist er zwar durch den Import des Blitzableiters nach Deutschland hervorgetreten, aber schon an diesem Beispiel wird sichtbar, wie Lichtenbergs physikalische Ideen oft mit medizinischen verknüpft sind. Es handle sich nämlich gerade um eine medizinische Hauptfunktion des Blitzableiters, so hob Lichtenberg eigens hervor, dass er das Risiko eines Blitzschlags bei den Wurzeln zu bekämpfen erlaubt. Den Blitzschlag beschrieb Lichtenberg als ein Unfallsymptom, das die uneinsichtigen Ärzte seiner Zeit noch immer mit Aderlass zu kurieren suchten.[18] Erst vor diesem medizinhistorischen Hintergrund wird deutlich, warum Lichtenberg seinen Blitzableiter auch als »Furchtableiter« bezeichnete.[19]

IV. Lichtenbergs Anamnese

Fragen wir nach dem Grund für Lichtenbergs Interesse an medizinischen und physiologischen Fragen, machen wir schnell die Beobachtung, wie wichtig dabei das Motiv seiner persönlichen Krankengeschichte war. Über Lichtenbergs Körperverachtung[20] und über seinen Buckel wurde in jüngster Vergangenheit viel debattiert. Ins Leben gerufen hat diese Lichtenbergschen ›Body Studies‹ schon 1989 der Arzt Horst Gravenkamp

16 Ulrich Joost: »Aus der Frühzeit der Lichtenberg-Forschung II. Erich Ebstein und Erich Mühsam«. In: *Lichtenberg-Jahrbuch* 2000, 163-169.

17 Lichtenberg: *Schriften und Briefe* (wie Anm. 4), Bd. 1: *Sudelbücher* (1968), J 860, 772.

18 Vgl. Lichtenberg an Christian Gottlob Heyne, 12. Juli 1794; abgedr. in: Ders.: *Briefwechsel* (wie Anm. 6), Bd. 4, Nr. 2410, 304-306.

19 Ebd.

20 Niekerk: *Zwischen Naturgeschichte und Anthropologie* (wie Anm. 10), Kap. 2: »Lichtenberg und sein Körper«, 83-141.

mit seiner *Geschichte eines elenden Körpers.*[21] Es war dies eine umfassende medizinische Postum-Diagnose von »Lichtenberg als Patient«, so der Untertitel der Studie, genährt aus den brieflichen Mitteilungen Lichtenbergs über seinen eigenen dramatischen Krankheitszustand. Die Auswirkung dieser Krankengeschichte auf Lichtenbergs Werk beschrieb ausführlich Carl Niekerk in seinem Buch *Zwischen Naturgeschichte und Anthropologie. Lichtenberg im Kontext der Spätaufklärung.*

Bei Lichtenbergs Krankheit handelte es sich, die Details sind nun bekannt, um eine von Kindheit an fortschreitende Kyphoskoliose, eine Wirbelsäulenverkrümmung, die zu einem Hohlkreuz und einem Rundrücken, weniger technisch gesagt: zu einem Buckel, führt. Bernd Achenbach hat gemeinsam mit Ulrich Joost die ikonographische Geschichte dieses Buckels rekonstruiert.[22] Die unansehnliche Rückenkrümmung war Ursache zahlreicher Krankheitssymptome, vom Zwergwuchs über Atemschwierigkeiten, die sich später zu Asthmaanfällen ausweiteten,[23] bis hin zu einer allgemeinen Krankheitsanfälligkeit.[24] Lichtenberg war unter anderem zeitlebens übel geplagt durch Lungen- und Bronchialerkrankungen,[25] Halsentzündungen,[26] Herzrasen,[27] fiebrige Zustände, Bluthusten[28] und weiteres mehr. Breiten Raum nimmt darüber hinaus schon unter Zeitgenossen Lichtenbergs die Frage ein, inwieweit dieser unter Hypochondrie litt, unabhängig davon, ob der Begriff im historischen oder (andeutungsweise schon präsenten) heutigen Sinn gebraucht wurde.[29] Die eigene Krankheitsanfälligkeit hat Lichtenberg häufig thematisiert, auch häufig verleugnet oder ihr durch Selbstsatire, ja Selbstzensur die Spitze genommen.[30]

So erscheint selbst die Polemik gegen Lavaters Physiognomik[31] als letztlich in persönlichen Erfahrungen motiviert. Lavaters Hypothesen

21 Horst Gravenkamp: *Geschichte eines elenden Körpers: Lichtenberg als Patient* [1989]. 2., durchges. Aufl. Göttingen 1992 (= *Lichtenberg-Studien*, 2).

22 Bernd Achenbach, Ulrich Joost: *Lichtenbergs äußere Erscheinung. Eine kritische Ikonographie.* Göttingen 1991 (= *Lichtenberg-Studien*, 1).

23 Gravenkamp: *Geschichte eines elenden Körpers* (wie Anm. 21), 75.

24 Ebd.

25 Ebd., 35

26 Ebd., 42.

27 Ebd., 77.

28 Ebd., 92.

29 Ebd., 10 f.

30 Ebd., 93-95.

31 Lichtenberg: »Timorus«. In: Ders.: *Schriften und Briefe* (wie Anm. 4), Bd. 3, 204-236; Lichtenberg: »Über Physiognomik wider die Physiognomen«, ebd., 256-295.

über die physiologischen, psychologischen, genetischen und medizinischen Charakterdispositionen des Menschen verunglimpften indirekt den von krankhaften Deformationen seines Knochenbaus arg geplagten Professor. Der Physiognomik zugrunde liegt eine von Lichtenberg erbittert bekämpfte dualistische Vorstellung von Leib und Seele. Die Physiognomik plädierte für eine Dekodierung der seelischen Regungen über das Signalement des Leibes. Der nämliche Dualismus prägt nun aber auch schon die antike Medizin des Hippokrates. So legt der sechste Aphorismus der zweiten Abteilung unmissverständlich fest, dass Personen, die unter einer schmerzhaften Erkrankung gleich welcher Körperteile leiden und auch besonders schmerzsensibel sind, auch in ihrer Geisteskraft beeinträchtigt seien. Die Kausalitätsrichtung verläuft bei beiden, bei Hippokrates wie Lavater, in erster Linie vom Körper zum Geist, und nicht in die Richtung, die Lichtenberg allein akzeptabel erschien, vom Geist zum Körper.

V. Lichtenbergs Leib-Seele-Monismus: Parodistische Experimentalmedizin

Lichtenberg kritisierte diesen physiologischen Materialismus der antiken und zeitgenössischen Medizin, welcher die geistigen Ursachen von Krankheiten außer acht lässt und den Körper als Schlüssel zu jeder Diagnose ansieht, vehement: »Die Gelehrten haben seit jeher ihre Hypochondrie oder ihre Augenkrankheit lieber beschrieben, als die Krankheiten des innern Kopfes«.[32] Die Hypochondrie wird von der hier kritisierten ›mechanischen Medizin‹ als körperliche, nicht seelische Krankheit angesehen. Die medizinische Subordination des Seelischen unter das Materialistisch-Physische missfällt dem Psychomediziner Lichtenberg derart, dass er in einem Aphorismus auch einmal so weit geht, der vormaligen Autonomie des Seelischen nachzutrauern. Wehmütig wirkt der Satz: »Damals als die Seele noch unsterblich war«.[33]

An einer anderen Stelle bezeichnet er die Seele als »Gespenst das in der zerbrechlichen Hülle unsres Körpers spükt«.[34] Der Geist sollte exorziert werden durch die Naturwissenschaften, aber ist es gelungen? Auf welch unsicherem Terrain man sich hier befand, machte allein schon die Debatte über die humanste Art der Todesstrafe, in die sich Lichtenberg

32 Lichtenberg: *Schriften und Briefe* (wie Anm. 4), Bd. 2, G 163, 164.

33 Ebd., Bd. 1, F 576, 539.

34 Ebd., F 324, 506.

durch Göttinger Ärzte verwickeln ließ, darunter auch Soemmerring, sehr deutlich. Es ging um die Beantwortung der Frage, ob der klinische Tod des Leibes den sofortigen zeitgleichen Tod des Geistes bzw. moderner gesprochen der Nerven überhaupt garantierte.[35]

Immer wieder leugnete Lichtenberg den Zusammenhang zwischen Körper und Geist, sofern damit die Determination des Geistes durch physiologische Prozesse gemeint war. Besonders deutlich wird dies im folgenden Zitat aus Lichtenbergs Schrift *Über Physiognomik; wider die Physiognomen*, das sich zunächst nur gegen die physiologische Assoziationslehre richtet, dann aber mit besonderer Schärfe direkt gegen die Irrlehre der Physiognomie erweitert wird: »Die Brücke die zwei Ideen-Reihen verbindet, kann so gut einstürzen, wenn ich mich erkälte, als wenn ich auf den Kopf falle, und am Ende wäre wohl gar Mensch sein so viel als krank sein. Ich habe in meinem Leben etwa 8 Sektionen vom menschlichen Gehirn beigewohnt, und aus wenigstens fünfen wurden die falschen Schlüsse wie rote Fäden herausgezogen und die Lapsus memoriae wie Sandkörner. Also schon hieraus (unten wird mehreres vorkommen) sieht man, wie unvorsichtig es ist, aus Ähnlichkeit der Gesichter Ähnlichkeit der Charaktere zu schließen, auch wenn diese Ähnlichkeit vollkommen wäre; allein wer ist denn der Richter über sie? Ein hinfälliger Sinn, dessen Eindruck durch vorgreifende Schlüsse und assoziierte Vorstellungen so leicht geschwächt und verdreht wird, daß es noch in weit einfacheren Fällen als dieser, wo keine Leidenschaften mitwirken, und selbst nach erwiesenem Irrtum, fast unmöglich ist, Urteil von Empfindung zu trennen.«[36]

Eine physiologische Determination des Geistes wird also bestritten. Umgekehrt bezeichnet Lichtenberg als Psychosomatiker *ante verbum* die Psyche nicht nur als Auslöser, sondern als mögliches Heilmittel für alle Arten von Krankheiten, etwa wenn er (in Anspielung auf Lessing) von der »heilsame[n] Erschütterung des Lachens« spricht: »Lachen [...] erhält gesund«.[37] Die Heilkraft der Affekte stellt Lichtenberg auch im folgenden Aphorismus über eine Bemerkung des Altonaer Arztes und Anthropologen Johann August Unzer in den Vordergrund: »Herr Unzer wundert sich (Arzt. Tom VIII. St. 198) mit Recht, daß die Ärzte bisher den Körper bloß chymisch, physikalisch und mechanisch beurteilt haben

35 Gunter Mann: »Soemmerring, Lichtenberg und die Ärzte im Streit um die Guillotine«. In: *Lichtenberg-Jahrbuch* 1989, 7-29.

36 Lichtenberg: »Über Physiognomik«. In: Ders.: *Schriften und Briefe* (wie Anm. 4), Bd. 3, 263-295, hier: 267 f.

37 Lichtenberg: *Briefwechsel* (wie Anm. 6), Bd. 4, Nr. 2231, 51.

ohne den großen Einfluß zu betrachten, den die Leidenschaften auf ihn haben. Man könnte durch Affekten eben solche Ausführungen hervorbringen, als mit Arzneien.«[38]

VI. Medizinische Selbstbeobachtungen, Selbstdiagnosen und Selbstheilungsversuche

Lichtenberg ersetzt in seinen eigenen Aphorismen die hippokratische Anhäufung von möglichst diversen Fallstudien, von verschiedenen Krankheitsgeschichten durch die eine Fallstudie, die eine Krankheitsgeschichte, seine eigene nämlich. Diese Krankheitsgeschichte beruht auf intensiven Selbstbeobachtungen und sogar auf Selbstexperimenten. Er macht sich zum medizinischen Studienobjekt in eigener Sache.

Die Einnahme von Phosphor, die er seinem Freund Franz Ferdinand Wolff empfiehlt (Brief vom 28. August 1782) hat er selbst in seiner Kindheit vollzogen. Lichtenberg schreibt und schildert offenbar eine Phosphorvergiftung, die er entweder nach Einnahme von Phosphor aus medizinischen Gründen (Einnahme des Mineralstoffs z. B. zur Beeinflussung des Vitamin-D-Stoffwechsels) oder nach chemischen Schulexperimenten mit Phosphor erlitt, verbunden mit Halluzinationen, Übelkeit und schmerzhaften Durchfällen:[39] »O glauben Sie wohl, daß ich in meiner Kindheit auch einmal Phosphorus gepisst habe. Ich glaubte, der Todt stiese mich an; und gantze 8 Tage sah ich die Welt als ein Wirthshauß an, worin ich mehr schuldig wäre, als ich bezahlen konte [...]. Der Phosphorus ist nur gefährlich unter der Form, in welcher man ihn in der Apothecke verkauft, in irgend einem Fett aufgelößt, ist er, ohne seine leuchtende Eigenschafft zu verliehren, weder ätzend noch brennend. In Nelcken-Oel Z.E. [Zum Exempel] aufgelößt, kan man sich gantz damit überschmieren, wie ich, wenigstens mit meinen Händen, alle halbe Jahr einmal thue.«[40]

38 Lichtenberg: *Schriften und Briefe* (wie Anm. 4), Bd. 2, KA 39, 47.

39 Vgl. Gravenkamp: *Geschichte eines elenden Körpers* (wie Anm. 21), 30, der zwar ebenfalls auf eine Phosphorvergiftung tippt, aber keine Ursache dieses Vorfalls im Selbstexperiment erkennt.

40 Lichtenberg an Franz Ferdinand Wolff, 28. Aug. 1782; abgedr. in: Ders.: *Briefwechsel* (wie Anm. 6), Bd. 2 (1985): *1780-1784*, Nr. 957, 408-411, hier: 410.

VII. Lichtenbergs Aphorismen über Medizin

Lichtenberg sah, teilweise nur mit kritischem Unterton, offenbar auch noch die zeitgenössische medizinische Forschung im folkloristischen Wissen und der Erfahrungsevidenz begründet. Sie entstehe, so schreibt er in einem *Sudelbuch*-Eintrag, aus der »Hausmittelkenntnis« des »gemeinen Mannes«.[41] Und so bezeichnet er auch sich selbst, in seinem Essay *Warum hat Deutschland noch kein großes öffentliches Seebad?* als einen »Laien in der Heilkunde«.[42]

In diesem Plädoyer für die Einführung eines Seebades in Deutschland nach dem Vorbild der Lichtenberg bekannten Seebäder in der südostenglischen Hafenstadt Margate, beschwört Lichtenberg die intuitiv erkennbare »Heilkraft« solcher Bäder, des Meeresanblicks überhaupt. Ironisch kontrastiert er die erhabene Gewalt der Meereswogen mit der Dürftigkeit des von seinen Zeitgenossen so oft besungenen Rheinfalls: »Bis dahin mögen einige flüchtige Bemerkungen eines Laien in der Heilkunde, der seinem Aufenthalte zu Margate die gesündesten Tage seines Lebens verdankt, hier stehen. An empfehlenden Zeugnissen einiger der ersten Eingeweihten in der Wissenschaft fehlt es ihm indessen nicht; er hält sie aber bei einer so ausgemachten Sache, wenigstens hier für entbehrlich. Denn weder der Medecin Penseur noch der Medecin Seigneur werden jetzt den Nutzen des Seebades leugnen. Von dem erstern wenigstens ist nichts zu befürchten, und der andere würde schweigen, sobald man ihm sagte, daß in England nicht allein eine sehr hohe Noblesse, sondern die Königliche Familie selbst, vermutlich durch Penseurs und den glücklichsten unverkennbaren Erfolg geleitet, sich dieser Bäder jetzt vorzüglich bedient. Was aber außer der Heilkraft jenen Bädern einen so großen Vorzug vor den inländischen gibt, ist der unbeschreibliche Reiz den ein Aufenthalt am Gestade des Weltmeers in den Sommermonaten, zumal für den Mittelländer hat. Der Anblick der Meereswogen, ihr Leuchten und das Rollen ihres Donners, der sich auch in den Sommermonaten zuweilen hören läßt, gegen welchen der hochgepriesene Rheinfall wohl bloßer Waschbecken-Tumult ist; die großen Phänomene der Ebbe und Flut, deren Beobachtung immer beschäftiget ohne zu ermüden; die Betrachtung, daß die Welle, die jetzt hier meinen Fuß benetzt, ununterbrochen mit der zusammenhängt, die Otaheite und China bespült, und die große Heerstraße um die Welt ausmachen hilft; und der

41 Lichtenberg: *Schriften und Briefe* (wie Anm. 4), Bd. 1, C 219, 201.

42 Lichtenberg: »Warum hat Deutschland noch kein großes öffentliches Seebad?« In: Schriften und Briefe (wie Anm. 4), Bd. 3, 95-102, hier: 95.

Gedanke, dieses sind die Gewässer, denen unsre bewohnte Erdkruste ihre Form zu danken hat, nunmehr von der Vorsehung in diese Grenzen zurück gerufen, – alles dieses, sage ich, wirkt auf den gefühlvollen Menschen mit einer Macht, mit der sich nichts in der Natur vergleichen läßt, als etwa der Anblick des gestirnten Himmels in einer heitern Winternacht.«[43]

Lichtenberg setzt hier eine sehr direkte Einwirkung der Umwelt auf die psychische Verfassung des Wahrnehmenden voraus, die auch einen physischen Genesungswert zur Folge hat. Das ist der entscheidende Vorteil des Seebades gegenüber den nicht-marinen Heilbädern: Das Heilbad wird zum Bad der Seele. Diese Funktion gestand der hippokratische Empiriker Lichtenberg der Umwelt zu. Doch den weitergehenden Lavaterschen Schluss erlaubt er nicht, dass nämlich die körperliche Konstitution ebenfalls eine Wirkkraft auf den Geist ausübt. Hier und nur hier beharrte er auf einer strikten Trennung von Körper und Geist, von Anlagen und Ausprägungen.

In diesem Zusammenhang sind auch Lichtenbergs unzählige Äußerungen zur Hypochondrie zu verstehen: »Es gibt große Krankheiten, an denen man sterben kann; es gibt ferner welche die [man], ob man gleich nicht eben daran stirbt, doch ohne viel Studium bemerkt und fühlt; endlich gibt es aber auch welche, die man ohne Mikroskop kaum erkennt, dadurch nehmen sie sich aber auch recht abscheulig aus und dieses Mikroskop ist Hypochondrie. Ich glaube, wenn sich die Menschen recht darauf legen wollten die mikroskopischen Krankheiten zu studieren, sie würden die Satisfaktion haben, alle Tage krank zu sein.«[44]

An einem anderen Ort schreibt er, den La Mettrieschen ›homme machine‹ durch die »Welt als eine Maschine« ersetzend: »Das Schlimmste, daß ich in meiner Krankheit gar die Dinge nicht mehr denke und fühle ohne mich hauptsächlich mit zu fühlen. Ich bin mir in allem des Leidens bewußt, alles wird subjektiv bei mir und zwar bezieht sich alles auf meine Empfindlichkeit und Krankheit. Ich sehe die ganze Welt als eine Maschine an die da ist um mich meine Krankheit und mein Leiden auf alle mögliche Weise fühlen zu machen. Ein pathologischer Egoist.«[45]

43 Ebd., 96.
44 Ebd., Bd. 1, J 693, 753.
45 Ebd., J 337, 703 f.

VIII. Lichtenberg und die hippokratischen Lehrsätze

Um die Rezeption der zeitgenössischen Göttinger medizinischen Forschung bei Lichtenberg besser verstehen zu können, ist es nötig, ihn als Verfasser von literarischen Aphorismen ernst zu nehmen, und hier ein besonderes Augenmerk auf seine aphoristische Verarbeitung der hippokratischen Lehrsätze zu legen. Die Gattung des Aphorismus und des Essays sowie die Sprache des Konjunktivs, das wurde schon von Albrecht Schöne aufs genaueste rekonstruiert, waren Lichtenbergs Methode des Gedanken-Experiments adäquat.[46] Lichtenberg knüpfte an die medizinhistorischen Debatten seiner Zeit nicht nur inhaltlich an, sondern auch formal, indem er für seine zerstreuten medizinischen Überlegungen auf eine etablierte Form zurückgriff, zur in der medizinischen Fachliteratur seit der Antike beliebten Gattungstradition des Aphorismus nämlich. Vor dem Erscheinen seiner *Sudelbücher* gab es in der deutschen Literatur bereits Aphorismen, doch waren diese von der Imitation der knappen moralistischen Maximenform geprägt. Im 18. Jahrhundert wurde die Spielform der moralistischen Maxime sukzessive aus dem spanischen und französischen Sprachraum importiert, es entstanden erste deutsche Aphorismen in dieser Tradition.[47]

Lichtenberg indessen konzipierte als erster deutschsprachiger Autor seine Aphoristik, wie schon Albrecht Schöne aus anderen, stilgeschichtlichen Gründen dezidiert feststellen konnte, nicht nach dieser spanisch-französischen Maximentradition. Er konzipierte sie vielmehr, das wäre Schöne beizufügen, nach der Maßgabe der im heutigen Sinne naturwissenschaftlichen, insbesondere medizinischen Aphoristik.[48]

Am 9. Oktober 1786 berichtete Lichtenberg an Soemmerring von einem Besuch seines Göttinger Schülers Johann Heinrich von Fischer

46 Vgl. Albrecht Schöne: *Aufklärung aus dem Geist der Experimentalphysik. Lichtenbergsche Konjunktive.* München 1982; Gertrud Fischer: *Lichtenbergische Denkfiguren. Aspekte des Experimentellen.* Heidelberg 1982.

47 Vgl. zur Rekonstruktion dieser Aphorismen-Tradition *Abgerissene Einfälle. Deutsche Aphorismen des 18. Jahrhunderts.* Hg. Harald Fricke, Urs Meyer. München 1998 (= *Bibliothek des 18. Jahrhunderts*).

48 So auch schon Schöne: *Aufklärung aus dem Geist der Experimentalphysik* (wie Anm. 46), 129. Schöne stellt Lichtenbergs Experimentalrhetorik, die vor allem an seiner Konjunktiv-Verwendung gezeigt werden kann, der Methode der »Tatbestandsklärung« (ebd., 131) der französischen und spanisch-italienischen Moralistik (Guicciardini, Gracián, La Bruyère, Vauvenargues u. a.) entgegen. Vgl. dagegen Nicholas Boyle: *G. C. Lichtenberg and the French ›moralistes‹.* Diss. Cambridge 1975.

(1759-1814), der ebendort gerade zum Ordinarius der Medizin befördert worden war. Dieser habe ihm, wie er sagt, gegen Schwindelanfälle »mit der Hippokratischen Krazbürste ein Paar derbe Züge durch meinen Magen gethan«.[49]

Gravenkamp erläutert, dass Professor Fischer »in dieser brech- und abführmittelfreudigen Zeit einer der Eifrigsten«[50] gewesen war, gemessen an seinen Apothekerrechnungen. Die Verknüpfung einer antiken, nämlich primär purgatorischen Heilpraxis mit dem Namen Hippokrates ist hier nicht zufällig. Die medizinische Methodologienlehre des Hippokrates und seiner Schüler bildete vielmehr in der Medizin der Aufklärung die wichtigste Folie für sämtliche Neuerungsbestrebungen, sei es für die Abkehr von der ethischen und naturphilosophischen Grundlegung der Medizin, sei es für die Abkehr von den Ideen der Humorpathologie.

Nicht nur Lichtenbergs Medizinalpraxis, sondern auch seine Aphoristik muss im Zusammenhang mit der Geschichte der Hippokrates-Rezeption jener Zeit gesehen werden.[51] Und dies, obwohl die geringe Zahl von direkten Hippokrates-Bezügen in den Aphorismen Lichtenbergs etwas überrascht. Neben der oben zitierten Briefstelle aus einem Schreiben an Soemmerring findet sich nur noch eine einzige direkte Erwähnung des Hippokrates in Lichtenbergs *Sudelbuch*.[52] Es ist dies das demonstrative unveränderte Zitat eines hippokratischen Aphorismus in griechischer Sprache, dessen deutsche Übersetzung lautet: »Das Feuer nämlich bewirkt, daß alles sich fortwährend bewegt«.[53] Das griechische Originalzitat bei Lichtenberg belegt die Kenntnis und Verehrung der Werke Hippokrates'. Für seinen Hannoveraner Freund Georg August Ebell (1795-1807), so ein anderer der raren Belege, entlieh Lichtenberg 1793 nachweislich die hippokratische Schrift *De natura hominis* in der kommentierten Ausgabe von Blasius Holler, von 1562, aus der Göttinger Bibliothek, um sie ihm per Post zu schicken.[54]

49 Lichtenberg: *Briefwechsel* (wie Anm. 6), Bd. 3 (1990): *1785-1792*, Nr. 1474, 259 f., hier: 259.

50 Gravenkamp: *Geschichte eines elenden Körpers* (wie Anm. 21), 61.

51 Vgl. die Belege bei Friedemann Spicker: *Der Aphorismus. Begriff und Gattung von der Mitte des 18. Jahrhunderts bis 1912*. Berlin 1997, 31.

52 Lichtenberg: *Schriften und Briefe* (wie Anm. 4), Bd. 1, J 575, 738.

53 Vgl. Hippokrates: *Opera omnia*. Hg. Carl Gottlob Kühn. 3 Bde. Leipzig 1825-1827 (= *Medicorum Graecorum Opera*, 21-23), hier: Bd. 1, 630.

54 Vgl. Lichtenberg: *Briefwechsel* (wie Anm. 6), Bd. 4, Nr. 2296, 155 f.

In Goethes *Maximen und Reflexionen* finden sich ebenfalls dreizehn direkt übersetzte Aphorismen des Hippokrates,[55] darunter das berühmte Hippokrates-Halbzitat »Die Kunst ist lang, das Leben kurz«.[56] Diese Übersetzungen sind freilich erst 1795/96 während der Arbeit am ›Lehrbrief‹ für *Wilhelm Meisters Lehrjahre* entstanden und wurden zuerst 1829 veröffentlicht. Es handelt sich auch nicht um Sprüche aus den *Aphorismoi*, sondern um Zitate aus dem pseudo-hippokratischen Text *Peri diaites* (›Über die Lebensführung‹). Aus seiner Übersetzung setzte auch Goethe einen Einzelsatz aus *Peri diaites* 1,15 prominent in griechischer und lateinischer Fassung über sein Kollektaneen-Heft *Vorbereitung zur zweiten Reise nach Italien*.[57]

Goethe interessierte sich indes vornehmlich für die weltanschaulichen Elemente aus dem hippokratischen Textkorpus, wie er in *Dichtung und Wahrheit* schreibt: »Erfahrung war also abermals das allgemeine Losungswort, und jedermann that die Augen auf so gut er konnte; eigentlich aber waren es die Ärzte, die am meisten Ursache hatten, darauf zu dringen und Gelegenheit sich darnach umzuthun. Hier leuchtete ihnen nun aus alter Zeit ein Gestirn entgegen, welches als Beispiel alles Wünschenswerthen gelten konnte. Die Schriften die uns unter dem Namen Hippokrates zugekommen waren, gaben das Muster, wie der Mensch die Welt anschauen und das Gesehene, ohne sich selbst hinein zu mischen, überliefern sollte. Allein niemand bedachte, daß wir niemals wie sie dichten, bilden und heilen werden. Zugegeben aber auch, daß man von ihnen lernen könne, so war unterdessen unendlich viel und nicht immer so rein erfahren worden, und gar oft hatten sich die Erfahrungen nach den Meinungen gebildet«.[58]

55 Johann Wolfgang Goethe: *Sämtliche Werke, Briefe, Tagebücher und Gespräche* (= *Frankfurter Ausgabe*), Abt. 1: *Sämtliche Werke*, Bd. 13: *Sprüche in Prosa. Sämtliche Maximen und Reflexionen*. Hg. Harald Fricke. Frankfurt am Main 1993, 293f. (= 4.1.1-4.1.13); vgl. dazu: Karl Deichgräber: »Goethe und Hippokrates«. In: *Archiv für die Geschichte der Medizin* 29 (1937), 27-56.

56 Goethe: *Sämtliche Werke nach Epochen seines Schaffens* (= *Münchener Ausgabe*). Bd. 17: *Wilhelm Meisters Wanderjahre. Maximen und Reflexionen*. Hg. Gonthier-Louis Fink [*Wilhelm Meisters Wanderjahre*], Gerhart Baumann, Johannes John [*Maximen und Reflexionen*]. München 1991, 717. Bei Hippokrates (*Ausgewählte Schriften*. Stuttgart 1994, Aphorismen 1,1, 192) lautet das Zitat: »Das Leben ist kurz; die Kunst ist lang«.

57 Goethe: »Vorbereitung zur zweiten Reise nach Italien«. In: Ders.: *Werke* (= *Weimarer Ausgabe*). 2. Abt., Bd. 34 (1904), 149.

58 Goethe: »Dichtung und Wahrheit, 15. Buch«, ebd., 2. Abt., Bd. 28, 339.

Hippokrates war ab den 1780er Jahren in aller poetischer Munde, zu denken ist an die Hippokrates-Fiktion in Wielands *Geschichte der Abderiten* (auszugsweise 1774 und 1780 in seinem *Teutschen Merkur*, Buchfassung 1781) oder an das markante Hippokrates-Zitat »*Quae medicamenta non sanant, ferrum sanat, quae ferrum non sanat, ignis sanat*« im Motto zum Drama *Die Räuber* des Dichterarztes Friedrich Schiller (ebenfalls 1781/1782).

Lichtenbergs viel frühere Hippokrates-Aneignung ist nicht wie diese spätere Hippokrates-Debatte allein weltanschaulich geprägt, Lichtenberg machte sich vielmehr, lange noch bevor Goethe seine Übersetzung von dreizehn Hippokrates-Aphorismen niederschrieb, die hippokratische Form des Aphorismus vollständig zu eigen, indem er diese Form weiterschrieb mit seinen eigenen Aphorismen.

Der hauptsächliche Weg, über den Kästner wie Lichtenberg mit dem »Corpus hippocraticum« und den Schriften Galens in Berührung kamen, führt über den holländischen Medizinprofessor in Leiden, Hermann Boerhaave (1668-1738). Boerhaave, der sich mit Hippokrates zeitlebens beschäftigt, ihn auch übersetzt hatte, war der medizinische Lehrer (1725 ff.) und Doktorvater (1727) Albrecht von Hallers. 1785 hatte Abraham Gotthelf Kästner in Göttingen seine kritischen Auseinandersetzungen mit Boerhaaves *De morbis oculorum* und Hallers *Anfangsgründen der Physiologie* unter dem Titel *In Optica quaedam Boerhavii et Halleri commentatu* veröffentlicht. Lichtenberg seinerseits studierte unter anderem nachweislich Boerhaaves *Physiologie*.[59] Über Boerhaaves Übersetzung kamen Kästner und Lichtenberg wohl auch in Kontakt mit den hippokratischen Aphorismen.[60] Unmittelbar nach einem Kommentar zu seiner Boerhaave-Lektüre äußert sich Lichtenberg auch über Galen und seine Adepten bis in die Gegenwart kritisch. Die vielfältigen Versuche einer physikalischen Untermauerung der hippokratischen Humorpathologie, die Auffassung insbesondere, dass die physikalischen Grundqualitäten ›warm‹, ›kalt‹, ›trocken‹, ›feucht‹ etwas mit der Entstehung von Krankheit zu tun hätten, die übrigens schon in der hippokratischen Schrift *Die alte Heilkunst* mit Nachdruck als naturphilosophische Spekulation entlarvt worden war, verweist auch Lichtenberg in das Reich der medizini-

59 Lichtenberg: *Schriften und Briefe* (wie Anm. 4), Bd. 2, KA 65, 50: »Boerhaave bemerkt, Physiologie Kap. 8 der deutschen Übersetzung, daß die Russen kein Wort haben die allgemeinen Begriffe Kind und Tugend auszudrücken, sondern allzeit besondere statt deren gebrauchten«.

60 Hermann Boerhaave: *Aphorismi de cognoscendis et curandis morbis in usum doctrinae domesticae digestis*. Lyon 1709.

schen Folklore: »Als Galenus anfing die physikalischen Grundlehren des Aristoteles in die Medizin einzuführen, so fand er viele Nachfolger. Man sprach auch in Deutschland im XVI[ten] Saec[ulo] von nichts, als dem humido, calido, frigido; sicco, das nun noch bis auf den heutigen Tag in den Kalender-Prophezeiungen steht«.[61]

Für die hippokratische Medizin ist die *naturphilosophische* Erklärung von Krankheiten aus dem Ungleichgewicht des ›Naturganzen‹ bzw. im physiologischen Sinne vorwiegend der *Körpersäfte* charakteristisch. Auch die von der medizinischen Forschung im 18. Jahrhundert bekämpfte Unterscheidung zwischen Melancholiker, Choleriker, Sanguiniker und Phlegmatiker geht auf diese hippokratische Tradition zurück. Doch lässt sich das »Corpus hippocraticum« nicht einfach auf die Humorpathologie reduzieren, die Lichtenberg an einem anderen Ort als ein »Utopisches System« bezeichnete.[62]

Von den hippokratischen Aphorismen sind manche als Verhaltensregeln für den Patienten und Laien, andere als Fallbeschreibungen und Therapie-Anleitungen für Ärzte zu lesen. Da ist auf der einen Seite die Erfahrungswissenschaft als vorherrschende Methode, die den Schluss vom Einzelfall auf das Allgemeine verlangt. Da ist auf der anderen Seite die bei allem Anspruch auf eine ganzheitliche Medizin unterschwellige These einer Determination des Geistes durch die Konstitution des Leibes, die mit Lichtenbergs Sicht des »Leibs« als schlichtem »Sündenbalg«[63] kollidieren musste. Lichtenbergs Hippokrates-Rezeption kann also nur gespalten sein. Denn die in der Humores-Lehre angelegte Determination des Geistes durch den Körper bot letztlich auch den Nährboden für die physiognomischen Lehren. Wollte sich Lichtenberg dieser Fortsetzung der Temperamenten-Lehre aus der hippokratischen Tradition in der Physiognomik entgegenstellen, musste er auch die antike Medizin überhaupt einer skeptischen Betrachtung unterziehen.

Bei den hippokratischen Aphorismen handelt es sich um »systematisch gereihte Lehrsätze einer Wissenschaft«.[64] Die passendere Gattungsbezeichnung für diese Art der Aphoristik ist deshalb die These.[65] Wie weit floss nun wenigstens die Methode des »Corpus hippocraticum«,

61 Lichtenberg: *Schriften und Briefe* (wie Anm. 4), Bd. 2, KA 80, 53.

62 Lichtenberg: *Briefwechsel* (wie Anm. 6), Bd. 3, Nr. 1641, 592-629, hier: 603.

63 Lichtenberg an Ernst Gottfried Baldinger, 18. April 1774; abgedr. in: Ders.: *Briefwechsel* (wie Anm. 6), Bd. 1, Nr. 248, 457 f., hier: 457.

64 Harald Fricke: *Aphorismus.* Stuttgart 1984 (= *Sammlung Metzler*, 208), 25.

65 Vgl. Verf.: Art. »Thesen«. In: *Reallexikon der deutschen Literaturwissenschaft.* Hg. Jan-Dirk Müller u. a. Bd. 3. Berlin, New York 2003, 637-639.

insbesondere die Form der *Aphorismoi* in das aphoristische Werk Lichtenbergs ein? In seinen *Sudelbüchern* gibt es, das lässt sich mit Gewissheit sagen, zahlreiche Aphorismen, die der hippokratischen Textsituation nahe stehen. Darunter besonders zu erwähnen ist eine Reihe von Exzerpten aus der populären Wochenschrift *Der Arzt*, die Unzer zwischen 1759 und 1764 in Hamburg herausgegeben hatte.[66] Lichtenberg las und exzerpierte diese Wochenschrift schon in seinen Studienjahren. Ein Beispiel für ein solches Exzerpt ist der folgende Satz mit genauer Quellenangabe: »Arzt 1ter Band. 2tes Stück / Die Arzneikunst machet künstliche Krankheiten, bloß um die natürlichen damit zu heilen.«[67] Dieser Satz, derart aus dem Kontext isoliert, könnte identisch in den hippokratischen *Aphorismen* stehen. Es folgen weitere Aphorismen, die von Lichtenberg aus ihrem Kontext isoliert und dann in eine neue, nämlich aphoristische Abfolge gebracht wurden, darunter etwa die Sätze »Unser ganzer Leib ist gleichsam mit Seele durchwürkt« und »Der Gehör-Nerve spricht uns gleichsam die Schwingungen aus«.[68] Ja sogar das hippokratische Selbstmord-Verbot, das im ursprünglichen Kontext zunächst nur ethische Maxime ist, wird von Lichtenberg revidiert, indem das von ihm ausgewählte Exzerpt aus der Wochenschrift *Der Arzt* dem Selbstmord im Sinne der zeitgenössischen Medizin eine ›Nervenkrankheit‹ zugrunde legt, die psychologische Disposition zum Selbstmord also mit einer physiologischen verbindet: »Der Entschluß sich zu töden setzt allemal zween Augenblicke voraus, da man verrückt ist, einen, worin man ihn faßt, den andern, worin man ihn ausführt.«[69]

Obschon Lichtenberg hier die Hypothesenbildung der zeitgenössischen medizinischen Forschung rekonstruiert, folgt er in der formalen Anordnung seiner Forschungsexzerpte der alten hippokratischen Tradition. Es ist daran zu erinnern, dass bereits die hippokratischen *Aphorismen* meist nur Exzerpte aus anderen hippokratischen Schriften sind. Lichtenbergs Anordnung seiner medizinischen Exzerpte zu hippokratischen Aphorismen hat dabei deutlich parodistische Funktion. Geradezu als Parodie der hippokratischen Lehre von den Körperflüssigkeiten wird zum Beispiel der folgende in seiner Isoliertheit nur noch komische Satz kenntlich: »Das Bier ist ein fließendes Brod.«[70]

66 Vgl. Matthias Reiber: *Anatomie eines Bestsellers. Johann August Unzers Wochenschrift »Der Arzt« (1759-1764)*. Göttingen 1999.
67 Lichtenberg: *Schriften und Briefe* (wie Anm. 4), Bd. 2, KA 188, 70.
68 Ebd., KA 193 und KA 194, 70 f.
69 Ebd., KA 198, 71.
70 Ebd., KA 199, 71.

Entspringt also Lichtenbergs Einführung des Aphorismus in die deutsche Literatur in der Tat aus dem Geiste einer Hippokrates-Parodie? Die Angelegenheit ist zumindest zweideutig: Die empirische Methode des Hippokrates, die Methode der Thesenbildung aus der praktischen Beobachtung von Patienten, müsste Lichtenberg zugesagt haben. Doch definierte Hippokrates das Verhältnis zwischen Leib und Seele anders als Lichtenberg nicht als prinzipiell untrennbares,[71] sondern als kausal abhängiges. Gerade weil sich Lichtenberg die Funktionen des Leibes mit dem Zustand und den Umwelt-Wahrnehmungen des Geistes identisch dachte, bestritt er den von Hippokrates vorausgesetzten Kausalnexus zwischen Leib und Seele. Insbesondere negierte er die verdrehte hippokratische Vorstellung, dass sich körperliche Krankheiten ihrerseits auf den Zustand oder die Umwelt-Wahrnehmung des Geistes auswirken könnten. Der Zustand des Gemüts kann sich für Lichtenberg auf den Zustand des Körpers auswirken, nicht aber umgekehrt der Zustand des Körpers auf den Zustand des Gemüts.

Lichtenbergs Hippokrates-Parodien in den frühen *Sudelbuch*-Eintragungen weichen bald vollständig einem noch härter, aber ebenfalls parodistisch geführten Kampf gegen Lavaters Physiognomie. Besonders gut ist dieser Übergang erkennbar im folgenden Aphorismus, in dem der Sprachduktus aus der hippokratischen Schrift *Epidemien* übernommen wird, um mittels Zitatmontage von Hippokrates und Lavater den Letzteren aphoristisch vorzuführen. Das bei Hippokrates vorherrschende Prinzip, Voraussetzung und Folgerung auf den Anfang- und den Schlusssatz zu verteilen, wird vorbildlich eingehalten, nur dass die Folgerung nicht medizinisch, sondern literarisch-ironisch ist: »Wenn die Pockeninokulation allgemeiner wird, so werden wir um eine ganze Klasse von Gesichtern kommen. Überhaupt, wenn Krankheiten ausstürben, so würden viele Gesichtsgeschlechter untergehen«.[72]

71 Vgl. z. B. ebd., Bd. 1, B 31, 56: »Im Zuschauer wird gesagt: The whole man must move together, alles muß einen einzigen Endzweck im Menschen haben«.

72 Ebd., Bd. 2, G 96, 150.

Edgar Bierende

Johann Heinrich Lavater: Der Arzt als Ratgeber der Künstler

Begriffe wie Körper und Haut, *body and skin*, erlebten in den letzten Jahren vor dem Hintergrund der Gentechnik in der zeitgenössischen Kunst, in Ausstellungen sowie in kultur- und literaturwissenschaftlichen Abhandlungen besondere Beachtung und wissenschaftliche Reflexion.[1] Doch dieser *Run* ging an den historischen Vorläufern, den Anatomietraktaten und -diskursen sowie der hier zu behandelnden Zürcher Person und dem von ihr verfassten Buch vorbei. Ein weitgehend Unbekannter betritt die Bühne.[2]

Der Zürcher Bezirks- und Zuchthausarzt Johann Heinrich Lavater (1768-1819)[3] war der Sohn des bekannten Pfarrers Johann Caspar Lavater (1741-1801), des Autors der *Physiognomischen Fragmente*.[4] Auf einem Zürcher Neujahrsblatt des Jahres 1820 sind beide, Vater und Sohn, nebeneinander zu sehen (Abb. 1). Bekannt wurde der Arzt Johann Heinrich Lavater in Zürich vor allem durch die von ihm eingeführten Schutz-

1 Hier eine kleine und subjektive Auswahl zu diesem Themenkreis: *Das Fragment: der Körper in Stücken* [Le corps en moreaux. Hg. Anne Pingeot. Paris 1990]. Hg. Sabine Schulze. Bern 1990; *Corps à vif: art et anatomie.* Hg. Deanna Petherbridge u. a. Genf 1998; Claudia Benthien: *Haut: Literaturgeschichte, Körperbilder, Grenzdiskurse.* Hamburg 1999; *Puppen, Körper, Automaten: Phantasmen der Moderne.* Hg. Pia Müller-Tamm u. a. Mit einem Beitrag von Horst Bredekamp. Düsseldorf 1999; *Der [im]perfekte Mensch: vom Recht auf Unvollkommenheit.* Vorwort: Klaus Vogel. Hg. Stiftung Deutsches Hygiene-Museum u. a. Ostfildern 2000; *Pygmalions Werkstatt: die Erschaffung des Menschen im Atelier von der Renaissance bis zum Surrealismus.* Hg. Helmut Friedel. Köln 2001; *Gesichter der Haut.* Hg. Christoph Geissmar-Brandi u. a. Frankfurt am Main, Basel 2002; Marina Schneede: *Mit Haut und Haaren: der Körper in der zeitgenössischen Kunst.* Köln 2002.

2 Als Ausnahme von der Regel finden sich Ausführungen zu Lavater in: Boris Röhrl: *History and bibliography of artistic anatomy: didactics for depicting the human figure.* Hildesheim u. a. 2000, 150.

3 Carl Brun: Art. »Johann Heinrich Lavater«. In: *Historisch-biographisches Lexikon der Schweiz.* Hg. Heinrich Türler u. a. Neuenburg 1927, Bd. 4, 636, Nr. 38.

4 Johann Caspar Lavater: *Physiognomische Fragmente zur Beförderung der Menschenkenntnis und Menschenliebe.* 4 Bde. Leipzig, Winterthur 1775-1778.

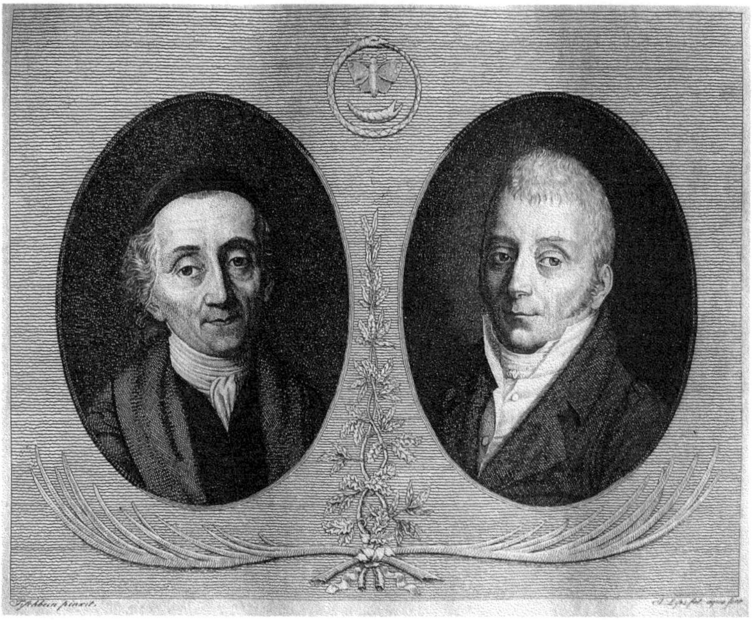

Abb. 1: Johann H. W. Tischbein (pinxit) und Johann H. Lips (fecit), Doppelbildnis von Johann Caspar Lavater und seinem Sohn Johann Heinrich Lavater, Kupferstich, in: Diethelm Lavater: »Johann Caspar Lavater und sein Sohn Heinrich Lavater«. In: An die lernbegierige Zürcherische Jugend auf den Neujahrstag 1820. Von der Gesellschaft auf der Chorherrnstube, 42. Neujahrsblatt. Zürich 1820, Seite 1 vorgebunden.

impfungen gegen Menschen- und Kuhpocken.[5] Seine Ausbildung führte ihn in den Jahren 1786 und 1787 nach Göttingen. Bereits vor ihm hatte dort ein anderer Schweizer, der bekannte Berner Anatom Albrecht von Haller (1708-1777), von 1736 bis 1753 als Professor gelehrt und geforscht. Von Göttingen aus unternahm der Medizinstudent Lavater größere Reisen durch Deutschland, England, Holland und Frankreich. Der bereits weit verbreitete Name seines Vaters öffnete ihm die Türen zu höheren Ständen und zu gelehrten Vereinen sowie Persönlichkeiten vieler Städte und Länder.[6]

5 Johann Heinrich Lavater: *Abhandlung über die Milchblattern oder die sogenannten Kuhpocken* […]. Zürich 1800.

6 [Johann Conrad Meyer-Hofmeister:] »Die Ärzte Zürichs«. In: *35. Neujahrsblatt zum Besten des Waisenhauses in Zürich für 1872.* Tl. 2. Zürich 1872, 1-37, hier: 35-37.

Schon in jungen Jahren, noch bevor sich Lavater zum Mediziner ausbilden ließ, wird es sicherlich – wohl aufgrund der väterlichen Interessen – zu ersten Berührungen mit der bildenden Kunst gekommen sein. Quellenmäßig greifbar wird dies für seine Reisen des Jahres 1787. Auf jenen Bildungsfahrten gelangte der 19jährige nach London, zum Jugendfreund seines Vaters, dem Maler Johann Heinrich Füssli (1741-1825). Diese Begegnung hinterließ einen tiefen Eindruck. Von ihm lernte Lavater junior in Gesprächen »nützliche Regeln«[7] der Kunst kennen. Zudem sammelte er wohl im Atelier, über das bloße Zusehen, während Füssli zeichnete und malte, auch im Stillen, im anschaulichen Bereich Kenntnisse über all jenes, was »aus dem oft täuschungsvollen Dunkel der Natur« durch das »Auge des Genies«[8] hervorgebracht wurde. Aufgrund dieser Begegnung widmete er drei Jahre später Füssli voller Dankbarkeit und Freundschaft sein Buch über die menschliche Anatomie, wie dies auf den ersten zwei Seiten, im Widmungsschreiben, angezeigt ist. Es war das erste Schweizer Buch dieser Art für junge Künstler, wie Lavater, wohl nicht ohne Stolz, herausstellt.[9] In Zürich gedruckt, erschien es im Jahr 1790 im kostengünstigen Oktavformat mit 27 Tafeln unter dem Titel: *Anleitung zur Anatomischen Kenntniss des menschlichen Körpers für Zeichner und Bildhauer, Mit vielen Kupfertafeln, grösstentheils nach den Albinschen des Herrn Ploos von Amstel.*[10] Ein offenbar erfolgreiches Buch, wenn man berücksichtigt, dass es in einer französischen (1797), spanischen (1807) und englischen Übersetzung (1824) erneut herausgegeben wurde.[11] Wie aus dem Titel bereits zu entnehmen, handelt es sich bei diesem Buch um eine Übersetzung aus dem Holländischen. Grundlage seines Buches war die von Cornelis Ploos van Amstel (1726-1798) im Jahr

7 Johann Heinrich Lavater: *Anleitung zur Anatomischen Kenntniss des menschlichen Körpers für Zeichner und Bildhauer: mit vielen Kupfertafeln* [von Laurenz Halder, 1765-1821], *grösstentheils nach den Albinschen des Herrn Ploos von Amstel.* Zürich 1790, [4]: »Ich weiss und werde es nie vergessen, wie manche nützliche Regel über Werke der Kunst Sie mir gaben; Wie viele richtige Bemerkungen über das Grosse und Eigentliche der Mahlerey ich im Stillen anstellen konnte, wenn ich Ihre Schöpferhand kraftreiche Figuren, geistreiche Zusammenstellungen, aus dem oft täuschungsvollen Dunkel der Natur, deren wahre Lichtgestalten nur allein das Auge des Genies erblickt, hervorbringen sahe.«

8 Ebd.

9 Ebd., 8: »Ich kenne, in unserer Sprache, kein Buch, das diesen Endzweck gänzlich gehabt oder erfüllt hätte, keines, das nicht zu kostbar oder selten wäre, keines, das zum allgemeinen Gebrauche des Anfängers eingerichtet ist.«

10 Schweizerische Nationalbibliothek, Bern, Sign.: L Nat 952.

11 Röhrl: *History and bibliography* (wie Anm. 2), 150 und 433-434.

1783 gedruckte *Aanleiding tot de Kennis der Anatomie in de tekenkunst betreklyk tot her Menschbeeld.*[12] Ausgangspunkt von Ploos van Amstels Buch waren dessen Vorträge über den menschlichen Leichnam, die dieser in der Amsterdamer Zeichenakademie zwischen 1768 und 1770 gehalten hatte.[13] Seine Publikation hatte Ploos van Amstel speziell für junge Künstler der Kunstakademie und deren Bedürfnisse der zeichnerischen Wiedergabe des menschlichen Körpers geschrieben. Sie wurde von ihm mit 27 Kupferstichen ausgeziert, die in schwarzer und teilweise auch in roter Farbe gehalten sind. In Anzahl und Darstellung entsprechen die Tafeln aus Lavaters Buch so weitgehend denen aus Ploos van Amstels Werk, so dass von Kopien bzw. Nachstichen gesprochen werden kann.

Warum Lavater unter den vielen Anatomie-Büchern seiner Zeit gerade dasjenige des Cornelis Ploos van Amstel auswählte, wird verständlich, wenn man sich folgende Punkte vergegenwärtigt: Auch van Amstel stand mit Lavaters Vater in Kontakt und darf wohl, wie der Londoner Maler Füssli, zu dessen Freunden gezählt werden. Van Amstel zeichnete für zwei Exemplare der niederländischen Übersetzung der *Physiognomischen Fragmente* und unterstützte deren Veröffentlichung.[14] Vor diesem Hintergrund wird der väterliche Wunsch an den Sohn, wie im ›Vorbericht‹ zu lesen, das Buch van Amstels zu übersetzen und neu in Zürich herauszugeben, verständlich.[15] Jedoch begnügte sich der junge Mediziner

12 Cornelis Ploos van Amstel: *Aanleiding tot de Kennis der Anatomie in de tekenkunst, betreklyk tot her Menschbeeld.* Amsterdam 1783 (114 S. mit 27 ausklappbaren Tafeln in schwarz und teils in rot gedruckt). Vgl. *Cornelis Ploos van Amstel: 1726-1798: kunstverzamelaar en prentuitgever.* Hg. Theo Laurentius u. a. Assen 1980, 297; Röhrl: *History and bibliography* (wie Anm. 2), 150.

13 Das Manuskript hat sich in Amsterdam in der Artis-bibliotheek erhalten; vgl. *Cornelis Ploos van Amstel* (wie Anm. 12), 297.

14 Vgl. ebd., 192-193 und 331. Johann Caspar Lavater: *Over de Physiognomie* [Über. Johan W. van Haar]. 4 Bde. Amsterdam 1781-1784; vgl. Willem J. Noordhoek: »Lavater und Holland«. In: *Neophilologus* 10 (1925), 10-19. Einen guten Überblick zur umfangreichen Literatur der Anatomie des 17. und 18. Jahrhunderts gibt: Johann Georg Sulzer: *Allgemeine Theorie der schönen Künste.* Neue vermehrte zweite Aufl. 4 Bde. und 1 Reg.-Bd. Leipzig 1792-1794, 1799 (Reprint. Hg. Giorgio Tonelli. Hildesheim 1967-1979), Bd. 1, 135-139, s.v. »Anatomie«.

15 Lavater: *Anleitung zur Anatomischen Kenntniss* (= Anm.7), [7]: »Die Niedlichkeit und das Genaue der Zeichnungen erweckte in meinem lieben Vater den Wunsch, eine neue Ausgabe, für deutsche Künstler bearbeitet zu wissen, und er übergab mir das Amstelsche Werk zum übersetzen. Verschiedene Gründe bewogen mich aber, einen neuen und weitläuftigern Text aufzusetzen, und, jedoch mit Beybehaltung der Kupferstiche dem Buche gegenwärtige Form zu geben.«

nicht mit der bloßen Übersetzung. Er verfasste einen umfangreicheren Text, der nicht nur ein Widmungsschreiben und einen eigenständigen ›Vorbericht‹, sondern auch im Abschnitt der ›Einleitung‹ längere Ausführungen über die menschlichen Leidenschaften beinhaltet. Sollte auch hier der Vater auf den Sohn Einfluss genommen haben? Wir kommen darauf später zurück. Diesem Teil des Buches über die Leidenschaften sind keine Bilder zur Seite gestellt. Alle 27 anatomischen Tafeln sind Nachstiche aus der Amsterdamer Publikation des Ploos van Amstel. Sie fertigte der St. Gallener Laurenz Halder (1765-1821). Sein Namenszug lässt sich wiederholt rechts unten auf einigen der Tafeln finden: »L. Halder sculpsit«.[16] Auch er war in der Familie Lavater kein Unbekannter. Laurenz Halder war durch die Fürsprache des Pfarrers Johann Caspar Lavater bei Heinrich Pfenninger (1749-1815) und Johann Heinrich Lips (1758-1817) in Zürich zur Ausbildung aufgenommen worden. Dort stach er wohl unter der Aufsicht seiner beiden Lehrer, genau wie diese, für die mit zahlreichen Bildern versehenen *Physiognomischen Fragmente* so manches Kupfer.

Doch zurück zum Text: Nach dem Widmungsbrief an Füssli folgt der ›Vorbericht‹. Der 22jährige Autor war sich der Besonderheit seines Buches bewusst. Als Mediziner schrieb er nicht für seinesgleichen, für Fachkollegen, sondern für Laien, speziell für junge Künstler.[17] Aufgrund dieser andersartigen Adressatenschaft galt es, den richtigen Mittelweg in Ausführungen und Beschreibungen zu finden. Die angehenden jungen Künstler sollten zum einen über das Zusammenspiel von Knochen und Muskulatur unterrichtet werden und zum anderen über menschliche Proportionen und Leidenschaften vertiefende Kenntnisse sammeln. Es galt, das anvisierte große Ziel: wahre, der Natur nachempfundene »lebendige Menschengestalten«[18] im Bilde zu erfassen. Die besondere Problemstellung lag darin, dass jegliche medizinische und damit vertiefende anatomische Kenntnis naturgemäß, da an Leichnamen und Präparaten gewonnen, vom toten Menschen ihren Ausgang nahm. Die künstlerische Annäherung dagegen ging in der Regel von der äußeren Erschei-

16 Friedrich Otto Pestalozzi: Art. »Laurenz Halder«. In: *Schweizerisches Künstler-Lexikon*. Hg. Carl Brun. Bd. 2. Frauenfeld 1908, 10.

17 Zunehmend fand der Zeichen- und Anatomieunterricht im 18. Jahrhundert auch Eingang in den Bereich der privaten und öffentlichen Schulen der Schweiz, wie etwa in Zürich, wo 1773 eine Kunstschule für die Jugend gegründet wurde; vgl. *Kunst und Aufklärung im 18. Jahrhundert: Kunstausbildung der Akademie, Kunstvermittlung der Fürsten, Kunstsammlung der Universität*. Hg. Max Kunze. Ruhpolding 2005, 48.

18 Lavater: *Anleitung zur Anatomischen Kenntniss* (wie Anm. 7), 7.

nung, vom lebendigen Menschen aus.[19] Lavater erkannte hier eine grundlegende Dichotomie, in der sich Maler und Mediziner, Seele und Körper, Affekte und Mechanik gegenüberstanden. Er fasste diese in dem Satz zusammen: »Denn leider vergist der Mahler so oft, dass sich sein Genie verkörpern und Fleischesgestalt annehmen muss, als der Arzt bey seinen kranken Körpern, dass ihn eine, weder mechanischen noch hydraulischen Grundsätzen unterworfene Seele belebt.«[20] Das von ihm konstatierte oft fehlende Grundverständnis bei Malern und Medizinern entpuppt sich bei näherer Betrachtung als ein gedankliches Modell der Substitution. Während die Künstler zunächst vom Lebendigen und Seelenhaften, von Ganzheit und Oberfläche des Menschen ausgehen, wodurch sie häufig die physiologischen und mechanischen Gesetze der Anatomie vernachlässigen, laufen die Ärzte nur allzu oft Gefahr, dass sie den Menschen aufgrund ihrer berufsbedingten Perspektive, dem Blick unter die Haut, zergliedern und sezieren, wodurch sie den Mensch auf seine materiellen und physikalischen Eigenschaften reduzieren. Beiden droht eine *déformation professionelle*, wenn auch aus konträr zu denkenden Positionen. Genau dies mag wohl auch der Grund für Lavater gewesen sein, einen Perspektivwechsel für sich und seine Fachkollegen genauso wie für Künstler und Maler anzudenken. Vielleicht schwang bei ihm

19 Ebd., 7f.: »Es hält schwehrer, als man bey'm ersten Anblicke vielleicht denken mag, hier immer die Mittelstrasse zu verfolgen; Den Arzt nie vergessen zu lassen, dass er nur zu dem Zeichner, und nicht zu dem Schüler der Heilkunde spricht; Und dennoch den Zeichner *lebendiger* Menschengestalten, dem blose Anatomie ohne einige physiologische Berichtigungen, ohne praktische Kunstanmerkungen nicht hinreichend seyn kann, tief genug in die Hallen des Æsculaps zu führen.«

20 Ebd., 9. Vgl. ebd., 20f.: »Wenn schon dem Zeichner nicht die genaue subtile Kenntniss der inneren Theile nothwendig ist, die ein Arzt besitzen muß; Wenn sich sein Würkungskreis schon mehr auf das Äusere, bloss auf das mehr oder weniger in die Augen fallende, einschränkt; So muß er doch eine genaue und wahre Kenntniss der Knochen haben, die die Stützen und das Fundament der ganzen Maschine sind; Er muss die Lehre von den Muskeln und Bändern, die an den Knochen befestigt sind, oder sie umgeben und bedecken, die sich nach ihren verschiedenen Lagen und Veränderungen auf so mannigfaltige Weise durch die Haut zeigen, die nach ihrer relativen Verkürzung, Schlaffheit, Lage, die Stärke oder Weichheit eines Körpers oder einer Handlung deutlich machen, und die das Characteristische der Leidenschaften und Empfindungen ausdrücken und angeben, sich eigen zu machen suchen; Ihm dürfen alle diejenigen verborgenen Theile, die sich durch irgend eine Bewegung, mittelbar oder unmittelbar, dem Auge darstellen, nicht unbekannt seyn; Und hiezu dem Schüler der Zeichnungskunst, nach einigen allgemeinen vorher geschickten Regeln, eine kurze Anleitung zu geben, ist der Zweck dieses Buches.«

als Hintergedanke die von Platon geforderte Synthese mit, die die zweigeteilte Welt auszusöhnen versuchte, die Welt der Ideen und die der Erscheinungen zu vereinen trachtete. Frei nach dem Motto: Lasst Künstler zu Medizinern und Ärzte zu Malern werden (Plat. rep. 473d).

Der ›Vorbericht‹ liest sich im hinteren Teil wie ein Literaturbericht über ältere und jüngere Bücher zur menschlichen Anatomie und zur praktischen Kunstliteratur. Lavater zählt insgesamt vierzehn Publikationen auf, womit er wahrscheinlich seinen eigenen literarischen Hintergrund, seinen Kanon benennt.[21] Er beginnt seine Aufzählung der wichtigsten »Hülfsquellen«, wie er sie nennt, aus denen sich die jungen angehenden Künstler sowohl in Fragen der Anatomie als auch der bildlichen Darstellungen zusätzlichen Rat holen können[22], mit dem für ihn »ältesten und schönsten« Werk, dem des »geistreichen« Andreas Vesalius (1514-1564).[23] Wohl nicht ohne Stolz vermerkt er dabei, dass dieses in der

21 Folgende Autoren zählt Lavater auf: Andreas Vesalius: *De corporis humani fabrica.* Basel 1555; Albrecht Dürer: *Vier Bücher von der menschlichen Proportion.* Nürnberg 1528; James Douglas: *Myographiae comparatae specimen: or, a comparative description of all the muscles in a man* […]. London 1707; Bernhard Siegfried Albinus: *Tabulae sceleti et musculorum corporis humani.* Leiden 1747; Ders.: *Tabulae Ossium humanorum.* Leiden 1753; Bartolomeo Eustachius: *Tabulae anatomicae* […]. Rom 1714; Govard Bidloo: *Anatomia humani corporis* […]. Amsterdam 1685; Charles Monnet: *Études d'anatomie à l'usage des peintres.* [Paris um 1760]; Jean Joseph Sue: *Elémens d'anatomie à l'usage des peintres, des sculpteurs et des amateurs.* Paris 1788; Johann Daniel Preißler: *L'anatomia dei pittori del signore Carlo Cesio, Das ist, Deutliche und gründliche Vorstellung, Von der Anatomie der Mahler: Wie in den Gliedern des Menschlichen Leibs die vornehmsten Gebeine und Musculn nach ihren Namen, Stellen, Anfängen und Enden* […]. Nürnberg 1706; Carington Bowles: *The artist's assistant in drawings, perspective, etching* […]. London [um 1768]; [Carington Bowles:] *The art of drawing without a master* [Originaltext aus dem Französischen]. London [um 1775 und 1785]; Johann Martin Fischer: *Erklärung der anatomischen Statue für Künstler.* Wien 1785; Cornelis Ploos van Amstel: *Aanleiding tot de kennis der anatomie, in de tekenkunst, betreklyk tot het menschbeeld.* Amsterdam 1783.

22 Lavater: *Anleitung zur Anatomischen Kenntniss* (wie Anm. 7), 10: »Ich schliesse diesen Vorbericht mit einer kurzen critischen Anzeige einiger ähnlichen Bücher oder guter anatomischer Kupferstiche als Hülfsquellen, woraus sich der Schüler, dem es die Umstände erlauben, besonders in Rücksicht einzelner Theile Raths erholen kann.«

23 Ebd., 10: »Eines der ältesten und schönsten anatomischen Werke, mit brauchbaren Holzschnitten für den Zeichner, ist des geistreichen Vesalius grösseres Werk – *De Corporis humani Fabrica*, die Basler Ausgabe von 1555. ist groß Folio.« Vgl. Kenneth B. Roberts, J. D. W. Tomlinson: *The fabric of the body: European traditions of anatomical illustrations.* Oxford, New York 1992, 125-143.

Schweiz gedruckt wurde. Namentlich nennt er die »Basler Ausgabe von 1555«.[24] Dabei versäumt er es nicht, die Frage nach der Zuschreibung der schönen Holzschnitte zu stellen. Lavater gibt die Meinung der Literatur seiner Zeit wieder, dass der berühmte Venezianer Tizian (um 1485-1576) und sein Schüler Jan Stephan von Calkar (gestorben 1568) die Darstellungen gefertigt haben sollen.[25] Auch wenn Lavater nicht erwähnt, dass das Werk des Vesalius 1725 erneut herausgegeben wurde, diesmal statt mit Holzschnitten mit Kupferstichen bebildert, so spricht die neuerliche Drucklegung für die hohe Wertschätzung desselben in jener Zeit.[26]

Zwei kurze Vergleiche zwischen je einem Kupferstich aus Lavaters Buch, die ja auf den Illustrationen Ploos van Amstels fußen, und je einem Holzschnitt aus Vesalius' Werk sollen deutlich machen, dass für die Wahl der Kontur und Körperhaltung der Muskelmänner die Holzschnitte des 16. Jahrhunderts als Grundlage dienten, dabei aber eine deutliche Reduktion der Details im Binnenbereich der Muskelangaben erfolgte.[27] Beim direkten Vergleich der beiden Muskelmänner von vorne fällt auf (Abb. 2 und 3), dass der Kupferstich an Armen und Beinen beschnitten ist, womit man der kleineren Oktavgröße von Lavaters Buch im Gegensatz zum Folioformat des Vesalius' zu entsprechen versuchte. Im Kupferstich sind nur die obersten Muskelstränge durch deutliche Umrisslinien zu sehen und nicht die tieferen. Diese werden nur durch punktierte Linienführungen für das Auge des Betrachters auf zarte Weise angedeutet. In dieser Form der Darstellung wird in besonderer Weise den Erfordernissen der Künstler Rechnung getragen, da diese lediglich die unmittelbar unter der Haut sich abzeichnenden Muskelpartien zu kennen

24 Lavater: *Anleitung zur Anatomischen Kenntniss* (wie Anm. 7), 10. Die erste Ausgabe von Vesalius Anatomie-Buch erfolgte in Basel 1543.

25 Lavater: *Anleitung zur Anatomischen Kenntniss* (wie Anm. 7), 10: »Die Zeichnungen zu einigen dieser meisterhaften Holzschnitte sollen nach Moehsens Meinung von Titian, die übrigen von Calkar verfertiget seyn.« Noch heute herrscht in der Zuschreibung der Holzschnitte Unsicherheit, auch wenn man diese nicht mehr Tizian, sondern meist einem anonymen Künstlerkollektiv, von dem einer von Calkar war, zuschreibt; vgl. Gerhard Wolf-Heidegger, Anna Maria Cetto: *Die anatomische Sektion in bildlicher Darstellung*. Basel, New York 1967, 213; Röhrl: *History and bibliography* (wie Anm. 2), 76-77.

26 Andreas Vesalius: *Opera omnia anatomica et chirurgica* [...]. Lugduni Batavorum [Leiden] 1725.

27 Andreas Vesalius: *De Humani corporis fabrica*. Basel 1543 (Reprint: Nieuwendijk 1978), 178, »Tertia Musculorum Tabula« und 194, »Nona Musculorum Tabula«. Lavater: *Anleitung zur Anatomischen Kenntniss* (Anm. 7), Tafel 10 und 12. Vgl. zur Vorbildlichkeit der Bilder aus Vesalius' Buch: *Kunst und Aufklärung im 18. Jahrhundert* (Anm. 17), 47.

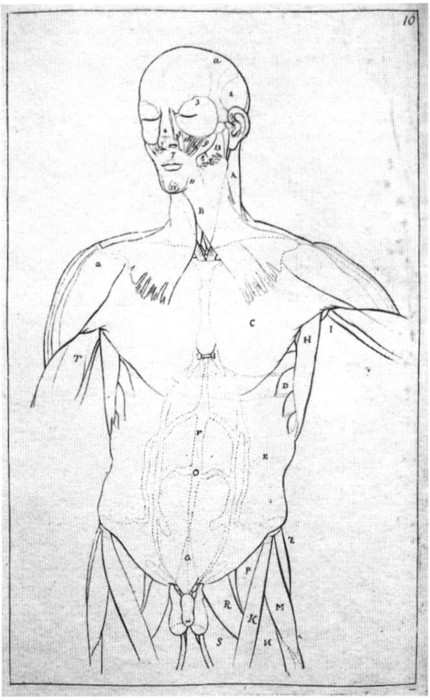

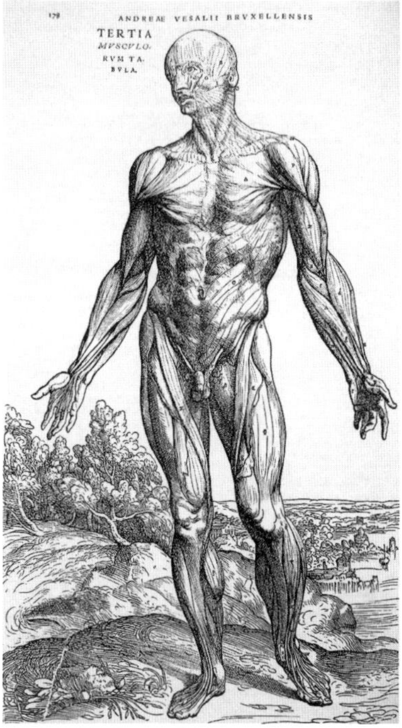

Abb. 2: Laurenz Halder, Muskelmann von vorn, Kupferstich, in: Johann Heinrich Lavater: Anleitung zur Anatomischen Kenntniss des menschlichen Körpers. Zürich 1790, Tafel 10.
Abb. 3: Jan Stephan von Calkar (?), Muskelmann von vorn, Holzschnitt, in: Andreas Vesalius: De Humani corporis fabrica libri septem. Basel 1543, 178.

brauchten. Auch beim zweiten Vergleich, der Ansicht des Muskelmannes von hinten (Abb. 4 und 5), wird deutlich, dass hier der Kupferstich dem älteren Vorbild folgt, wenn auch eine bei Kopfdrehung und Armhaltung spiegelbildliche Umkehrung des Holzschnittes von Vesalius vorliegt. Auch hier wird die komplexe Anatomie auf ihre wesentlichen Teile, auf das Schema von betonten schwarzen und punktierten Linien reduziert.

Als Zwischenschritt zwischen Vesalius' Holzschnitten und Lavaters bzw. van Amstels Kupferstichen sind die Tafeln des Jan Wandelaar (1690-1759) anzusprechen. Die direkte Gegenüberstellung macht deutlich (Abb. 6 und 7), dass hier Lavater bzw. van Amstel auf die Bilder aus Albinus' *Tabulae sceleti et musculorum corporis humani*, Leiden 1747, zurückgriffen, womit sich van Amstel und in seiner Nachfolge auch

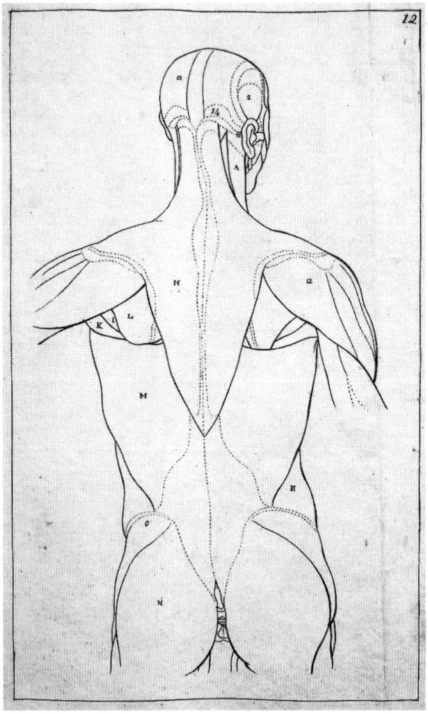
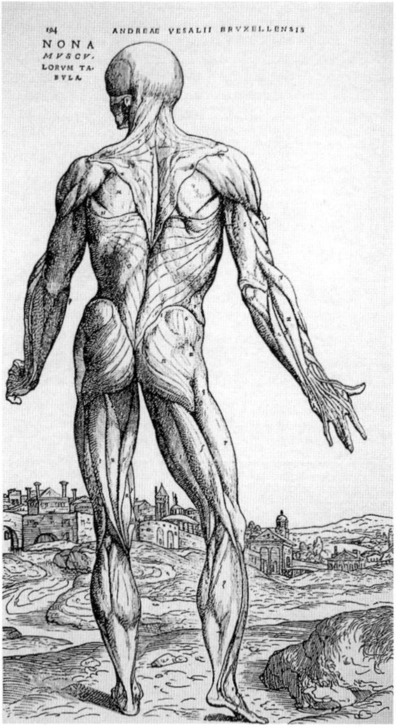

Abb. 4: Laurenz Halder, Muskelmann von hinten, Kupferstich, in: Lavater: Anleitung (wie Abb. 2), Tafel 12.
Abb. 5: Jan Stephan von Calkar (?), Muskelmann von hinten, Holzschnitt, in: Vesalius: De Humani corporis (wie Abb. 3), 194.

Lavater an den wohl kostbarsten und meisterlichsten anatomischen Darstellungen des 18. Jahrhunderts orientierten.[28] Dass Wandelaar die Bilder aus Vesalius' Werk sehr genau studierte, lässt sich belegen durch die von ihm gefertigten Kupferstiche für die niederländische Neuausgabe des Vesalius im Jahr 1720.[29] Die in Vesalius' Buch vorgebildeten Darstellungsmodi der Allansichtigkeit und der Schichtungen finden

28 Bernhard Siegfried Albinus: *Tabulae sceleti et musculorum corporis humani*. London 1749 [Erste Ausgabe: Leiden 1747].

29 Vesalius: *Opera omnia* (wie Anm. 26). Die Kupferstiche der Knochen- und Muskelmänner sind in ihrer Mehrzahl neue Darstellungen, die von Jan Wandelaar gestochen wurden: »J. Wandelaar fecit.« Vgl. Röhrl: *History and bibliography* (wie Anm. 2), 145. Albinus war die treibende Kraft für die neuerliche Ausgabe von Vesalius Buch im Jahr 1725.

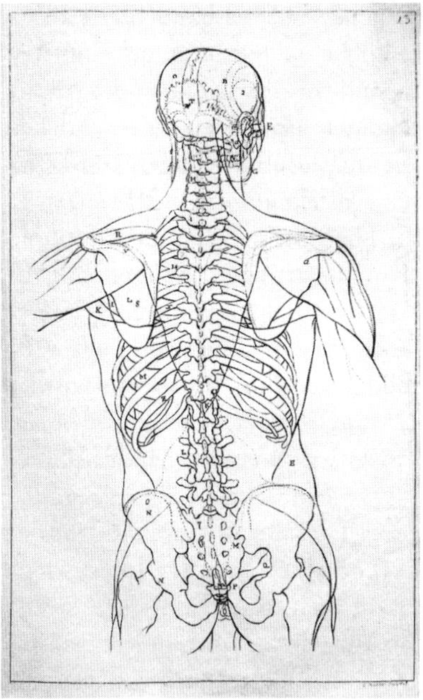

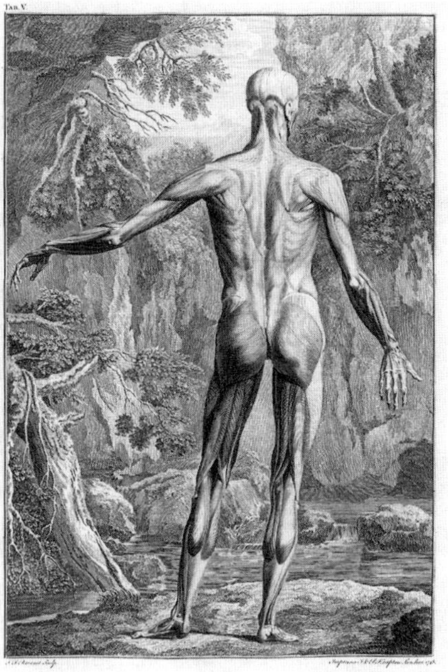

Abb. 6: Laurenz Halder, Muskelmann von hinten, Kupferstich, in: Lavater: Anleitung (wie Abb. 2), Tafel 13.
Abb. 7: Jan Wandelaar, Muskelmann, Kupferstich, in: Bernhard Siegfried Albinus: Tabulae sceleti et musculorum corporis humani. London 1749, Tab. V.

sich auch im Buch Lavaters. So werden Knochen- und Muskelmänner jeweils von vorne, von hinten und von der Seite gezeigt, um alle Skelett-Teile, Sehnen und Muskelstränge in gleicher Weise von ihrem jeweiligen Beginn, Verlauf und Ende genau bestimmbar werden zu lassen. Ebenso verhält es sich bei der Visualisierung von Schichtungen. Ausgehend vom Skelett werden die sich darüber befindlichen, teils sich gegenseitig überlappenden Muskelbahnen in sezierender Weise abgeschält, um den Blick auf die darunter befindlichen Schichten zu öffnen. Davon gesondert sind bei Vesalius die Organe mitsamt den Blutgefäßen in separaten Bildern dargestellt. Derartige Tafeln wurden in Lavaters Buch ausgespart, da sie für Künstler nicht von Belang erschienen. Lavater hatte das primäre Ziel vor Augen, dass junge Künstler eine Vorstellung vom richtigen Zusammenspiel von Knochen und Muskeln für natürliche und das heißt anatomisch exakte Darstellungen von Bewegungen und Körperhaltungen erlangen sollten. Daher fand neben den Knochen- und Muskelmännern noch ein dritter Typus in Lavaters Buch

Eingang – auch hierin van Amstel folgend.[30] Dabei handelt es sich um ein *mixtum compositum*, um eine bildliche Verbindung aus Knochen- und Muskelmann. Auf diesen Tafeln sind mit roten Linien die Ansatzpunkte und der Verlauf der Muskelbahnen am Skelett eingeschrieben. Auf diese Weise blickt man durch die quasi durchsichtigen Muskeln – da nur in ihrer roten Kontur umrissen – direkt auf das in schwarzen Linien wiedergegebene Knochengerüst. Hierüber werden die morphologischen und physiologischen Grundvoraussetzungen der menschlichen Haltungen und Bewegungen visuell nachvollziehbar gemacht.

Neben dem Buch von Vesalius wird noch ein zweites von Lavater besonders für die darin enthaltenen Bilder gerühmt. Es ist die kostbare und seltene Schrift in Großfolio: *Tabulae sceleti et musculorum corporis humani*. Sie wurde von Bernhard Siegfried Weiss, genannt Albinus, (1697-1770) verfaßt und in Leiden 1749 gedruckt.[31] Die sogenannten ›Albinischen‹ Tafeln, wie sie in Lavaters Titel des Anatomie-Buches genannt werden, umfassten 40 Bilder (Londoner Ausgabe 40, Leydener Ausgabe 25 Tafeln) und wurden allesamt vom niederländischen Stecher Jan Wandelaar gefertigt. Was Vesalius für das 16. Jahrhundert war, war Albinus für das 18. Jahrhundert.[32] Die von Albinus nach den neuesten wissenschaftlichen Erkenntnissen verfassten Beschreibungen erlangten durch die Kunst des Kupferstechers Wandelaar einen schier zeitlosen Wert. Seine Bilder setzten neue Maßstäbe in der anatomischen Darstellung. Erstmals fand hier für anatomische Belange eine überaus differenzierte und feine Gravurtechnik Anwendung. Dank Wandelaars geradezu unglaublichem technischen Können meint man, nahezu jede einzelne Muskelfaser visuell im Strich seiner Gravuren nachvollziehen zu kön-

30 Lavater: *Anleitung zur Anatomischen Kenntniss* (wie Anm. 7), Tafel. 11 und 13.

31 Universitätsbibliothek, Bern, Sign.: PW 101. Vgl. Lavater: *Anleitung zur Anatomischen Kenntniss* (wie Anm. 7), 11 f.: »Die Kupferstiche sind mit vielem Fleiße gearbeitet. Eins der vorzüglichsten Werke zur Kenntniss der Knochen und Muskeln, mit vortrefflichen, genau nach der Natur gezeichneten großen, prächtigen Kupferstichen von Vandelaar, ist Albins *Tabulae Sceleti et Musculorum Corporis humani*, die zu Leiden in groß Folio 1747. herauskamen. Schade, daß der große Werth und die Seltenheit desselben den häufigern Gebrauch so sehr erschwehren. Es giebt zwar eine Menge Copien davon, und auch selbst in diesem Buche sind mehrere, ihrer ausserordentlichen Genauigkeit wegen, nachgeahmt worden.« Vgl. Hendrick Punt: *Bernhard Siegfried Albinus (1697-1770). On ›Human Nature‹: Anatomical and physiological ideas in eighteenth century*. Amsterdam 1983; Roberts, Tomlinson: *The fabric of the body* (wie Anm. 23), 320-329.

32 Punt: *Bernhard Siegfried Albinus* (wie Anm. 31), 14; vgl. Röhrl: *History and bibliography* (wie Anm. 2), 145.

nen.[33] Die Abfolge der Bilder vollzieht sich in der Regel nach den Prinzipen von Allansichtigkeit und sinnlicher Oberflächendarstellung sowie rationaler Begriffsvermittlung. Knochen- und Muskelmänner werden, wie in Vesalius' Buch, von vorne, von hinten und der Seite gezeigt. Zunächst sieht man Knochen- und Muskelmänner vor einer Landschaft stehen, so dass man ihre visuellen Oberflächenreize im Spiel von Licht und Schatten in einem ästhetischen Sinne von Schönheit, wie in einem Gemälde, genießen kann. Nach der bildhaften, sinnlichen Darstellung folgt auf der nächsten Seite dann eine schematische Darstellung, in die mit griechischen Buchstaben die Verweise auf die begleitende Legende der anatomischen Bezeichnungen eingeschrieben sind. Mittels dieser soll nunmehr die rationale, begriffliche Informationsvermittlung erfolgen. Auch in diesen Kupferstichen finden sich, wie in Lavaters Anatomie, unterschiedliche Linien, starke und schwächere Gravuren sowie gestrichelte Linien für die am wenigsten stark sichtbaren Muskelbahnen. Dass eine solch exquisite Form der Darstellung für Lavaters Anatomie-Buch die Kosten desselben in schwindelerregende Höhen geschraubt hätte, braucht hier aus einsichtigen Gründen nicht weiter ausgeführt zu werden. Neben dieser nennt Lavater noch eine weitere Publikation von Albinus aus dem Jahr 1753: *Tabulae Ossium*. Auch sie wurde in Leiden verlegt und von Wandelaar mit höchst qualitätsvollen Kupferstichen versehen.[34] Obgleich auch hier in der Technik des Kupferstiches Meisterliches geleistet worden war, wie Lavater anerkennt, kritisiert er dennoch den Stecher, da dieser »allzugrosse Genauigkeit und ängstliche Zergliederung« an den Tag legte. Aus dieser Analyse folgerte er, dass sich der Stecher »zu weit von seinem Zwecke entfernt[e]«.[35] Hier spricht Lavater

33 André Besombes: »Die Zahnheilkunde vom Mittelalter bis zum achtzehnten Jahrhundert«. In: *Illustrierte Geschichte der Medizin.* Hg. Jean-Charles Sournia u.a. Berlin 2001 (= *Digitale Bibliothek*, 53), 4011: »Siegfried Albinus (1697-1770) verfaßte die Werke *Tabulae sceleti et musculorum* 1747 (die Kupferstiche stammen von Wandelaar) und *Icones ossium foetus humani* (1737). Wir verdanken ihm sowohl die ausführlichste Knochenlehre und die genaueste deskriptive Muskellehre seiner Zeit, als auch die erste erschöpfende Ikonographie des Gesichts.« Vgl. auch Robert Beverly Hale, Terence Coyle: *Albinus on anatomy, with 80 original Albinus Plates*. New York 1979, 15-23.

34 Bernhard Siegfried Albinus: *Tabulae ossium humanorum*. Leiden 1753.

35 Lavater: *Anleitung zur Anatomischen Kenntniss* (wie Anm. 7), 12: »Zur Genauigkeit der Knochenlehre dienen seine *Tabulae Ossium Corporis humani*, die er 1753. gr. 4°. in Leiden herausgab. Nur daß sie dem Zeichner vielleicht durch ihre allzugrosse Genauigkeit und ängstliche Zergliederung, – wenn er nicht im Stande ist, wie die Biene den Honig, das Beste auszulesen, – zu weit von seinem Zwecke entfernt können.«

wohl weniger als Arzt als vielmehr im Sinne eines Ästheten bzw. Connoisseurs, der als Zürcher Bürger, geprägt durch einen Zwinglianischen Geist, jede übersteigerte Manier und Form des Luxus ablehnte, wenn nicht, wie etwa in der Kunst Heinrich Füsslis vorgebildet, eine bewusste und somit erkennbare Auswahl des Besten aus der Natur erfolgte.

Nach Widmungsbrief und ›Vorbericht‹ folgt die ›Einleitung‹.[36] Hier führt Lavater in die Proportionsstudien ein, indem er umfangreich aus Dürers vier Büchern über die menschliche Proportion schöpft.[37] Am Ende dieses Teils kommt er auf die menschlichen »Leidenschaften« zu sprechen. In der Darstellung der Affekte, im »Ausdruck« eines Werkes sieht er das höchste Ziel der Kunst. Hier sind, wie er es formuliert, »Leben und die Seele eines Gemähldes oder einer Statue« gegeben.[38] Nicht »schönste Proportion«, nicht »genaueste Aehnlichkeit« und nicht »zierlichste Form« bilden für die menschlichen Sinne den eigentlichen Grund für das Empfinden, was wir in der Kunst als »Anzügliches«, »Wahres« und »Harmonisches« sehend begreifen, sondern allein »Ausdruck« und »Leidenschaften«, wie Lavater ausführt, »reist [!] uns hin, sie hat die Kraft, sich mit unserer Seele gleichsam zu unterhalten und uns alle vorgestellten Empfindungen mit empfinden zu lassen.«[39] Doch hierzu bedürfe es der Selbsterkenntnis, *Nosce te ipsum*, der Menschenkenntnis und des Studiums »abstracte[r] practische[r] Regeln«.

Mit der Einführung der beiden Begriffe ›Ausdruck‹ und ›Leidenschaften‹ hat Lavater die Position des Arztes, des Anatomen, verlassen und ist

36 Ebd., 19.

37 Ebd., 26 f.

38 Ebd., 37 f.: »Vielleicht ist auch gerade hier bey der Betrachtung der physischen und moralischen Oeconomie des Menschen überhaupt, der schicklichste Ort, über den Ausdruck und die Leidenschaften einige Anmerkungen beyzufügen. Ausdruck ist das Leben und die Seele eines Gemähldes oder einer Statue; Ohne diesen hat die schönste Proportion, die genauste Aehnlichkeit, die zierlichste Form, die je der Pinsel eines Mahlers hervorbrachte, oder der Meisel eines Bildhauers schuf, nichts Anzügliches, nichts Wahres, nichts Harmonisches, – und durch diesen würkt die Zeichnungskunst mit der Allgewalt der Musik und Dichtkunst auf unsere Sinne – Sie reist uns hin, sie hat die Kraft, sich mit unserer Seele gleichsam zu unterhalten und uns alle vorgestellten Empfindungen mit empfinden zu lassen. Freylich ist die Analysis seines eignen moralischen Wesens, das Nosce te ipsum – das Studium der Menschenkenntniss, das Fundament unserer Existenz, und alles unsers Wissens, der beste Weg, den wahren Ausdruck und das eigentliche jeder Leidenschaft ausfündig zu machen, und die Feder wird hiezu nur wenig Anleitung geben können, besonders da nicht philosophische Streitigkeiten, sondern, nur abstracte practische Regeln hieher gehören.«

39 Ebd., 38.

auf die Seite des Connoisseurs gewechselt. Es sei hier an Lavaters Worte vom Anfang, aus dem Widmungsbrief, erinnert, in dem er herausstellte, dass er über Gespräche mit Füssli zu ›nützlichen Regeln‹ der Kunst gefunden habe und über das eigene Studium, die selbständige Betrachtung der Kunstwerke Füsslis, zum wahren Kunstverständnis vorgedrungen sei. Erstaunlicher, besser: befremdlicherweise verweist er im Abschnitt über die Leidenschaften kein einziges Mal auf seinen Vater, den Physiognomen. Statt dessen bezieht sich Lavater junior auf zwei Franzosen; der bekanntere davon ist Claude-Henri Watelet (1718-1786).[40] Nicht der Physiognom ist in diesem Buch für Lavater junior das erklärte Vorbild, um Kunst zu verstehen und zu schaffen, sondern allein die Kunst und deren geniale Schöpfer bilden für ihn das relevante Bezugs- und Orientierungssystem. Könnte hierin ein Versuch der Distanzierung, eine Abgrenzung vom Vater gesehen werden, der Künstler und Werke immer nur durch die Brille des obsessiven Physiognomen sah und beurteilte? Doch zurück zum Mediziner Lavater und seinen künstlerischen Idealen bzw. Begriffen: ›Ausdruck‹ und ›Leidenschaft‹. Er selbst ruft zum intensiven Eigenstudium der Affekte, zum sehenden Erkennen der kleinen Veränderungen, zur Beobachtung des schnellen Spiels der Mimik auf, die er selber in mehreren Beispielen detailliert und lebendig beschreibt.[41] Diesem Ideal der Lebendigkeit ordnet er in letzter Konsequenz die tote Materie der Anatomie unter. Als Arzt kann Lavater dem jungen, ambitionierten Künstler am Ende dieses Abschnittes – wohl aufgrund eigener schmerzlicher Erfahrung – zu diesem »trockne[n] und zum Theil widrige[n] und eckelhafte[n] Studium« der Anatomie nur aus Utilitätsgründen raten. Er selber fordert daher nicht für den Künstler und des-

40 Ebd., 39. Vgl. Sulzer: *Allgemeine Theorie* (wie Anm. 14), Bd. 1, 134-135, s.v. »Anatomie«, als Literatur wird dort genannt, 136: »Von der Nothwendigkeit ihrer Kenntniß zur Zusammensetzung eines Ganzen (Ensemble) Watelet in den, seiner *Art de peindre* angehängten *reflexions*, S. 89 u.f. (Amst. 1761. 12).«

41 Lavater: *Anleitung zur Anatomischen Kenntniss* (wie Anm. 7), 37 f. und 42 f.: »Ich kann diesen, dem jungen Künstler so wichtigen Gegenstand nicht verlassen, ohne selbst noch einige Beyspiele über die Veränderung des Gesichts und des Ausdrucks durch Leidenschaften beyzufügen, um ihm von der Wichtigkeit dieser Sache desto mehr zu überzeügen, und zu eigner Beobachtung desselben Ausdrucks in verschiedenen Gegenständen anzuspornen. – Eigne Beobachtungen, eignes Denken – Benutzung der Momente – nach hinlänglicher Kenntniss der Musklen und deren Würkungsart, deren größten Verlängerung, deren möglichsten Verkürzung, deren Herrschaft über die Knochen, u.s.f. – muß zwar freylich hiebey das meiste thun – denn ohne unsere Bemühung helfen uns die Götter nicht und die Menschen erkennen uns nicht.«

sen »Wissenschaft«, dass dieser ein medizinisches Studium absolviere und sich den Widrigkeiten der Sezierung von Leichen aussetze. Dies geht ihm zu weit und entspräche auch wohl nicht seiner Vorstellung von Pragmatismus und Zweckmäßigkeit.[42] Bemerkenswerterweise führt Lavater junior an prominenter Stelle, genau am Ende seiner ›Einleitung‹ und damit im Übergang zu konkreten anatomischen Beschreibungen und bildlichen Darstellungen den spezifischen Begriff der »pittoresken Anatomie« ein. In dieser eigenen, in ihrer Kombinatorik neuen Wortschöpfung, offenbart sich sein Versuch einer Synthese der an sich selbständigen und getrennt zu denkenden Wissenschaften von Medizin und Kunst.[43] Hier klingt eine der großen Kontroversen der Zeit an, vor der auch Füsslis Buch zu sehen ist. Man stritt sich über den Stellenwert, den die Anatomie in der Ausbildung des Künstlers einnehmen soll. Es stellte sich die Frage, ob Muskel- und Knochenmänner oder die Natur selber als Vorbild dienen sollte. Es galt sich zu entscheiden, ob der wissenschaftliche Blick unter die Haut über die künstlerische Sichtweise auf die Oberflächen des Aktmodells dominieren sollte. Oder noch grund-

42 Ebd., 20f.: »Wenn schon dem Zeichner nicht die genaue subtile Kenntniss der inneren Theile nothwendig ist, die ein Arzt besitzen muß; Wenn sich sein Würkungskreis schon mehr auf das Äusere, bloss auf das mehr oder weniger in die Augen fallende, einschränkt; So muß er doch eine genaue und wahre Kenntniss der Knochen haben, die die Stützen und das Fundament der ganzen Maschine sind; Er muss die Lehre von den Muskeln und Bändern, die an den Knochen befestigt sind, oder sie umgeben und bedecken, die sich nach ihren verschiedenen Lagen und Veränderungen auf so mannigfaltige Weise durch die Haut zeigen, die nach ihrer relativen Verkürzung, Schlaffheit, Lage, die Stärke oder Weichheit eines Körpers oder einer Handlung deutlich machen, und die das Characteristische der Leidenschaften und Empfindungen ausdrücken und angeben, sich eigen zu machen suchen; Ihm dürfen alle diejenigen verborgenen Theile, die sich durch irgend eine Bewegung, mittelbar oder unmittelbar, dem Auge darstellen, nicht unbekannt seyn; Und hiezu dem Schüler der Zeichnungskunst, nach einigen allgemeinen vorher geschickten Regeln, eine kurze Anleitung zu geben, ist der Zweck dieses Buches.« Ebd., 155: »Größere Weitlaüfigkeit scheint mir hier zweckwidrig, besonders da ich, des Zusammenhangs wegen, schon manchen Muskel anzeigen mußte, der sich in den Abbildungen nicht ausdrücken ließ.«

43 Ebd., 47: »Diese allgemeinen kurzen Fragmente über den Menschen und die Kunst, scheinen mir für meinen Zweck hinreichend, und genugsames Fundament für das Speciellere der pittoresken Anatomie zu seyn; Ich hoffe, sie werden zugleich den Schüler der bildenden Künste von der Unentbehrlichkeit, von dem wesentlichen Nutzen der Anatomie zum Fortkommen in seiner Wissenschaft, vollkommen überzeugen, und ihm dadurch dieses trockne und zum Theil widrige und eckelhafte Studium angenehm machen!«

sätzlicher gefragt: Dürfen die quasi absoluten Gesetze der Wissenschaft über die individuelle Schönheit der Natur dominieren?[44]

Als Resümee lässt sich festhalten, dass Lavater junior in seinem Buch nicht den Fehler beging, sich anzumaßen, aus der vermeintlich sicheren, da objektiven Sicht des Arztes zu belehren. Er also nicht die Wissenschaft über die Kunst stellte. Statt dessen wählte er die weitaus schwierigere Rolle des Connoisseurs. Durch diesen Schritt der Annäherung an die Kunst vermied er es, über Künstler und Kunst zu sprechen, sondern sprach mit Künstlern und mittels Kunstwerken, über deren spezifische Aufgaben und Ziele. Ein kleiner aber feiner Unterschied, der wesentlich zum Erfolg des Buches in Künstlerkreisen beigetragen haben dürfte.

44 Für diese konträren Positionen seien stellvertretend drei Namen genannt: Denis Diderot: »Versuch über die Malerei« [frz. 1766]. In: Ders.: *Ästhetische Schriften*. Hg. Friedrich Bassenge. Frankfurt am Main 1968, Bd. 1, 635-641, bes. 637f., »Meine wunderlichen Gedanken über die Zeichnung«. Diderot spricht sich hier gegen die Muskelmänner und für die Natur aus. Die Gegenposition vertritt: Christian Ludwig von Hagedorn: *Betrachtungen über die Mahlerey*. Erster Theil. Leipzig 1762, Kap. »Die Antike und die schöne Natur«, 81ff. Vgl. Sulzer: *Allgemeine Theorie* (wie Anm. 14), Bd. 1, 134-135, s.v. »Anatomie«, hier: 135: »Die Anatomie ist dem Zeichner um so viel nöthiger, da es nicht möglich ist, den Mangel derselben durch die academischen Zeichnungen nach der Natur zu ersetzen.« Vgl. auch: *Kunst und Aufklärung im 18. Jahrhundert* (wie Anm. 17), 50.

Ulrich Pfarr

Experimente eines Bildhauers

Die Köpfe Franz Xaver Messerschmidts

›All diese Köpfe kann ich noch einmal und besser machen, nur die beiden Schnabelköpfe nicht …‹.[1] Der erste Teil dieser Äußerung formuliert mit der Wiederholbarkeit des Experiments eine Maxime naturwissenschaftlicher Objektivierung, der zweite Teil hingegen spricht von der Einmaligkeit der ästhetischen Schöpfung. Überliefert hat den mutmaßlichen Satz Messerschmidts der Berliner Aufklärer Friedrich Nicolai, der den Bildhauer 1781 in Pressburg besucht hatte. Nach weiteren Erkundigungen und unter Nutzung gedruckter Quellen verwertete Nicolai diese Begegnung 1785, zwei Jahre nach dem Tod Messerschmidts, in seiner *Beschreibung einer Reise durch Deutschland und durch die Schweiz im Jahre 1781*.

Gibt das Zitat also Aufschluss über Messerschmidts Schaffensmethode, oder ist es womöglich eine Erfindung Nicolais? Dieser sah sich in Pressburg vor das Rätsel der Köpfe gestellt und erlaubte sich nachweislich einige Freiheiten, um die beunruhigenden Werke und die angeblich wirren Äußerungen ihres Urhebers auf ein System zu bringen.[2] Heute lässt sich daher kaum mehr über eine mentalitäts- und medizingeschichtliche Bedeutung der Köpfe sprechen, ohne die Nicolaische Überlieferung in einem größeren Rahmen zu untersuchen. Doch blicken wir zunächst auf den Werdegang des Künstlers und wenden uns dann den Köpfen selbst zu. Dazu sei zweierlei vorausgeschickt: Ich verwende statt der im 19. Jahrhundert eingebürgerten Bezeichnung ›Charakterköpfe‹

1 Falls er mehr als 10.000 Gulden für die Köpfe geboten bekomme, »wolle er die ganze Folge noch einmal und besser machen; nur die beiden Schnabelköpfe ausgenommen, welche er nicht zum zweytenmal hervor bringen könne.« Friedrich Nicolai: *Beschreibung einer Reise durch Deutschland und durch die Schweiz im Jahre 1781.* 12 Bde. Berlin, Stettin 1785, Bd. 6, 401-420, hier: 419 f.

2 »Ich versuchte also auch von dem guten Messerschmidt zu erforschen, wie die Ideen in seinem Kopfe eigentlich zusammenhingen.« Ebd., 408. Dazu bietet Nicolai u. a. ein Sammelsurium traditioneller Künstleranekdoten auf und beschreibt asketische Lebensumstände, die in krassem Widerspruch zu dem vor wenigen Jahren entdeckten Nachlassverzeichnis stehen, s. Mária Pötzl-Malíková: »Zwei unbekannte Dokumente zum Leben und Werk Franz Xaver Messerschmidts«. In: *Ars* Nr. 1-3 (1996), 215-224.

den um 1780 üblichen Terminus *Egyptische Köpfe*;[3] auch meide ich die 1793 in der *Merkwürdigen Lebensgeschichte des F. X. Messerschmidt* eingeführten Spottnamen und spreche die Köpfe nur mit ihrer dort festgelegten Nummerierung oder den Nummern des Werkverzeichnisses[4] an.

Aus seinem Geburtsort, dem damals bayerischen Wiesensteig am Rande der schwäbischen Alb, wurde der zehnjährige Franz Xaver nach München zu seinem Onkel, dem Holzbildhauer Johann Baptist Straub, in die Lehre geschickt. Nach Stationen in Salzburg und Graz schrieb er sich 1755 an der Kunstakademie in Wien ein. Seine erste gesicherte Arbeit war ein zur Demonstration ausdrucksvoller Stellungen gedachtes bewegliches Skelett aus Holz. Wenig später verschafften ihm die ab 1760 in Metall ausgeführten Porträtplastiken im Auftrag des Kaiserhauses frühen Ruhm. Als Höhepunkt dieser spätbarocken Schaffensphase kann die überlebensgroße Zinnstatue der Kaiserin Maria Theresia als Königin von Ungarn gelten, entstanden 1765-66.[5] Mit seinen Aufnahmestücken für die Akademie vollzog Messerschmidt 1769 als erster Bildhauer in Wien eine Wende zum Klassizismus; davon erhalten ist die Porträtbüste des Schriftstellers Franz von Scheyb, mit der er seinem wichtigsten Mentor die Reverenz erwies und zugleich über dessen Kunsttheorie hinausging.[6] Gegen 1770 erhielt er sowohl von der Aristokratie als auch von aufstrebenden Bürgern bedeutende Aufträge und kam so auch mit Anton Mesmer in Kontakt. Für Mesmer schuf er neben der erhaltenen Porträtbüste (Abb. 1)[7] einen figürlichen Gartenbrunnen, der wenige Jahre vor den spektakulären

3 ›Egyptisch‹ bezeichnet sowohl die hieroglyphische Rätselhaftigkeit der Köpfe und ihre Assoziation mit esoterischem Gedankengut als auch den ›ägyptischen‹ Stilmodus, der sich vor allem in der rigorosen Achsensymmetrie und in der harten Modellierung mancher Köpfe manifestiert, s. Verf.: *Franz Xaver Messerschmidt. Menschenbild und Selbstwahrnehmung.* Berlin 2006 (= *Neue Frankfurter Forschungen zur Kunst*, 2), 41.

4 Maria Pötzl-Malikova: *Franz Xaver Messerschmidt.* München, Wien 1982. Nur die im 19. Jahrhundert wiederholt als Jahrmarktsensation ausgestellten 49 Köpfe haben historische Namen und Nummern erhalten.

5 Zinn-Kupfer-Legierung, H: 202 cm. Österreichische Galerie Belvedere, Wien.

6 Blei-Zinn-Legierung, H: 42 cm. Wien Museum, Wien. Vgl. Maraike Bückling: »Büste des Franz von Scheyb, 1769«. In: Herbert Beck, Peter C. Bol, Dies. (Hg.): *Mehr Licht. Europa um 1770. Die bildende Kunst der Aufklärung.* München 1999, 104.

7 Blei-Zinn-Legierung, H: 47 cm. Leihgabe aus Privatbesitz in der Österreichischen Galerie Belvedere, Wien. Vgl. Maria Pötzl-Malikova: »Zur Beziehung Franz Anton Mesmer – Franz Xaver Messerschmidt. Eine wiedergefundene Büste des berühmten Magnetiseurs«. In: *Wiener Jahrbuch für Kunstgeschichte* 40 (1987), 257-267.

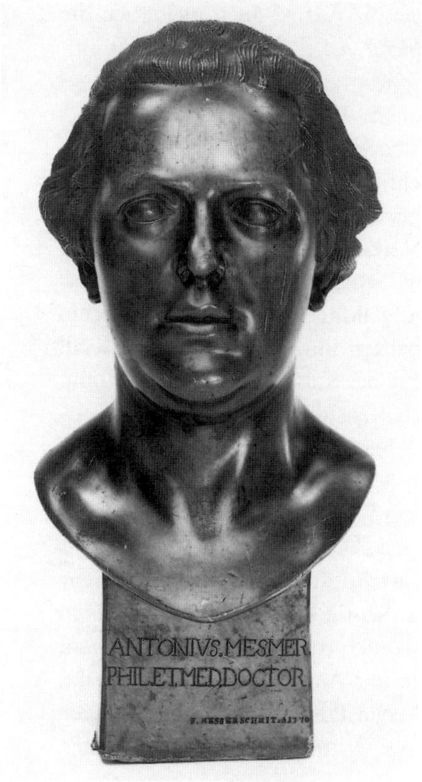

Abb. 1: F. X. Messerschmidt: Franz Anton Mesmer, Metall, 1770. Leihgabe aus Privatbesitz, Österreichische Galerie Belvedere, Wien. Bild: Ralbovsky & Hüpfl, Wien.

Magnetheilungen öffentliches Interesse weckte. Doch spätestens 1772 erkrankte der Bildhauer, und sämtliche Bestellungen brachen ab, ob nur durch Intrigen bedingt, wie zuletzt Maraike Bückling geltend gemacht hat,[8] oder durch eine Stigmatisierung infolge der fraglichen Hirnerkrankung, von der in den Akademieakten die Rede ist.[9]

Als 1774 der Inhaber der Bildhauereiprofessur stirbt, wird Messerschmidt nicht auf dessen Stelle berufen, wie vertraglich zugesichert, sondern zwangspensioniert. Noch bevor diese Willkürentscheidung offiziell wird, verkauft er in Wien Haus und Kunstbesitz, und im Frühjahr 1775 reist er mit seiner gesamten Habe nach Wiesensteig.[10] Die idealisierenden Biographien stilisieren dies zum freiwilligen Rückzug vom Akademiebetrieb in eine idyllische Natur (Laurenz Zellwegers Rückzug in die ›föhrene Hütte‹ durchaus vergleichbar): Schenkt man der *Merkwürdigen Lebensgeschichte* Glauben, so war Messerschmidt selbst das Städtchen Wiesensteig nicht einsam genug. Er soll sich eine abseits gelegene Hütte gekauft haben, um dort von Kühen und Schafen zu leben und ungestört seine Gesichtsstudien zu betreiben.[11]

8 Maraike Bückling: »Franz Xaver Messerschmidt – Verrücktheit, Intrige und Genie.« In: Dies. (Hg.): *Die phantastischen Köpfe des Franz Xaver Messerschmidt.* München 2006, 30-35.

9 Vgl. Verf.: *Messerschmidt* (wie Anm. 3), 23-26, 48 und 407 f.

10 Zur Chronologie der Ereignisse s. ebd., 23-28 und 432 f. (Zeittafel).

11 Anonym: *Merkwürdige Lebensgeschichte des Franz Xaver Messerschmidt, k. k. öffentlichen Lehrer der Bildhauerkunst.* Herausgegeben von dem Verfasser der frei-

In dieser Situation entsteht ein Teil der ersten sechs Köpfe, die Messerschmidt Anfang 1776 in einem Brief als »Probstückhe«[12] für die Münchner Hofbildhauerstelle bezeichnet. Mit dem Versprechen dieses längst wieder besetzten Postens war Messerschmidt jedoch getäuscht worden,[13] und in dem Brief forderte er Schadensersatz für seine vergebliche Anreise. Dennoch setzte er in München die Arbeit an den Köpfen fort und schrieb im Folgejahr an seinen Bruder Johann: »wenn etwann Jemand an meiner Geschicklichkeit zweifelte und meynete, ich besitze die nemliche nicht mehr, so sind jetzt wirklich 12 Köepfe von mir verfertigt zu sehen, diese können für mich reden und diesen Zweifel an die Seite räumen.«[14]

Ohne jede Krankschreibung könnte man dies in die Sprache der Selbstpsychologie Heinz Kohuts übersetzen. Demnach wären die Köpfe nicht nur Demonstrationen handwerklicher Fertigkeit,[15] sondern vor allem *Selbstobjekte*, die zur Heilung narzisstischer Wunden beitragen sollen.[16] Mit dem von Peter von Matt eingeführten Begriff der *Opus-Phantasie* wird die scheinbar irrationale Fortsetzung der Serie von Probestücken dann besser begreiflich. Eine Selbstfunktion im genannten Sinn erfüllen die Köpfe, indem sie die motivierende *Opus-Phantasie* beim Schaffen immer neu beleben; dadurch wird im kreativen Prozess das

müthigen Briefe über Böhmens und Österreichs Schaafzucht [Wien 1793] (Reprint. Hg. Maria Pötzl-Malikova. Wien 1982), 23 f.

12 F. X. Messerschmidt an Maximilian von Berchem, Hofkammerpräsident in München, 26. Febr. 1776; abgedr. In: Pötzl-Malikova: *Messerschmidt* (wie Anm. 4), Dokument xxii.

13 In dem Brief von Johann Jakob Dorner, Hofmaler, an F. X. Messerschmidt, 18. Nov. 1775 (abgedr. in Pötzl-Malikova: *Messerschmidt*, wie Anm. 4, Dokument XXI) wurde Messerschmidt eine Anstellung für Hofarbeiten zugesagt. Nach dem Tod des Münchner Hofbildhauers Charles de Grof am 19. Sept. 1774 hatte man dessen Stelle allerdings schon am 1. April 1775 wieder besetzt; s. Pötzl-Malikova: *Messerschmidt* (wie Anm. 4), 54.

14 Antwortkonzept auf den Brief Johann Adam Messerschmidts vom 17. Jan. 1777; abgedr. in: Pötzl-Malikova: *Messerschmidt* (wie Anm. 4), Dokument XXIV.

15 Für die in Pressburg entstandenen, äußerst fragilen *Schnabelköpfe* liegt dieser Aspekt auf der Hand, doch gilt es zu bedenken, dass der Bildhauer mit Alabaster und Zinn-Blei-Legierungen weiche, leicht formbare Materialen für die Köpfe wählte. Vgl. Maraike Bückling: »Die Charakterköpfe. Formen, Namen und Zahlen«. In: Dies. (Hg.): *Köpfe* (wie Anm. 8), 76-87, hier: 79. Bei einigen Köpfen konzentriert sich die sorgfältige Ausarbeitung auf die Gesichtszüge.

16 Zur Selbstobjekt-Funktion der Kunst siehe Heinz Kohut: *Narzißmus. Eine Theorie der psychoanalytischen Behandlung narzißtischer Persönlichkeitsstörungen* [1971]. Frankfurt am Main [8]1992, 346-364.

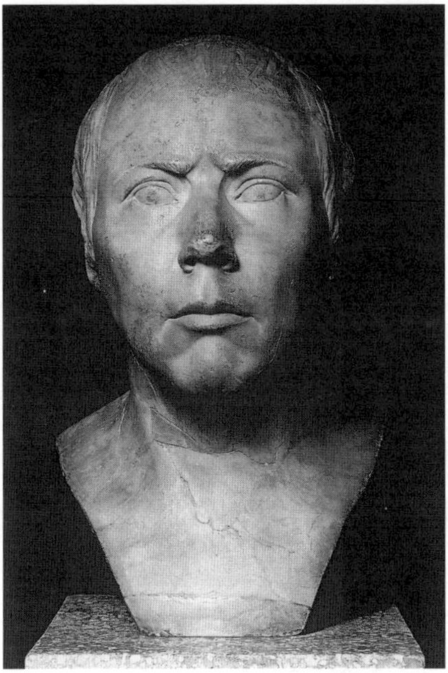

Abb. 2: F. X. Messerschmidt: Kopf Nr. 27, Alabaster, 1777-1781. Österreichische Galerie Belvedere, Wien.

Lob des zukünftigen Publikums bereits gegenwärtig.[17] Dass die Köpfe dieses Publikum bis heute in der Realität finden sollten, führt zur Frage des Experiments. Denn allen psychoanalytischen Deutungen haftet der Verdacht an, die Werke Messerschmidts auf biographisch determinierte Privatfunktionen zu reduzieren; offenkundig verkürzt dies die Köpfe um eine wichtige Dimension, die ich hier als *experimentelle Lücke* umschreiben möchte.

Nach seinem Umzug nach Pressburg, wo er zunächst bei seinem Bruder Johann wohnte, schuf Franz Xaver von 1777 bis zu seinem Tod 1783 jährlich mindestens weitere sechs Köpfe, und sein Atelier entwickelte sich daraus zu einer Attraktion für reisende Schriftsteller und Kunstliebhaber. Offenbar nur vier der heute bekannten 54 oder 55 *Egyptischen Köpfe* hat der Künstler zu Lebzeiten verkauft.[18]

Welche Köpfe in Wiesensteig und München entstanden sind, bleibt unbekannt, doch da die ersten zwölf Exemplare Metallgüsse waren, scheiden gerade die dem klassizistischen Ideal angenäherten Alabasterbüsten Nr. 27 und Nr. 32 aus (Abb. 2).[19] Daraus wird deutlich, dass das

17 Peter von Matt: »Die Opus-Phantasie. Das phantasierte Werk als Meta-Phantasie im kreativen Prozess«. In: *Psyche* 33 (1979), Nr. 3, 193-212.

18 Vgl. Verf.: *Messerschmidt* (wie Anm. 3), 383-385. Dokumentiert sind 55 Köpfe, doch der als weitere Variation geltende Zinn-Blei-Kopf PM 120 im Landesmuseum Württemberg überliefert wahrscheinlich das Original des Kopfes Nr. 46; ebd. 378 und 384, Anm. 406. Vgl. Theodor Schmid: *49 Köpfe. Die Grimassenserie des F. X. Messerschmidt.* Zürich 2004, 57.

19 Nr. 27: braun patinierter Alabaster, H: 39 cm; Nr. 32: weißer, braun gefleckter Alabaster, H: 39 cm. Österreichische Galerie Belvedere, Wien. Die frappierende Übereinstimmungen mit Nr. 27 aufweisende Metallbüste PM 118 geht sicherlich auf eine private Bestellung zurück und setzt damit die Serie schon voraus (s. Verf.: *Messerschmidt*, wie Anm. 3, 385).

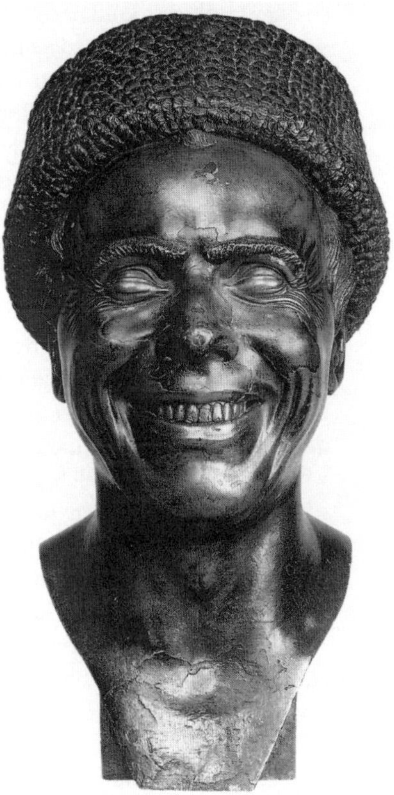

Abb. 3: F. X. Messerschmidt: Kopf Nr. 1, Zinn, 1777-1781. Privatbesitz.

Winckelmannsche Paradigma der ›edlen Einfalt und stillen Größe‹ von Anfang außer Kraft gesetzt war, denn es führt keine lineare Entwicklung von den Porträts um 1770 zu den 1781 von Nicolai gesehenen Köpfen mit extremen mimischen Anspannungen. Schon indem sie auf einen ikonographischen Rahmen verzichten, der Abweichungen von den Normen der Schönheit und des mimischen Ausdrucks für negative Figuren rechtfertigen würde, etwa im Sinne einer Gegenüberstellung von Gut und Böse, waren die ersten Köpfe ästhetische Grenzüberschreitungen. Die Turiner Ausstellung *Il Male* von 2005 hat denn auch zu Recht einen der Köpfe gemeinsam mit den düsteren Visionen des Malers Alessandro Magnasco gezeigt.[20]

Wenn die Köpfe generell nur vage Anklänge an ikonographische Traditionen bieten, stellt der Kopf Nr. 1 eine markante Ausnahme dar (Abb. 3).[21] Das Künstlerselbstbildnis in der Rolle des spöttisch lachenden Demokrit konnte er aus zahlreichen Beispielen der Malerei und Graphik aufgreifen. Durch die Kopfbedeckung, die Maria Pötzl-Malikova als die Schafsfellmütze slowakischer Bauern identifiziert,[22] erinnert er auch an plastische Bildnisse Jean-Jacques Rousseaus mit Pelzmütze. Dennoch entsteht eine Dissonanz zwischen einem am Rande der franzö-

20 *Il Male. Esercizi di Pittura Crudele*. Hg. Vittorio Sgarbi. Mailand 2005, 334 f., Kat. Nr. 104-105 (Magnasco) und 337, Kat. Nr. 113 (Messerschmidt).

21 Zinn, H: 43 cm. Privatbesitz, USA.

22 Pötzl-Malikova: *Messerschmidt* (wie Anm. 4), 71; vgl. Dies.: »Dokumente« (= Anm. 2), 226.

sischen Hofkunst kultivierten Darstellungsschema[23] und dem allzu präsenten Attribut einer sozialen Klasse, die – sieht man ab von der Aufnahme des ›philosophischen Bauern‹ Kleinjogg in die *Physiognomischen Fragmente* – im öffentlichen Individualporträt nicht repräsentiert war.

Unklarer ist der Zeichencharakter des einem Kopf um die Stirn, einem anderen um den Hals geschlungenen Seils, dessen Deutung als Kabel zum Anschluss an Mesmers magnetisches Baquet[24] schon aus historischen Gründen nicht plausibel ist.[25] Der betreffende Kopf Nr. 25 (Abb. 4) taucht noch mehrmals ohne Seil, aber mit anderen Frisuren und Perücken auf (Abb. 5).[26] Sieht man solche Elemente als sekundäre Verkleidungen an, die den Betrachter womöglich in die Irre leiten sollen, so entsteht eine physiognomische Situation, in der die Wahrheit des Menschen nur am Körper zu finden ist; die nackten Büstenabschnitte der gesamten Serie scheinen dies zu bestätigen. Von den festen Formen wird man jedoch sogleich auf die Mimik verwiesen, denn zum einen sind die Gesichtsformen meist durch heftige und gegenläufige Innervationen der Muskulatur verzerrt,[27] zum anderen wirken innerhalb der Serie wiederkehrende Augenabstände, Schädelprofile, Brauen und Haare willkürlich miteinander kombiniert.

Folgenreich hat die *Merkwürdige Lebensgeschichte* die von 1793 bis 1889 ausgestellten 49 Köpfe überwiegend in den von Lavater angeregten physiognomischen Diskurs eingerückt; so räsonieren die Kommentare über Nasenformen oder »schön gewölbte Stirnen« und treffen über die Dargestellten moralische Urteile.[28] Im Haupttext jedoch knüpft der anonyme Autor noch an das Projekt, das die frühesten Nachrichten von den *Egyptischen Köpfen* erkennen ließen: Messerschmidt habe die Darstellung

23 Vgl. Claudia Denk: *Artiste, citoyen & philosophe. Der Künstler und sein Bildnis im Zeitalter der französischen Aufklärung.* München, 1998, 42-64.

24 *Franz Xaver Messerschmidt 1736-1783.* Hg. Michael Krapf. Ostfildern-Ruit 2002, 63, 70 f., 224, 262; Bückling (Hg.): *Köpfe* (wie Anm. 8), 132; vgl. Verf.: »[Rez.] Franz Xaver Messerschmidt 1736-1783. Hg. Michael Krapf (2002)«. In: *Kunstchronik* 56 (2003), Nr. 1, 9-14, hier: 13 f.

25 Die als Speicher des mesmeristischen Fluidums fungierenden Baquets wurden erst in Frankreich zur Gruppenbehandlung eingeführt, vgl. Henri F. Ellenberger: *Die Entdeckung des Unbewußten.* 2 Bde. Bern 1973, Bd. 1, 113-120.

26 Nr. 25: Alabaster, H: 38 cm. Österreichische Galerie Belvedere, Wien; Nr. 29: patinierter, fleckiger Alabaster, H: 40 cm. Privatbesitz; des weiteren die Köpfe Nr. 12, 15, 21, 29 und 34.

27 So betont Bückling (Hg.): *Köpfe* (wie Anm. 8), 112 f., die Physiognomie des Kopfes Nr. 1 sei durch das Lachen verändert; vom unbewegten Gesicht (Messerschmidts) erhielten wir dadurch keine Vorstellung.

28 Vgl. Verf.: *Messerschmidt* (wie Anm. 3), 113-119.

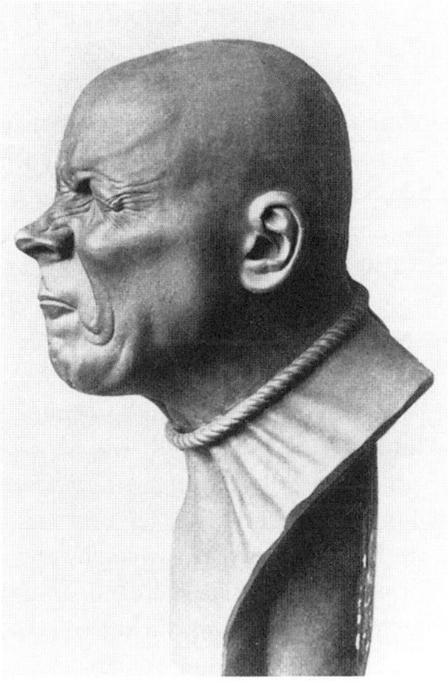

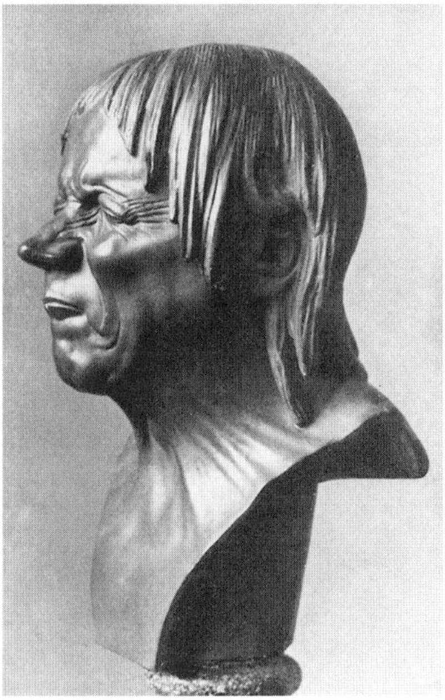

Abb. 4: F. X. Messerschmidt: Kopf Nr. 25, 1777-1783, Gipsabguss. Slowakische Nationalgalerie, Bratislava.
Abb. 5: F. X. Messerschmidt: Kopf Nr. 29, 1777-1783, Gipsabguss. Slowakische Nationalgalerie, Bratislava.

von hundert verschiedenen Leidenschaften angestrebt und sich diese in einem Spiegel »lebhaft vorgestellt«, danach eine Zeichnung entworfen und daraus ein Modell gemacht.[29] Schon 1778 hatte *Meusels Kunstlexikon* gemeldet: »In München hat er unter anderem vier Köpfe gearbeitet, die verschiedene Leidenschaften ausdrücken und sein Bildnis vorstellen.«[30] Dies deutet auf das von Rembrandt erfolgreich eingesetzte und in nachfolgenden Theorien reflektierte Verfahren, die empirische Erscheinung der flüchtigen Affekte am eigenen Spiegelbild zu studieren.[31]

29 Anonym: *Lebensgeschichte* (wie Anm. 11), 30 f.

30 Johann Georg Meusel: *Teutsches Künstlerlexikon oder Verzeichnis der jetztlebenden teutschen Künstler*. Bd. 1. Lemgo 1778, 88 f.

31 Vgl. Thomas Kirchner: *L'expression des passions. Ausdruck als Darstellungsproblem in der französischen Kunst des 17. und 18. Jahrhunderts.* Mainz 1991, 243; Ders.: »Franz Xaver Messerschmidt und die Konstruktion des Ausdrucks«. In: Bückling (Hg.): *Köpfe* (wie Anm. 8), 266-281, hier: 272 f.

Doch zweifellos ist das Unterfangen aporetisch, eine Emotion in dem Augenblick erfassen zu wollen, in dem man sie selbst erlebt. In der Praxis spielten denn auch Modelle, die Leidenschaften anhand etablierter Vorlagen simulierten, eine weit größere Rolle als der ernsthafte Versuch, sich in affektiver Erregung selbst zum Modell zu nehmen.[32] Dennoch wurde das Spiegelverfahren im Diskurs der Aufklärung wieder aktuell; denn mit der gegen höfische Verstellungskunst und Selbstentfremdung gerichteten *Kardiodiagnostik*,[33] die nicht auf den ärztlichen Blick zu beschränken ist, stellte sich verstärkt die Frage nach der Authentizität der Zeichen. Der *Pathognomik* Lichtenbergs ging die u. a. von Bodmer und Breitinger in den *Discoursen der Mahler*[34] aus der antiken Rhetorik übernommene Vorstellung von den Passionen als einer *Universalsprache*[35] voraus. Es gleicht einer Vorwegnahme der Messerschmidt-Köpfe, dass dabei nicht von Mimik, sondern von einem *Systema von den Grimatzen* die Rede ist.[36] Ob eine Unterscheidung zwischen natürlichen und simulierten Zeichen möglich sei, wie sie Bodmer und Breitinger postulierten,[37] wurde in der französischen Theorie zwar unterschiedlich beurteilt; Claude-Henri Watelet beklagte jedoch in seinem Lehrgedicht von 1760, der Maler könne in der modernen Gesellschaft Affekte wie das Lachen und den Zorn kaum noch in natürlicher und unverfälschter Form studieren.[38]

Ausgehend von diesen Beispielen Watelets lässt sich kaum bezweifeln, dass Messerschmidt an der experimentellen Wiedergewinnung natürlicher Affekte arbeitete. Dafür spricht der Kopf Nr. 1, indem er ein nach Diderot und Scheyb in der Plastik ungehöriges Lachen mit offenem

32 Vgl. Kirchner: *L'expression* (wie Anm. 31), 207-220 und 230-247.

33 Vgl. Alexander Košenina: *Anthropologie und Schauspielkunst. Studien zur eloquentia corporis im 18. Jahrhundert.* Tübingen 1995, 4, 77, 93-96.

34 *Die Mahler. Oder: Discourse von den Sitten Der Menschen* [= *Die Discourse der Mahlern*, 4. Tl.]. [Hg. Johann Jakob Bodmer, Johann Jakob Breitinger]. Zürich 1723 (Ndr. Hildesheim 1969), 8. Discours, 45-52, hier: 46 f.: »Sie ist eine universal-Sprache, so wie die Passionen universal sind.«

35 Jean-Baptist Dubos (*Réflexions critiques sur la Poésie et sur la Peinture.* Paris 1719 u.ö.), auf den Bodmer und Breitinger hier möglicherweise Bezug nehmen, berief sich auf Cicero und Quintilian.

36 *Die Mahler* (wie Anm. 34), 45. Gemeint ist hier, wie noch in Johann Jakob Engels *Ideen zu einer Mimik* (2 Bde. Berlin 1785-86), der ganze Bereich der Gesten und Gebärden.

37 *Die Mahler* (wie Anm. 34), bes. 48-50.

38 *L'art de peindre. Poëme.* Paris 1760, 132-135. Den Einfluss Watelets belegt u. a. Louis de Jaucourts Eintrag »Passion« in der *Encyclopédie* (Bd. 12, 1765, 150-152), der die Passage zum Lachen und zum Zorn wörtlich übernimmt.

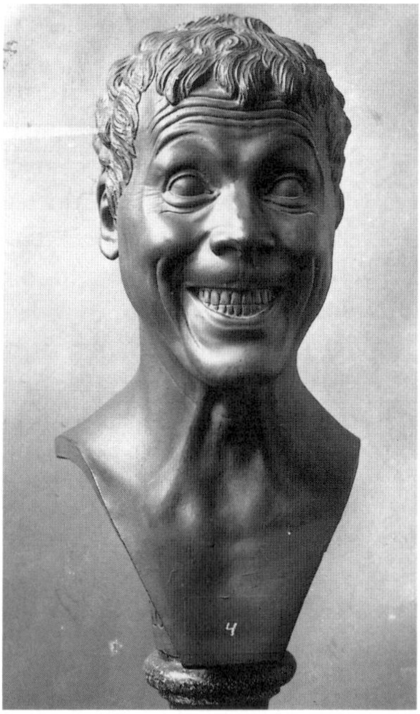

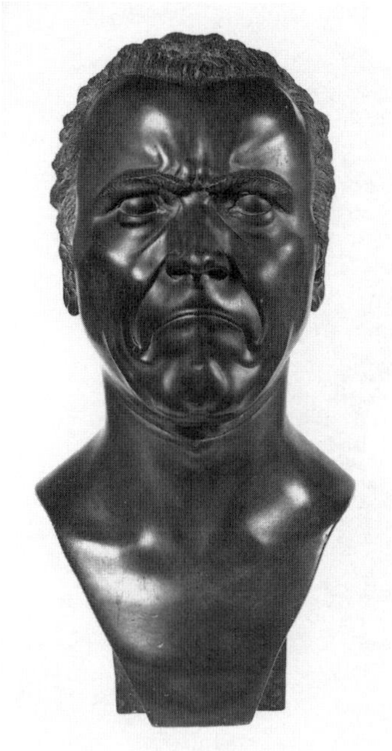

Abb. 6: F. X. Messerschmidt: Kopf Nr. 20, 1775-1783, Gipsabguss. Slowakische Nationalgalerie, Bratislava. Bild: ÖNB, Wien (WH 3754)
Abb. 7: F. X. Messerschmidt: Kopf Nr. 38, Zinklegierung, 1775-1783. Bayerisches Nationalmuseum, München.

Mund vorführt,[39] allerdings kombiniert mit Ärgersignalen, die eine sardonische Note beitragen. Offene Wut wiederum kann sowohl nach heutigen klinischen Kriterien als auch anhand des Katalogs von Le Brun dem Kopf Nr. 20 zugewiesen werden (Abb. 6).[40] Verschiedene Dämpfungen und Intensitäten von Wut und Ärger stellen dann unter anderem die Köpfe Nr. 38 und Nr. 14 dar (Abb. 7).[41] Außerdem mangelt es den

39 Vgl. Christa Lichtenstern: »›Der Marmor lacht nicht‹. Beobachtungen zu Diderots Verständnis der Skulptur«. In: *Wallraf-Richartz-Jahrbuch* 48/49 (1987/88), 269-297, hier: 282-286; Scheybs *Köremons Natur und Kunst in Gemälden* (2 Bde. Wien 1770, hier: Bd. 2, § 29, 79 f.) zufolge sind die Lippen bei antiken Skulpturen nur leicht geöffnet; darüber hinaus betont Scheyb, Lachen solle nur an den Köpfen von Satyrn und Faunen dargestellt werden.

40 Original verschollen. Gipsabguss, H: 45 cm. Slowakische Nationalgalerie, Bratislava. Durch zusätzliche mimische Komponenten entspricht dieser Kopf freilich einer sadistischen Freude/Wut-Mischung.

41 Nr. 38: Zinklegierung, H: 43,5 cm. Bayerisches Nationalmuseum, München;

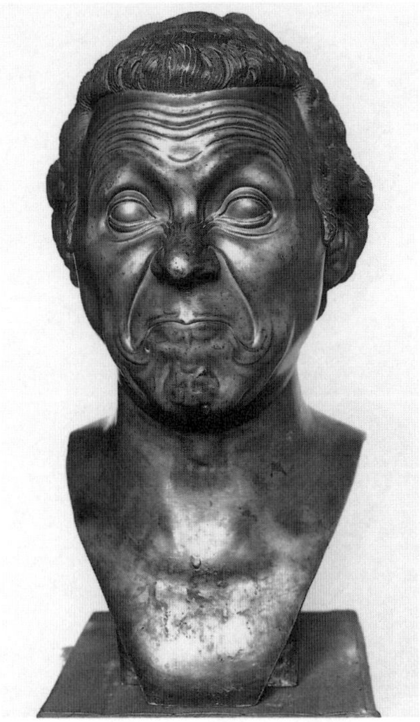

Abb. 8: F. X. Messerschmidt: Kopf Nr. 26, Blei-Zinn-Legierung, 1775-1783. Germanisches Nationalmuseum, Nürnberg.

Köpfen nicht an Symptomen eines Affekts, der aufgrund seiner physiologischen Komponente leicht im Selbstexperiment hervorgerufen werden kann: Zahlreiche Büsten, wie beispielsweise Kopf Nr. 26, kombinieren die charakteristische Nasenbewegung des Ekels mit Mundbewegungen, die dem Abwehren oder Ausstoßen widerlicher Objekte entsprechen (Abb. 8).[42]

Gleichwohl schwankt der subjektive Eindruck meist zwischen der projektiven Wahrnehmung einer Vielzahl von Affekten und dem Eindruck starrer Maskenhaftigkeit. Dies ist nicht nur den Ornamentalisierungen und der äußersten Intensität mancher Bewegungen geschuldet, sondern auch der Verdichtung mehrerer Ausdrucksmuster zu Clustern, die hinsichtlich möglicher Bedeutungen jeweils in der oberen oder unteren Gesichtshälfte unvollständig bleiben. Damit widersprechen die Köpfe dem Gebot der Kohärenz, das in der heutigen klinischen Forschung nicht mehr unumstritten, in der Kunsttheorie von der Frühen Neuzeit bis ins 19. Jahrhundert aber durchgängig nachweisbar ist.[43] Im Folgenden gehe ich von der bisher schon vorausgesetzten Codierung der Köpfe mit Hilfe eines klinischen Messsystems aus.[44] In der oberen Hälfte des gezeigten Kopfs

Nr. 14: Blei-Zinn-Legierung, H: 45 cm. Privatbesitz. Zur Ärger-Deutung der Köpfe vgl. Verf.: *Messerschmidt* (wie Anm. 3), 259-279.

42 Blei-Zinn-Legierung, H: 45 cm. Germanisches Nationalmuseum, München. Zur Mimik des Ekels und seiner Brisanz vgl. Verf.: *Messerschmidt* (wie Anm. 3), 243-254, 352.

43 Vgl. ebd., 43 f., 146 f., 272; Ders.: »Rätselhaftes Lächeln: Leonardo da Vinci und heutige Naturwissenschaftler im Dialog.« In: *Wie sich Gefühle Ausdruck verschaffen. Emotionen in Nachsicht.* Hg. Klaus Herding, Antje Krause-Wahl. Taunusstein 2007, 83-99, hier 91.

44 Zur Einführung des *Facial Action Coding Systems* von Paul Ekman und Wallace Friesen in die Kunstgeschichte s. Verf.: *Messerschmidt* (wie Anm. 3), 156-170. Dieses

Nr. 26 wäre demnach Überraschung wahrzunehmen, in der unteren Hälfte hingegen sind mimische Komponenten von Ärger, Ekel und Trauer präsent. Hinzu kommen häufig Kontrollbewegungen, die der Unterdrückung oder Dämpfung von Emotionen dienen können und insbesondere mit Ärger und Trauer einhergehen. Dazu zählen vor allem die bei vielen Köpfen auffälligen Merkmale des hochgeschobenen Kinns und der nach innen gerollten, verkniffenen Lippen. Folglich kann der in Bodmers *Ode an Philokles* zur Ehrung der Appenzeller Mentalität anklingende Topos der ›gläsernen Brust‹[45] – man habe nicht gelernt, sein Herz zu verbergen[46] – hier nicht im Sinne der unwillkürlichen *Pathognomik* Lichtenbergs greifen.

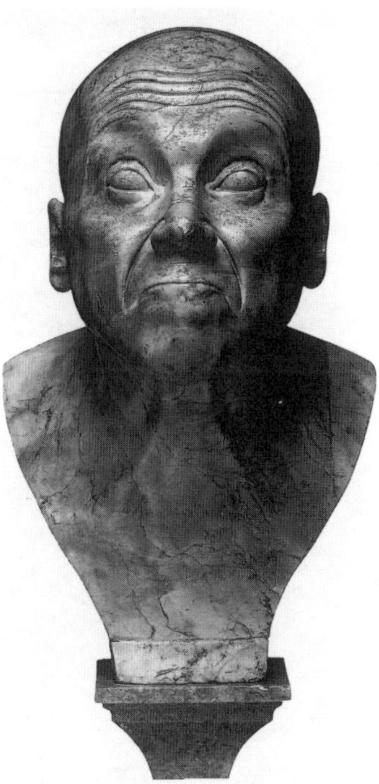

Abb. 9: F. X. Messerschmidt: Kopf Nr. 9, Alabaster, 1777-1783. Wien Museum, Wien.

Eine denkbare Erklärung liefert die Ausweitung der Serie: Angesichts rigoroser Symmetrien und wechselnder Stilisierungen könnte das mimische Experiment zugunsten künstlerischer Formprobleme in den Hintergrund getreten sein.[47] An einem Detail möchte ich allerdings zeigen, dass die anatomische Logik, deren weitgehende Gültigkeit für die Köpfe nicht in der gebotenen Kürze darstellbar ist, sich in jede Variation hinein fortsetzt: Während der vorgestreckte Kopf Nr. 9 (Abb. 9) gleichmäßig gehobene Brauen, leicht gespannte Unterlider, eine gehobene Oberlippe, herabgezogene Mundwinkel und eingezogene Lip-

Instrument erlaubt eine Objektivierung anatomisch verifizierbarer mimischer Aktionen. Natürlich beeinflussen weitere, in der künstlerischen Form begründete Ausdrucksmomente die Wahrnehmung von Emotionen, so die durch plastisch aufgelegte Brauen erzeugte Verschattung der Augenpartie bei Kopf Nr. 14.

45 Vgl. Alexander Košenina: »Gläserne Brust, lesbares Herz – ein psychographischer Topos im Zeichen physiognomischer Tyrannen bei C. H. Spieß und anderen«. In: *German Life and Letters* 52 (1999), 151-165.

46 *An Philokles* [1747]; abgedr. in: Peter Faesler: »Die Zürcher in Arkadien«. *Appenzeller Jahrbücher* 107 (1979), 5-7, hier: 5.

47 Messerschmidts Abstraktion von mimischen Ausdruckssystemen betont vor allem Kirchner: »Konstruktion« (wie Anm. 31), bes. 272-275.

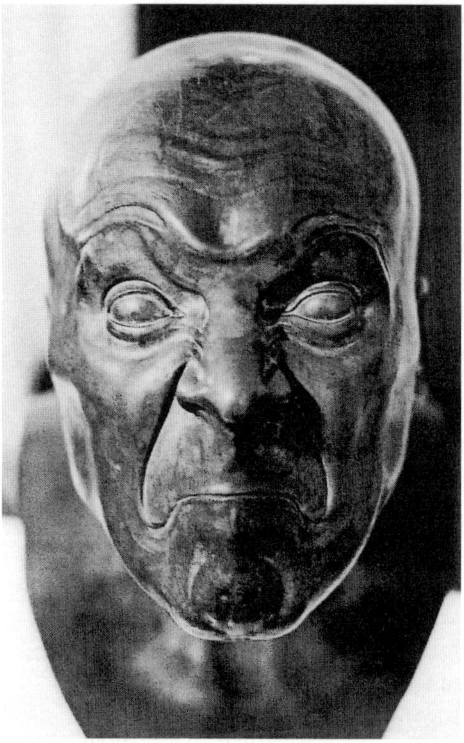

Abb. 10: F. X. Messerschmidt: Kopf PM 117, Metall, 1775-1783. Fondazione Palazzo Coronini Cronberg Onlus, Gorizia.

pen kombiniert, bleiben bei dem vergleichbaren, obzwar abstrakteren Kopf PM 117 (Abb. 10) die Lider entspannt, hinzu treten hier die Nasenbewegung und das Hochschieben der Unterlippe.[48] Infolgedessen sind die Stirnfalten nun gewellt und die Nasolabialfalten gestrafft. Einen indirekten Schluss auf die empirische Grundlage der Köpfe erlaubt Messerschmidts Abschaffung der Laokoon-Formel, die er bis 1770 noch für Trauer und Leid gebraucht hatte:[49] Die dazu führenden Brauenbewegungen sind nicht für jedermann willkürlich zu bewerkstelligen und wurden von dem Anatomiearzt James Parsons in seinem Messerschmidt wahrscheinlich beeinflussenden Traktat als unrealistisch verworfen.[50] Allerdings bilden schräggestellte Augenschlitze und die segmentiert zusammengezogenen Brauen mancher Köpfe die Laokoon-Formel gewissermaßen nach.[51]

Zieht man nun in Betracht, dass die Spätaufklärung ›Experiment‹ und ›Beobachtung‹ als unterschiedliche Erfahrungsmodi differenziert,

48 Nr. 9: gelblicher, fleckiger Alabaster, H: 43,5 cm. Wien Museum, Wien; PM 117: Blei-Zinn-Legierung, H: 42 cm. Fondazione Palazzo Coronini Cronberg, Gorizia. Anders als bei Bückling: »Formen« (wie Anm. 15), Anm. 79, zitiert, führen die bei Verf.: *Messerschmidt* (wie Anm. 3), 342-347 diskutierten Besonderheiten von PM 117 und PM 121 nicht zu Zweifeln an der Eigenhändigkeit dieser beiden Büsten; sie sind als integraler Bestandteil der Serie ausgewiesen.

49 Verf.: *Messerschmidt* (wie Anm. 3), 168 f. und 273-275 mit 87, Abb. 20.

50 James Parsons: »Human Physiognomy Explain'd: in the Croonian Lectures on Muscular Motion«. In: *Philosophical Transactions* 44 (1747), Tl. 1, hier: 11 und 61.

51 S. Verf.: *Messerschmidt* (wie Anm. 3), 174 f. und 178 f. mit 184, Abb. 31.

wie Carsten Zelle verdeutlicht hat,[52] so ist auf die Überlieferung Nicolais zurückzukommen. In dem eingangs paraphrasierten Satz (›All diese Köpfe kann ich noch einmal und besser machen, nur die beiden Schnabelköpfe nicht …‹) resümiert Nicolai zwei Aspekte des Messerschmidt zugeschriebenen Systems, die sich mit den Stichworten *ägyptische Proportion* und *Geisterkampf* umreißen lassen. Die technischen Möglichkeiten des Abgießens und der Kopie plastischer Arbeiten können hierfür außer acht bleiben. Zu bedenken gilt es, dass Nicolai seine Reise als ›Kreuzzug für die Wahrheit‹, mithin für den Rationalismus auffasste.[53] Den als Geisterseher bekannten (und berüchtigten) Messerschmidt stilisierte er zum abschreckenden Beispiel für die Folgen schwärmerischer und esoterischer Tendenzen der 1780er Jahre.[54] Folgt man Nicolai, so führen die Köpfe keine Affekte vor, in ihren Grimassen enthüllt sich vielmehr das Geheimnis der ›ägyptischen Proportion‹. Da Messerschmidt überzeugt gewesen sei, dass die Proportionen des Kopfes auch über den ganzen Körper ausgebreitet seien,[55] habe er folgendes Verfahren entwickelt: Durch das Kneifen gewisser Stellen des Unterleibs habe er vor dem Spiegel die jeweils zugehörige Proportion in seinem Gesicht hervorgerufen und dabei jede dieser Proportionen in einem der Köpfe festgehalten. Der Rationalist Nicolai macht für diese »Thorheit«[56] sogar Augenzeugenschaft geltend. In der Tat bleibt der Selbstversuch bis hierher mechanistisch, und alle derart erzeugten Köpfe wären wiederholbar.

Darüber hinaus soll sich Messerschmidt aber gerühmt haben, er habe mit Hilfe dieser Proportionen die Macht über die Geister gewonnen. Dies erwies sich als zweischneidige Sache, denn der ›Geist der Proportion‹ habe ihm seine Entdeckung geneidet und ihn darum nachts und bei der Arbeit mit schmerzhaft zwickenden Beschwerden im Unterleib heimgesucht. Diesem Eingriff des Übernatürlichen in den Werkprozess

52 Carsten Zelle: »Experimentalseelenlehre und Experimentalseelenkunde. Zur Unterscheidung von Erfahrung, Beobachtung und Experiment bei Johann Gottlieb Krüger und Karl Philipp Moritz«. In: Ders. (Hg.): *Vernünftige Ärzte. Hallesche Psychomediziner und die Anfänge der Anthropologie in der deutschsprachigen Frühaufklärung*. Tübingen 2001, 173-185.

53 Wilhelm Schmidt Biggemann: »Nicolai oder vom Altern der Wahrheit«. In: *Friedrich Nicolai (1733-1811). Essays zum 250. Geburtstag*. Hg. Bernhard Fabian. Berlin 1983, 198-256, hier: 223.

54 Verf.: *Messerschmidt* (wie Anm. 3), 55.

55 Zu physiognomischen Quellen dieser Vorstellung s. ebd., 52. Kirchner: »Konstruktion« (wie Anm. 31), 276, erinnert an die im 18. Jahrhundert durch jesuitische Missionare vermittelte chinesische Medizin.

56 Nicolai: *Reise* (wie Anm. 1), 405, Anm. 414.

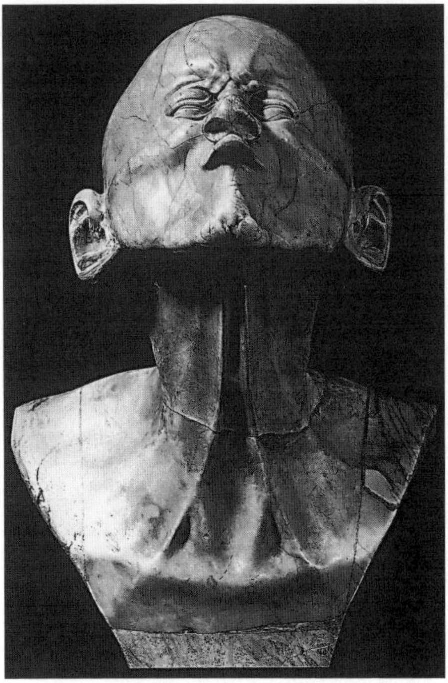

Abb. 11: F. X. Messerschmidt: Kopf Nr. 6, Zweiter Schnabelkopf, Alabaster, 1777-1781. Österreichische Galerie Belvedere, Wien.

verdankten sich die beiden vom Künstler selbst so genannten *Schnabelköpfe*, die er unter Todesgefahr hervorgebracht habe, um den Geist durch die ›ägyptische Proportion‹ zu überwinden (Abb. 11).[57] Im Lichte dieser Schilderung muten die spitz ausgezogenen Lippen der *Schnabelköpfe* wie stechende und zwickende Instrumente an, so dass ihre Deutung als Darstellungen des »Geistes der Proportion«[58] einleuchten kann. Der empirischen Herstellung der Grimassen im Experiment stellt Nicolai damit eine übernatürliche Verursachung gegenüber. Dieses Inspirationsmodell wäre durch den Geniegedanken erneut gerechtfertigt. Doch in Nicolais Text korrespondiert die Polarität der beiden Schaffensmethoden einer weiteren Aussage Messerschmidts, die seine Herrschaft über die Geister begründet: »Es werde alles in der Welt durch die Proportion regiert, und wer diejenigen Proportionen an sich erwecke, welche der Proportion des andern entsprächen oder ihr überlegen wären, müsse Wirkungen hervorbringen, welche der Wirkung des andern entsprechen, oder ihr überlegen seyn müßten.«[59]

57 Vom ersten Schnabelkopf (Kopf Nr. 4) sind nur Abbildungen bekannt, zweiter Schnabelkopf (Kopf Nr. 6): rötlich gefleckter Alabaster, H: 43 cm. Österreichische Galerie Belvedere, Wien.

58 Nicolai: *Reise* (wie Anm. 1), 417. Ernst Kris (»Die Charakterköpfe Franz Xaver Messerschmidts. Versuch einer historischen und psychologischen Deutung«. In: *Jahrbuch der kunsthistorischen Sammlungen in Wien* N. F. 6, 1932, 169-228) sah sie hingegen als unmittelbare Darstellungen der Wahnphantasie des Künstlers an und rühmte sie zugleich als freie »Neuschöpfungen«, die von der Nachahmung eines mimischen Ausdrucks abstrahierten, insofern als Überwindung des Wahns durch künstlerische Imagination: »der Sinn liegt in der Form selbst« (217).

59 Nicolai: *Reise* (wie Anm. 1), 410.

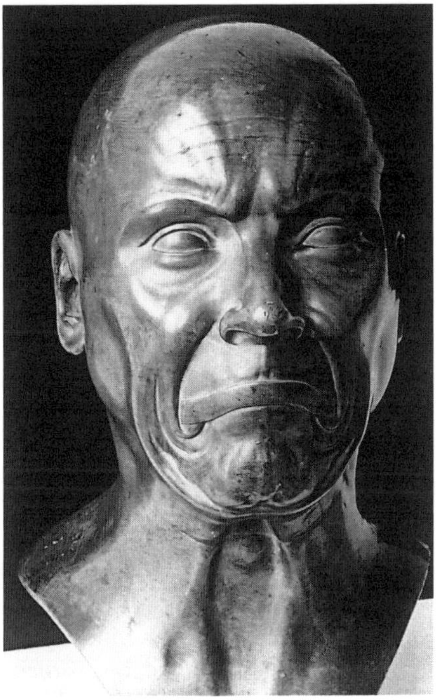

Abb. 12: F. X. Messerschmidt: Kopf Nr. 47, Blei-Zinn-Legierung, 1775-1783. Landesmuseum Württemberg, Stuttgart.

Wenn hier die Newtonsche Physik einmal bestätigt und einmal negiert wird, spiegelt dies die Unterscheidung zweier Heilverfahren, die zur Entstehungszeit der ersten Köpfe konkurrierten und von Nicolai gleichermaßen propagandistisch bekämpft wurden.

Von dem 1775 in Ellwangen praktizierenden Exorzisten Gassner berichteten Zeugen, er habe im Minenspiel und Benehmen eines Mädchen nach Belieben die verschiedensten Gemütszustände und Emotionen hervorrufen können. Ein Arzt unter den Parteigängern Gassners behauptete, ein Reiz sei nur imstande, eine demselben ›proportionale‹ Bewegung hervorzubringen; da die durch Gassner hervorgerufenen Bewegungen der Kranken dem ausgeübten Reiz aber ›überproportional‹ seien, könnten die angewandten Mittel nur geistlich sein. In Messerschmidts System übertragen bedeutet dieses Konzept, dass der Künstler simultan die Positionen der Kranken und des Heilers besetzt hätte.[60]

Hingegen beanspruchte der Auftritt Mesmers, der im November 1775 zur Entzauberung Gassners vor die Münchner Akademie geladen war, eine Erklärung aller Phänomene durch Naturgesetze. Die 1774 kurzzeitig vom Jesuitenpater Hell übernommenen sympathetischen Magnete hatte er zu diesem Zeitpunkt bereits durch bloßes Handauflegen ersetzt.[61] Abgesehen von Fragen wie jener, warum der Bildhauer die Wiener Patientinnen Mesmers als Männer hätte darstellen sollen, erscheint mir eine Deutung der rechteckigen Fremdkörper, die den Mund dreier Köpfe versperren (Abb. 12),[62] als Heilmagneten Mes-

60 Verf.: *Messerschmidt* (wie Anm. 3), 71.

61 Ebd., 70.

62 Nr. 18, Musée du Louvre, Paris; Nr. 30, Germanisches Nationalmuseum, Nürnberg; Nr. 47, Landesmuseum Württemberg, Stuttgart.

mers[63] nicht angemessen. Eher lässt es Messerschmidts Hyperrealismus denkbar scheinen, dass er hier ein Hilfsmittel zur Fixierung exakt symmetrischer Grimassen unmittelbar abbildete.[64] Dennoch unterstreicht dieses Objekt eine mesmeristische Problematik zahlreicher Köpfe, den blockierten oder zumindest stark gefilterten Austausch zwischen Innen und Außen. Mesmer beschrieb sein Heilkonzept in einer Metaphorik der Strömungen und des Fließens, Krankheit firmiert darin als gestörtes Fließen und als Ungleichgewicht.[65] Mit solchen Analogien, die bereits dem Gartenbrunnen von 1769 zu eigen waren,[66] sind die *Egyptischen Köpfe* aber nicht zwingend als Sinnbilder persönlicher oder kollektiver Pathologien zu betrachten. Dass Messerschmidt den Zugang zu seinem Atelier regulierte und so manchen Besucher abwies, verdeutlicht vielmehr seine Abgrenzung eines Bereichs privater Innerlichkeit. Damit ist auch eine Grenze zwischen Darstellungsabsichten des Bildhauers und Einfühlungsversuchen des Publikums gezogen. Die affizierende Wirkung einzelner Köpfe und ihre Inszenierung von Blickbeziehungen durch extreme Kopfhaltungen spricht noch für die Intention, beim Betrachter genau vorbestimmte Affekte zu wecken.[67] Im psychoanalytischen Sinn einer (per se) unbewussten Übertragung lässt sich dies als Versuch der Selbstheilung interpretieren.[68]

Mit der Präsentation der gesamten Serie jedoch entstand eine *experimentelle Lücke*, die das Auftauchen des Neuen ermöglicht. Messerschmidt konzipierte kein Kunstwerk, das die Bedeutungsproduktion allein dem Publikum überlässt, sondern er nahm im Werkprozess, unter anderem durch die Konzentration auf den Kopf und mimisch als Ener-

63 Krapf: *Messerschmidt* (wie Anm. 24), 204, 234, 264; Bückling (Hg.): *Köpfe* (wie Anm. 8), 165, 171.

64 Verf.: *Messerschmidt* (wie Anm. 3), 183.

65 Vgl. Heinz Schott: »Die Mitteilung des Lebensfeuers. Zum therapeutischen Konzept von Franz Anton Mesmer (1734-1815)«. In: *Medizinhistorisches Journal* 17 (1982), 195-214. bes. 201.

66 Verf.: *Messerschmidt* (wie Anm. 3), 66-69.

67 Ebd., 75 f., 221-224 mit Tabelle, 288, 296, 408. Einen vergleichbaren Zusammenhang zwischen Produktion und Rezeption formuliert Axel Christoph Gampp: »Kunst als Läuterungsprozess. Die Charakterköpfe des Franz Xaver Messerschmidt im Kontext des ästhetischen und arkanen Wissens seiner Zeit«. In: Bückling (Hg.): *Köpfe* (wie Anm. 8), 282-296.

68 Vgl. Verf.: »Franz Xaver Messerschmidts mehrfach kodierte Köpfe – das Gesicht als Spiegel der Seele?«. In: *Psychoanalyse im Widerspruch* 15 (2003), 25-41, hier: 30 f.; Ders.: »Destruktion des Ideals oder Aggression gegen sich selbst? Spannungen in der Kunst F. X. Messerschmidts«. In: *Psychoanalyse – Texte zur Sozialforschung* 8 (2004), Nr. 1, 7-19, bes. 16-18.

gienzentren hervorgehobene Gesichtsteile, strikte Begrenzungen des Untersuchungsrahmens vor. Erst darin kann sich, in Analogie zum naturwissenschaftlichen Experiment, unvorhergesehen Neues zeigen.[69] Damit nahm Messerschmidt am aufklärerischen Projekt der Selbsterforschung teil und dehnte diese zugleich auf das implizite Publikum der Köpfe aus. Durch die darin schon angelegte, mit der räumlichen Variabilität der Serie und der Begehbarkeit ihrer Aufstellung aber bedeutend erweiterte Offenheit[70] kann er als Diskursgründer für künstlerische Strategien des 20. Jahrhunderts gelten.

69 Vgl. Hans-Jörg Rheinberger: »Man weiß nicht, was man nicht weiß. Über die Kunst, das Unbekannte zu erforschen«. In: *NZZ Online*, 5. Mai 2007, URL: <http://www.nzz.ch/2007/05/05/li/articleELG88.html> [10.08.2009].

70 Auch damit blieb das Atelier ein reglementierter Experimentalraum. Axel Christoph Gampp (»›Als Kunstwerke wahre Meisterwerke‹: Die Selbstporträts des Franz Xaver Messerschmidt als Ausdruck einer aufgeklärt-bürgerlichen Ästhetik«. In: *Images de l'artiste – Künstlerbilder.* Hg. Pascal Griener, Peter J. Schneemann. Bern u.a. 1998, 19-34, hier 21), demzufolge die Köpfe einen Gefühlsbeitrag des Publikums im Sinne des »angenehmen Schauders« erfordern, entnimmt dem Text Nicolais sicherlich zu Recht, dass der Bildhauer die Köpfe durch seine unwirsche Art für den Besucher inszenierte.

Cristina Urchueguía

Jan Dismas Zelenkas *Hipocondrie*: Musikalische Krankheitsbeschreibung oder Heilmittel?

Im September 1723 wurde der römisch-deutsche Kaiser und Erzherzog von Österreich Karl VI. unter dem Namen Karl II. in Prag zum böhmischen König gekrönt. Wie es sich bei einer so prominenten Feier nicht anders gehört, wurde die Krönung mit Pomp, Bild-, aber auch Tonschmuck verbrämt. Das Prager *Collegium Clementinum* beauftragte seinen ehemaligen Kollegiaten Jan Dismas Zelenka mit der Komposition eines der musikalischen Höhepunkte der Feier, einer geistlichen Festspielmusik bzw. eines Melodrams, das am 12. September 1723 im Beisein des Königspaars mit großem Erfolg dargeboten wurde.[1] Zelenka war damals nominell als Kontrabassist an der Dresdner Hofkapelle tätig, de facto hatte er aber schon vom Beginn seiner Mitarbeit an der Hofkapelle gegen 1710 daran gearbeitet, auch als Komponist anerkannt zu werden. Mit dem Einzug des sächsischen Thronfolgers samt seiner Gattin, der Habsburgerprinzessin Maria Josepha, 1719 in Dresden, ergaben sich für ihn genügend Gelegenheiten, um sich als Kirchenkomponist zu präsentieren. Die katholische Residenzstadt Dresden stand musikalisch der protestantischen Handelsstadt Leipzig gegenüber. Die Prager Krönung 1723 forderte ihn jedoch anders heraus als das Alltagsgeschäft der Dresdner Hofkapelle, das von ihm vor allem kirchenmusikalische Werke verlangte.

Die bereits erwähnte Festspielmusik mit dem Titel *Sub olea species*, die auch als *Melodrama de Sancto Wenceslao* bezeichnet erscheint, war der vielleicht glanzvollste, doch nicht der einzige musikalische Beitrag Zelenkas zur Krönung Karls II. Zelenka komponierte noch vier weitere Instrumentalwerke.[2] War dem Melodram ein eindeutiger Aufführungskontext

1 Vgl. Janice B. Stockigt: »Zelenka, Jan Dismas«. In: *NGroveD2 Online*. Oxford 2007-2009. In der *Literae annuae Collegii Societatis IESU Pragae ad S. Clementem ad annum 1723* wird diesem Werk ein größerer Erfolg als der zum gleichen Anlass uraufgeführten Oper Johann Joseph Fux' *Costanza e Fortezza* attestiert. Dieses Urteil wundert nicht allzu sehr, war das Collegium Clementinum ja gleichzeitig der Herausgeber der Broschüre und der Auftraggeber des Werkes gewesen.

2 Vgl. dazu: »Übersicht über Zelenkas Werke (Konkordanzen), zugleich Gesamtverzeichnis seiner Kompositionen«. In: *Zelenka-Dokumentation. Quellen und Materialien*. Hg. Wolfgang Horn, Thomas Kohlhase. In Verbindung mit Ortrun

zugedacht, so ist über die Bestimmung und über die Umstände der Aufführung der Instrumentalwerke nichts bekannt. In Zelenkas Gesamtwerk spielen Instrumentalwerke ohnehin nur eine Nebenrolle. Von seinen insgesamt elf bekannten Instrumentalwerken sind allein vier für die Krönung Karls II. entstanden. Sind die Überschriften und die formale Gestaltung von dreien dieser Werke – einem *Concerto*, einer *Ouvertüre* und einer *Sinfonia* zu 7 bis 8 Instrumenten –, konventionell dem Genre verpflichtet, so fällt das vierte Werk, sein Instrumentalwerk *Hipocondrie* in A-Dur für insgesamt 7 Instrumente aus dem Rahmen und gibt nicht nur durch die Titelangabe Rätsel auf.[3] Das Werk hängt musikhistorisch in der Luft, weder die Motivation – sei es ein Auftrag oder eine wie auch immer geartete biographische Assoziation – noch die Aufführungsbestimmung oder gar Rezeptionszeugnisse sind überliefert. Die Besetzung spricht für eine konzerthafte Darbietung, auch die Bezeichnung auf dem Autograph »Hipocondrie à 7 Conce[rtanti]« bestätigt eine den anderen Instrumentalwerken vergleichbare kompositorische Stilistik.[4]

Andererseits tut Zelenkas *Hipocondrie* ihrem Namen auf eine Art Ehre, durch die sowohl die musikalische Analyse als auch eine musikhistorische Einordnung empfindlich erschwert werden. Nicht zuletzt ist es gut möglich, dass die überlieferte Fassung des Werkes nur einen Teil eines größeren Plans repräsentiert. Das Autograph endet mit fünf leeren Blättern, dieser verschwenderische Umgang mit Papier ist sonst in Zelenkas erhaltenen Autographen nicht üblich und deutet auf den unfertigen Zustand des Werkes hin.[5] Dass Zelenka aber diesen vermutlichen Torso aufbewahrte und das Wort *Hipocondrie* bereits als Über-

Landmann, Wolfgang Reich. Wiesbaden 1989, 279-351. Im Folgenden abgekürzt als ZWV. Das Melodram trägt die Verzeichnisnr. ZWV 175, die Instrumentalwerke ZWV 186-189. Siehe dazu: Günter Hausswald: »Johann Dismas Zelenka als Instrumentalkomponist«. In: *Archiv für Musikwissenschaft* 13 (1956), 243-262, bes. 244.

3 *ZWV* 187. Die genaue Besetzung lautet: 2 Oboen, 2 Violinen, Viola, Fagott und Basso Continuo.

4 Autograph in Dresden, Sächsische Landesbibliothek, Signatur Mus. 2358-N-11; Faksimile-Ausgabe: Johann Dismas Zelenka: *Hipocondrie a 7 concertanti.* Faksimile-Druck nach der Musikhandschrift 2358-N-11 der Sächsischen Landesbibliothek Dresden. Nachwort: Jaroslav Bužga. Leipzig 1979.

5 Vgl. hierzu *Zelenka-Dokumentation* (wie Anm. 2), Bd. 1, 115. Hans-Günter Ottenberg hat in seiner Edition für die Reihe *The Symphony 1720-1840. A comprehensive collection of full scores in sixty volumes* (Hg. Barry S. Brook und Barbara B. Heyman. New York, London 1984, Serie C, Bd. X, 17-38) das Werk als »Overture« bezeichnet. Hinweise auf diese Gattungszugehörigkeit sind jedoch nicht erhalten.

schrift über dieses Fragment schrieb, bestätigt, dass der Gedanke einer Verbindung dieser Komposition mit dem Begriff und Phänomen der Hypochondrie als Kernidee schon am Beginn der Kompositionsarbeit bestand. Da Aufführungszeugnisse genauso fehlen wie Stimmenabschriften, bleibt es unklar, ob das Werk jemals zur Aufführung gelangte.

Zelenka war zwar nicht der einzige Komponist seiner Epoche, der Instrumentalwerke mit außermusikalischen Titeln bezeichnete, dieses Mittel ist jedoch verglichen mit dem Gesamtbestand an Instrumentalwerken eher die Ausnahme. Der Verdacht, dass Zelenka mit der Titelgebung eine konkrete Aussage verknüpfte, lässt sich jedenfalls nicht dadurch ausräumen, dass man den Befund zur zeittypischen Marotte deklariert. Mehrere Gründe dürften die Instrumentalkomponisten zur Wahl eines außermusikalischen, gewissermaßen figürlichen Titels für ihre Werke bewogen haben. Das Werk wird durch eine individuelle Bezeichnung aus dem Kontinuum der Gattung abgelöst, seine Individualität wird nachdrücklich unterstrichen. Zudem liefert der Hinweis auf eine Verbindung mit der Erfahrungswelt zugleich einen Deutungsschlüssel. Zwar schränkt dieser das Potential von Musik ein, eine fast unendliche Zahl von Bedeutungsfeldern assoziativ zu evozieren, doch wurde diese Einschränkung in Kauf genommen, um der Instrumentalmusik den Stachel der Asemantizität zu ziehen. Nicht selten ist die Vorliebe für Titel eine sammlungsspezifische Eigenheit. In seiner als Op. 8 1725 – also zwei Jahre nach Zelankas *Hipocondrie* – gedruckten Sammlung *Il cimento dell'armonia e dell'inventione* wies Vivaldi sieben der zwölf Violinkonzerte einen Titel zu. Drei davon spielen auf einzelne, natürliche, kulturelle oder emotionale Phänomene an, die Momente akustischer Nachahmung erlauben: *La tempesta di mare* RV 253, *La caccia* RV 362 und *I piacere* RV 180.[6]

An Bekanntheit, sogar an Popularität kaum zu übertreffen dürften jedoch vier weitere Konzerte aus dieser Sammlung sein, die Vivaldi den Jahreszeiten widmete: *La Primavera*, *L'estate*, *L'autunno* und *L'inverno*.[7] Vivaldi wandte eine erweiterte ›Titelstrategie‹ an, die zweierlei bewirkte:

6 Die RV-Zahlen beziehen sich auf den heute verbindlichen Werkkatalog für Antonio Vivaldi von Peter Ryom: *Antonio Vivaldi: Thematisch-systematisches Verzeichnis seiner Werke (RV)*. Wiesbaden 2007. Die Werke sind nach Tonarten angeordnet, wodurch die innere Zusammengehörigkeit der Konzerte eines Opus nur schwer rekonstruierbar wird. Der Erstdruck von Op. 8 erschien in Amsterdam bei Michel-Charles Le Cène 1725, RISM A/I: V 2225. Ein Nachdruck in Paris 1739 (RISM A/I: V 2226) und zwei weitere Nachdrucke 1743 und 1748 in Amsterdam (RISM A/I: V 2227 und V 2228) sind uns bisher bekannt.

7 RV 269, 315, 293 und 297.

Zum einen transportieren die Bezeichnungen atmosphärische Assoziationen, sie stellten aber auch einen zyklischen Zusammenhang zwischen vier an sich selbständigen Werken her. Aus Werken, die zunächst nur aus drucktechnischen und kommerziellen Gründen quasi zufälligerweise zwischen dieselben Buchdeckel geraten waren, stellt Vivaldi eine notwendige Folge von aufeinander bezogenen Werken her. Es ist vielleicht nicht zuletzt dieser Gedanke, der die Analogie zwischen natürlichen und musikalischen Zyklen – von den kosmischen wie Kalender und dem Jahreskreis der Sternzeichen, mythologischen wie den Musen oder locker gefügten wie der Blumenlese – als strukturbildende bzw. als strukturaufzeigende Methode beliebt werden lassen sollte.[8]

Zelenkas Instrumentalœuvre ist schmal, es erreicht nicht die kritische Masse für statistische Erhebungen über seinen Umgang mit Werktiteln.[9] Dass er bei der Namensgebung der wenigen Instrumentalwerke, die neben der Gattungsbezeichnung einen zusätzlichen Titel aufweisen, die zeitüblichen Pfade nicht verließ, kann lediglich festgestellt werden, bleibt aber für die Festlegung persönlicher Kompositionsverfahren irrelevant. Seine als *Capriccio* bezeichneten Instrumentalsuiten stehen jedenfalls in einem bereits bestehenden Traditionszusammenhang.[10] Die Einzigartigkeit des Titels innerhalb von Zelenkas Werk ist insofern bedeutungsvoll, als nicht unterschätzt werden sollte, dass Titel, auch wenn es sich dabei um die Erwähnung natürlicher Ereignisse und Prozesse handelt, wie in Vivaldis Konzert *Le Quattro Stagioni*, die Rezeption nicht nur auf die Erwartung mimetischer oder repräsentativer Momente lenkten. Auch Natur verweist metonymisch auf menschliche Emotio-

8 Vgl. Georg Bleyer: *ZODIACVS MVSICVS. XII. Sonatarum 4. à II. 4. à III. 4. à IV.* […] Antwerpen 1683; Konstantin Steingaden: *Flores hyemnales, prompti ex horto a 3.4. vocibus, cum 2. violinis, mottetis, missis, sonatis, & vesperis* […] *opus quartum*. Konstanz 1666; James Oswald: AIRS. For the *Four Seasons*. London [1756] (jedes Stücke trägt ein Blumennamen, z.B. »Hyacinth«, »Auricula« oder »Primrose«, passend zur jeweiligen Jahreszeit); Michael East: *The Seventh Set of Bookes*. London 1638 (die Sonaten tragen die Namen der sieben Musen).

9 Siehe zu Zelenkas Instrumentalkompositionen Hausswald: »Zelenka als Instrumentalkomponist« (wie Anm. 2).

10 Die Werke mit den Verzeichnisnrn. ZWV 182-185 und 190 sind als ›Capriccio‹ betitelt. Capricci finden sich auch bei Biagio Marinis 1626 gedruckten *Sonaten* Op. 8 (RISM A/I: M 663), die ein »Capriccio per Sonar […] & alcune Sonate Capriciose per Sonar due e tre parti con il Violino Solo, con altre curiose & moderne inuentioni« enthalten. Auch in Maurizio Cazzatis *Trattenimenti per Camera*, Op. 22 (RISM A/I: C 1613), von 1660 wird ein Werk als ›Capriccio‹ bezeichnet.

nen, eine Parallelität, die der Affektlehre des 18. Jahrhunderts schließlich nicht fremd war, im Instrumentalwerk Vivaldis unausgesprochen bleibt, in Zelenkas Werk jedoch benannt wird.

Die explizite Erwähnung menschlicher Gemütszustände ist in der Musik des späten 17. und 18. Jahrhunderts an anderem Ort allgegenwärtig, fungiert aber hier als Fingerzeig und Eselsbrücke, um die Ausführung genauer zu bestimmen: *Allegro, Vivace, Vivo, Mesto, Pesante,* diese Worte erscheinen ab der Mitte des 17. Jahrhunderts immer häufiger am Beginn eines Werkes, doch haben sie sich von ihrer etymologischen Wurzel getrennt, um zu Tempoangaben oder Angaben über den allgemeinen Spielduktus zu werden.

Zelenkas *Hipocondrie* wird, je mehr wir im Fundus der Musikgeschichte wühlen, zum Solitär, dessen Sinn weder durch die Tradition noch durch den womöglich intendierten Aufführungskontext erklärt werden kann. Es fragt sich, wie der Bedeutungshorizont beschaffen sein dürfte, den dieser Titel zur Zeit der Komposition mitschwingen ließ. Hypochondrie war eine, wenn nicht die Modekrankheit der Epoche. Beschrieben wurde sie als Syndrom, das aus einer Mischung psychischer und körperlicher Leiden bestand, die allesamt nur mit einer ganzheitlichen Therapie behandelbar waren: eine allgemeine Gemütsverstimmung, die scheinbar unkorrelierte somatische Begleiterscheinungen hervorbringen oder ins Unermessliche zu steigern im Stande war.

Die Frage nach der Beziehung zwischen dem Werk und dem Titel drängt sich auf. Es kann sich um eine nachahmende Vertonung der Hypochondrie oder auch um eine tönende Arznei handeln, also um ein Werk, das therapeutisch oder prophylaktisch gegen hypochondrische Leiden verabreicht werden konnte. Schließlich könnte der Titel eine Beschreibung des Werkes selbst sein, das als in seiner kompositorischen Faktur hypochondrisch, also ›krank‹ ausgewiesen wird.

Die historischen Wurzeln der Beziehung zwischen Gesundheit und Musik reichen tief, in jeder Epoche weist aber die heute wieder so hoch gehandelte Verschwisterung zwischen Musik und Heilkunst spezifische Züge auf. Dass Musik heilt, harmonisiert und besänftigt, gehörte um 1700 zum Allgemeinwissen. Selbst Populärliteratur bedient sich dieses Klischees, wie Johann Kuhnau in seinem *Musikalischen Quack-Salber* von 1700: »Die Music ist was unvergleichliches und Göttliches. […] ich sage nur soviel, daß ihr unter den meisten andern freyen Künsten mit allem Rechte der Vorzug gebühre. Denn zu geschweigen, daß ihre Krafft in den menschlichen Gemüthern wunderbar ist, und zwar nicht eben Steine oder unvernünfftige Thiere, wie vor Zeiten die Poeten von des *Orpheus* oder *Amphion* Music gedichtet haben, sondern die Felsen-steinerne Hertzen und die viehischen und unbändigen Begierden öfters erweichen, zäumen und besänftigen kan.«[11] Kurz und bündig führt uns Johann Kuhnau die Musik in all ihrer Verstricktheit mit der Natur des Menschen und der Tiere vor Augen. Im Wettbewerb der Künste untereinander kämpft die Musik unter besonders günstigen Voraussetzungen. Geht es darum, ihr Ausdruckspotential gegen andere ›Schöne Künste‹ unter Beweis zu stellen oder gar zu verteidigen, bietet ihre traditionelle Zugehörigkeit zu den ›Freien Künsten‹ das beste Werkzeug, um alle anderen Künste als satisfaktionsunfähig bloßzustellen.

Bereits Plato wusste unter Berufung auf keinen Geringeren als Pythagoras zu berichten, dass sich die Wirkung der Musik auf das Gemüt nicht nur empirisch feststellen, sondern auch wissenschaftlich und sogar auf kosmischer Basis begründen lässt. Musik kann, je nach tonaler Struktur, den Charakter des Menschen gut oder schlecht beeinflussen, weil ihre Struktur der kosmischen und körperlich-geistigen Struktur gleichermaßen gleicht. Daher kann im Falle einer emotionalen, organischen oder geistigen Störung Musik den Menschen wieder in die kosmische Harmonie einstimmen. Die vielleicht folgenreichste Überlieferung dieses Gründungsmythos erfolgte durch die spätantike Schrift *De institutione Musica* des Boethius aus dem 5. Jahrhundert n. Ch.[12]

Boethius schildert eine Anekdote, die Pythagoras tiefgreifende Erkenntnisse zur Beziehung zwischen Mensch, Musik und Kosmos schenkte. Ein rasender Mann, der durch eine Melodie im phrygischen Modus zusätzlich gereizt wurde, konnte mit einer Melodie in einem anderen Modus wieder besänftigt werden. Dies konnte nur deshalb gelingen, weil die Frequenzrelationen des Flötenspielers der kosmischen Ordnung des Friedens entsprachen. Nach dem gleichen Prinzip ließe sich auch großer Schaden anrichten: Er warnt davor, junge Männer mit falschen Modi zu beschallen, besonders der sog. enharmonische Modus – eine Struktur von Tonrelationen, die wir bis heute nicht eindeutig rekonstruieren kön-

11 Johann Kuhnau: *Der Musicalische Quack-Salber* [Dresden 1700]. Hg. Kurt Benndorf. Berlin 1900, 5 (= *Deutsche Literaturdenkmale des 18. und 19. Jahrhunderts*, N.F., 33-38). Eine Faksimile-Ausgabe des Erstdruckes erschien in der Reihe *Nachdrucke deutscher Literatur des 17. Jahrhunderts*, Bd. 59 (Hg. James Hardin. Bern 1992). Im Folgenden wird nach der Ausgabe von Kurt Benndorf zitiert.

12 Anicius Severinus Manlius Boethius: De institutione Musica. Hs. Cambridge, Trinity College, R.15.22 (944), ff. 5r-5v. Ich verweise hier auf die Fassung des Textes im *Thesaurus Musicarum Latinarum*, <http://www.chmtl.indiana.edu/tml/6th-8th/BOEMUS1C_MCTC944.html> [05-12-2009]. Als heute verbindliche Übersetzung verweise ich auf Boethius: *Fundamentals of Music*. With Introduction and Notes. Transl. Calvin M. Bower. New Haven 1989.

nen – verändere den Charakter der Männer, mache sie wollüstig und verweichlicht, also für den Militärdienst völlig ungeeignet.

Diese Kombination von Orpheus-Sage und spätantiker Musiktheorie stellt bis ins 18. Jahrhundert eine Art Fixstern am Firmament musiktheoretischer Überlegungen dar. Kein musiktheoretisches Werk des 16. und 17. Jahrhunderts – ausgeschlossen die ausgesprochenen Musikfibeln und manche Musikschulbücher – versäumt es, sich darauf zu berufen, passe es oder nicht. Und auch Kuhnau, Johann Sebastian Bachs Vorgänger als Thomaskantor in Leipzig, setzt hier an, obschon seine Schrift keine pädagogische oder didaktische Intention verfolgt. Sein *Musikalischer Quack-Salber* – der Titel dürfte von dem Lustpiel *Der politische Quack-Salber* des berühmten Leipziger Intellektuellen Christian Weise inspiriert worden sein – ist ein Musicus Namens Caraffa, der sich schnell als jemand entpuppt, der den Bezug zur platonischen Tradition verloren hat und die geheimnisvolle Wirkung der Musik nicht beschwören, geschweige denn kontrollieren kann.[13] Der Protagonist seines Werkes will sich, nachdem er sich durch einen Italien-Aufenthalt musikalisch ›geadelt‹ hat – Italien galt für den musikalisch eher zur Isolation tendierenden protestantischen Raum zu jener Zeit als Land der musikalischen Verheißung –, wieder in Deutschland an »einer berühmten Fürstlichen Residentz-Stadt« niederlassen, um Fortune zu suchen.[14]

Kuhnau sorgt in der Vorrede dafür, jeden Zweifel an seiner satirischen Intention auszuräumen. Das Buch soll nicht zuletzt die Leser aufklären und vor der übertriebenen Verehrung der italienischen Musiker heilen. »Indem ich aber diesen Musicum unter dem Praedicat eines Quacksalbers aufführe, so siehet ein jeder, daß ich mit meiner Satyrischen Feder denen rechtschaffenen virtuösen Musicies, womit nicht alleine die frembden, sondern auch unsere Länder prangen, keineswegs zu nahe kommen bin.«[15] Kuhnau argumentiert in zweifacher Hinsicht pro domo.

13 Kuhnau (*Quack-Salber*, wie Anm. 11, 24 f.) zitiert dieses Werk in seinem Text: »Aber warumb, fragte einer aus der *Compagnie*, mit Nahmen *Russold*, muß dieses eben der *musicalische* Quacksalber heissen? Darumb, antwortet Herr Nachwächter, weil er in die Music gebracht ist. […] Der Poet hätte besser gethan, wenn er diese Stücke unter den Nahmen des Politischen oder *Moralischen* Quack-Salbers hätte ausfliegen lassen.« Weises Lustspiel erschien in: Christian Weise: *Freymüthiger und höfflicher Redner, das ist ausführliche Gedanken von der PRONUNCIATION und ACTION, was ein getreuer Informator darben rathen und helfeen kan. Bey Gelegenheit Gewisser Schau-Spiele allen Liebhabern zur Nachricht gründlich und deutlich entworffen.* Leipzig 1693.

14 Kuhnau: *Quacksalber* (wie Anm. 11), 7.

15 Ebd., [3] f.

Musikalisches Können ist nicht nur den Fremden vorbehalten, auch unter deutschen Musikern sei dieses zu finden. Und diese ziert außerdem ein Begriff von Moral, den Caraffa genauso wenig besitzt wie musikalisches Talent. Caraffa ist nicht nur ein Stümper geblieben, der Aufenthalt in der Fremde hat ihn außerdem sittlich verdorben. Er ist ein Aufreißer, der »ungeachtet er in der Music kaum so weit gekommen ist, daß er einem Bauer ein Runda, oder einen Zeidler Tantz auffstreiche, dennoch von seiner Virtù so viel Worte machet, als wären *Apollo, Orpheus, Amphion*, und andere Musici aus der Antiquität (gesetzt, dass sie auch solche Wunder gethan hätten, als die von ihnen schreiben,) gegen ihm geringe Leyermänner gewesen, und hätte er ihnen längst den Lorber-Krantz gedoppelt abdisputieret.«[16]

Schließlich konnte ihm der Italienaufenthalt wenig genutzt haben, hatte er dort doch lediglich »berühmten Musicis die Instrumenta nachgetragen, oder aber sich bey ihnen an statt seine Notisten gebrauchen lassen.«[17] Er gehört also zu den »Leuten, welche den Nahmen eines Quacksalbers verdienen, ob sie gleich keine Salben oder Pulver zuzurichten wissen. Wenn sie nur sonsten eine Handthierung vor sich nehmen, dabey sie den Leuten eine blaue Dunst vor die Nase machen, und ihnen und ihren Betrügerey das Geld aus dem Beutel ziehen, und dies können Politische Quacksalber heissen. [...] Auf solche Weise [...] kan man auch die *Ignoranten* in der *Music*, die vor geschickte und vortreffliche Meister vollen angesehen seyn, musicalische Quacksalber nennen.«[18] Dieses kleine Detail kennen die Bewohner der Fürstlichen Residenz-Stadt nicht, so dass Kuhnau das Scheitern und die Aufdeckung der Wahrheit über Caraffas musikalische Qualitäten in extenso über 53 Kapitel breittreten kann.

Als die Lage aussichtslos wird, besinnt sich Caraffa angesichts seines leeren Beutels der heilenden Wirkung von Musik. Da das Städtchen ihn für gewöhnliche Festlichkeiten wie »Nahmens- und Geburts-Festen der Leute oder andern Glücks-Fällen [...], da die *Gratulationes* öfters durch *Music* pflegen abgestattet zu werden« nicht gebrauchen kann, spezialisierte er sich kurzerhand auf die »*extraordinairen* Zeiten, da man sich sonst mit der *Music* niehmals sehen lässet oder dieselbe brauchet: Wenn iemand krank war, den er kennete, so gieng er zu ihm, spielte ihm etwas auff seiner *Chitarre* vor, und überredete ihn, dass seine *Musicalischen* Griffe nicht wenig zur Linderung der Schmertzen beytrügen. Manche gläubten es, bey manchen traff es auch ein: mancher hingegen der etwas

16 Ebd., 3.
17 Ebd., 7.
18 Ebd., 22 f.

einsam war und sich auch keines sonderlichen Besuches zu getrösten hatte, sahe es daher gerne, weil ihm die Zeit verkürzet wurde.«[19] Diese therapeutischen Erfolge ermutigten Caraffa, seine Kunst auch an einem Tier auszuprobieren, wie er es über Orpheus gelesen hatte. Anstelle von Cerberus wird ein arger Kettenhund seiner Kunst ausgesetzt, leider erfolglos. Kuhnau lässt diese misslungene Episode darin gipfeln, dass der glücklose Caraffa die Geschichte in Form eines anonym verfassten Schmäh-Gedichts unwissentlich unters Volk bringt, indem er den entsprechenden Zettel stundenlang auf seinem Rücken angeklebt umher trägt. Die Verse des fiktiv-anonymen poetischen Quacksalbers erzählen folgende Geschichte:

Sucht ihr einen Musicum
Dem die Kunst so wohl gelinget,
Daß er Vieh und Menschen zwinget,
Seht euch nach Caraffen um;
Nach dem tapffern Moscowiter,
Mit der Zitter, mit der Zitter.

Davon sah man eine Spur,
Als er vor dem Ketten-Hunde
In der Bauern Hofe stunde,
Der ihm nach dem Rocke fuhr:
Vor des Thieres Ungewitter,
Halff die Zitter, halff die Zitter,

Denn sonst hätte es ihm ans Bein
Ein erschrecklich Loch gebissen,
Und nicht bloß den Rock zerissen:
Darum schmeckts ihm trefflich bitter,
Bey der Zitter, bey der Zitter.

Das verfluchte Zitter-Spiel
Thate zu Caraffens Lobe,
Damahls eine schlechte Probe,
Da es ihm vom Leibe fiel:
Denn da lagen Stücke und Splitter,
Von der Zitter, von der Zitter.[20]

19 Ebd., 136.
20 Ebd., 141 f.

Nur noch die Bewunderung der Plutonin, der nicht mehr ganz jungen Tochter des Herrn Pluto, hält Caraffa im Städtchen. Das einzige Geschöpf, das dem stümperhaften Treiben des Caraffa eine ehrliche Reaktion entgegenhält, ist also ein Hund: Die Menschen sind entweder zu einsam, zu dumm, zu gutgläubig oder zu bedürftig, um Caraffa den Rock zu zerreißen und ihn aus der Stadt zu jagen, wie es der Hund tut.

Kuhnau weist mit dieser Karikatur der Orpheus-Sage auf einen Aspekt hin, der bei der Betrachtung der psychotherapeutischen Konnotationen antiker und spätantiker Modus-Theorie und ihrer Vermengung mit der Orpheus-Tat schnell vergessen wird. Orpheus besänftigt die Tiere und Götter nicht nur, weil er spielt, sondern vor allem, weil er besonders gut spielt, auf die Qualität der Musik und der Interpretation kommt es an. Und auch der Hund in Kuhnaus Erzählung wird nicht deshalb wütend, weil Caraffa den falschen Ton oder den falschen Modus bedient, sondern weil er schlichtweg schlecht spielt.

Zwar unterstellt man dem göttlichen Orpheus, dass er gleichsam übermenschlich musizierte, also besser als jeder Mensch, in den antiken und spätantiken Geschichten über Heilungen, bzw. die Einflussnahme auf die geistige Verfassung eines Menschen, spielen Qualitätskriterien jedoch keine Rolle, allein der Modus eines Stückes entscheidet über Erfolg oder Misserfolg einer therapeutischen Maßnahme. Kuhnaus Quacksalber tritt musikhistorisch gesehen von einem Fettnäpfchen ins nächste, weil er gemäß Kriterien und Vorstellungen handelt, die obsolet sind. Zwar kann er sich noch dunkel der ruhmreichen Tradition und des Selbstverständnisses spekulativer Musiktheorie und mythologischer Musikgeschichte entsinnen, diese helfen ihm aber in der Praxis nicht, und auch die Reise nach Italien konnte seinem mangelnden Wissen nicht Abhilfe leisten.

Caraffas von Kuhnau willentlich überzeichneter Spießrutenlauf enthält eine Kernaussage, die für die Ausgangssituation um 1700 kennzeichnend ist: die Tatsache, dass den angehenden Musiker und Komponisten im Endeffekt nur die Praxis, die mehr oder weniger intuitive Nachahmung guter Vorbilder, ein ihn im Wirrwarr der musikalischen Vorbilder leitender Lehrer und Talent zum Erfolg verhelfen konnten. Eine systematische, für die Bedürfnisse des Musikers des frühen 18. Jahrhunderts angemessene praktische Theorie, also eine Anleitung, wie konkrete kompositorische Probleme zu lösen seien, was richtig und was falsch sei, und wie man sich in einer durch große stilistische Dynamik geprägten Zeit orientieren könne, wie man also die Kreation von Neuem aus dem Alten rational und kompositionstheoretisch legitimieren könne, stand noch nicht zur Verfügung. Ebenso wenig wie eine Gattungsnorm oder eine Darlegung formaler Gesetzmäßigkeiten. Kompositionslehre war ein Desiderat, das im ersten Viertel des 18. Jahrhunderts zur Entstehung der ersten Kompositionstraktate führte, die mit dem Anspruch verfasst wurden, eine wenn nicht umfassende, so doch eingehende und detaillierte Auseinandersetzung mit den realen Bedürfnissen moderner Komponisten darzubieten. Namentlich seien hier Jean-Philippe Rameaus *Traité de l'harmonie* (1722) und Johann Joseph Fux' Kompositionslehre *Gradus ad Parnassum* (1725) erwähnt, etwas später systematisierte Johann Mattheson in seinem Werk *Der vollkommene Capellmeister* (1739) die Arbeit eines Kapellmeisters in all ihren Facetten.[21]

Zelenka wurde 1679 geboren, er starb 1745, er wurde also Zeuge einer rasanten Entwicklung der musikalischen Kreativität vom Handwerk zur theoriefähigen und ästhetisch beschreibbaren Kunstbeschäftigung. Seine Lebensspanne ist recht genau sechs Jahre der von Johann Sebastian Bach – 1685 bis 1750 – vorangestellt. Und doch könnten diese beiden Komponistenwerdegänge unterschiedlicher nicht sein. Zelenka stammte aus Böhmen, war katholisch, seine Wirkungsstätten sollten Prag und vor allem die Hofkapelle in Dresden werden. Bach hingegen machte seine Karriere vornehmlich im Bereich der protestantischen Kirchenmusik. Im Gegensatz zu Bach bekam Zelenka relativ spät Gelegenheit, sich aktiv der Komposition zu widmen, seine musikalische Karriere begann vor dem Pult eines Violones, er war von Hause aus Instrumentalist. Seine erste Komposition ist 1709 datiert, als er bereits 30 Jahre alt war. Zwischen 1714 und 1719 nahm er bei dem oben erwähnten Johann Joseph Fux, dem berühmtesten Lehrer seiner Zeit, in Wien Unterricht in Komposition. Ein 35- bis 39-jähriger Kompositionsschüler wäre selbst heute für jede Musikhochschule viel zu alt, im beginnenden 18. Jahrhundert

21 Jean-Philippe Rameau: *Traité de l'harmonie réduite à ses principes naturels divisé en quatre livres* [Paris 1722]. Reprint. Hg. François Lesur. Paris 1992; Johann Joseph Fux: *Gradus ad Parnassum sive manuductio ad compositionem musicae regularem. methodo nova, ac certa nondum ante tam exacto ordine in lucem edita.* Wien 1725 (dt. u.d.T.: *Gradvs Ad Parnassvm. Oder Anführung zur Regelmässigen Musikalischen Composition. Auf eine neue, gewisse, und bishero noch niemahls in so deutlicher Ordnung an das Licht gebrachte Art aufbereitet. […] Aus dem Lateinischen ins Teutsche übersetzt, mit nöthigen und nützlichen Anmerckungen versehen und heraus gegeben von Lorenz Mizlern.* Leipzig 1742); Johann Mattheson: *Der Vollkommene Capellmeister, Das ist Gründliche Anzeige aller derjenigen Sachen, die einer wissen, können und vollkommen inne haben muß, der einer Capelle mit Ehren und Nutzen vorstehen will* [Hamburg 1739]. Reprint: Kassel u.a. 1954 (^{4}1995).

dürfte Zelenka eine Ausnahmeerscheinung unter den Kompositionsschülern gewesen sein.

Fux' Kompositionstraktat *Gradus ad Parnassum* teilt die Lehre in drei aufeinanderfolgende ›Stufen‹: Nach dem ›fundamentum matematicum‹, in dem die natürliche Grundlage der Musik, bestehend aus den Zahlenverhältnissen der Intervalle, erklärt wird, geht er über zur Erklärung der ›regelmässigen Composition‹, also des strengen kontrapunktischen Satzes nach dem Vorbild des vokalpolyphonen Kontrapunkts von Giovanni Pierluigi da Palestrina. Beherrscht der Schüler diesen, so kann er sich am dritten Teil, der ›freyen Composition‹, versuchen. Dieser handelt von den verschiedenen Kompositionsstilen, der Instrumentalmusik für den kirchlichen und weltlichen Gebrauch und von kompositionsästhetischen Aspekten. Die Lehren von Fux sollten den Komponisten dazu befähigen, immer wieder Neues hervorzubringen, doch »das neue so ein geübter Verstand hervor bringt, [ist] nichts anders, als immer eine andere Zusammensetzung eben derselben Consonanzen und Dissonanzen, die sich auf die Vernunft gründet«.[22] Wie es der Übersetzer Lorenz Mizler in seiner Vorrede formuliert: »Die Gründe der Harmonie, und der reinen Composition sind unveränderlich in der Musik, es mag die Mode in der Musik werden und sich verändern, wie sie will. Der Verfasser aber hat lauter solche Lehren vorgetragen, welche in der Musik allezeit bleiben und seyn müssen, weil sich solche auf die unveränderliche Gesetze der Natur gründen.«[23] Es ist erwiesen, dass Fux seine Studenten nach diesen Prinzipien lehrte, noch bevor das Buch erschienen war. Auszüge und Notizen aus Zelenkas Studien bei Fux haben sich in einem handschriftlichen Konvolut, seinem *Collectanroum musicorum libri quatuor*, erhalten, das Zelenka über dieses Rüstzeug verfügte und die von Fux vermittelten Grundüberzeugungen kannte als er *Hipocondrie* komponierte.[24]

Das Werk, bzw. was von diesem Werk fertiggestellt und überliefert wurde, ist ein in sich geschlossener Satz, der in drei Teile gegliedert ist: eine langsame Ouvertüre im Alla Breve-Takt, eine flotte Fuge im 3/4-Takt und ein langsamer Schlussteil, der ebenfalls im Alla Breve-Takt

22 Fux: *Gradvs Ad Parnassvm. Oder Anführung* (wie Anm. 21), 7.

23 Ebd., 5.

24 Die Handschrift befindet sich in Dresden, Sächsische Landesbibliothek, Sign. Mus. 1-B-98. Siehe dazu auch: Wolfgang Reich: *Jan Dismas Zelenka als Schüler von Johann Joseph Fux. Belege und Vermutungen.* In: *J. J. Fux-Symposium Graz '91.* Hg. Rudolf Flotzinger. Graz 1992 (= *Grazer Musikwissenschaftliche Arbeiten*, 9), 121-132.

gehalten ist.[25] Schon der Beginn des Werkes exponiert das kompositorische Thema als Problem:

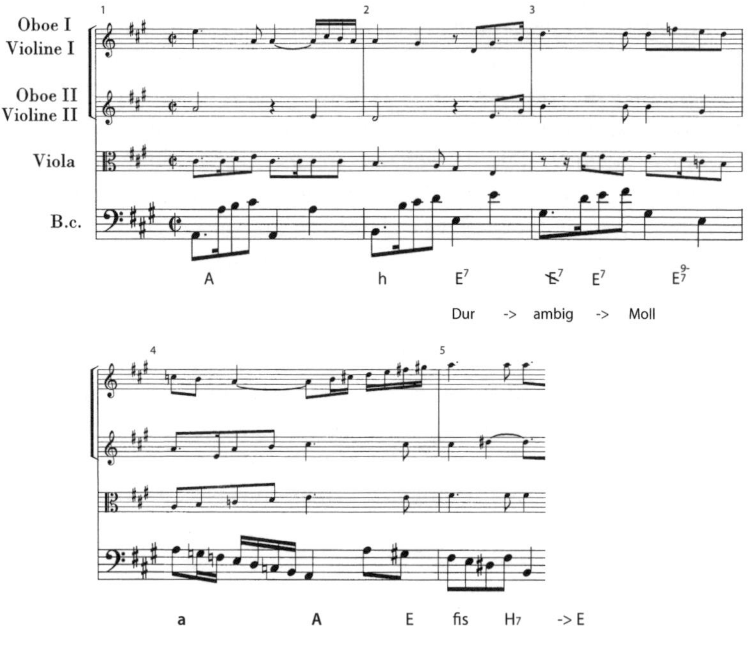

Beispiel 1: Jan Dismas Zelenka: Hipocondrie, T. 1-5.

Das Werk beginnt mit einer pathetischen Geste in der Manier einer französischen Ouvertüre. Der Bass und die Oberstimmen – in der Abbildung sind gleichklingende Stimmen in einem System zusammengefasst – exponieren eindeutig die Tonart des Werkes. Die Oberstimmen mit einem Quintsprung abwärts *e''-a'* oder einem Quartsprung abwärts *a'-e'*, die Bassstimme mit einem Oktavsprung aufwärts *A-a*. Einen Takt lang steht der A-Dur-Klang unangefochten und wird durch die punktierten Rhythmen feierlich statuiert. Hervorgehoben wird die Wirkung dieses harmonischen Statements durch Punktierungen, die sich durch alle metrischen Einheiten des Taktes durchziehen: punktierte Achtel im Bass, punktierte Viertel in den ersten Violinen und Oboen, in den zweiten Violinen und Oboen ist die asymmetrische Teilung des Taktes durch eine Achtelpause nach der halben Note dargestellt statt, mit einer punk-

25 Alle Musikzitate beziehen sich auf folgende Ausgabe: Jan Dismas Zelenka: *Hipocondrie (ZWV 187) a 7 Concertanti.* Hg. Ralf Müller. Regensburg 1996.

tierten Halben, der Effekt einer Emphatisierung der ersten Takthälfte ist jedoch gegeben.

Nach dieser unmissverständlichen ›Déclaration‹ passiert jedoch etwas durchaus Überraschendes. Die Dominante der Tonart, die im zweiten Takt erscheint und eigentlich der bekräftigenden Wiederholung der Haupttonart dienen sollte, wird in zwei Schritten so verändert, dass sie uns unvermittelt statt nach A-Dur nach A-Moll führt. Dies geschieht in zwei Schritten. Zunächst tritt der Dominantsept-Akkord als verkürzter Akkord in Takt 3 auf, also ohne Grundton als verminderter Dreiklang gis-h-d, zwar wird der Grundton E im Bass auf einer relativ unbetonten Zählzeit nachgeschoben, diese erste Destabilisierung wird durch eine zweite nun substantielle Veränderung weitergeführt: Auf der letzten Zählzeit des Taktes erscheint der Dominantseptnon-Akkord e-gis-h-f statt e-gis-h-fis, also in einer Form, die in der Haupttonart A-Dur nicht möglich ist, damit kann die Dominante nur noch nach a-Moll statt nach A-Dur kadenzieren. Gleichzeitig hört man als Durchgangsnote in der Viola c statt cis, auch die charakteristische große Terz der Dur-Tonart erscheint erniedrigt. Noch auffälliger wird dieser harmonische Abweg mit einer prägnanten melodischen Geste der ersten Violinen und Oboen unterstrichen. An prominenter Stelle exponieren diese f'' als höchste bis dahin erreichte Note in einer typischen melodischen Wendung, die die kleine Terz d-f anstelle der zu erwartenden großen Terz d-fis eindrücklich exponiert.

Der Wechsel von A-Dur nach a-Moll ist im System des Quintenzirkels nur über Umwege möglich. Ein naheliegender Wechsel von Dur nach Moll führt normalerweise nicht zur Moll-Variante der gleichen Tonart, sondern zur Moll-Parallele, in diesem Fall fis-Moll. Zelenka streift in Takt 5 fis-Moll doch nicht über eine Modulation, sondern als Trugschluss nach einer Kadenz, die zielgerichtet nach A-Dur zurückführen sollte. Der harmonische Verlauf ist zwar korrekt, doch die beiden Tongeschlechter Dur und Moll hätten auf so kleinem Raum kaum gewaltsamer und unvereinbarer gegenübergestellt werden können.

Das Eingangsmotiv, die Kadenzbewegung in einer punktierten Rhythmik, die der französischen Ouvertüre angelehnt ist, stellt eine paradigmatische Affirmation der Tonart dar: Unmissverständlicher kann A-Dur nicht präsentiert werden. Genauso klar und unmissverständlich und pathetisch gestaltet Zelenka den ›Knick‹ nach a-Moll, eine Tonartänderung, die für ein Stück mit Ouvertürencharakter an dieser Stelle untypisch, ja deplaziert wirkt. Diese Gegenüberstellung von Dur und Moll kehrt im Satz in unterschiedlichen thematischen Verkleidungen wieder, manchmal sogar in der Gestalt einer Echowirkung: Ein Motiv, das vollmundig in Dur präsentiert wird, wird von einer reduzierten Instrumentenzahl in Moll wiederholt. Das thematische Material des Satzes, das zum Großteil aus prototypischen Versatzstücken zusammengesetzt wird, tritt somit als treibende Kraft hinter die Dur-Moll-Opposition zurück und lässt diese zu einem zentralen Gestaltungsmerkmal des ersten Teils dieses Werkes avancieren. Der harsche, scheinbar unmotivierte Wechsel zwischen Dur und Moll hinterlässt jedoch den Eindruck des Unberechenbaren, Willkürlichen.

Genauso dysfunktional wie die Ouvertüre erscheint die Fuge, oder eigentlich die sogenannte Fuge. Schon der Themenkopf scheint in seiner plakativen Monotonie nicht ganz ernst gemeint zu sein:

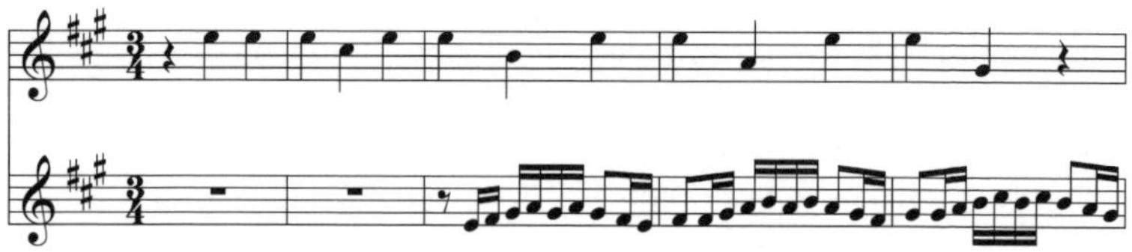

Beispiel 2: Jan Dismas Zelenka: Hipocondrie, T. 24ff. Beginn der Fuge.

Eine absteigende Tonleiter wird in eine Serie von Tonrepetitionen eingebettet und schießt beiläufig über das eigentliche Ziel hinaus. Statt im vierten Takt auf der Tonika a‹ stehen zu bleiben, wird das Motiv bis gis‹ weitergesponnen, wo es zu stehen kommt, ohne nach A-Dur zu kadenzieren. Ein bewegter Lauf in Sechzehntel folgt und fügt sich in eine modulatorische Passage ein, die die Wiederkehr des Themas auf der Subdominante vorbereitet. Normal wäre aber eine Wiederholung auf der Dominante der Tonart gewesen. Und nicht nur dieser Aspekt der Fugentheorie wird ignoriert, auch die Beziehung zwischen dem Thema, dem sog. Dux und dem Comes, scheint unklar. Sollte in einer ordentlichen Fuge das Thema zunächst ungestört präsentiert werden, so beginnen die Gegenstimmen hier angeblich viel zu früh mit einem Motiv, das dem Thema auf verschiedenen Ebenen widerspricht. Während das Thema fällt, wird das Begleitthema in Sekundschritten aufwärts sequenziert.

Dafür, dass das Thema niemals ungestört exponiert werden kann, sondern immer gleich von einem anderen Thema durchkreuzt wird, kann man Zelenka eigentlich keinen Vorwurf machen, denn man muss kein Spezialist sein, um zu merken, dass die Melodie, die immer wieder durch alle Instrumente und Tonarten aufleuchtet, genauso marktschreierisch wie vierschrötig ist, was auf Dauer nur langweilen kann. Wenn es aber eine musikalische Disziplin gibt, die Zelenka bei Fux gelernt hatte, war es die Komposition von Fugen, denn diese bildeten den Grundstein seiner Lehre. Die Abweichung der Norm, das ungelenke Thema, das immer nur falsch weitergeführt werden kann, die Missachtung der formalen Teile sind Fehlleistungen, die jeder erkennen und hören kann, und wohl jeder hören und erkennen sollte.

Dass das Stück schließlich pflichtgemäß in der Dur-Tonart endet, erwartet man, doch Zelenka inszeniert die Rückkehr zur feierlichen, doch nicht sehr stabilen Stimmung des Anfangs genauso unmotiviert wie er die harmonischen Vorgänge des Anfangs präsentiert hatte. Der dritte Teil dieses Satzes, überschrieben mit *Lentement*, beginnt nämlich explizit in a-Moll.

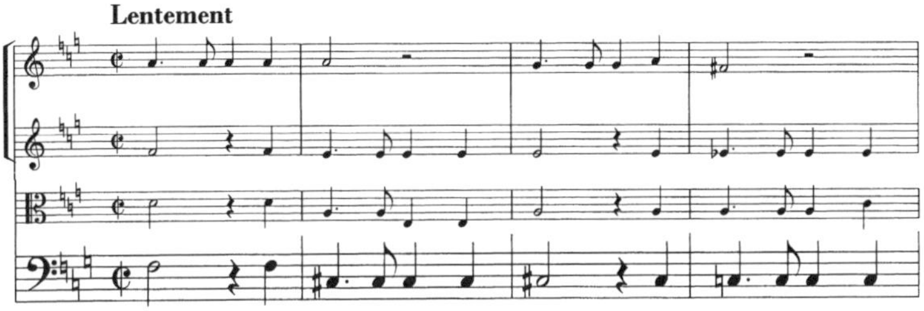

Beispiel 3: Jan Dismas Zelenka: Hipocondrie, T. 130ff. Beginn des dritten Teils.

Die Molltonart passt zur rhythmischen Faktur des Werkes, die an einen Marsch bzw. einen Trauermarsch erinnert. Nach einer Serie von chromatisch gefärbten Modulationen und harmonischen Verschiebungen schickt sich das Werk an, zu einem Ende zu gelangen. Statt das Werk im Duktus des letzten *Lentement* enden zu lassen, fügt Zelenka nach einer emphatischen Pause einen dreitaktigen Schluss in A-Dur ein, der das Werk versöhnlich und leicht ausklingen lässt.

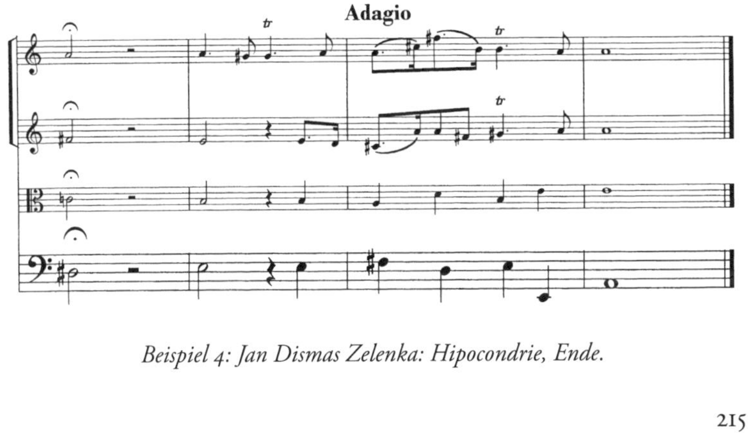

Beispiel 4: Jan Dismas Zelenka: Hipocondrie, Ende.

Es werden ständig dysfunktionale musikalische Vorgänge exponiert, ohne dass das Werk selbst dysfunktional ist, er zeigt zwar auf, wo und wie ein musikalisches Werk in eine Schieflage geraten kann, verliert aber nie das Gleichgewicht und erreicht schließlich auch einen guten Schluss. Zelenkas *Hipocondrie* stellt musikalisch eine leicht schwankende, doch im Grunde eine gezähmte, kontrollierte Seelenlandschaft dar, die übertriebenes Pathos, unmotivierte Trauer, fehlgeleitete musikalische Gelehrsamkeit und bäuerliche Plattheit schroff aneinanderreiht, ohne jedoch aus der Form auszubrechen. Die stilistische Willkür, der die kompositorischen Wendungen und Windungen unterliegen, fügt sich den Notwendigkeiten der Kompositionsgesetze, die »den Lauf eines gleichsam schiessenden Stroms, der aus seinen Grenzen getreten«, hemmt.[26] Getrost hätte also Karl VI. über diese Vorstellung der Hipochondrie lachen können, ohne deren musikalischen Witz auf sich beziehen zu müssen. Denn, wie es Johann Joseph Fux in seiner Vorrede zu den *Gradus ad Parnassum* selbst sagte: »Die Arzney wird vor Krancke, und nicht vor Gesunde zubereitet.«[27]

26 Fux: *Gradvs Ad Parnassvm. Oder Anführung* (wie Anm. 21), Vorrede, 5. Siehe dazu auch: Renate Groth: »›Rerum naturaeque ordo‹: Zum Gradus ad Parnassum von Johann Joseph Fux. Wissenschaft und Kunst im Musikdenken des 18. Jahrhunderts«. In: *Johann Joseph Fux und seine Zeit: Kultur, Kunst und Musik im Spätbarock.* Kongressbericht Hannover 1991. Hg. Arnfried Edler, Friedrich Wilhelm Riedel. Laaber 1996 (= *Publikationen der Hochschule für Musik und Theater Hannover*, 7), 111-120, bes. 118.

27 Fux: *Gradvs* Ad Parn*assvm. Oder Anführung* (wie Anm. 21), Vorrede, 7.

Benedikt Jessing

Musikalische Therapeutik?

Goethes *Lila*

Nach der abstrakten Logik der Rationalität ist die Komödie des früheren 18. Jahrhunderts eine Normalisierungsmaschine gegenüber lässlichen Lastern,[1] also abweichendem Verhalten; eine ›Maschine‹, die auf verschiedenen Ebenen funktioniert – und ebenso auf verschiedenen Ebenen die Durchsetzung von ethischer oder psychischer Normalität praktiziert. Das Normale ist, poetologisch gewendet, Ergebnis eines Vernunftschlusses gleichsam a priori: Der vernünftige Lehrsatz ist Ausgangspunkt poetischer Arbeit, Fabel und deren rhetorisch-poetische *elocutio* buchstabieren ihn nur aus.[2] Auf der Bühne wird das Abweichende, das ›Unvernünftige‹, Sozialschädliche, ›Pathologische‹ vorgeführt und experimentell unterschiedlichen Normalisierungsstrategien unterworfen: Das Ideal ist die Durchsetzung des rationalen Arguments und die wie auch immer fragile wie fragwürdige Reintegration des Delinquenten in die sozialen Institutionen – meist die Familie. In der Kommunikation Bühne/Publikum wird der vorgeführte Abweichende dem befreienden Lachen bzw. Verlachen preisgegeben, dem Publikum gegenüber als Abweichung bloßgestellt – und gleichzeitig, im Zeigen der Normalisierungsstrategien, auf seine Korrigierbarkeit hin vorgeführt. Das Verlachte bestätigt die Normalität des Vernünftigen.

1 Vgl. zu dieser grundsätzlichen normativ-stabilisierenden Funktion der Aufklärungskomödie etwa Horst Steinmetz: *Die Komödie der Aufklärung*. Stuttgart 1978, 21; vgl. auch Jochen Schulte-Sasse: »Drama«. In: *Hansers Sozialgeschichte der Literatur*. Bd. 3: *Deutsche Aufklärung bis zur Französischen Revolution 1680-1789*. Hg. Rolf Grimminger. München 1980, 423-499, bes. 434 ff.; Bernhard Greiner: *Die Komödie*. Tübingen 1992, S. 150; Peter-André Alt: *Aufklärung*. Stuttgart, Weimar 1998, 224f.; Michael Hofmann: *Aufklärung*. Stuttgart 1999, 66-76.

2 Sein ›Lehrsatzprinzip‹ erörtert Johann Christoph Gottsched (*Versuch einer Critischen Dichtkunst*. 4., sehr verm. Aufl. Leipzig 1751, 611) beispielhaft am Trauerspiel; die poetische Arbeit an der Komödie – die dem Trauerspiel-Kapitel (II. 10) unmittelbar folgt – geht vom lässlichen wie lächerlichen Laster aus, das aber schlicht als Kondensationsform eines moralischen Lehrsatzes, einer Bestimmung ›richtigen‹ moralischen Verhaltens aufgefasst werden darf.

Das funktioniert allerdings nur auf der Basis eines typisierten bzw. typisierenden Lasterbegriffs – der von Molière bis zur *Deutschen Schaubühne* auch die Hypochondrie mit einschließt, also etwas, das, modern gesprochen, in den Bereich ›seelischer‹ Erkrankungen gehört, in der Komödie der Frühaufklärung allerdings als lasterhafte Verhaltensabweichung thematisiert und korrigiert wird.

Die ›harte‹ Bestimmung der Komödie als Normalisierungsmaschine gerät schon in Bewegung bei Johann Elias Schlegel, bei Gellert und insbesondere bei Lessing. Schlegels *Triumph der guten Frauen* führt wenigstens bei einem der ›lasterhaften‹ Männer (Nicander) nicht die Korrektur fehlerhaften Verhaltens durchs rationale Argument, sondern die langsame innere Läuterung vor; Gellerts ›rührendes Lustspiel‹ *Die zärtlichen Schwestern* löst sich fast ganz ab vom typisierenden Lasterbegriff: Beharren auf weiblicher Eigenständigkeit (Julchen), übertriebene Zärtlichkeit (Lottchen) oder moralische Insuffizienz (Siegmund) werden biographisch bzw. psychologisch motiviert – und, im Blick auf das scheinbare Hauptlaster, das die Exposition als zu korrigierendes thematisiert, Julchens Eigensinn, eben nicht korrigiert, sondern in einem Prozess seelischer Vertiefung bestätigt.[3] Lessings frühe Lustspiele arbeiten sich an der Gottschedschen Bestimmung der Gattung ab: Der *Junge Gelehrte* ist der Typus des aufgeblasenen Witzlings, der allerdings nicht mehr heilbar ist: Gesellschaft heilt sich letztlich durch die (Selbst-)Exklusion des Sozialschädlichen. Beim *Freigeist* Adrast ist das ›Laster‹ schon biographisch-traumatisch motivierte, angenommene Haltung und kann therapiert werden; *Minna von Barnhelm* stellt, viel später entstanden, gewissermaßen den Höhe- und Endpunkt der Gattungsgeschichte der Aufklärungskomödie dar: Tellheim präsentiert gar kein Laster, sondern sein Konflikt ist aus der Enthebung aus dem Offiziersstand, aus Ehrverletzung und (unberechtigter) juristischer Verfolgung sehr genau abzuleiten. Und der Konflikt kann durch keinerlei noch so geschickte Insinuationen Minnas behoben werden, er entzieht sich gänzlich intersubjektiver, argumentativer, moralisierender oder psychologischer ›Korrigierbarkeit‹, sondern kann einzig durch den *deus ex machina*, Friedrich II., den preußischen König, behoben werden.

3 Der Verlauf des Lustspiels gibt schließlich Julchen recht, die entgegen allen *rationalen* Argumenten, die für die Verlobung mit Damis sprechen, auf den Eintritt eines letztlich irrationalen Ereignisses warten will: »Und wenn die Liebe nichts ist als eine Pflicht: so wundert mich's, wie sie so viele Herzen an sich ziehen kann. Ich will ungelehrt lieben. Ich will warten, bis mich die Liebe durch ihren Reiz bezaubern wird.« (Christian Fürchtegott Gellert: *Die zärtlichen Schwestern*. Stuttgart 1995, 21).

Dass aber Lessings *Minna* eben nicht den Endpunkt der Gattungsentwicklung darstellt, zeigt ein genauerer Blick auf Goethes dramatische Gelegenheitsproduktionen für den Weimarer Hof: Goethe adaptiert das Gattungsmuster – im Gewand von Casualgedicht, Singspiellibretto oder ›Festspiel‹ –, um der ›Normalisierungsmaschine‹ Komödie etwas entgegenzusetzen und gleichzeitig die bei Schlegel, Gellert und Lessing sichtbar werdende poetologische Weiterentwicklung der Gattung fortzusetzen. Im *Triumph der Empfindsamkeit* (1778) ist der Prinz Oronaro tatsächlich wieder eine lächerliche Figur; allein wird doch implizit die Genese seiner krankhaften Empfindsamkeit geliefert (er selber reflektiert sie nirgends): Er hat die falschen, eben empfindsame Bücher auf falsche Weise gelesen: Rousseaus *Nouvelle Heloïse*, den *Werther*, Millers *Siegwart* und einiges mehr. Der Prinz erweist sich als nicht heilbar, Vernunft verfängt nicht; einzig der Königin Mandandane, die, Hof und König verstörend, zeitweise in den empfindsamen Bann des Prinzen gezogen worden war, können die Augen geöffnet werden. – Dass hier höfische, gar königliche Figuren zum Gegenstand der Komödie werden, setzt den Bruch mit der Ständeklausel in *Minna von Barnhelm* nur fort.

Lila, ein Jahr vor dem *Triumph der Empfindsamkeit* in der ersten Fassung zur Karnevalszeit am Weimarer Hof aufgeführt, modifiziert oder radikalisiert das alte Komödienmuster entschieden stärker als der *Triumph*: Letztlich geht es um ein ›unvernünftiges Verhalten‹ als Erscheinungsform seelischer Erkrankung, das im Verlauf der Handlung anamnetisch erfasst, diagnostiziert und (erfolgreich) behandelt wird. Auch aufgrund des psychischen Grundkonflikts erscheint der Text kaum komödiantisch – obzwar für die letzte, italienische Fassung Komödienhaftes implementiert wird. Strukturell gehört der Text letztlich in die Traditionslinie der Komödiengattung, die er allerdings in entschieden moderner Weise modifiziert: (a) an die Stelle des alten ›Laster‹-Begriffs tritt die Vorstellung von Krankheit; (b) diese wird nicht in erster Linie als abweichendes Verhalten ausbuchstabiert, sondern präzise in ihrer Ätiologie einer Anamnese unterzogen; (c) nicht ›Normalisierung‹ ist das Ziel, sondern Heilung; (d) diese wird, insbesondere bei der Zentralfigur Lila, eben nicht durch das rationale Argument, sondern ›durch den Wahnsinn selbst‹ bewerkstelligt.

Die Gottschedsche Komödie ist gewissermaßen allopathisch in ihrem Verfahren, d.h. korrigiert Laster durch Vernunft und Tugend; Goethes Transformation der Gattung verfährt homoiopathisch[4] – und artiku-

4 Hier wird bewusst die Schreibweise ›homöopathisch‹ vermieden: In der gegenwärtigen Homöopathie wird der Begriff nur im Sinne einer Arzneitherapie ver-

liert, in heilender Anwendung des Wahnsinns gegen den Wahnsinn, grundsätzliche Zweifel am aufgeklärten Komödienkonzept ebenso wie an vernunftgesteuerten Normalisierungsprozessen im Allgemeinen.

Die Benennungskonvention für Komödien verlangt die Benennung nach dem Laster, Tragödien sind nach ihrem tragischen Helden, ihrer tragischen Heldin benannt. Schon *Minna von Barnhelm* wich davon ab – aber bot ja auch eine Handlung, die bis zum Eingriff des *deus ex machina* auch tragisch hätte enden können. *Lila* verfährt in dieser Hinsicht ähnlich: Die Krankheit der Protagonistin erheischt das Mitleid der Zuschauer ebenso wie ihr das ihrer Familie sicher ist; nichts wird mehr dem Verlachen preisgegeben. An die Stelle der Korrektur abweichenden, unvernünftigen und gesellschaftsschädigenden Verhaltens treten hier Diagnose und Heilung – deren Mittel Behutsamkeit, homoiopathische Anpassung an die Wahnwelt der Kranken, Fiktionalität, letztlich Literatur und andere Künste sind.

»Das Sujet«, schreibt Goethe am 1. Oktober 1818 an den Berliner General-Intendanten Karl Graf von Brühl anlässlich der dortigen Aufführungsplanung der *Lila* (in der dritten Fassung), »ist eigentlich eine psychische Cur, wo man den Wahnsinn eintreten läßt um den Wahnsinn zu heilen«.[5] Mindestens zwei zentrale Aspekte der hier notwendigen Betrachtung der *Lila* werden benannt: die Bezeichnung der seelischen Krankheit als »Wahnsinn« und die Bezeichnung des dramatisch vorgeführten Prozesses als »psychischer Cur«, als deren Besonderheit die gleichsam homoiopathische Dimension der Heilung des Wahnsinns durch Wahnsinn erscheint. Dass das Heilmittel, das in der *Lila* zur Anwendung kommt, mit Musik und Tanz vermischte *literarische* Kunst ist, macht das Sing- bzw. Festspiel auch zu einem autoreferentiellen Text, in dem, wie etwa im *Don Sylvio* Wielands, die Möglichkeiten fiktionaler Kunstformen in einem durchaus (auto-)therapeutischen Sinn vorgeführt werden.

wendet. Diese Arzneitherapie setzt den Einsatz pflanzlicher Mittel voraus, die auf bestimmte Weise zubereitet werden: Wirkstoffe werden in kleinsten Mengen verwendet, in einer meist alkoholischen Trägersubstanz verschüttelt und immer wieder verdünnt. Der ursprünglichen Wortbedeutung angemessen, Gleiches mit Gleichem zu heilen, hier den Wahnsinn durch den Wahnsinn, wird in diesen Überlegungen grundsätzlich das Wort ›homoiopathisch‹ benutzt, um die Differenz zur gegenwärtigen Homöopathie zu markieren.

5 Goethe an Karl Graf von Brühl, 1. Okt. 1818; abgedr. in: Johann Wolfgang Goethe: *Sämtliche Werke nach Epochen seines Schaffens*. Hg. Karl Richter. München 1985 ff. (= *Münchner Ausgabe*), Bd. 2.1, 620; im Folgenden: *MA*, Bd., S., ggf. Z.

Im Folgenden sollen, nach einem kurzen Blick auf die Entstehungsgeschichte und die unterschiedlichen Fassungen des Textes, Krankheitsbegriff, Diagnose und therapeutisches Verfahren, wie *Lila* sie demonstriert, erarbeitet werden, um diese einerseits in den Kontext medizinischen Wissens der Zeit zu setzen, letztlich darin aber Goethes spezifische Form des Anschlusses an die Komödienpoetik des 18. Jahrhunderts aufzeigen zu können.

1. Fassungen

Die erste Fassung des Singspiels entstand etwa um die Jahreswende 1776/77, es wurde am 30. Januar 1777 uraufgeführt, als Gelegenheitsdichtung zum Geburtstag der Herzogin Luise. Die Musik stammte vom Hofmann Freiherr Karl Siegmund von Seckendorf, Goethe spielte wohl den Doktor Verazio. Der Titel des Textes war noch nicht *Lila*, in Goethes Tagebuch heißt es einfach »Drama« (2./19. Januar 1777[6]) oder auch, nach der männlichen Hauptfigur, »Sternthal«, in den *Weimarischen Wöchentlichen Anzeigen* heißt es ohne Titel: »Operette mit untermischten Tänzen« (1. Februar 1777). Im März 1777 kommt es zur Wiederholung der Aufführung (3. März 1777), dort allerdings heißt der Text schon »Lilla«. Vor allem für die Casual-Uraufführung hat man sich um eine aufwendige und alle theatralen Mittel aufbietende Aufführung gekümmert. – Die Fassung ist nicht erhalten, nur Arien und Gesänge sind im Folgejahr gedruckt worden.[7] Aus den Gesängen und anderen Notizen aber ergibt sich, dass Baron Sternthal als melancholischer Charakter angelegt war, der durch ein Feenspiel, unter Leitung seiner Frau mithilfe einer Fee Sonna, geheilt werden konnte. Bereits für die Wiederholung der Aufführung kann man eine Verschiebung zugunsten der dann zur Titelfigur avancierten weiblichen Zentralrolle vermuten, nachweisen lässt sich nichts.

In der Sache schwierig und im Umgang mit literarischen Fiktionen gleichzeitig problematisch erscheint es, Quellen oder biographische Erfahrungshintergründe auf Seiten Goethes anzubringen: Dass Jean de Rotrous Tragi-Comédie *L'Hypochondriaque, ou le Mort Amoureux* (1629)

6 Informationen und Zitate zum Entstehungszusammenhang folgen allesamt dem Kommentar der *Münchner Ausgabe*, 2.1, 614-624.

7 »Gesänge aus Lilla, einem Schauspiel von Göthe, aufgef. auf dem Privattheater zu Weimar 1777«. In: *Olla Potrida* 2. Vierteljahrgang (Berlin, April-Juni 1778), 205-211.

im Entstehungszusammenhang eine Rolle spielt, liegt nahe, da Goethe sich am 23. Dezember 1776 den Text von Charlotte von Stein erbeten hat,[8] die Märchenmotive im zentralen Feenspiel auch der ersten Fassung lassen sich quellenmäßig identifizieren: Antoine Hamiltons *Contes de Féerie*, 1715, und *Märchen aus Tausendundeiner Nacht* in der französischen Übersetzung von Antoine Galland. Vermutungen, dass Goethes eigene Erfahrungen mit gesteigertem melancholischem Temperament in den Text eingeflossen seien – etwa das schwierige Verhältnis zu Charlotte von Stein,[9] möglicherweise auch das Schicksal und Verhalten von Jacob Michael Reinhold Lenz,[10] sollen hier nicht überbewertet werden, ebenso wie das schwierige eheliche Verhältnis der Herzogin Louise zu Carl August und die daraus resultierende melancholische Grundstimmung der Herzogin.[11]

In der zweiten Fassung im Februar 1778 (die Arbeit daran ist in Goethes Tagebuch dokumentiert[12]) ist Lila jetzt endgültig der melancholische Charakter im Zentrum, die Heilung ist auf fünf Akte gestreckt, im Untertitel heißt es: »Ein Festspiel mit Gesang und Tanz«.[13] Der Freitod von Christiane von Laßberg, die sich am 16. Januar 1778 aus enttäuschter Liebe in der Nähe von Goethes Gartenhaus in der Ilm das Leben

8 Vgl. *MA* 2.1, 616.

9 Vgl. Gottfried Diener: *Goethes* Lila. *Heilung eines »Wahnsinns« durch »psychische Kur«*. Frankfurt am Main 1971, 28 ff.

10 Vgl. Thomas Frantzke: *Goethes Schauspiele mit Gesang und Singspiele 1773-1782*. Frankfurt am Main 1998, 134 ff.

11 Vgl. *MA* 2.1, 616.

12 Vgl. Tagebuch vom 12./15. Febr. 1778; abgedr. in: Johann Wolfgang Goethe: *Werke*. Hg. Großherzogin Sophie von Sachsen. VI Abteilungen. 133 Bde. in 143 Teilen. Weimar 1887-1919 (= *Weimarer Ausgabe*), III. Abt., Bd. 1, 62; im Folgenden: *WA*, Abt.Bd., S.

13 Die Bezeichnung ›Festspiel‹ ist bei Goethe nicht im Sinne einer dramatischen Formbestimmung, sondern im Sinne einer Funktionsbestimmung zu verstehen – ist also keine Gattungsbezeichnung im eigentlichen Sinne. Vgl. *Goethe-Wörterbuch*. Hg. Berlin-Brandenburgische Akademie der Wissenschaften, Akademie der Wissenschaften zu Göttingen, Heidelberger Akademie der Wissenschaften. Stuttgart 1978 ff., Bd. 3, 386: »Festspiel […] zu einem festl[ichen] Anlaß geschriebenes (u[nd]/od[er] aufgeführtes) Stück; meist an die Tradition des höfisch-barocken Fest- u[nd] Widmungsspiels anknüpfend, bevorzugt mit antik-mythol[ogischem] u[nd] allegorischem Inhalt u[nd] antikisierender Metrik, oft mit opernhaften, seltener mit singspielartigen Elementen; bes[onders] m[it] Bez[ug] auf eigene Stücke (Paläophron [und] Neoterpe, Pand[ora], [Des] Epimenides [Erwachen] […]), vereinzelt für Gelegenheitsdichtungen des frühen Weim[arer] Liebhabertheaters«.

nahm, die zunehmende Entfremdung der Herzogin Louise von ihrem Gatten und der Besuch des seelisch schwer erkrankten Friedrich Plessing, den Goethe im November 1777 in Wernigerode kennengelernt hatte (vgl. »Auf dem Harz im December 1777«), fallen in diese Zeit und ermöglichen Goethe mindestens die intensive Anschauung psychischer Erkrankungszustände.

Die dritte Fassung ist Ergebnis der Italienreise: Goethe betrieb von Italien aus eine Bearbeitung für die Ausgabe seiner *Schriften*.[14] Die fünf Akte der zweiten Fassung werden auf vier reduziert, im selben Zuge wird die ausufernde und längenbildende Märchenhandlung gestrafft und konzentriert, dafür aber die psychologische Ebene sowohl der Erkrankung Lilas als auch von Diagnose und Therapie präzisiert – worauf gleich noch viel genauer einzugehen sein wird. Auch fügt Goethe mit Friedrich und Marianne ein Buffopaar in die Handlung ein, wie er es in der italienischen Oper kennengelernt hatte (und das der letztlich mitleiderregenden, lediglich gut ausgehenden Handlung etwas mehr Komödiantisches verleiht – aber auch den Anschluss an die Komödienpoetik des 18. Jahrhunderts plausibel macht). Ob Goethes Begegnung mit Maddalena Riggi (der ›schönen Mailänderin‹) und ihr Schicksal Anregung zur psychologischen Vertiefung gab, ist unbekannt, ebenso, welchen Anteil Gespräche mit Karl Philipp Moritz (vgl. dazu dessen *Magazin der Erfahrungs-Seelenkunde*) in Rom bei der erneuten Bearbeitung hatten.

2. Symptomatik der seelischen Erkrankung

Ähnlich wie in der Komödie der früheren Aufklärung, etwa in Quistorps *Hypochondrist*,[15] ebenso wie noch in Lessings *Freigeist* oder *Der junge Gelehrte*, wird die auffällige Symptomatik des Verhaltens der Zentralfigur in Goethes *Lila* differenziert erörtert. Allerdings geschieht dies – gegenüber dem Arzt Verazio wie unter den Familienangehörigen selber – immer im Diskurs der Krankheit, nicht in demjenigen von Laster und bloß abweichendem Verhalten. Lucie, Lilas Schwester, spricht vom »Unglück unsrer Schwester« (132, 12 f.[16]), Friedrich, Graf Altensteins Sohn und

14 Goethe: *Schriften*. 8 Bde. Leipzig 1787-1789 [recte: Bd. 6: 1790]; *Lila* ist in Bd. 6 abgedruckt.

15 Vgl. dazu den Beitrag von Tanja van Hoorn in diesem Band, 131-146.

16 Alle Seiten- und Zeilenangaben beziehen sich auf *Lila [Ein Festspiel mit Gesang und Tanz]*; *MA* 2.1, 131-160.

Schwippschwager Lilas *in spe*, bezeichnet ihren Zustand als »Krankheit« (132, 32), der Baron Sternthal, Lilas Gatte, ist besorgt, ob die »Gesundheit ihrer Seele« (134, 34) überhaupt wiederherzustellen sei. Friedrich berichtet von Lilas grundsätzlicher Neigung zum »Trübsinn« (138, 9).

Die genauere Symptomatik wird in der Exposition des Dramas nuanciert erfasst. Stimmungsschwankungen machen Lilas Zustand aus: »Sie schien mit sich selbst in Zweifel zu sein, ob ich auch ihre Schwester sei. Und da sie mich lange betrachtet hatte, bald ernsthaft und bald wieder freundlich geworden war, verließ sie mich mit einer Art von Widerwillen, der mich ganz aus der Fassung brachte« (132, 26ff.); sie hat anscheinend einen immensen Realitätsverlust erlitten: »Seitdem ihr die Phantasien den Kopf verrückt haben, traut sie niemanden, hält alle ihre Freunde und Liebste, sogar ihren Mann für Schattenbilder und von den Geistern untergeschobene Gestalten. Und wie will man sie von dem Wahren überzeugen, da ihr das Wahre als Gespenst verdächtig ist?« (132, 33 f.). Der Baron Sternthal beschreibt das Verhalten der Kranken als Wahnsinn (der ähnlich modelliert ist wie der Empfindsamkeitswahn, der im *Triumph der Empfindsamkeit* ironisch gebrochen karikiert wird[17]): »An der hintern Seite des Parks hält sie sich noch immer auf, schläft des Tags in der Hütte, die wir ihr zurecht gemacht haben, vermeidet alle Menschen, und wandelt des Nachts in ihren Phantasien herum. Manchmal versteck' ich mich, sie zu belauschen, und ich versichre Sie, es gehört viel dazu um nicht rasend zu werden. Wenn ich sie herumziehen sehe mit losem Haar, im Mondschein einen Kreis abgehen – Mit halb unsicherm Tritt schleicht sie auf und ab, neigt sich bald vor den Sternen, kniet bald auf den Rasen, umfaßt einen Baum, verliert sich in den Sträuchen wie ein Geist!« (136, 33ff.).

Dass Lilas Erkrankung sich in ihren Auswirkungen nicht nur auf die Zentralfigur beschränkt, zeigen die schon in der Exposition mehrfach betonten ›sozialen‹ Folgen für die Hofgemeinschaft – wie beim Lasterhaften der älteren Aufklärungskomödie wird das Motiv der ›Gesellschaftsschädlichkeit‹ herausgestellt: Im Kontext der Einführung des Buffopaares Friedrich/Marianne (ein entstehungsgeschichtlicher Effekt der Italienreise, während der Goethe die Anlage der Figurenkonstellation der modernen italienischen *opera buffa*, der komischen Oper, kennenlernte) werden die negativen Folgen der Erkrankung für die höfische Geselligkeit sichtbar gemacht. Friedrich klagt: »Ach! daß an diese geliebte Person die Schicksale so vieler Menschen geknüpft sind!« (133, 39) und charakterisiert das veränderte gesellige Leben: »So leben wir in trau-

17 Vgl. *MA* 2.1, 171f.

riger Hoffnung einen Tag nach dem andern hin. Unsere Familie, die in einem ewigen freundlichen Leben von Tanz, Gesang, Festen und Ergetzungen schwebte, streicht an einander weg wie Gespenster, und es wäre kein Wunder, wenn man selbst den Verstand verlöre« (139, 15 ff.). Darüber hinaus retardiert der traurige Zustand Lilas das Zustandekommen der Liebe zwischen Friedrich und Marianne: »und ich indessen muß meine treue heftige Leidenschaft in mich verschließen« (134, 4 f.).

Als Lila schließlich im zweiten Akt selbst auftritt, thematisiert sie einerseits ihren Drang nach außerhalb der Gesellschaft: »Mein Gemüt neigt sich der Stille, der Öde zu« (143, 33). Zudem fügt sie, die Fremdcharakterisierung der Kranken in der Exposition ergänzend und verschärfend, Todessehnsucht als radikale Dimension des melancholischen Temperaments hinzu: »Süßer Tod! komm und leg' mich ins kühle Grab! [...] Ich schwanke im Schatten, habe keinen Teil mehr an der Welt *(auf Kopf und Herz deutend)*. Es ist hier so! und hier! daß ich nicht kann, wie ich will und mag« (142, 5 ff.).

3. Diagnostisches Wissen, therapeutische Praxis

Wie Quistorp im ersten Akt seines *Hypochondristen*[18] schaltet auch Goethe in der Exposition der *Lila* eine Polemik gegen die herkömmlichen Ärzte und bisherigen Kuren ein – ohne diese allerdings, wie Quistorp, auf die Bühne zu bringen. Im Gespräch mit dem neuen, anderen, letztlich homoiopathischen Arzt wird die Vielzahl der fehlgeschlagenen Versuche beklagt: »Sophie Alle Kuren haben nicht anschlagen wollen. / Lucie Und es kommt alle Tage ein neuer Zahnbrecher, der unsere Hoffnungen und Wünsche mißbraucht« (132, 40 ff.). Die bisherigen Ärzte werden als Quacksalber und – vor allem – als ›Körper-Ärzte‹, die die seelische Dimension der Krankheit nicht erkennen oder behandeln können, denunziert: »die andern von der vorigen Woche mit ihren Pferdearzneien«. Unterstellt wird auch dem neuen Arzt, was die Familie an schlechten Erfahrungen mit den bisherigen Ärzten machte: »Sophie Und er möchte auch wieder mit unserer armen Schwester Haut seine Erfahrungen erweitern. Es ist einer wie der andere. / Lucie O ja, wenn sie nur was zu sezieren, klystieren, elektrisieren haben, sind sie bei der Hand, um nur zu sehen, was eins für ein Gesicht dazu schneid't [...]« (135, 6 ff.).

18 Vgl. wiederum den Beitrag von Tanja van Hoorn in diesem Band, 131-146.

Der neue Arzt, Verazio, beklagt die schwarzen, aber sehr gewöhnlichen Schafe seiner Zunft: »In was für Hände Sie auch gefallen sind« (135, 38), macht den Spekulationen, er gehöre auch unter diese Ärzte, aber schnell ein Ende: »Ich bin fast, seit ich hier bin, der Meinung des Herrn Barons geworden, daß man ganz von Kuren abgehen, oder wenigstens sehr behutsam damit sein müsse« (137, 6 ff.). »Kuren« bezieht sich hier auf das zeitgenössische Ensemble körperlicher, oft quälender Manipulationen des seelisch Erkrankten, von denen Verazio die eigene Kurmethode deutlich abgrenzen möchte. Bevor er aber überhaupt eine Kur vorschlägt, bedarf es einer gründlichen Anamnese: »Wie lang ist's her, daß die gnädige Frau in dem Zustande ist?« (137, 9 f.)

Der Baron Sternthal gibt sehr knapp zunächst die Ursache der Krankheit – und letztlich auch die Zielperspektive des Dramas – an: »Ihre Liebe zu mir hat ihr den Verstand geraubt; die meinige soll ihr wenigstens ein leidlich Leben erhalten« (136, 5 ff.). Im Gespräch mit der Familie erfährt der Arzt sehr genau die grundsätzliche Krankheitsdisposition Lilas, das Einsetzen und die Verschlimmerung ihres Krankheitszustandes. Der Baron hatte als Offizier an einem Kriegszug teilnehmen müssen, seine Gefährdung war Anlass ständiger Sorge bei Lila. Friedrich führt aus: »Sie war bei der Abwesenheit ihres Mannes immer in Sorgen. Ihre Zärtlichkeit stellte sich die Gefahren immer doppelt lebhaft vor […]; man ließ sie wenig allein, und vermochte doch nichts über ihren Trübsinn« (138, 4 ff.). Zwei Briefe, einer davon eine dramatische Falschmeldung, verschärften den Zustand der Gattin; Friedrich rekonstruiert genau die Steigerung der seelischen Verwirrung: »Alles schien ihre Traurigkeit zu vermehren. Zuletzt kam die Nachricht, ihr seiet blessiert. Da war nun gar kein Auskommen mehr mit ihr: den ganzen Tag ging's auf und ab; bald wollte sie reisen, bald bleiben. Mit jeder Post mußte man einen Brief wegschaffen; mit jeder Post wurde einer erwartet, wenn man ihr gleich die Unmöglichkeit vorstellte. Sie fing an, uns zu mißtrauen, glaubte, wir hätten schlimmere Nachrichten, wollten's ihr verhehlen, und das ging an Einem fort. […] Wenn ich sagen soll, so glaube ich, daß ihr Wahnsinn damals schon seinen Anfang genommen hat; aber wer unterscheidet ihn von der tiefen Melancholie, in der sie vergraben war? Denn nach dem Schrecken, den der unglückliche Brief machte, da sie einige Tage wie in einem hitzigen Fieber lag, schien sie wenig verändert; nur war fast gar nichts aus ihr zu bringen; ihre Blicke wurden scheu und unsicher; sie schien jedermann, den sie sah, zu fürchten oder nicht zu bemerken. Sie verlangte Trauerkleider, und wenn wir sie mit der Ungewißheit trösten wollten, nahm sie sich's gar nicht an, bemächtigte sich alles was sie an uns von schwarzem Taffet und Bändern kriegen konnte, und behing sich damit« (138, 16 ff.).

Auch Graf Altenstein hält die falsche Todesnachricht für den Auslöser des Wahnsinns: »Da war der verfluchte Brief angekommen, der die Nachricht von deinem Tode brachte. Sie lag ohnmächtig nieder, und das ganze Haus war wie toll« (137, 14 ff.). Und selbst die Rückkehr des Barons aus dem Krieg führt zu keiner Besserung: »Sie wollte mich nicht wieder erkennen, sie floh mich wie ein Gespenst« (139, 1 f.).

Effekte von Lilas »Wahnsinn« sind Isolation und Schaffung einer Phantasiewelt: Sie sei, so Friedrich, über die marktschreierischen wie brutalen Quacksalber »in Wut [geraten], flüchtete in den Wald, und versteckte sich daselbst. Man machte vergebens gütliche Versuche, sie heraus zu bringen [...]. Man hat ihr heimlich eine Hütte zurechte gemacht, worin sie sich bei Tage verbirgt, und wohin ihr ein Kammermädchen, das einzige Geschöpf, dem sie traut, wenige einfache Speisen heimlich schaffen darf« (139, 8 ff.). Die Familie reagiert – in der Tendenz schon Verazios Kurmethode genau vorbereitend – unbewusst richtig: Sie lässt die Kranke in ihrer eigenen, abseitigen Welt leben und traktiert sie nicht mit weiteren medizinischen oder rational-argumentativen Normalisierungsversuchen.

Die eigene, abseitige Welt jedoch ist sowohl von Realitätsverlust als auch als ›Wahnwelt‹ gekennzeichnet. Graf Altenstein zufolge hat Lilas Kammermädchen berichtet, »es sei ihr offenbaret worden, ihr Sternthal sei nicht tot, sondern werde nur von feindseligen Geistern gefangen gehalten, die auch ihr nach der Freiheit strebten, deswegen sie unerkannt und heimlich herumwandern müsse, bis sie Gelegenheit und Mittel fände, ihn zu befreien. [...] Sie hat Netten [dem Kammermädchen] noch eine weitläufige Geschichte von Zauberern, Feen, Ogern und Dämonen erzählt, und was sie alles auszustehen habe, bis sich mich wiedererlangen könne« (139, 31 ff.).[19]

Hier liegt für Doktor Verazio der Ansatzpunkt für sein therapeutisches Experiment verborgen – in doppeltem Sinne: Lila lebt nicht, im Sinne eines Realitäts*verlustes*, *ohne* Realität, sondern lediglich in einer anderen, phantastischen; und in dieser weist sie sich selbst sogar eine

19 Die Feen-Dimension von Lilas Phantasie-Welt lässt ihren Wahnsinn verwandt erscheinen mit Don Sylvios Lese-Wahnsinn in Wielands *Sieg der Natur über die Schwärmerei* (1764) – einerseits insofern, als dieser bedeutendste humoristische Aufklärungsroman ebenfalls homoiopathisch verfährt, indem Don Sylvio durch ein extremes Feenmärchen von seinem missverstehenden Lesen der Gattung insgesamt geheilt wird, andererseits aber auch insofern, als Wieland ebenfalls sehr bewusst das Gattungsmuster der Aufklärungskomödie modifiziert, hier allerdings, um zu einer tragfähigen Romanpoetik zu gelangen (die es ja noch nicht im positiven Sinne gab).

Rolle zu: die märchenhafte Aufgabe, etwas auszustehen und zu überstehen, um ihren gefangengehaltenen Gatten wiederzuerlangen. Mit einem Wort: Lilas Phantasiewelt fordert von ihr nicht Weltflucht, sondern eine noch aufzufindende *Tat*. – An die Stelle der ›zahnbrechend‹-brutalen Kurmethoden seiner Vorgänger setzt Verazio eine Kur voller Behutsamkeit (vgl. 137, 9) und entwirft einen homoiopathischen Heilplan: »Wenn wir Phantasie durch Phantasie kurieren könnten, so hätten wir ein Meisterstück gemacht« (140, 8 ff.). Er schlägt Familie und Freunden Lilas ein Feenspiel vor: »Lassen Sie uns der gnädigen Frau die Geschichte ihrer Phantasien spielen. *Sie* sollen die Feen, Ogers und Dämonen vorstellen. *Ich* will mich als ein weiser Mann zu nähern suchen und ihre Umstände ausforschen. Aus dem, was sie mir erzählen, zeigt sich, daß sich ihr Zustand von selbst verbessert habe: sie hält Sie nicht mehr für tot; die Hoffnung lebt in ihr, Sie wieder zu sehen; sie glaubt selbst, daß sie ihren Gemahl durch Geduld und Standhaftigkeit wieder erwerben könne. Wenn auch nur Musik und Tanz um sie herum sie aus der dunklen Traurigkeit rissen, in die sie versenkt ist, wenn das unvermutete Erscheinen abenteuerlicher Gestalten sie auch nur in ihren Hoffnungen und Phantasien bestärkte, das es gewiß tun wird, so hätten wir schon genug gewonnen« (140, 28 ff.).

Verazio hat Hoffnung, Lila zu einer ›Übertragung‹ der selbstvollbrachten phantastischen Rettung des Gatten in die Realität führen zu können: »Zuletzt wird Phantasie und Wirklichkeit zusammen treffen. Wenn sie ihren Gemahl in ihren Armen hält, den sie sich selbst wieder errungen, wird sie wohl glauben müssen, daß er wieder da ist« (141, 9 ff.).

Lilas Gemahl und Familie verkleiden sich als Märchengestalten,[20] Doktor Verazio, den die Familie schon in der Exposition wegen seines zauberischen Äußeren auffällig fand (vgl. 135, 26), geht als Magus. Die Verkleideten nähern sich Lila als Gestalten ihrer Phantasiewelt, begleitet von Musik und Tanz – da nämlich Tanz und Musik einerseits, wie Doktor Verazio herausgefunden hat, zum Alltag der Familie gehören (vgl. etwa 139, 18), andererseits aber eine bedeutende psychagogische Wirkung versprechen.[21] Ob allerdings tatsächlich Tanz und Musik die eigentlich

20 Über die Herkunft dieser Märchenmotive v.a. aus Antoine Hamiltons *Contes de Féerie*, 1715, und den *Märchen aus 1001 Nacht* (frz. Übers. Antoine Galland) gibt Diener (*Goethes* Lila, wie Anm. 9, 85 ff., 92 ff. und pass.) ausführlich Auskunft.

21 Damit steht Verazio in einer für das 18. Jahrhundert bedeutsamen iatromusikalischen Denktradition: Alle medizinischen Konzepte zwischen Humoralpathologie (Athanasius Kircher), Solidarpathologie (Giorgio Baglivi), Tonuslehre (Friedrich Hoffmann) und Ernst Anton Nicolais animistisch inspirierter Affektenlehre in seiner kleinen Schrift *Die Verbindung der Musik mit der Artzney-*

Heilung auslösende Wirkung haben, soll hier zu einem späteren Zeitpunkt noch einmal hinterfragt werden. Ziel von Verazios Inszenierung ist es, Lila »dazu zu bringen, selbst handelnd in das Spiel einzugreifen, um ihren Gatten wiederzuerringen. So wird sie nach dem Plan Verazios aus ihrer psychischen Krankheit geheilt.«[22] Die dritte und letzte, italienische Fassung hebt die therapeutische Rolle Verazios und die heilende Funktion des inszenierten Feenspiels zu Lasten von dessen märchenhaften Zügen hervor, betont also die Dimensionen von Krankheit und Heilung.[23]

Im Einzelnen heißt das für die therapeutische Dramaturgie: Doktor Verazio bestätigt vorsichtig und behutsam Lilas Wahnwelt, gibt ihr aber neben der von ihr geglaubten bedrohlichen auch eine freundliche Seite: »Gütige Geister umgeben dich« (143, 46). Er bereitet sie darauf vor, dass sie in den Geistern des therapeutischen Spiels Bekannte erkennen, dass hinter der Phantasiewelt eine andere (die wirkliche!) Realität durchscheinen könnte: »die Geister haben keine Gestalten; jeder sieht sie mit den Augen seiner Seele in bekannte Formen gekleidet« (144, 9 ff.). Verazio geht mit größter Behutsamkeit auf die Kranke ein, ohne Korrektur und rationale Zurechtweisung: »Wandle deinen Pfad fort. Du wirst die Deinigen wieder finden, wirst den Deinigen wieder gegeben werden« (144, 16 ff.). Er verabreicht ihr magische, aber jedenfalls homoiopathische Tropfen: »Es ist eine Seele in diesen Tropfen, die mit der unsrigen nahe verwandt ist, freundlich zu ihr gesellt, und schwesterlich ihr in den Augenblicken aufhilft, wo sie schaffen und wirken soll und eben ermangeln will« (144, 22 ff.). Und als Lila zögert, bestärkt er ihr Zögern bei der Annahme des Heilmittels: »Wenn du mir mißtrauest, so wirf's ins nächste Wasser« (144, 28 f.).

Der Arzt/Magus bereitet die Kranke langsam auf einen neuen Kontakt zur Märchenwelt vor: »Es herrschen die holden Feen über das zarteste, was der Mensch zu seinem Genuß nur sich auswählen möchte. Sie werden dir Speise vorsetzen« (144, 32 ff.). Obwohl Lila im ersten Impuls die Speise zurückweisen zu wollen vorgibt, bemerkt sie erstmals einen

gelahrtheit gehen von nur verschieden erklärten intensiven Wirkungen der Musik auf (körperliche und) seelische Zustände des Menschen aus; vgl. Christoph Schwabe: »Nachwort«. In: Ernst Anton Nicolai: *Die Verbindung der Musik mit der Artzneygelahrtheit* [1745]. Kassel u. a. 1990 (= *bibliotheca musica-therapeutica*, 2), 1-24, bes. 9 ff.

22 Volker Braunbehrens, Walter Salmen: »Lila«. In: *Goethe-Handbuch.* Supplemente Bd. 1: *Musik und Tanz in den Bühnenwerken.* Hg. Gabriele Busch-Salmen. Stuttgart, Weimar 2008, 200-220, hier: 204.

23 Vgl. ebd., 205.

Aufschwung: »Deine Stimme gibt mir Mut. Kehr' ich aber in mein Herz zurück, so erschrecke ich über den ängstlichen Ton, der darin widerhallt« (145, 6 ff.). In einer Arie präsentiert der Magus ein rationales Argument: »Allen Gewalten / Zum Trutz sich erhalten / Nimmer sich beugen / Kräftig sich zeigen / Rufet die Arme / der Götter herbei« (145, 19 ff.). Einerseits scheint hier wiederum rationales Argumentieren an die Stelle der behutsamen psychagogischen Einflussnahme zu treten, andererseits aber ist dieses rationale Argument *gesungen*, also Bestandteil der *musikalisch*-phantastischen Inszenierung Verazios und wirkt insofern weit jenseits bloß rationaler Dimensionen, nimmt Einfluss auf die Affekte. – Lila fühlt denn auch Mut und wendet sich der ›Realität‹ zu – der geglaubten Feenwelt: »ich will mich der Gesellschaft erfreuen, die mich umgibt« (145, 30 f.).

In präzise hintereinander gesetzten Schritten vollzieht sich Lilas Heilung: Selbsterkenntnis und Selbstüberantwortung, Tätigkeit, die Rettung aller Verwandten durch Opfer, Identitäts(rück)gewinn im Initiationsritual. Lila gibt gegenüber dem Geisterchor im zweiten Akt eigene Verwirrung zu: »Verzeiht einer Irrenden« (146, 8), die Stabilität der phantastischen Realität gerät tendenziell ins Wanken. Sie überantwortet sich dem Feenchor: »Ich ergebe mich ganz eurem Rat, eurer Leitung« (146, 10 f.) – und dieser Rat wird sogleich von der Fee Almaide (die sich als Freundin ausgibt: »Auf! meine Freundin!«, 147, 17 f.) gegeben: der Rat, als Heilmittel gegen Zögern und Schwanken *tätig* zu werden: »Auf zur Tätigkeit, und er [der Geist Lilas] wird von Stufe zu Stufe steigen, kaum rasten, zurück nie treten« (147, 16 f.). Diese Tätigkeit ist allerdings eine Tätigkeit im Geisterreich: Lila muss den Gemahl wecken, den der »neidische[ ] Dämon[ ] [...] mit süßen Träumen bändigt und gefangen hält« (147, 22 ff.).

Hier bestätigt die Inszenierung Verazios Lilas wahnhafte Vorstellung – und führt sie zu einer Erkenntnis (allerdings noch in der Wahnwelt): »So ist er nicht tot? Gewiß nicht tot? Er ruht nur auf einem weichen Lager, in keiner Gruft [...]?« (147, 28 f.). Die von Almaide geforderte Tätigkeit bekommt eine Aufgabe über die Erweckung des Gatten hinaus: Die Rettung aller Verwandten aus der Hand des Dämons – die allerdings nur durch Lilas Zaudern in dessen Hände gelangt seien. Dieser Vorwurf Almaides (148, 11) führt, vielleicht unbedacht ausgeführt, zu einem Rückfall Lilas in die melancholische Erstarrung: »Auf dem Pfade des Todes gleitet mein Fuß willig herab [...]. Vom Grabe her säuselt die Stimme des Windes lieblicher, als deine süße Lippe mich locken kann« (148, 27 ff.). Letztlich jedoch bleibt Lila auf dem Weg der Heilung; sie *singt* ihr Hin-und-her-Gerissensein zwischen krankhafter Antriebslosigkeit und Hinwendung zu den ›Feen‹: »Ich fühle die Güte, / Und kann Euch nicht danken, / Verzeihet dem kranken, / Verworrenen Sinn! / Mir ist's im Gemüte / Bald düster, bald heiter« (149, 5 ff.). Immerhin nimmt sie, nach diesem Rückfall, die Feenspeise, in der Laube aufgestellt, zu sich – gewinnt also Welt und reale Körperlichkeit langsam zurück (vgl. 149, 37 f.).

Gerade hier zeigt sich aber die realistische Dimension der Darstellung psychischer Heilung bei Goethe: Die psychologisch nicht nachvollziehbaren, höchst unwahrscheinlichen wie mechanisch erscheinenden ›Umschalt‹-Prozesse zwischen lasterhaftem Verhalten und Rückkehr zu tugendhafter Normalität, wie sie die Glaubeleichtin der Gottschedin ebenso demonstriert wie Quistorps Hypochondrist oder auch noch Johann Elias Schlegels Agenor (im *Triumph der guten Frauen*), werden ersetzt durch einen langsamen, nicht einsinnig gerichteten Prozess. Doktor Verazio weist auf die notwendige Langsamkeit der psychischen Kur und auf die ›Erholungsfunktion‹ von (scheinbaren) Rückfällen hin: »Jede Natur, die sich aus einem gesunkenen Zustande erheben will, muß oft wieder nachlassen, um sich von der neuen, ungewohnten Anstrengung zu erholen« (149, 31 ff.).[24] Lilas Aufgabe, die Rettung aller Verwandten aus der Hand des Dämons, fungiert als Anteil des therapeutischen Prozesses. Die Konfrontation mit den Gefangenen im dritten Akt vermittelt ihr die Ahnung eigener Kraft: »Vielleicht bin ich bestimmt euch zu befreien und glücklich zu machen. Der Himmel führt oft Unglückliche zusammen, daß beider Elend gehoben werde« (150, 31 ff.).

Riskantester Moment in Verazios Plan ist der der Konfrontation von Phantasiewelt und Realität: Friedrich tritt auf, Freund und zukünftiger Schwager Lilas – und zwar als er selber, nicht als Gestalt der Feenwelt. Diese Begegnung mit der äußeren Realität wird allerdings ›abgefedert‹ – insofern sie als in die Feenwelt integriert maskiert ist: Friedrich ist der Bote, der nach der Fee Almaide nochmals Lilas Tat einfordert, der ihre Schuld gegenüber den durch ihr Zögern gefangenen Verwandten und Freunden in der Gewalt des Ogers wiederholt, eine Schuld, die nur durch Tätigkeit, nur durch ihr Opfer aufgehoben werden könne. Nach Ratlosigkeit – »Wie kann ich euch retten?« (151, 29 f.) – und einem zagenden Moment entschließt sie sich schnell zum Opfer: »ich muß dem Oger trotzen, ihn auffordern, ihn reizen; und da ich keine Waffen habe ihn zu bekämpfen, ihn zu überwinden, sollen mir die Ketten willkom-

24 Vgl. hinsichtlich des gesamten Heilungsverlaufs, insbes. der Aspekte der Behutsamkeit, Langsamkeit und expliziten Thematisierung der notwendigen Rückfälle v. a. Diener: *Goethes* Lila (wie Anm. 9), 124-133.

men sein, die mich an eure Gesellschaft schließen« (153, 2 ff.). Nach dem zunehmenden Weltgewinn (sie nimmt wieder Speise zu sich, erkennt reale Figuren als solche – in der Feenwelt) gewinnt sie jetzt ihr Ich wieder, indem sie es zum Opfer bestimmt: »Ich bin der Eimer, den das Schicksal in den Brunnen wirft, um euch heraus zu ziehen« (153, 8 f.).[25]

Der Rückgewinn ihrer Identität wird in einem Initiationsritual[26] vollzogen und bekräftigt: »Sobald du in dem Garten angelangt bist, so eile an den nächsten Brunnen, dein Gesicht und deine Hände zu waschen; sogleich werden diese Ketten von deinen Armen fallen. Eile sodann in die Laube, die mit Rosenbüschen umschattet ist. Dort wirst du ein neues Gewand finden, bekleide dich damit, wirf deine Trauer ab, und schmücke dich, wie es einer Siegerin ziemt« (154, 19 ff.). Lila reagiert im ersten Teil der Schlussarie des dritten Aktes mit Zuversicht auf die sich abzeichnende Wendung: »Liebe / Löst die Zauberei« (155, 4 f.); Zuversicht, die der Gefangenenchor bestätigt.

Im vierten Akt ist die Initiation ganz, die Heilung mindestens schon halb vollzogen: In der Bühnenanweisung heißt es: »*Sie hat ein weißes Kleid an, mit Blumen und fröhlichen Farben geziert*«, (155, 29 ff.), das geblümte weiße Kleid kontrastiert auffällig zu dem »schwarze[n] Taffet und Bändern« (138, 38), mit dem der Wahnsinn Lilas markiert war. Die (noch) Kranke artikuliert eine Hoffnungsgewissheit: »Darf ich hoffen, daß die Gewalt des Dämons bald überwunden wird?« (158, 32 f.). Aus dem ›halben‹ Realitätsgewinn des dritten Aktes (sie erkennt Bekannte als reale Personen, allerdings noch in der Feenwelt) wird ein ganzer: »Es kommt mir alles, ich komme mir selbst so wunderbar vor. Ist das nicht unser Garten? Ist das nicht unser Gartenhaus? Was soll die Mummerei am hellen Tage?« (159, 5 ff.): Lila erkennt und hinterfragt die *Verkleidung* ihrer Familie, lernt also die Unterscheidung zwischen Phantasiewelt und Realität neu. Damit wird sie auf die Anagnorisis mit dem Gatten vorbereitet, den sie, nach Rettung der Verwandten und Freunde, schließlich umarmen darf. Der Chor bestätigt die Heilung als Selbst- und Weltgewinn: »Nimm ihn zurück! / Die guten Geister geben / Dir sein Le-

25 Dass diese Opfer-Motivik in Goethes Werk vielfältig angelegt ist, sei hier nur angedeutet: Werther begreift den Selbstmord als Opfertod, Ottilie geht in ihrer Anorexie einem Opfertod entgegen, die Schlange im *Mährchen* opfert sich für die Beseitigung der Spaltung der Welt, selbst das Entsagungsmotiv aus den *Wanderjahren* und anderen Texten des Spätwerks ist dem Opfermotiv verwandt; vgl. dazu auch Diener: *Goethes* Lila (wie Anm. 9), 119.

26 Schon Diener (*Goethes* Lila, wie Anm. 9, 141 f.) hat auf den der Taufe nachempfundenen Initiationsakt hingewiesen.

ben, / Dir dein Glück; / Neuem Leben, / Uns gegeben; / Komm in unsern / Arm zurück« (159, 38 ff.).

4. Zur Gattungsdiskussion – Goethes Beitrag zur Komödienpoetik des 18. Jahrhunderts

Die Ausgangsthese dieser Überlegungen ist, dass Goethe in einigen seiner Gelegenheitsproduktionen für den Weimarer Hof in den 1770er und frühen 80er Jahren eine entscheidende Modifikation der Komödienkonzeption der Aufklärung vornimmt: Krankheit ersetze das Laster, Heilung die Normalisierung des Verhaltens – hier, in der *Lila*, wird sogar die allopathische Korrektur abweichenden Verhaltens (Laster durch Vernunft!) ersetzt durch eine homoiopathische Kur (Wahnsinn durch Wahnsinn heilen!). – Wenn Krankheit und Heilung an die Stelle von Verhaltensabweichung und Korrektur treten, muss die Frage gestellt werden, in welchem medizingeschichtlichen Kontext Goethe (vermutlich) steht (ohne dass das vollständig erörtert werden und in diesem Rahmen durch eigene Quellenstudien abgesichert werden könnte).

Goethe steht mit seinem dramatischen Modell einer homoiopathischen ›psychischen Cur‹ durchaus in enger Tuchfühlung zum zeitgenössischen medizinischen Wissen. Wenn Braunbehrens und Salmen allerdings, so wie Diener es ebenfalls erwägt, v. a. Johann Christoph Hoffbauer und Johann Christan Reil[27] als Kronzeugen dieser psychischen Kurmethode aufrufen, liegt mindestens ein problematischer Anachronismus vor. In der Sache scheint der Bezug durchaus plausibel zu sein: Reil und Hoffbauer verfolgen in ihren *Beiträgen zur Beförderung einer Kurmethode auf psychischem Wege* (Halle 1808 ff.) auf der Basis von vorgängigen Arbeiten beider über empirische Psychologie, Krankheits- und Heilungs-Fallgeschichten das Ziel, den ›Naturgesetzen der Seele‹ näherzukommen. Dabei glaubt Hoffbauer, so Diener, dass »gegen psychische Übel wohl am natürlichsten psychische Mittel anzuwenden« seien, und geht auch grundsätzlich von psychosomatischen Wechselbeziehun-

27 Johann Christoph Hoffbauer: *Untersuchungen über die Krankheiten der Seele und die verwandten Zustände*. 3 Bde. Halle 1802-1807; bes. Bd. 3: *Psychologische Untersuchungen über den Wahnsinn, die übrigen Arten der Verrückung und die Behandlung derselben*; Hoffbauer ist derjenige, der einerseits eng mit dem Hallenser Arzt Johann Christian Reil zusammenarbeitete, der andererseits Alexander Crichtons *An inquiry into the nature and origin of mental derangement* (London 1798) ins Deutsche übersetzte.

gen zwischen körperlichen und seelischen Zuständen aus.[28] Auch Reil, der seelische Erkrankungen stärker somatisch begründet, da er sie als »Erkrankung des Nervensystems, das er als ›Außenwerk des Seelenorgans‹ charakterisiert«, hält psychische Mittel für die geeignetsten, da körperliche Mittel die seelische Seite nicht erreichen könnten.[29]

Diener weist darauf hin, dass Reil nicht der Erfinder dieser psychischen ›Curmethode‹ gewesen sei, sondern dass mit Erhard, Langermann, Scheidemantel und Crichton die wichtigsten Vorläufer zu benennen seien. Gerade Scheidemantels *Die Leidenschaften als Heilmittel betrachtet* (Hildburghausen 1787 – ebenfalls zehn Jahre zu spät) entwickele eine interessante Konzeption psychischer Heilmittel: die Erregung sinnlicher Empfindungen und Affekte, die die gesteigerte Anregung des Kreislaufs, der Erweiterung der Blutgefäße usw. bewirke. »Die Heilmethode einer ›psychischen Kur‹ darf also häufig nicht in einer Bändigung, sondern muß gerade umgekehrt in einer Weckung und Bewegung der Leidenschaften (zuweilen bis zum heilsamen Schock) bestehen«.[30] Das Argumentationsmuster hier basiert allerdings immer noch auf einem Körper/Geist-Dualismus, der letztlich die psychische Erkrankung somatisch erklärt sowie, nur mit dem Mittel leidenschaftlicher Bewegung, therapiert. – Darauf, dass auch ohne die letztlich anachronistischen Hinweise auf Hoffbauer, Reil und Scheidemantel schon in der Mitte des 18. Jahrhunderts Konzepte psychologischer Kuren unter den ›vernünftigen Ärzten‹ aus Halle diskutiert wurden, weist Tanja van Hoorn in ihrem Beitrag zu diesem Band hin.[31]

Diener und daran anschließend auch Thorsten Valk[32] lesen *Lila* darüber hinaus im Sinne des ›moral management‹, einer Heilmethode, die der englische Arzt Francis Willis in der Mitte des 18. Jahrhunderts erdachte und die mit ästhetischen Heilmitteln wie Musik und Theater verfuhr, sogar das therapeutische Spiel, an dem Freunde und Familie des Kranken teilnehmen und eine Scheinwelt inszenieren, in der der Arzt als Spielleiter dann nach und nach die reale Welt erscheinen lässt. Diener bringt die erstaunliche Ähnlichkeit der Lila-Therapie mit dem zeit-

28 Vgl. Diener: *Goethes* Lila (wie Anm. 9), 152 ff.

29 Ebd., 153; Diener zitiert aus Reils *Rhapsodien über die Anwendung der psychischen Curmethode auf Geisteszerrüttungen*. Halle 1803.

30 Diener: *Goethes* Lila (wie Anm. 9), 158.

31 Vgl. den Beitrag von Tanja van Hoorn in diesem Band, 131-146, worin auf Johann Christian Bolten: *Gedancken von psychologischen Curen*. Halle 1751, verwiesen wird.

32 Thorsten Valk: *Melancholie im Werk Goethes. Genese – Symptomatik – Therapie*. Tübingen 2002 (= *Studien zur deutschen Literatur*, 168), bes. 140 ff.

genössisch diskutierten ›moral management‹ auf den Punkt: »Wir haben den Dr. Verazio schon als Musterbild eines Psychotherapeuten kennengelernt […]: Seine kluge, behutsame Seelenführung und -behandlung beweist er durch Erforschung aller ›näheren Umstände‹ sowie der Ursachen und Geschichte von Lilas Krankheit, durch die Planung und Durchführung einer ganz individuellen Kur, durch Beeinflussung der Kranken mit psychischen Mitteln (er wirkt durch Einfühlungsvermögen, Trost, Ermunterung, Rat, rechtzeitigen, nie drängenden Appell an Vernunft und Willen, gezielten Einsatz von Schockmethoden), durch Beiziehung homöopathischer Naturheilkräfte, vor allem aber durch die Ausstrahlung seiner Persönlichkeit, die sich in Blick und Stimme kundtut und schon durch ihre ›Gegenwart‹ die Patientin in ein Übertragungsverhältnis versetzt«.[33] Dass Goethe durchaus einen Begriff vom ›moralischen Leibarzt‹ hatte, zeigt Diener sehr schön an Briefen Goethes an Charlotte von Stein und den Herzog.[34]

Benedikt Holtbernd geht in seiner insgesamt instruktiven, da Neuland betretenden Studie zu den *Dramaturgischen Funktionen der Musik in den Schauspielen Goethes*[35] von einer Äußerung Doktor Verazios aus, um die grundsätzlich gewichtige Rolle der Musik in dem Therapieprozess, dem Lila unterworfen wird, zu erweisen. Verazio identifiziert im ersten Akt im Gespräch mit Familienangehörigen Lilas die Musik als »das Element, darin Ihre Familie bisher gelebt hat«. Er bestimmt die Musik als Bringerin einer heilsamen »Zerstreuung«, die wirke »wie eine

33 Diener: *Goethes* Lila (wie Anm. 9), 171.

34 Vgl. Goethe an Charlotte von Stein, 30. Nov. 1779: »Wie gern mögt ich ein Vierteljahr neben ihm [Lavater] zubringen, freylich nicht müsig wie iezt. Etwas zu arbeiten haben, und Abends wieder zusammen lauffen. Die Wahrheit ist einem doch immer neu, und wenn man wieder einmal so einen ganz wahren Menschen sieht meynt man, man käme erst auf die Welt. Aber auch ists im moralischen wie mit einer Brunnen Cur alle Übel im Menschen tiefe und flache kommen in Bewegung, und das ganze Eingeweide arbeitet durch einander. Erst hier geht mir recht klar auf in was für einem sittlichen Todt wir gewöhnlich zusammen leben, und woher das Eintrocknen und Einfrieren eines Herzens kommt das in sich nie dürr, und nie kalt ist« (*WA* IV.4, 149 f.). Diener verweist auch auf Goethes Brief an den Herzog Karl August, 16. Febr. 1788, in welchem der Fortschritt bei der Arbeit an *Lila* und anderen Singspielen notiert ist: »Gebe der Himmel daß ich mich nie wieder appesantire und wenn Sie fortfahren wollen als Leibarzt an mir zu handeln; so sollen Sie Freude, wenigstens an der Folgsamkeit des Patienten haben« (*WA* IV.8, 348).

35 Benedikt Holtbernd: *Die dramaturgischen Funktionen der Musik in den Schauspielen Goethes. »Alles aufs Bedürfnis der lyrischen Bühne gerechnet«*. Frankfurt am Main 1992.

goldne Wolke, die den Menschen, wär's auch nur auf kurze Zeit, seinem Elend entrückt« (140, 17 ff.). Minutiös geht Holtbernd die Stadien von Verazios Therapie ab und ordnet die handlungsleitenden oder wenigstens psychologisch mitwirkenden Anteile der Musik im Therapieensemble zu.[36] Richtig ist auf jeden Fall die Annahme, dass Verazio die Musik einsetzt – und nicht einfach der ›normale‹ Singspielfall eintritt, dass im Schauspiel Gesprochenes hier nur gesungen erscheint; Verazio inszeniert ein Feen-*Sing*-Spiel, weil er sich der begleitenden psychagogischen Wirkung der Musik sicher ist.

Allerdings ist der Rang der Musik als Heilmittel auf jeden Fall diskussionswürdig: Im Blick auf Lila geht die stärkste heilende Wirkung unzweifelhaft davon aus, dass die zu melancholischer Passivität hinneigende Kranke in der Inszenierung des Feenspiels nach und nach eine Rolle zugewiesen bekommt, die ihr Tätigkeit[37] und letztlich Opferbereitschaft abverlangt, was den eigentlichen Selbst- und Weltwiedergewinn bedingt. Und dies weist dem Feenspiel selbst – und seinen ästhetischen Dimensionen Tanz und Musik – nur eine funktionale Rolle im Prozess der Heilung zu: Das Spiel selbst ist der in eine scheinbare Realität umgesetzte Wahnsinn Lilas, die einzige Möglichkeit, eine therapeutische Brücke zwischen ihrer Wahnwelt und der ›Realität‹ zu bauen. Musik und Tanz sind einerseits, so erörtern es Verazio und Friedrich im Drama, Bestandteile der ›realen‹ Welt des Hofes, ein wichtiges Lebenselement der Familie – und insofern wiederum eine Brücke zwischen dem ›Wahn-Spiel‹ und der ›Realität‹. Dass gerade Musik jedoch auch heilsame Zerstreuung bewirkt, hebt Verazio hervor; ebenso ist bedeutsam, welcher Text gerade gesungen wird und nicht gesprochen: Beispielsweise ist das rationale Argument, mit dem Verazio die Kranke konfrontiert, im Kontext des Feenspiels eigentlich ein Fremdkörper: »Allen Gewalten / Zum Trutz sich erhalten / Nimmer sich beugen / Kräftig sich zeigen / Rufet die Arme / der Götter herbei« (145, 19 ff.). Allein, dadurch dass gesungen wird, werden nicht nur die oberen Seelenvermögen angesprochen und das Argument in seiner Rationalität abgemildert.[38]

36 Vgl. ebd., 108 ff.

37 Zur herausragenden Rolle der ›Tätigkeit‹ in Goethes Auffassung vom Menschen und seiner Beziehung zur Welt s. etwa das Ethos der Turmgesellschaft der *Lehrjahre* und vor allem dasjenige des Auswandererbundes in den *Wanderjahren*; vgl. Verf.: »Tätigkeit«. In: Ders., Bernd Lutz, Inge Wild: *Metzler Goethe-Lexikon*. Stuttgart, Weimar 1999, 482 f.

38 Vgl. die ähnliche Funktion der gesanglichen Realisierung der Rollenrede in Lilas Arie am Ende des zweiten Aufzuges: »Ich fühle die Güte, / Und kann Euch nicht

Musik und Tanz unterstützen also entschieden die Heilung – sind aber im Verhältnis zu Tätigkeit und Opferbereitschaft möglicherweise nur akzidentielle Dimensionen des therapeutischen Spiels. Dass dieses an die Stelle rationaler Argumentation bzw. Korrekturbemühung (wie in der Aufklärungskomödie) die (inszenierte) Bestätigung der Wahnwelt Lilas setzt, darf einerseits als grundsätzlicher Einspruch Goethes gegen den Logozentrismus der Aufklärung verstanden werden.[39]

Bedeutsamer jedoch ist andererseits, dass das Spiel, das Verazio inszeniert – das sich überdies, wie auch die Figuren aus Lilas Wahnwelt, aus literarischen Quellen speist – Theater ist, also vorgetäuschte Welt, Fiktion, letztlich also literarischen Charakter hat. Die ›psychische Cur‹, die »den Wahnsinn eintreten läßt um den Wahnsinn zu heilen«,[40] lässt gar keinen echten ›Wahnsinn‹ eintreten, um zu heilen, sondern literarische, theatrale Fiktion, setzt also eine letztlich nicht rational auflösbare Phantasieproduktion an die Stelle eines Arguments. Damit wird die *Lila* zu einem autoreferentiellen Stück Literatur, das, ähnlich wie in Wielands *Don Sylvio*, die Möglichkeiten und Macht des *Fiktionalen* herausstellt – hier sogar die therapeutischen. Lila unterscheidet von Don Sylvio allerdings, dass dieser am ›falschen Lesen‹ erkrankt war, die Grenze zwischen Realität und Fiktion der Feenmärchen nicht ausmachen konnte. Lilas Erkrankung hingegen ist überhaupt erst Erkrankung (Don Sylvio geht es ja gut, er ist nur nicht lebenstauglich), Erkrankung, die ausgeht von einer schweren Traumatisierung (die fälschliche Nachricht vom Tod ihres Mannes). Dass literarische Phantasieproduktion hier die Funktion zugespielt bekommt, als Wahnsinn den Wahnsinn zu heilen, scheint einerseits die Autonomie von Literatur zu brechen; dass aber im literarischen Text selbst diese Funktion des fiktionalen Diskurses durchgeführt wird, bestätigt andererseits die Autonomie im autopoietischen Zirkel.

danken, / Verzeihet dem kranken, / Verworrenen Sinn! / Mir ist's im Gemüte / Bald düster, bald heiter« (149, 5 ff.).

39 Damit liegt *Lila* ganz auf der Linie des Gesamtwerks: Vom *Werther*-Stil über die Figurenkonzepte etwa der Mignon oder der Ottilie, die Unterminierung des ›Reichs einer heitern Vernunftfreiheit‹ in den *Wahlverwandtschaften* bis hin zur ›Abglanz‹-Formel in der ›Anmutigen Gegend‹ in *Faust II* und zu Goethes Symbolbegriff durchzieht das Gesamtwerk eine grundsätzliche Skepsis gegenüber dem Logos: Vernunft ist letztlich nicht zureichende Dimension der Weltbeziehung des Menschen, das Wort kann Erkenntnis letztlich nicht artikulieren.

40 Goethe an Karl Graf von Brühl, 1. Okt. 1818; *MA* 2.1, 620.

Markus Winkler

Die Heilung des Orest

Ethnozentrismus und Humanität in Goethes *Iphigenie auf Tauris*

I. Mythische contra nichtmythische Deutung der Krankheit

Am Anfang des zweiten Aufzugs von Goethes *Iphigenie* sieht sich Orest genötigt, das Orakel des Apoll umzudeuten. Dieses hat ihm, dem Muttermörder, Befreiung von der Verfolgung durch die Erinnyen unter der Bedingung versprochen, dass er die Statue der taurischen Diana-Artemis raubt und nach Attika bringt. Doch in Tauris sind er und sein Begleiter Pylades gefangen genommen worden, und die Diana-Priesterin, deren Identität sie noch nicht kennen, hat den Auftrag, die beiden Fremden der Göttin zu opfern, so wie es der taurische Diana-Kult verlangt. Goethe übernimmt diese Exposition der Orest-Handlung von Euripides. Doch während Orestes bei dem griechischen Tragiker angesichts seiner bevorstehenden Opferung voller Empörung Apollon der Lüge bezichtigt – ἡμᾶς δ' ὁ Φοῖβος μάντις ὢν ἐψεύσατο (»Doch Phoibos log mich an, der ›Seher‹«, V. 711)[1] –, deutet Goethes Orest diese Opferung resigniert als den tieferen Sinn des Orakels: »Und nun erfüllet sich's, daß alle Not / Mit meinem Leben völlig enden soll« (V. 569 f.).[2]

Worin aber besteht die Not? Für Orest besteht sie in der Verfolgung durch die Erinnyen und im Bewusstsein, dass er damals von den Göttern zu eben der Greueltat des Muttermords, für die ihn die Erinnyen nun, indem sie ihn verfolgen, bestrafen, gezwungen wurde – eine Para-

1 Euripides: *Tragödien. Vierter Teil. Elektra, Helena, Iphigenie im Lande der Taurer, Ion.* Griechisch/Deutsch. Übers. Dietrich Ebener. Berlin 1977 (= *Schriften und Quellen der alten Welt*, 30.4), 290. Euripides' *Iphigenie im Lande der Taurer* wird im Folgenden immer nach dieser Edition und nur mit Angabe der Verszahlen in () im Text zitiert. – Die nachfolgenden Ausführungen sind in modifizierter Form Teil der Monographie des Verf.s: *Von Iphigenie zu Medea. Semantik und Dramaturgie des Barbarischen bei Goethe und Grillparzer*. Tübingen 2009.

2 Johann Wolfgang Goethe: *Sämtliche Werke, Briefe, Tagebücher und Gespräche*. Hg. Friedmar Apel, Hendrik Birus u. a. Frankfurt am Main 1985 ff. (= *Frankfurter Ausgabe*), I. Abt., Bd. 5: *Dramen 1776-1790*. Hg. Dieter Borchmeyer, 571. Goethes Drama wird im Folgenden nur mit Angabe der Verszahlen in ( ) im Text zitiert. Die *Frankfurter Ausgabe* wird im Folgenden mit der Sigle *FA* nachgewiesen.

doxie, ja Aporie, die er im Folgenden immer wieder und in immer eindrücklicheren Bildern hervorkehrt. Alle Greueltaten seiner Familie erscheinen ihm dann als eine Kette von Menschenopfern, die von den olympischen Göttern erzwungen wurden, und die bevorstehende Opferung seiner selbst sieht er als das letzte Glied in dieser Kette. So fährt er nach den zitierten Versen fort:

> Wie leicht wird's mir, dem eine Götterhand
> Das Herz zusammendrückt, den Sinn betäubt,
> Dem schönen Licht der Sonne zu entsagen.
> Und sollen Atreus' Enkel in der Schlacht
> Ein siegbekröntes Ende nicht gewinnen,
> Soll ich wie meine Ahnen, wie mein Vater
> Als Opfertier im Jammertode bluten:
> So sei es! [...] (V. 571-578)

Folgt man Walter Burkert, dann sind die mythischen Berichte von den Greueltaten der Atriden tatsächlich als kommentierende Nacherzählungen von Opferritualen zu verstehen.[3] Mit der mythischen Sehweise konkurriert indes bei Goethe (und, wie wir sehen werden, schon bei Euripides) eine nichtmythische, anthropozentrische. Im zweiten Aufzug ist es Pylades, der sie gegen die mythische geltend macht: Er sucht Orest den aufklärerischen Gedanken zu vermitteln, dass die Not ein innerer Zustand ist, eine seelische und geistige Verwirrung und Verkennung, die nicht auf die Präsenz göttlich-dämonischer Mächte, die von außen auf den Kranken einwirken, zurückzuführen ist, sondern im Gegenteil auf die mythische Sehweise selbst. Diese Mythoskritik führt von selbst auf den Gedanken, mit tatkräftigem Handeln die drohende Opferung abzuwenden – ein Handeln, zu dem Pylades den Freund unermüdlich ermutigt und ermahnt. Der Konflikt der Sehweisen kommt nun dadurch zustande, dass Orest auf der mythischen beharrt und in sie auch die Ermahnung zum Handeln rückübersetzt:

> Bin ich bestimmt, zu leben und zu handeln,
> So nehm' ein Gott von meiner schweren Stirn
> Den Schwindel weg, der auf dem schlüpfrigen,
> Mit Mutterblut besprengten Pfade fort

3 Vgl. Walter Burkert: *Homo Necans. Interpretationen altgriechischer Opferriten und Mythen* [1972]. 2., um ein Nachw. erw. Aufl. Berlin, New York 1997 (= *Religionsgeschichtliche Versuche und Vorarbeiten*, 32), 120.

Mich zu den Toten reißt. Er trockne gnädig
Die Quelle, die, mir aus der Mutter Wunden
Entgegen sprudelnd, ewig mich befleckt. (V. 749-755)

Darauf Pylades:

Erwart es ruhiger! Du mehrst das Übel
Und nimmst das Amt der Furien auf Dich. (V. 756 f.)

Orest macht sich hier einmal mehr die mythische Vorstellung zu eigen, das innere und äußere Leben des Menschen werde von göttlich-dämonischen Mächten bestimmt. Pylades sucht mit seiner Replik den Freund davon zu überzeugen, dass diese Vorstellung eine Projektion seines eigenen Bedürfnisses, sich für die Tat zu bestrafen, nach außen in fremde Mächte ist, denen er sich nun hilflos ausgeliefert fühlt, so dass er das »Übel« – ein anderes Wort für die »Not« – noch vergrößere.[4]

Der Versuch des heutigen Interpreten, Krankheit und Heilung des Orest zu verstehen, hat wiederum von diesem Konflikt der heteronomen Sehweisen im inneren Kommunikationssystem des Dramas auszugehen, anstatt vorschnell die mythische Sehweise auf die nichtmythische zu reduzieren.[5] Denn die semantischen Spannungen, in denen sich der Kon-

4 Schon bei Euripides, im Bericht des Hirten von Orestes' Wahnsinn (vgl. *Iphigenie im Lande der Taurer*, V. 281-308), erweist sich die Verfolgung durch die Erinnyen als Projektion psychischer Vorgänge nach außen; Goethe knüpft daran an und zeigt, dass die Projektion auch ein Faktor der Heilung ist. Schiller verkennt die Nähe zu Euripides, wenn er Goethes vermeintlich allzu mythenferne Dramaturgie von Orests ›Zustand‹ kritisiert (an Goethe, 22. Januar 1802; in: *Der Briefwechsel zwischen Schiller und Goethe*. Hg. Siegfried Seidel. 3 Bde. München 1984, Bd. 2, 390). Dieselbe Verkennung noch bei Hans Mayer: *Das unglückliche Bewußtsein. Zur deutschen Literaturgeschichte von Lessing bis Heine*. 2. Aufl. Frankfurt am Main 1986, 246-254. Dass Schillers Kontrastierung von Goethe und Euripides auf einem »Missverständnis« beruht, betont hingegen Ulrich Port: »Goethe und die Eumeniden. Vom Umgang mit mythologischen Fremdkörpern«. In: *Jahrbuch der deutschen Schillergesellschaft* 49 (2005), 153-198, hier: 159 f.

5 In solcher Weise reduzierend verfährt insbes. Wolfdietrich Rasch: *Goethes* Iphigenie auf Tauris *als Drama der Autonomie*. München 1979. Zur Heilung des Orest z. B. merkt Rasch an, dass Orest autonom handle, indem er das Amt der Furien auf sich nehme, um Buße zu tun; in seinem Leiden verwirkliche sich »die menschliche Autonomie, ohne daß sie ihm als Forderung so bewußt ist wie Iphigenie« (ebd., 119). Eine Autonomie ohne rechtes Bewusstsein also! Orest weist im Gegenteil, wie bereits deutlich wurde, die Zumutung autonomen Handelns von sich, weil er sein Handeln als fremdbestimmt erfährt; mythische und anthropo-

flikt äußert, werden, wie im Folgenden zu zeigen ist, von den Personen letztlich nicht aufgelöst, obwohl die Dialoge darauf angelegt sind. Ein wichtiger Grund für die Unauflösbarkeit ist die Gattungstradition, in der Goethes Drama steht. Unauflösbare semantische Spannungen sind, wie die Tragödientheorie hervorgehoben hat, konstitutiv für die Gattung der griechischen Tragödie, zu deren klassizistischer Erneuerung Goethes *Iphigenie* beiträgt. Indem die griechische Tragödie, schreibt Jean-Pierre Vernant, die Mythen des Epos, die einer schon vergangenen, aber noch immer vertrauten religiösen Überlieferung angehören, auf die Bühne bringt und sie dort mit dem neuen rechtlichen und politischen Denken der Polis, der sie selbst als soziale Institution angehört, konfrontiert, vermittelt sie einen Konflikt der Denkformen und Wertordnungen, dem ihre strukturellen Oppositionen und Uneindeutigkeiten entsprechen. Auf der Ebene der Figurenkonzeption manifestiere sich die Spannung als Konflikt zwischen *éthos* und *daímon*: »[…] chaque action apparaît dans la ligne et la logique d'un caractère, d'un *êthos*, dans le moment même où elle se révèle la manifestation d'une puissance de l'au-delà, d'un *daímôn*.«[6]

Es ist also ein gattungsspezifisches Strukturmerkmal, das sich im Streit darüber, wie Orests Krankheit und mögliche Heilung zu verstehen sei, manifestiert. Indem Pylades seinen Freund vor der Projektion der inneren Faktoren des ›Übels‹ nach außen warnt, gibt er zu verstehen, dass der Weg zur Heilung der Weg von der mythischen zur anthropozentrischen Sehweise ist. Ganz in diesem Sinne berichtet er später Iphigenie, »durch Erinnerung« werde Orests »Innerstes ergriffen und zerrüttet«, und dann falle ihn »Ein fieberhafter Wahnsinn« an, »Und seine schöne freie Seele wird / Den Furien zum Raube hingegeben« (V. 851-855). Sie wird es, wie zu betonen ist, aus der mythischen Perspektive, aus der Orest die eigene Seelenqual deutet. Orest scheint es schließlich aber doch zu gelingen, von der mythischen zur nichtmythischen Deutung der fürchterlichen Tat des Muttermords, an die er »durch Erinnerung« gefesselt wird, fortzuschreiten: Im Dritten Aufzug deutet er den Muttermord Iphigenie gegenüber, wie bereits erwähnt, als Befriedigung der »brennende[n] Begier, des Königs Tod / Zu rächen« (V. 1016 f.), ohne dass er hier – wie es ja bei Aischy-

zentrische Sehweise wechseln in seinem Denken und Handeln wie in dem aller drei Griechen ab, entsprechend dem für die Tragödie als Gattung konstitutiven Strukturmerkmal der Ambiguität.

6 Jean-Pierre Vernant: »Tensions et ambiguïtés dans la tragédie grecque«. In: Ders., Pierre Vidal-Naquet: *Mythe et tragédie en Grèce ancienne*. 2 Bde. [zuerst 1972/1986]. Paris 2001, Bd. 1, 19-40, hier: 30.

los und Euripides durchaus der Fall ist[7] – Apollon als göttliche Instanz, die den Muttermord befahl, oder, wie im zweiten Aufzug, die »Götter« im allgemeinen ins Spiel bringt. Orest scheint nun also zu erkennen, dass nicht die Götter ihn zum Muttermord gezwungen haben, sondern dass der Zwang im durchaus anthropozentrisch zu verstehenden Kreislauf von menschlicher Gewalt und Gegengewalt gründete – in einem Rache- und Rivalitäts-Ethos also, das für die Genealogie seiner Familie, von der Iphigenie im ersten Aufzug berichtet, kennzeichnend ist. Doch ebenso wenig wie in Iphigenies genealogischem Bericht setzt sich in Orests Fortsetzung des Berichts die nichtmythische gegen die mythische Deutung letztlich durch (im inneren Kommunikationssystem wohl auch deshalb nicht, weil sie, psychologisch gesehen, nicht heilsamer wäre als die mythische, die ja mit der Zuweisung der Schuld an die Götter auch eine Entlastungsfunktion haben kann): Auf Orests anthropozentrische Deutung des Muttermords folgt seine Hadesvision, in der sich das mythische Verständnis seiner Situation einmal mehr machtvoll manifestiert, wie weiter unten noch zu erläutern sein wird. Der Konflikt der Deutungen und Sehweisen wird also – das sei hier vorweggenommen – letztlich nicht dialogisch, auf dem Wege der Verständigung zwischen den Personen, gelöst.

Wie aber wird die Heilung oder vielmehr Orests eigene Verkündung seiner Heilung im Anschluss an die Hadesvision möglich, wenn sie nicht in einem Erkenntnisfortschritt vom mythischen zum anthropozentrischen Denken besteht? Um diese Frage zu beantworten, muss man die Ebene des inneren Kommunikationssystems erneut überschreiten und auf eine das ganze Drama durchziehende Argumentationsstruktur achten, die nicht gattungstheoretisch, sondern begriffsgeschichtlich und diskursanalytisch zu verstehen ist. Ich meine die Griechen/Barbaren-Antithese, die ebenfalls zu den Bindegliedern zwischen Goethes Drama und seinen antiken Bezugstexten zählt. Pylades bringt sie im Dialog mit Orest als Argument für die Aussicht auf Rettung und Heilung ins Spiel, indem er sie auf das Orakel des Apoll bezieht:

> […] Diana sehnet sich
> Von diesem rauhen Ufer der Barbaren
> Und ihren blut'gen Menschenopfern weg.
> Wir waren zu der schönen Tat bestimmt,
> Uns wird sie auferlegt, und seltsam sind
> Wir an der Pforte schon gezwungen hier. (V. 734-739)

7 Vgl. Aischylos: *Choephoren*, V. 269-305; Euripides: *Iphigenie im Lande der Taurer*, V. 963-964.

In diesen Versen ist das Programm ausgesprochen, die Grenzverletzung rückgängig zu machen, von der die mythische Vorgeschichte im Lichte der Hellenen/Barbaren-Antithese Zeugnis ablegt. Für das Griechische steht hier die Göttin Diana, mit der indes am Ende die »Das Land der Griechen mit der Seele suchend[e]« (V. 12) Iphigenie gemeint ist; für das Barbarische steht die Menschenopfer-Praxis, die Orest indes, wie wir sahen, in den Greueltaten seiner Vorfahren und in seinem Muttermord wiederentdeckt und die Iphigenie in Aulis am eigenen Leibe zu spüren bekommen hat. Die Atriden-Mythologie verletzt also die sittlichen und kulturellen Grenzen, die durch die Entgegensetzung des Griechischen und Barbarischen festgelegt werden. Verwandtenmord und Menschenopfer gelten bei Goethe wie schon bei Euripides als zutiefst barbarische, dem griechischen Wesen im Grunde fremde Handlungen. So gesehen, ist – so lautet meine These – die vermeintliche Heilung des Orest letztlich nicht psychologisch im Sinne einer individuellen ›psychischen Kur‹, wie sie in Goethes Singspiel *Lila*, einer Gelegenheitsdichtung, inszeniert wird,[8] zu verstehen, und auch nicht im Sinne der Vermittlung eines Erkenntnisfortschritts vom Mythos zum anthropozentrischen Logos. Zu verstehen ist sie vielmehr begriffsgeschichtlich und diskursanalytisch als Tendenz zur Verwirklichung der humanistisch umgedeuteten Hellenen/Barbaren-Antithese auf der Ebene der dramatischen Handlungssequenz: Orest wird in dem Maße geheilt, in dem es gelingt, die mythologische Geschichte im Sinne jener Antithese umzuschreiben oder ihr eine andere Richtung einzuschreiben, d. h. das Grausam-Inhumane, Abstoßende daran, allen voran die Menschenopfer, von denen sie erzählt, aus dem Raum des Griechischen (d. h. ›Humanen‹) auszuschließen und im Raum des Barbarischen (d. h. ›Inhumanen‹) zu verorten. Der gattungsspezifische Konflikt zwischen mythischer und anthropozentrischer Deutung der ›Not‹ des Orest, zwischen, mit Vernant zu reden, *daímon* und *éthos*, ist also auf den Konflikt zwischen der mythologischen Geschichte und der Griechen/Barbaren-Antithese zu beziehen. Diese wurde, wie die klassische Philologie nachgewiesen hat, erst von den griechischen Tragi-

8 Vgl. besonders die dritte, im Jahre 1788, während Goethes zweitem römischem Aufenthalt, also in zeitlicher Nähe zur Versfassung von *Iphigenie auf Tauris*, fertiggestellte Fassung (in: *FA*, I. Abt., Bd. 5, wie Anm. 2, 835-856). Goethe selbst schreibt am 1. Okt. 1818 an Karl Friedrich Graf von Brühl, das »Sujet« des Singspiels sei »eigentlich eine psychische Kur, wo man den Wahnsinn eintreten läßt, um den Wahnsinn zu heilen« (ebd., 937). – Zu Goethes *Lila* vgl. den Beitrag von Benedikt Jeßing in diesem Band, 217-237.

kern in die episch überlieferten Mythen projiziert.[9] Ein kurzer Rückblick auf die einschlägigen Stellen der ›taurischen‹ *Iphigenie* des Euripides möge dies noch einmal verdeutlichen, bevor der dritte Aufzug von Goethes Drama im Hinblick auf jene These analysiert wird.

II. Euripides: Revision der Heilung des Orestes im Lichte der Hellenen/Barbaren-Antithese

Bekanntlich revidiert Euripides mit seiner ›taurischen‹ *Iphigenie* jene Version der Heilung des Orest, die den Schluss von Aischylos' *Orestie* bildet: Dort verlieren die Erinnyen den Prozess, den sie vor dem Areopag gegen Orestes führen; Athene spricht den Muttermörder frei. Die tierhaft-dämonischen Erinnyen sind empört, werden dann aber von Athene versöhnt und in Eumeniden (›Wohl-Gesonnene‹) verwandelt. Bei Euripides hingegen hat, wie Orestes im zweiten Epeisodion Iphigenie berichtet, ein Teil der Rachegöttinnen den Urteilsspruch nicht akzeptiert (vgl. V. 970-975), und Apollon hat die endgültige Befreiung und Heilung des Orestes an die genannte Bedingung geknüpft (V. 976-979). Derart verbindet Euripides die Heilung des Orestes mit der Rückkehr der Iphigenie nach Griechenland; offenbar als erster zieht er »die Verbindungslinie Aulis – Schwarzes Meer – Attika«,[10] und indem er sie zieht, bringt er die ethnozentrische Antithese, genauer: antithetische Topographie des Hellenischen und Barbarischen ins Spiel.

Diese aber ist ethnozentrisch wertend. So hebt Iphigenie schon im Prolog hervor, dass nur hier, im Land der Taurer, wo der Barbar Thoas über Barbaren herrsche (ἀνάσσει βαρβάροισι βάρβαρος/Θόας [V. 31 f.]), Artemis sich über Menschenopfer freue, und im ersten Epeisodion sucht sie die Göttin dann vollends zu entlasten, indem sie die Menschenopfer-Praxis auf Projektionen zurückführt, die in taurisch-barbarischer, nicht aber griechischer Kultur verwurzelt seien:

τοὺς δ' ἐνθάδ', αὐτοὺς ὄντας ἀνθρωποκτόνους,
ἐς τὴν θεὸν τὸ φαῦλον ἀναφέρειν δοκῶ·
οὐδένα γὰρ οἶμαι δαιμόνων εἶναι κακόν.

9 Vgl. Edith Hall: *Inventing the Barbarian. Greek Self-Definition through Tragedy.* Oxford 1989.

10 Susanne Aretz: *Die Opferung der Iphigeneia in Aulis. Die Rezeption des Mythos in antiken und modernen Dramen*. Stuttgart, Leipzig 1999 (= *Beiträge zur Altertumskunde*, 131), 37.

Ich glaube eher, daß die Taurer, selber Mörder,
den eignen Frevel auf die Gottheit übertrugen.
Kein Gott kann schlecht sein, das ist meine Überzeugung. (V. 389-391; Übers. Ebener)

Andererseits bezeugt die von Iphigenie obsessiv evozierte Opferung ihrer selbst in Aulis, dass Griechen offenbar eben das tun, was sie andererseits als barbarisch von sich weisen. Nicht nur wird der Mythos am Maßstab der Hellenen/Barbaren-Antithese gemessen, sondern auch umgekehrt. Mit dieser Wechselseitigkeit stellen sich die semantischen Spannungen ein, die, wie gesagt, für die Tragödie als Gattung konstitutiv sind. Orestes' Muttermord droht demnach ebenfalls die ethnozentrische Antithese zu entkräften, galt doch der Verwandtenmord als eine typisch barbarische Sitte. Als solche qualifiziert ihn z. B. Hermione in Euripides' *Andromache*.[11] Und in ihrem religionskritischen Monolog verwirft Iphigenie den Mythos von Tantalos', ihres Ahnherrn, Schlachtung des eigenen Sohnes – der erste in der Reihe der Atridengreuel – als Verleumdung griechischen Wesens:

[...] ἐγὼ μὲν οὖν
τὰ Τανάλου θεοῖσιν ἑστιάματα
ἄπιστα κρίνω, παιδὸς ἡσθῆαι βορᾷ [...]

Den Schmaus des Tantalos auch halte ich für Lüge,
wo sich an seines Sohnes Fleisch die Götter labten. (V. 386-388; Übers. Ebener)

Um so schockierender dann für sie die Nachricht von Orestes' Greueltat;[12] nicht minder schockierend ist sie sogar für Thoas, den Barbaren:

Ἄπολλον, οὐδ' ἐν βαρβάροις ἔτλη τις ἄν.

Apollon! Dazu wäre ein Barbar kaum fähig! (V. 1174; Übers. Ebener)

11 Vgl. Euripides: *Andromache*, V. 173-176: Das Barbarengeschlecht (τὸ βάρβαρον γένος) praktiziere den Inzest und den Verwandtenmord; kein Gesetz verbiete ihm das.

12 Vgl. V. 924, wo Iphigenie den Muttermord als schreckliche Tat wertet, aber auch V. 559, wo sie ihn mit dem Oxymoron κακὸν δίκαιον (übles, verderbliches Recht) bezeichnet.

Die Ausführung von Orestes' Vorschlag, Thoas zu ermorden mit dem Ziel, den Weg für die Flucht der drei Griechen freizumachen, wäre, wie Iphigenie zu verstehen gibt, ein nicht minder barbarisches Verbrechen, nämlich das der Verletzung der Gastfreundschaft, die Thoas ihr ja gewährt hat (vgl. V. 1020-1024).

Im Lichte dieser unaufgelösten Widersprüche und Debatten zeigt sich, dass Griechenland und Barbarenland keine ihrem Wesen nach verschiedenen Kulturräume sind. Vielmehr sind sie, in den Worten von Edward Saids postkolonialer Kritik, einander überlappende Kulturräume (»overlapping territories«), also hybrid, und sie haben ineinander verschlungene Geschichten (»intertwined histories«).[13] Die Heilung des Orestes ist deshalb bei Euripides nur als Entflechtung dieser Territorien und Geschichten denkbar – eine Entflechtung, die von der Hellenen/Barbaren-Antithese auferlegt wird; auf der Ebene der dargestellten Geschichte vollzieht sie sich als von der *dea ex machina* Athene verfügte Heimkehr, die alle Griechen, die es nach Tauris verschlagen hat, einschließt: Bruder, Schwester, Freund, die den Chor bildenden griechischen Frauen, die im Taurerland als Tempelsklavinnen dienen, und das Standbild der Göttin Artemis. Und die Heimkehr soll zugleich einen radikalen Neuanfang markieren, einen Bruch mit der mythischen Vorgeschichte, wie Iphigenie im Zuge der Anagnorisis in Aussicht stellt, wenn sie an ihren Bruder die Worte richtet:

> [...] σέ τε μεταστῆσαι πόνων
> νοσοῦντά τ' οἶκον, οὐχὶ τῷ κτανόντι με
> θυμουμένη, πατρῷον ὀρθῶσαι θέλω·
> σφαγῆς τε γὰρ σῆς χεῖρ' ἀπαλλάξαιμεν ἂν
> σώσαιμί τ' οἴκους. [...]

> [...] Dich will ich erlösen
> Aus deiner Not und das gestürzte Vaterhaus
> aufrichten, ohne Groll auf ihn, der mich getötet!
> Rein kann ich meine Hand von deinem Blute halten
> und damit retten das Geschlecht. [...] (V. 991-995, Übers. Ebener)

Wie prekär jedoch und forciert diese Heilung durch Heimkehr und Heimholung bei Euripides ist, trotz des glücklichen Ausgangs der Tragödie, führt das Eingreifen der *dea ex machina* vor Augen. Als Handlung hat es zweifellos die Funktion, die Hellenen/Barbaren-Antithese zu my-

13 Vgl. Edward W. Said: *Culture and Imperialism*. London 1993, Kap. 1.

thisieren. Doch der an Orestes ergehende Auftrag, im griechischen Halai ein Ritual zu stiften, mit dem seine Opferung, die im barbarischen Taurerland hätte erfolgen müssen, symbolisch eingelöst werden soll (vgl. V. 1446-1461), stellt die strikte Trennung der Territorien und Geschichten, wie sie von der Antithese auferlegt wird, in Frage; die Verwirklichung der Ordnung, deren Programm die Antithese formuliert, ist offenbar nicht ohne ein Opferritual denkbar, das an die barbarische Menschenopfer-Praxis erinnert.

III. Heilung als Zwang zur Ausschließung des Barbarischen aus dem ›Griechisch‹-Humanen

Wie oben erwähnt, ist Goethes Orest der mythischen Deutung seiner Situation viel stärker verhaftet, als es Orestes bei Euripides ist. Im Lichte des Versuchs der Euripideischen wie auch der Goetheschen Iphigenie, die Mythen von Menschenopfer fordernden Göttern auf die Mentalität der Barbaren bzw. den barbarischen Mangel an Bildung zurückzuführen,[14] zeigt sich, dass Orest an dieser Mentalität bzw. diesem Mangel erkrankt ist: Er ist der Mörder, der den eigenen Frevel auf die Gottheit überträgt, indem er ihn als von dieser erzwungene Tat, d.i. tendenziell als Opfer, versteht, und indem er nun auch die versprochene Heilung von den Folgen dieser Tat mit seiner bevorstehenden Opferung durch die Diana-Priesterin identifiziert. Als er im dritten Aufzug mit dem Bekenntnis, er sei Orest, die Anagnorisis einleitet, bringt er zwar die durchaus mythoskritische Griechen/Barbaren-Antithese ins Spiel, doch übersetzt er sie wiederum in die mythische Sichtweise zurück, indem er sie mit dem Opfergedanken verschränkt:

> Es stürze mein entseelter Leib vom Fels,
> Es rauche bis zum Meer hinab mein Blut
> Und bringe Fluch dem Ufer der Barbaren!
> Geht ihr [Iphigenie und Pylades, M.W.], daheim im schönen Griechenland
> Ein neues Leben freundlich anzufangen. (V. 1089-1093)

14 Vgl. die oben zitierten Verse 389-891 der *Iphigenie im Lande der Taurer* mit den Versen 523-525 der *Iphigenie auf Tauris*: »Der mißversteht die Himmlischen, der sie / Blutgierig wähnt; er dichtet ihnen nur / Die eignen grausamen Begierden an.«

Orest schließt sich hier selbst aus dem Raum des Griechischen aus, als sei er dazu bestimmt, dem Heil der Griechen geopfert zu werden, so wie Iphigenie in Aulis dem angeblichen Heil der Griechen tatsächlich geopfert wurde. Gegen Orests Fixierung auf den mythischen Glauben an die heilende Kraft des Menschenopfers, einen Glauben, den auch Goethes Protagonistin als Manifestation einer Übertragung, eines (nun im humanistischen Sinne) barbarischen ›Mißverstehens‹ (V. 523), wertet und bekämpft, vermag sie mit ihren Versuchen, den Bruder an sie zu erinnern, um ihn auf die Offenbarung ihrer wahren Identität vorzubereiten, nicht anzukommen, im Gegenteil: Ihre ihn bedrängenden rhetorischen Fragen (vgl. V. 1139, 1144, 1159-1167) gleichen sie in seinen Augen den »Erinnyen« (V. 1149; vgl. V. 1169) an, und als sie endlich ihren Namen ausruft, wehrt er sich – wiederum in frappierendem Gegensatz zu Orestes – gegen die schwesterliche Umarmung mit der Warnung, seine Krankheit sei so ansteckend wie das Gift von Medeas Brautgeschenken für Kreusa (V. 1174-1178). Auch in diesem Vergleich äußert sich Orests Krankheit als tiefe Verstrickung ins Barbarische. So verwundert es nicht, dass er schließlich die Szene der Anagorisis in die Szene der, wie ihm scheint, unabwendbaren Opferung durch die eigene Schwester übersetzt und diese Opferung als das ersehnte Ende der Greuelgeschichte seiner Familie erlebt:

Im Kreis geschlossen tretet an, ihr Furien,
Und wohnet dem willkommnen Schauspiel bei,
Dem letzten, gräßlichsten, das ihr bereitet!
Nicht Haß und Rache schärfen ihren Dolch;
Die liebevolle Schwester wird zur Tat
Gezwungen. Weine nicht! Du hast nicht Schuld.
Seit meinen ersten Jahren hab' ich nichts
Geliebt, wie ich dich lieben könnte, Schwester.
Ja, schwinge deinen Stahl, verschone nicht,
Zerreiße diesen Busen und eröffne
Den Strömen, die hier sieden, einen Weg!
Er sinkt in Ermattung. (V. 1243-1254)

Folgt man Cyrus Hamlin, dann findet die erste Phase der Heilung hier statt, und zwar gleichsam mythosimmanent. Indem Orest die Anagnorisis wirklich als Opferung durch die eigene Schwester erlebe, meint Hamlin, werde die Opferung zum inneren Vorgang, durch den wie in einem Initiationsritual Tod und Neugeburt miteinander verschränkt seien: »The scene of recognition between Orest and his sister reenacts at a symbolic level what must be regarded as the original function of human sacrifice as an integral component of the ritual of birth to which the powers of the goddess Artemis were dedicated. The death of the victim assures the life of the newborn, but in this case appropriately the victim and the newborn are one and the same. Orest's cure is achieved through a process of psychological transformation that constitutes for his mind a genuine experience of death and rebirth, a descent into the underworld, a reconciliation with his dead forebears, and finally a return to his conscious self.«[15] Hamlins Deutung, die Thomas Manns Programm der Verbindung von Mythos und Psychologie verpflichtet ist,[16] sieht jedoch wie die meisten Deutungen der Szene davon ab, dass in Orests nun folgender Hadesvision, der, wie Hamlin meint, zweiten Phase der Heilung, zwar die Eltern (Agamemnon und Klytemnestra) und Großvater und Großonkel (Atreus und Thyestes) als miteinander versöhnte Paare auftreten, der Stammvater Tantalus mit den Göttern aber nach wie vor nicht versöhnt ist:

Weh mir! es haben die Übermächt'gen
Der Heldenbrust grausame Qualen
Mit ehrnen Ketten fest aufgeschmiedet. (V. 1307-1309)[17]

15 Cyrus Hamlin: »›Myth and Psychology‹: The Curing of Orest in Goethe's *Iphigenie auf Tauris*«. In: *Goethe Yearbook* 12 (2004), 59-80, hier: 78. Zur Diskussion über die Heilung des Orest in der Literatur zu Goethes Drama vgl. auch Port: »Goethe und die Eumeniden« (wie Anm. 4), 170, Anm. 54.

16 Hamlin (»›Myth and Psychology‹«, wie Anm. 15, 70-80) weist insbes. nach, dass zu den antiken Subtexten von Goethes Fassung der Anagnorisis-Szene auch zahlreiche Passus von Aischylos' *Choephoren* zählen, und er führt die kultische Verbindlichkeit und Heilkraft von Orests Opfer-Erlebnis u. a. auf die kultische Verehrung von Artemis als Geburtsgöttin zurück.

17 Hamlin, ebd., 71 f., stellt zwar fest, dass in dieser Vision der Stammvater Tantalus noch leidet, spricht dann aber dennoch verallgemeinernd von der Lösung des Fluchs in Orests Vision, der wegen dieser Lösung eine Heilkraft innewohne; ähnlich schon Rasch: *Iphigenie* (wie Anm. 5), 124 f., und Jochen Schmidt: »Hölderlins Übersetzung von Iphigeniens *Parzenlied* in *Hyperions Schicksalslied*«. In: *Zwiesprache. Beiträge zur Theorie und Geschichte des Übersetzens*. Hg. Ulrich Stadler. Stuttgart, Weimar 1996, 347-353, bes. 352. Diese Ausklammerung des Leidens von Tantalus aus der Deutung von Orests Vision ist indes nicht zulässig; sie eliminiert die tragische Bedeutung, die das Scheitern des Humanismus am Mythos hat. Vgl. dazu auch Port: »Goethe und die Eumeniden« (wie Anm. 4), 171-173, der darlegt, dass die Eumeniden sich bei Goethe anders als bei Aischylos als Macht erweisen, die letztlich nicht versöhnt werden kann; diese Macht trage wesentlich zur Fremdheit des Mythischen bei und bedrohe die Autonomie des Subjekts.

Das humanistische (in der Sprache des Dramas ›griechische‹) Ethos der Versöhnung hat in der Hadesvision zwar das (aus der Sicht des Humanismus ›wilde‹ und ›barbarische‹) Rache-Ethos abgelöst, aber es scheitert hier am Widerstand der mythischen Geschichte; diese passt sich ihm nicht an. Orest verfällt wieder der vorhumanistischen mythischen Deutung seiner eigenen ›Not‹, die sich an dieser Stelle in der Qual des Tantalus spiegelt. Und gleich darauf, zu Beginn des dritten Auftritts, erreicht seine, wie Iphigenie es nennt, Raserei in der »Finsternis des Wahnsinns« (V. 1326) erst ihren Höhepunkt: Er wähnt nun nicht nur sich selbst, sondern auch Iphigenie und Pylades im Hades. Das ist eine Verkennung, die wie die Deutung der eigenen Not und der des Tantalus ganz dem ›barbarischen‹ Denkzwang zur Projektion und Übertragung gehorcht (es sei wiederum an die Mythoskritik der Euripideischen und der Goetheschen Iphigenie erinnert).

Dass Orest gleich darauf, und, wie es scheint, endgültig, wieder zur Besinnung kommt, kann also nicht, wie Hamlin meint, als dritte, abschließende Phase des Heilungsprozesses verstanden werden: »[...] the act of coming to himself again in consciousness, like a rebirth or even a resurrection of the spirit, *is* his cure.«[18] Orests hymnische Evokation seiner Heilung erfolgt vielmehr, figurenpsychologisch gesehen, gänzlich unvermittelt:

Laß mich zum ersten Mal mit freiem Herzen
In deinen Armen reine Freude haben!
Ihr Götter, die mit flammender Gewalt
Ihr schwere Wolken aufzuzehren wandelt
Und gnädig-ernst den lang' erflehten Regen
Mit Donnerstimmen und mit Windes-Brausen
In wilden Strömen auf die Erde schüttet;
Doch bald der Menschen grausendes Erwarten
In Segen auflös't und das bange Staunen
In Freudeblick und lauten Dank verwandelt,
Wenn in den Tropfen frischerquickter Blätter
Die neue Sonne tausendfach sich spiegelt,
Und Iris freundlich bunt mit leichter Hand
Den grauen Flor der letzten Wolken trennt;
O laßt mich auch in meiner Schwester Armen,
An meines Freundes Brust, was ihr mir gönnt
Mit vollem Dank genießen und behalten.

18 Hamlin: »Myth and Psychology« (wie Anm. 15), 79.

Es löset sich der Fluch, mir sagt's das Herz.
Die Eumeniden ziehn, ich höre sie,
Zum Tartarus und schlagen hinter sich
Die ehrnen Tore fernabdonnernd zu.
Die Erde dampft erquickenden Geruch
Und ladet mich auf ihren Flächen ein,
Nach Lebensfreud' und großer Tat zu jagen. (V. 1341-1364)

Diese hymnische Evokation der Heilung markiert auf der Ebene der dramatischen Handlungssequenz und ihrer Kausalität einen abrupten Wechsel, den ihre erhabene Bildlichkeit unterstreicht. Strukturiert wird diese Bildlichkeit von dem Vergleich der unverhofften ›Lösung‹ des »Fluch[s]«, der auf Orest lastete, mit der ›Auflösung‹ des »grausende[n] Erwarten[s]« von Gewitterregen in »Segen« und mit der ›Verwandlung‹ von »bange[m] Staunen / In Freudeblick und lauten Dank«.[19] Das Erhabene, das ja durch solche Brüche und Wechsel gekennzeichnet ist,[20] akzentuiert hier die figurenpsychologische Unverständlichkeit der Heilung; als Form ästhetischer Reflexion, die das Bewusstsein der Figur transzendiert und von einer Kommentarinstanz vermittelt wird,[21] dient es auch dazu, Orests mythisches Sprechen und Denken von den Residuen des Barbarischen zu reinigen – eine Reinigung, die von dem Bild der sich zurückziehenden Eumeniden mythologisch zum Ausdruck gebracht wird – und auf Iphigenies neue Mythologie abzustimmen: Orests Beschwörung von »Freude«, »Freudeblick« und »Lebensfreud'« wiederholt echoartig Iphigenies Beschwörung der »Freude« (V. 1199) und »Himmelsfreude« (V. 1213) sowie ihre darauf bezogene Quellenmetaphorik (vgl. V. 1196-1198). Doch nicht nur auf der Ebene der Figurenpsychologie, sondern auch auf der des mythologischen Geschehens bleibt Orests Heilung oder vielmehr Evokation der Heilung unverständlich, erfolgt sie doch ganz unabhängig vom Raub des Götterbildes. Diese Unver-

19 Auffallend sind wörtliche Anklänge an den Schluss von Klopstocks »Frühlingsfeier« (vgl. Friedrich Gottlieb Klopstock: *Ausgewählte Werke.* 2 Bde. Hg. Karl August Schleiden. München 1962, Bd. I, 92). Dazu Benedikt Jeßing: *Erläuterungen und Dokumente. Johann Wolfgang Goethe: Iphigenie auf Tauris.* Stuttgart 2002, 26.

20 Sie sind ein konstantes Merkmal der Geschichte dieses Begriffs seit seiner Grundlegung im späten 17. Jahrhundert; vgl. Jörg Heininger: »Erhaben«. In: *Ästhetische Grundbegriffe. Historisches Wörterbuch in sieben Bänden.* Hg. Karlheinz Barck, Martin Fontius, Dieter Schlenstedt, Burkhart Steinwachs, Friedrich Wolfzettel. Stuttgart, Weimar 2000-2005, Bd. 2, 275-310, bes. 276 f.

21 Vgl. Manfred Pfister: *Das Drama. Theorie und Analyse* [1977]. 4., unv. Aufl. München 1984, 248.

ständlichkeit heben Iphigenie und Orest später selbst hervor: Iphigenie im vierten Aufzug, indem sie sich daran erinnert, wie »in meinen Armen mir ein Bruder / Vom grimm'gen Übel wundervoll und schnell / Geheilt« worden sei (V. 1703-1705), und Orest am Ende des fünften Aufzugs, indem er Iphigenie mit Worten dankt, die ebenfalls an eine Wunderheilung denken lassen: »Von dir berührt / War ich geheilt« (V. 2119-2120).[22]

Der Interpret muss versuchen, gerade das Unverständliche verständlicher zu machen, d. h. seine Aufmerksamkeit auf die Bruchstelle richten, die den re-hellenisierten, re-humanisierten Orest vom ›barbarischen‹ trennt. Das Erhabene dient, wie angedeutet, nur dazu, die Bruchstelle hervorzuheben, aber es produziert sie nicht. Aus der oben definierten Perspektive signalisiert die Bruchstelle vielmehr, dass die Heilung nicht als Läuterung oder Bildung des Barbaren zum Griechen denkbar ist, sondern nur als zwangsweise Ausschließung des einen aus dem anderen erfolgen kann, entsprechend jener alten Antithese, auf deren Überwindung doch, wie es schien, Iphigenies aufklärerisches Programm der Er-

22 Zuvor muss auch noch Iphigenies ganz dem mythischen Denken verhafteter Zweifel an der Wirklichkeit der Heilung, nämlich ihre Angst davor behoben werden, dass Orest beim Betreten des ungeweihten Bodens außerhalb des heiligen Hains doch wieder von den Furien behelligt wird (vgl. V. 1412-1414 und 1536). Auch dieser Zweifel akzentuiert die Unverständlichkeit der Heilung, und diese erinnert an die Unverständlichkeit des Sinneswandels der Protagonistin von Euripides' *Iphigenie in Aulis*. Das ist ein weiterer Beleg für die strukturelle Verwandtschaft von Goethes Drama mit der griechischen Tragödie, in der, wie Vernant (»Tensions et ambiguïtés«, wie Anm. 6, 29) hervorhebt, die Charaktere, anstatt psychologisch kohärent oder konstant zu sein, wie es Aristoteles fordert, sich den Zwängen des Handlungsverlaufs anpassen. Rasch (*Iphigenie*, wie Anm. 5, 19 und pass.) leugnet die Unverständlichkeit mit seiner zentralen These, Orest sühne seine Schuld aus eigener Kraft und heile sich deshalb auch aus eigener Kraft. Doch diese These beruht, wie gesagt, auf einer simplifizierenden, die relative Autonomie des Mythischen leugnenden und die Gattungstradition, in der das Drama steht, ausklammernden Lektüre: »Der wirkliche Vorgang ist im Grunde einfach. Orest leidet an seiner Gewissensqual, und dieses Leiden ist in Goethes Schilderung entsetzlich und zerrüttend, aber gerade darum ist es auch heilsam, weil er mit dieser Qual und Reue sein Verbrechen büßt.« (ebd., 123 f.) In anderer Weise behauptet sich auch bei Gerhard Neumann (»Iphigenia: Sacrifice and Ritual in Drama«. In: *The World of Music* 40/1, 1998, 101-117) diese auf Hegel zurückgehende optimistische Deutungstradition, wenn er im Hinblick auf den Schluss der Anagnorisis anmerkt: »It is quite extraordinary in Goethe's conception that he creates a scene of the birth of a discourse founded by a community, of sibling dialogue, from the extinguishing of the sacrificial speech. […] One could call this the fabrication of an aesthetic state of humanity and its performance through the sibling's speech.« (ebd., 112)

ziehung der Barbaren zur Humanität und ihre Appelle an Orest zielten. Schon am Ende des dritten Aufzugs zeichnet sich also ab, dass auch in der humanistischen Umdeutung der alten kulturellen Topographie oder Geographie deren ethnozentrische Dynamik der gewaltsamen Ausschließung fortwirkt. Dieser Dynamik entsprechend unterminiert Iphigenie von Anfang an, »Das Land der Griechen mit der Seele suchend« (V. 12), ihr pädagogisches Wirken, und für sie und Pylades ist die Heilung des Orest von vornherein an die Bedingung der »Rückkehr« (V. 1339) aller drei Griechen nach Griechenland geknüpft (während der Statuenraub, dessen Funktion schon bei Euripides in den Hintergrund tritt, sich als überflüssig erweist). So schlägt bereits hier, in der Mitte des Dramas, die programmatische Bildung der Barbaren (auch des barbarisierten Orest) zum Griechentum in die programmatische Trennung der Griechen vom Barbarentum um; Orest soll sich mit Thoas, dessen mythischen Glauben an die heilende Kraft des Menschenopfers er im zweiten und dritten Aufzug durchaus teilt, nicht verbrüdern, so wie Iphigenie ihn nicht heiraten soll. Am Ende bleiben die taurischen Barbaren sich selber überlassen; Iphigenie bricht, indem sie sich von Thoas trennt, mit ihrem humanistisch-kosmopolitischen Erziehungsprogramm. In der programmatischen Trennung des ›humanen‹ Griechentums vom Barbarentum ist indes die erneute Verstrickung des einen ins andere durchaus angelegt. Das zeigt sich schon im vierten Aufzug in Orests und Pylades' Bereitschaft, die Heimkehr aus Barbarenland mit barbarischen Mitteln – Lüge, Raub und Gewalt – zu bewerkstelligen, und in der Faszination des Barbarischen, von der Iphigenies Parzenlied Zeugnis ablegt. Und es zeigt sich ganz am Ende darin, dass fortan Iphigenie die Stelle der unberührbaren griechischen Göttin einnimmt, der die Nichtgriechen (hier Thoas) Opfer zu bringen haben.

Zusammenfassend sei festgehalten: Bei Euripides ist die Hellenen/Barbaren-Antithese, wie seine Revision der Heilung des Orestes zeigt, ein zeitgenössisches ethnozentrisches Ordnungsprogramm, an dem der alte Mythos gemessen wird; im Medium der Tragödie wird aber auch umgekehrt das neue Ordnungsprogramm am alten Mythos gemessen, so dass sich die für die Gattung konstitutiven semantischen Spannungen einstellen. Die ethno-, genauer: hellenozentrische Bedeutung, die dieses Programm in der griechischen Tragödie hat, wird zwar bei Goethe wie bei seinen klassizistischen Vorgängern (z. B. Racine) von einer humanistisch-kosmopolitischen überlagert (›griechisch‹ bedeuten nun ›human‹ und ›gebildet‹, ›barbarisch‹ ›inhuman‹ und ›ungebildet‹). Doch der strukturelle Konflikt zwischen dem Programm, dem das Ethos der Griechen gehorcht oder gehorchen soll, und dem Mythos als Überlieferung kehrt auch bei Goethe wieder. Im Spannungsfeld dieses Konflikts gerät die Heilung oder vielmehr Verkündung der Heilung des Orest zum abrupten, erzwungenen Wechsel:[23] Der tief ins Barbarische verstrickte Grieche erklärt sich für geheilt und wird von Pylades für geheilt erklärt (vgl. V. 1536, 1607), weil auch die humanistische Variante der Antithese des Griechischen und Barbarischen deren Vermischung nicht zulässt – eine Vermischung, von der jedoch der Mythos bei Goethe weiterhin Zeugnis ablegt. Die Überführung der Tragödie ins »Schauspiel« (so der Untertitel von Goethes Drama[24]) auf dem Wege der Verständigung und Erziehung kann deshalb letztlich nicht gelingen. Am Ende stehen die Zwänge des Mythos gegen die Zwänge eines Humanismus, dessen Leitvorstellung der ›Reinheit‹ exklusiv ist, weil in ihr der Ethnozentrismus der alten Hellenen/Barbaren-Antithese weiterwirkt.

23 Auch auf diesen von der Griechen/Barbaren-Antithese vermittelten, diskursiven Zwang sind also die oben zitierten Worte des Pylades zu beziehen, Orest und er seien im Rahmen ihrer Aufgabe, Diana aus Barbarenland nach Griechenland zu bringen, »seltsam […] / […] an der Pforte schon gezwungen hier« (V. 738 f.).

24 Zu dieser Gattungsbezeichnung von Goethes Drama vgl. Helmut J. Schneider: »Tragödie und Guillotine. *Dantons Tod*: Büchners Schnitt durch den klassischen Bühnenkörper«. In: Volker C. Dörr, Ders. (Hg.): *Die deutsche Tragödie. Neue Lektüren einer Gattung im europäischen Kontext.* Bielefeld 2006, 127-156, bes. 128.

Gilles Darras

»Die Kenntnis der Krankheit mußte der Heilung vorangehen«

Heilkunst und Literatur im Frühwerk von Friedrich Schiller

Indem die Forschung der letzten zwanzig Jahre zur Spätaufklärung den Begriff der Anthropologie ins Blickfeld rückte, führte sie zu einer Neubetrachtung der zeitgenössischen Literatur unter besonderer Berücksichtigung eines neuen philosophischen und poetischen Diskurses über den Menschen, dem die anvisierte Überwindung des cartesianischen Dualismus zugrunde lag. Das Wechselverhältnis zwischen Leib und Seele ans Licht zu ziehen, den Menschen in seiner Ganzheit zu erfassen, um ihn besser zu kennen und zu heilen, so lautet das ehrgeizige Projekt mancher Autoren wie des jungen Friedrich Schiller, die eben an der Schnittstelle von mehreren Fächern oder Künsten angesiedelt sind: Philosophie, Heilkunst und Literatur.

Für diese Autoren, die sich als literarische Ärzte begreifen, kann eine solche umfassende und tiefgreifende Menschenkenntnis letztendlich sogar zu einer Infragestellung heiliger Werte oder Tabus – am Beispiel der Unsterblichkeit der Seele – und zu einer nicht ungefährlichen Nähe zum weiterhin verpönten Materialismus führen. Die ambivalente, zwischen Faszination und Abneigung stets pendelnde Haltung eines Schiller zur verführerischen Philosophie des ›Homme Machine‹ ist ja aufschlussreich, dokumentiert sie doch die Entstehung eines neuen anthropologischen Diskurses, welcher sich von der metaphysischen Bevormundung gleichsam befreit hat und das Individuum als philosophisch-literarisches Forschungsobjekt an und für sich betrachtet.[1]

1 Rolle und Bedeutung der Anthropologie in der Literatur der Spätaufklärung wurden in einem 1994 von Hans-Jürgen Schings herausgegebenen Sammelband (*Der Ganze Mensch. Anthropologie und Literatur im 18. Jahrhundert.* Stuttgart 1994) in gebührender Weise gewürdigt, wobei der Begriff in seinen mannigfaltigen psychologischen, theologischen, ethnologischen und literarischen Bedeutungen und Implikationen beleuchtet wurde. Schings' 17 Jahre früher erschienene, bahnbrechende Studie zur Melancholie (*Melancholie und ihre Kritiker in Erfahrungsseelenkunde und Literatur des 18. Jahrhunderts.* Stuttgart 1977) hatte der Anthropologie-Forschung einen entscheidenden Impuls verliehen. Was Schiller

Das Interesse für die Menschenkenntnis, das der medizinischen Literatur der Spätaufklärung zugrunde liegt und von dem die zahlreichen Abhandlungen oder Versuche zeugen, die in den 1770-1780er Jahren zu psychophysiologischen Fragestellungen verfasst werden,[2] hat sein Pendant in der literarischen Fiktion dieser Jahre. Nicht zuletzt eine bisher eher vernachlässigte oder minder geachtete Gattung – der Roman – erfährt im Rahmen dieser anthropologischen Neuorientierung eine regelrechte Renaissance. Wielands *Agathon* (1767) und Friedrich von Blanckenburgs *Versuch über den Roman* (1774) bilden in dieser Hinsicht zwei Meilensteine in der Konstitution eines neuen Paradigmas, der ›literarischen Anthropologie‹, deren prominentester Vertreter Schiller werden sollte.

Der moderne Roman, so Blanckenburg, soll die Gedanken, Gefühle und Handlungen der dargestellten Figuren analysieren, deren Gründe und Motive zutage fördern und evident machen. Sobald der Roman nicht mehr darauf hinzielt, die Menschen so darzustellen, wie sie sein sollten, sondern wie sie sind, sobald die *innere* Geschichte zum eigentlichen Hauptgegenstand der Darstellung deklariert wird, erhält die psychologische Analyse eine grundlegende Funktion angesichts dieses ästhetisch-poetischen Paradigmenwechsels. Goethes *Werther*, welcher im selben Jahr wie Blanckenburgs ›Manifest‹ erscheint (1774), bildet mit Schillers Erzählung *Der Verbrecher aus verlorener Ehre* (1786) das vielleicht anschaulichste Beispiel dieser erzählpoetischen Entwicklung im 18. Jahrhundert, wobei die Seelenchronik oder Chronik der psychologischen Verirrungen bzw. Verwirrungen, die erbauliche moralische Erzählung ablöst, welche in den *Moralischen Wochenschriften* ihren Ausdruck fand. Verirrungen und Störungen nehmen ihren vollen Platz ein in einer Literatur, die sich anheischig macht, den Menschen in all seinen Facetten zu beleuchten, die Seelen so zu zergliedern wie der Gerichtsmediziner die Körper obduziert.[3]

anbelangt, hat insbesondere Wolfgang Riedel (*Die Anthropologie des jungen Schiller. Zur Ideengeschichte der medizinischen Schriften und der* Philosophischen Briefe. Würzburg 1985) der Forschung über das Frühwerk des Klassikers neue Wege und Perspektiven erschlossen, und zwar nicht zuletzt aufgrund der detaillierten Analyse der ersten theoretischen Texte Schillers, die psychophysiologische bzw. psychopathologische Themen behandeln.

2 Vgl. z. B. Johann Friedrich Zückert: *Von den Leidenschaften*. Berlin 1774; Johann Georg Zimmermann: *Von der Erfahrung in der Arzneikunst*. 2 Tle. Zürich 1763/64; Ernst Platner: *Anthropologie für Ärzte und Weltweise*. Leipzig 1772.

3 Diese ›Psychologisierung‹ der damaligen Literatur hat Wolfgang Riedel (»Anthropologie und Literatur in der deutschen Spätaufklärung. Skizze einer For-

Depressionen, Mord- und Selbstmordfälle rücken daher in den literarischen Blickpunkt und werden als pathologische und symptomatische Erscheinungen auf ihre Ursachen hin untersucht. Nicht nur der Roman, sondern auch das Drama erweist sich als besonders geeignet für die Veranschaulichung der Seelenverirrungen, und zwar nicht zuletzt aufgrund seiner Fähigkeit, das Verhältnis zwischen Leib und Seele auf der Bühne exemplarisch zu repräsentieren, die Unordnungen des Geistes durch die Bewegungen des Körpers gleichsam nachzuzeichnen. Die Erforschung der Seelenleiden fordert eine eigene Poetik, eine anthropologische Schreibweise (›Pathographie‹), die sowohl im Briefroman (*Werther*), im autobiographischen Roman – Karl Philipp Moritz' *Anton Reiser* (1785) wird kennzeichnenderweise als ›psychologischer Roman‹ untertitelt – als auch in den Dramen und den Erzählungen eines Schiller ihren Niederschlag findet. In seinem Vorwort zum zwischen 1783 und 1793 erscheinenden *Magazin zur Erfahrungsseelenkunde* empfiehlt Karl Philipp Moritz eine Analyse der Seelenleiden in diätetischer Perspektive und anhand der Kriminalfälle, wobei dessen Aussagen als regelrechtes Manifest der literarischen Anthropologie gedeutet werden können: »Wie nahm die Entzündung in dem schadhaften Gliede allmählich zu? Wie hätte dem Übel noch beizeiten vorgebeugt, der Schaden noch geheilt werden können? An welcher Nachlässigkeit im Besichtigen oder Verbinden lag es, daß er so weit um sich griff, bis kein Rettungsmittel mehr fruchten wollte? In welchen Dorn hatte sich der gesunde Finger gereizt? Welcher kleine unbemerkte Splitter war darin steckengeblieben, der nach und nach ein so gefährliches Geschwür erweckte? Wie weit mannigfaltiger, verderblicher und um sich greifender als alle körperlichen Übel sind die Krankheiten der Seele! Wie weit unentbehrlicher als alle Arzneikunde für den Körper wäre dem menschlichen Geschlechte eine Seelenkrankheit, die es noch nicht hat!«[4]

Karl Philipp Moritz schwebt nichts weniger vor als eine Typologie der Seelenleiden nach dem Vorbild der physischen Krankheiten, wobei er das, was der Wissenschaftler Carl von Linné zur gleichen Zeit auf dem Feld der Naturwissenschaften vornimmt – nämlich eine Klassifikation der Gattungen – aufs psychologische Gebiet zu übertragen gedenkt.

schungslandschaft«. In: *Internationales Archiv für Sozialgeschichte der Deutschen Literatur* 6. Sonderheft: Forschungsreferate, 3. Folge. Tübingen 1994, 93-157) überzeugend charakterisiert.

4 Karl Philipp Moritz: »Vorschlag zu einem Magazin der Erfahrungs Seelenkunde« [1782]. In: Ders.: *Werke in drei Bänden*. Hg. Horst Günther. Frankfurt am Main 1981, Bd. III, 759-761, hier: 760.

Dem Aufklärer Moritz geht es ganz offensichtlich darum, normabweichende Erscheinungen aus dem Seelenleben in einen rational-wissenschaftlichen Diskurs einzuordnen. Ein ähnlicher Geist herrscht in der geradezu programmatischen Vorrede zur Erzählung *Der Verbrecher aus verlorener Ehre*, die vier Jahre später entsteht: »Man hat das Erdreich des Vesuvs untersucht, sich die Entstehung seines Brandes zu erklären, warum schenkt man einer moralischen Erscheinung weniger Aufmerksamkeit als einer physischen? Warum achtet man nicht in eben dem Grade auf die Beschaffenheit und Stellung der Dinge, welche einen solchen Menschen [den Verbrecher; G.D.] umgaben, bis der gesammelte Zunder in seinem Inwendigen Feuer fing? [...] Die Heilkunst und die Diätetik [...] haben ihre besten Entdeckungen und heilsamsten Vorschriften vor Kranken- und Sterbebetten gesammelt. Leichenöffnungen, Hospitäler und Narrenhäuser haben das hellste Licht in die Physiologie angezündet. Die Seelenlehre, die Moral, die gesetzgebende Moral sollten billig diesem Beispiel folgen, und ähnlicherweise aus Gefängnissen, Gerichtshöfen und Kriminalakten – den Sektionsberichten des Lasters – sich Belehrungen holen.«[5]

Nicht von ungefähr wird hier auf die Heilkunst ausdrücklich und mehrfach Bezug genommen, hat doch der junge Schiller auf der Carlsschule zu Stuttgart ein fünfjähriges medizinisches Studium absolviert, wobei an Krankenhausbesuchen, Obduktionen und Patientenbehandlungen kein Mangel herrschte. Zu Schillers allerfrühesten Schriften gehören ja ein Obduktionsbericht (*Beobachtungen bei der Leichenöffnung des Eleven Hiller*), eine lateinisch verfasste Abhandlung über die Fieberarten (*Über die Unterscheidung von entzündungsartigen Fiebern und Faulfiebern*) und eine Reihe von Berichten über die Krankheit eines depressiven Mitschülers (*Über die Krankheit des Eleven Grammont*), wobei die Diagnose des Medizinstudenten auf Hypochondrie lautet, nämlich: »[...] derjenige unglückliche Zustand eines Menschen, in welchem er das bedauernswürdige Opfer der genauen Sympathie zwischen dem Unterleib und der Seele ist.«[6] Was es mit dieser pathologischen Sympathie zwischen Körper und Seele genau auf sich hat, erfahren wir gleich darauf, wobei Schiller sich bemüht, den Zusammenhang zwischen der geistig-

5 Friedrich Schiller: *Der Verbrecher aus verlorener Ehre.* In: Ders.: *Sämtliche Werke.* 5 Bde. Auf der Grundlage der Textedition von [Gerhard Fricke und] Herbert G. Göpfert. Hg. Peter-André Alt, Albert Meier, Wolfgang Riedel. München 2004, Bd. V, 13-35, hier: 14 f.; Schillers Werk wird im Folgenden nach dieser Ausgabe unter Angabe des Bandes zitiert.

6 Schiller: *Über die Krankheit des Eleven Grammont*, V, 268.

metaphysischen Krise und dem psychophysiologischen Leiden herauszuarbeiten: »Pietistische Schwärmerei schien den Grund zum ganzen nachfolgenden Übel gelegt zu haben. Sie schärfte sein Gewissen und machte ihn gegen alle Gegenstände von Tugend und Religion äußerst empfindlich und verwirrte seine Begriffe. Das Studium der Metaphysik machte ihm zuletzt alle Wahrheit verdächtig und riß ihn zum andern Extrem über, so daß er, der die Religion vorher übertrieben hatte, durch skeptische Grübeleien nicht selten dahin gebracht wurde, an ihren Grundpfeilern zu zweifeln. [...] Mit dieser Unordnung seiner Begriffe verband sich nach und nach eine körperliche Zerrüttung.«[7]

Eine ähnliche Diagnose wird in zwei späteren Erzählfiktionen vorkommen, und zwar sowohl in den *Philosophischen Briefen* als auch in dem *Geisterseher* aus dem Jahre 1786, wobei die Protagonisten beider Erzählungen als Melancholiker erscheinen, die in einen radikalen Skeptizismus geraten, von dem der eine (der Julius aus den *Philosophischen Briefen*) sich erholen, während der andere (der Prinz aus dem *Geisterseher*) ihm erliegen wird, indem er letztendlich zum Mörder wird. Schillers Interesse für die Verirrungen der Seele, auf das der Leser in seinem literarischen Früh- und auch Spätwerk immer wieder stößt, lässt sich somit auf diese physio- und psychotherapeutische Praxis der frühen Jahre zurückführen, wobei sowohl die ärztlichen Berichte wie auch die Dissertationen als akademische Fingerübungen oder propädeutische Vorarbeiten zu betrachten wären.[8]

In seinem Versuch *Über den Zusammenhang der tierischen Natur des Menschen mit seiner geistigen*, der, kennzeichnend genug, zeitgleich mit der *Fieberabhandlung* und dem ersten Drama *Die Räuber* entsteht, nimmt Schiller eine Mittelstellung ein zwischen gegensätzlichen Deutungen des ›Commercium Mentis et Corporis‹. Die animistische Theorie eines Stahl, die die Seele als allmächtiges regulatives Prinzip betrachtet, lehnt er genauso ab wie die materialistische Position eines La Mettrie (*L'Homme Machine*), die der Seele jegliche Autonomie aberkennt und sie als reinen Ausfluss der Materie betrachtet. Der philosophische Arzt Schiller erscheint vielmehr bemüht, den gegenseitigen Einfluss der beiden Naturen zu untersuchen. Diese Mittelstellung ist aber alles andere als bequem: Schiller verwirft ja die materialistische Philosophie explizit

7 Ebd., 269.

8 Zum genauen Verhältnis zwischen Anthropologie und Literatur beim jungen Schiller, s. neben Riedel (*Die Anthropologie des jungen Schiller*, wie Anm. 1) Verf.: *L'âme suspecte. Le corps complice. L'anthropologie littéraire dans les premières œuvres de Schiller*. Paris 2005.

und kriminalisiert sie sogar bekanntlich durch die Figur des aufgeklärten Schurken bzw. des schurkischen Aufklärers Franz Moor aus den *Räubern*, aber verrät vielleicht eben dadurch eine gewisse Faszination für eine Philosophie, die ein immerhin ziemlich attraktives Deutungsmuster des Zusammenhangs zwischen Leib und Seele liefert. Schiller, der bis heute immer noch öfters als Vertreter des Idealismus präsentiert wird, hegt in seinem Frühwerk immer wieder erhebliche Zweifel an der Widerstandskraft der Seele, einer Seele, die – das dokumentieren ja viele der literarischen Figuren – sehr schnell abirren und ins Laster abdriften kann: Karl Moor aus den *Räubern*, Fiesco aus dem nach ihm benannten Drama oder auch Ferdinand aus *Kabale und Liebe* betreten die Bühne als erklärte Idealisten bzw. Menschenfreunde und werden bedenklich schnell zu radikalen Skeptikern, ja, zu Misanthropen, die den *Anderen* – Mensch oder Idee, die maßlos geliebte Frau oder die verehrte Republik – instrumentalisieren oder gar zerstören, nachdem sie ihm maßlos gehuldigt haben. Für den philosophischen Arzt Schiller sind die Laster pathologische Erscheinungen bzw. Entgleisungen der Seele, wobei die geistige Zerrüttung sich auf den Körper auswirkt. Um diese Erscheinungen zu veranschaulichen, greift der Autor des Versuchs *Über den Zusammenhang* zu literarischen Vergleichen: Die wahnsinnigen Ausbrüche einer Lady Macbeth, eines Richard III. und sogar eines Franz Moor werden als Beispiele für die pathologische Interaktion von Leib und Seele zitiert.

Franz Moor wird von apokalyptischen Visionen geplagt, die die traumatische Rückkehr des verdrängten Gewissens signalisieren. Als überzeugter Materialist, der bei den philosophischen Ärzten in die Schule ging, meint er, diese pathologischen Erscheinungen durch seinen fachkundigen Diskurs buchstäblich wegrationalisieren zu können, erliegt aber selbst der Macht der psychophysischen Sympathie, wie es Schiller in seinem anschließenden diagnostischen Kommentar bestätigt: »Moor: Träume bedeuten nichts. […] Ich hatte soeben einen lustigen Traum. (Er sinkt ohnmächtig nieder)«. Hier bringt das plötzlich auffahrende Integralbild des Traums das ganze System der dunklen Ideen in Bewegung und rüttelt gleichsam den ganzen Grund des Denkorgans auf. Aus der Summe aller entspringt eine ganz äußerst zusammengesetzte Schmerzempfindung, die die Seele in ihren Tiefen erschüttert und den ganzen Nervenbau per consensum lähmt.[9]

Es entbehrt nicht einer gewissen Ironie, dass der philosophische Schurke nun derselben Sympathie zum Opfer fällt, die er früher im

9 *Versuch über den Zusammenhang*, V, 309 f.

Stück als psychologische Waffe einsetzen wollte, um seine Zwecke zu erreichen bzw. seinen Vater durch Verzweiflung zu töten. Hier sei an das berühmte Glaubensbekenntnis des pervertierten Aufklärers zu Beginn des Stückes erinnert: »Philosophen und Mediziner lehren mich, wie treffend die Stimmungen des Geistes mit den Bewegungen der Maschine zusammenlauten. […] Leidenschaften mißhandeln die Lebenskraft – der überladene Geist drückt sein Gehäuse zu Boden – Wie denn nun? – Wer es verstünde, dem Tod diesen ungebahnten Weg in das Schloß des Lebens zu ebnen? – den Körper vom Geist aus zu verderben?«[10] In diesem programmatischen ›Manifest‹ des Psychoterrorismus lässt sich gewiss eine parodistische bzw. selbstparodistische Anspielung des Anthropologen Schiller erkennen, aber dahinter steckt auch eine unmissverständliche Warnung des Autors an eine fortschrittsgläubige und wissensfromme Zeit, in der der vermeintliche Siegeszug der Vernunft vielleicht nichts als eine Augentäuschung ist. Die Fortschritte des Wissens können paradoxerweise vielmehr zur Entstehung einer neuen Barbarei beitragen, die sich die kritischen Instrumente – den analytischen Diskurs – der Aufklärung aneignet, um sie für kriminelle Zwecke zu benutzen und sie somit gegen sie selbst zu kehren. Wenn die Aufklärung aber sich so leicht instrumentalisieren und zweckentfremden lässt, wenn sie zu solchen Verirrungen führen kann, hängt es vielleicht damit zusammen, dass sie auf viel zu prekären oder problematischen Grundlagen beruht. Wenn der ›Schlaf der Vernunft Ungeheuer zeugen kann‹ (so der berühmte Titel einer zeitgenössischen Federzeichnung des Malers Goya), kann die intellektuelle Hypertrophie, die Bildung des Verstandes auf Kosten von Herz und Sinnlichkeit, ebenso auch Verbrecher hervorbringen. Diese Diagnose wird der Klassiker Schiller etwa zehn Jahre später in seiner Abhandlung *Über die ästhetische Erziehung des Menschen* ausdrücklich stellen und zum Ausgangspunkt seiner ästhetisch-pädagogischen Reflexion bzw. seiner therapeutischen Ästhetik oder gar ästhetischen Therapie machen.

Der junge Regimentsarzt Schiller, der 1780 sein medizinisches Studium abschließt, findet in und auf der Bühne einen geeigneten Ort für die Anwendung seiner psychophysiologischen Beobachtungen und verlässt sozusagen ein Theater – das anatomische – für ein anderes. Die Schaubühne wird dabei zum fiktiven Experimentierraum, zum literarischen Laboratorium, in dem das gleichzeitig untersucht und dargestellt werden kann, was die damalige Seelenkunde unter dem Begriff der ›dunklen Ideen‹ versteht. In der berühmten Vorrede zu den *Räubern* de-

10 *Die Räuber*, I, 522.

finiert Schiller sein Werk als eine psychologische Chronik in Bühnenform: »Man nehme dieses Schauspiel für nichts anderes als eine dramatische Geschichte, die die Vorteile der dramatischen Methode, die Seele gleichsam bei ihren geheimsten Operationen zu ertappen, benutzt.«[11]

Therapeutische und didaktische Perspektiven sind bei Schiller – dem jungen wie dem Klassiker – stets eng verbunden, und es soll daher nicht wundernehmen, den Keim der Wirkungsästhetik, die der Schillerschen Dramenpoetik bekanntlich zugrunde liegt, in dieser frühen psychophysiologischen Untersuchung, dem *Versuch über den Zusammenhang*, zu entdecken: »Schon der nachgemachte Affekt macht den Schauspieler augenblicklich krank, und wenn der Garrick seinen Lear oder Othello gespielt hatte, so brachte er einige Stunden in gichterischen Zuckungen auf dem Bette zu. Auch die Illusion des Zuschauers, die Sympathie mit künstlichen Leidenschaften hat Schauer, Gichter und Ohnmachten gewirkt.«[12] Die Analyse der Leidenschaften und deren physische Implikationen umfasst also in einem Zug Figur, Interpret und Zuschauer. Der junge Schiller scheint hier schon die erheblichen Vorteile zu erahnen, die ihm die Kenntnis des psychosomatischen Verhältnisses in dramatischer Hinsicht bringen wird. Dieses medizinische Wissen bildet die anthropologische Grundlage einer Dramaturgie im Werden, die sich zum Ziel setzt, die verborgenen *Triebfedern* der Seelen*mechanik* bloßzulegen – solche Termini sind beim jungen Schiller sehr häufig anzutreffen –, wobei die Psychologie zugleich als Forschungsgegenstand und als Wirkungsmittel fungiert. Schließlich soll ja die Darstellung auf den Zuschauer als ganzen Menschen – als Einheit von Leib und Seele – wirken. Dieser Grundgedanke nimmt in der berühmten Rede von 1784 über Rolle und Funktion des Theaters einen wichtigen Platz ein: *Was kann eine gute stehende Schaubühne eigentlich wirken?* lautet ja kennzeichnenderweise der ursprüngliche Titel des unter seinem späteren Titel bekannteren Textes *Die Schaubühne als moralische Anstalt betrachtet*.

Der Erfolg der Wirkung beruht auf der Qualität des Interpretenspiels, und sowohl in der Rede von 1784 als auch in der zwei Jahre früher verfassten Bilanz *Über das gegenwärtige teutsche Theater* mahnt Schiller ein ausgewogenes Spiel an, das wiederum ein anthropologisches Vorwissen zu erfordern scheint, um beide Extreme – Übertreibung und Kälte – zu vermeiden. Was für den Schauspieler gilt, gilt natürlich auch für den Dramendichter, und Schillers Reflexion nimmt eine doppelte sozialpsychologische und sozialtherapeutische Perspektive an. In einer von

11 *Die Räuber*, »Vorrede (zur ersten Auflage)«, I, 484.

12 *Versuch über den Zusammenhang*, V, 310.

wachsender Entfremdung, Fragmentierung und Spezialisierung gekennzeichneten Gesellschaft (die vernichtende Bilanz der *Briefe über die ästhetische Erziehung* wird hier ganz eindeutig vorweggenommen) ist das Individuum nicht mehr in der Lage, sich selbst als Einheit von Leib und Seele zu erfahren, und das Theater erscheint als der Ort, an dem er seine beiden Naturen harmonisch versöhnen und in Einklang bringen kann, wird er hier doch zugleich als Sinnen- und geistiges Wesen angesprochen. Der Katharsis-Begriff wird im folgenden Auszug aus der zweiten ›Schaubühnenrede‹ auf seine medizinischen Wurzeln zurückgeführt: »Wir werden uns selbst wiedergegeben, unsere Empfindung erwacht, heilsame Leidenschaften erschüttern unsere schlummernde Natur und treiben das Blut in frischeren Wallungen.«[13] Diese Hervorhebung der kathartischen Schauspielwirkung erhält ihre ganze Bedeutung im Zusammenhang mit den Betrachtungen, die Schiller in seinen frühen medizinischen Schriften über die Melancholie anstellt. Das Wirken des dramatischen Dichters vergleicht Schiller mit dem eines Arztes, der die Krise künstlich auslösen würde, um sie besser heilen zu können, und zwar durch eine Schocktherapie, das heißt durch eine Darstellung des Leidens, die intensiv und radikal genug sei, um glaubwürdig, das heißt wirksam zu sein. An pathetischen Effekten, an gewaltigen Affektausbrüchen darf kein Mangel sein, so Schiller in seinen späteren Abhandlungen zur Dramenpoetik. In seiner Schrift *Über das Erhabene* definiert der Autor das Pathetische höchst charakteristisch als eine »Inokulation des unvermeidlichen Schicksals, wodurch es seiner Bösartigkeit beraubt wird und der Angriff desselben auf die starke Seite des Menschen geleitet wird.«[14]

Dem Anthropologen Schiller geht es darum, den allzu gleichgültigen Zuschauer zu erschüttern und den überempfindlichen abzuhärten: Für den früheren Arzt besteht der therapeutische Erfolg der theatralischen Darstellung nicht zuletzt in einer Verringerung der Temperaturunterschiede, der psychoklimatischen Schwankungen zur Herstellung bzw. Wiederherstellung des gestörten Gleichgewichtes in den einzelnen Individuen und zwischen den Individuen. Der Gesellschaft präsentiert sich die Bühne somit als Labor des zu errichtenden ästhetischen Staates, und nicht zuletzt darin liegt der originale Beitrag, den Schiller zum ehrgeizigen anthropologischen Projekt der philosophischen Ärzte leistet. Dieses Ziel bleibt im Denken und Schaffen des jungen Schiller immer präsent, und davon zeugt die Anpassung des poetischen Diskurses an den wissen-

13 *Was kann eine gute stehende Schaubühne eigentlich wirken?* V, 831.

14 *Über das Erhabene*, V, 805 f.

schaftlich-mechanischen. So in der Ankündigung der Zeitschrift *Rheinische Thalia* (1784): »[Ich fühl mich] aufgefordert, dem Menschen durch jede Dekoration des bürgerlichen Lebens zu folgen, und [...] die Magnetnadel an sein Herz hinzuhalten. Neugefundene Räder in dem unbegreiflichen Uhrwerk der Seele [...] sind mir, ich gesteh es, wichtiger als die toten Schätze des Antikensammlers oder ein neu entdeckter Nachbar des Saturnus«.[15] Die Seele lässt sich nach den Worten Schillers in ihren »geheimsten Operationen« auf der Theaterbühne umso besser »ertappen« (in diesem Ausdruck verbinden sich übrigens die kriminalistische und medizinische Dimension), als die Körpersprache einen aufschlussreichen Indikator bildet bzw. einen zuverlässigen Seismograph, der die leisesten seelischen Schwankungen nachzeichnet und buchstäblich verrät. Der experimentierfreudige junge Schiller unterzieht seine literarischen Figuren bzw. Versuchsobjekte gezielten traumatischen Erlebnissen, deren psychologische Auswirkungen sich am Leib selbst ablesen lassen. Hier spielen die Bühnenanweisungen eine besondere Rolle, und ihnen kommt im Theater des jungen Schiller eine noch nie da gewesene symptomatische Funktion zu, die mit der besonderen medizinisch-philosophischen Perspektive des Autors eng zusammenhängt.

Eine sorgfältige Bestandsaufnahme der Didaskalien zeigt nämlich, wie sehr sie in Krisenmomenten konzentriert erscheinen, ähnlich diesen von Schiller in seiner Fieberschrift ausführlich beschriebenen pathologischen Zuständen. Das vielleicht anschaulichste Beispiel für diese literarische Anwendung der medizinischen Beobachtungen liefert eine Szene aus der *Verschwörung des Fiesco zu Genua*, in der der Protagonist angesichts seines tragischen Versehens – der auf einem Missverständnis beruhenden Ermordung seiner Frau – in eine Körper und Seele heftig anfallende, äußerst spektakuläre Krise gerät. Die angehäuften Bühnenanweisungen liefern dabei eine quasi klinische Beschreibung des Leidens: »Fiesco: tritt hitzig auf [...] zornig [...] wild auffahrend [...] außer Fassung [...] wütend [...] die Augen herumgerollt [...] hinauswütend in einem gräßlichen Schrei [...] sinkt durchdonnert zu Boden [...] wütend [...] rasend gegen sie taumelnd [...] todesmatt zurückwankend [...] viehisch um sich hauend [...] den stieren Blick in einen Winkel geheftet [...] Mit Schauern zur Leiche gehend [...] erschöpft [...]«.[16]

In den Hauptfiguren seiner frühen Dramen (Karl Moor, Ferdinand von Walter und Fiesco) stellt Schiller drei Schwärmertypen dar, deren Schwärmerei angesichts eines traumatischen Erlebnisses katastrophale

15 »Ankündigung der *Rheinischen Thalia*« (1784), V, 857.
16 *Die Verschwörung des Fiesco zu Genua*, I, 740-745.

Folgen hervorbringt. In den 1786 gedruckten *Philosophischen Briefen*, die zeitgleich mit dem *Verbrecher aus verlorener Ehre* erscheinen, und mit denen Schiller die Gattung Dramatik zugunsten der Epik vorübergehend verlässt, verbindet er zum ersten Mal die Themen Schwärmerkritik und Schwärmerkur. Dem jungen Idealisten Julius wird ein Mentor an die Seite gestellt – Raphael –, der seinen Freund und Zögling einem regelrechten medizinisch-philosophischen Experiment unterzieht, um ihm das Trauma zu ersparen, das die Konfrontation mit der Wirklichkeit unweigerlich auslösen wird. Seinen ›Patienten‹ fordert er zur kritischen Überprüfung seiner metaphysischen Ideale auf. Um ihn gegen spätere Angriffe immun zu machen, inokuliert er ihm erklärtermaßen das Gift des Zweifels: »Du hast eine Krankheit zu überstehen, von der Du nur allein durch Dich selbst vollkommen genesen kannst, um vor jedem Rückfall sicher zu sein [...]. Ich habe nichts getan, als eine Krisis beschleunigt, die solchen Seelen, wie die Deinigen, früher oder später bevorsteht [...]. Dich vor einem solchen Schicksal zu bewahren, blieb mir nichts übrig, als diese unvermeidliche Seuche durch Einimpfung unschädlich zu machen.«[17]

Die Entdeckung der kritischen Philosophie und das Aufwachen der Vernunft werden also mit einer notwendigen Krise, mit einem traumatischen, aber heilsamen Schock verglichen, der im Rahmen einer von anthropologischen Grundsätzen geleiteten therapeutischen und pädagogischen Behandlung seine volle Bedeutung und Berechtigung erhält. Erneut spricht hier der philosophische Arzt, wobei dessen Diagnose und Prognose in Hinsicht auf die anthropologische Poetik des jungen Schiller einen ausgesprochenen programmatischen Aussagewert erhält: »Skeptizismus und Freidenkerei sind die Fieberparoxysmen des menschlichen Geistes und müssen durch eben die unnatürliche Erschütterung, die sie in gut organisierten Seelen verursachen, zuletzt die Gesundheit befestigen helfen. [...] diese Zweifel, diese Irrtümer vorzutragen, war notwendig; die Kenntnis der Krankheit mußte der Heilung vorangehen.«[18]

Indem er die Bühne vorübergehend verlässt, um sich der Erzählprosa zu widmen, bekundet Schiller seinen Wunsch, mit neuen Formen zu experimentieren, der Erfahrungsseelenkunde literarisch neue Bahnen zu erschließen. Wahrscheinlich ist ihm dabei auch bewusst, dass die Erzählform aufgrund der epischen Distanz eine vielleicht geeignetere und schließlich sogar wirkungsvollere Form als die dramatische ist. Da, wo der Zuschauer sich von dem Schauspiel leicht verblenden lassen kann,

17 *Philosophische Briefe*, V, 342.
18 Ebd., 337.

verfügt der Leser – durch das Erzählmedium – über den nötigen Abstand, um die Geschichte mit einem kühleren, nüchterneren Blick zu betrachten. Ebenso wie der Schauspieler die richtige Balance finden soll zwischen Identifikation und Distanzierung, soll der Leser in der Lage sein, Mitleid zu empfinden, sich ins Innere der Figur hineinzuversetzen, ohne dafür seine Urteilskraft, oder, mit Schiller zu sprechen, seine ›republikanische Freiheit‹ einzubüßen. Dem Chronisten obliegt es somit, die Voraussetzungen für ein analytisches und kritisches Lesen zu schaffen, das Schiller in seiner Vorrede zum *Verbrecher aus verlorener Ehre* so definiert: »Der Held muß kalt werden wie der Leser, oder, was hier ebenso viel sagt, wir müssen mit ihm bekannt werden, eh er handelt, wir müssen ihn seine Handlung nicht bloß vollbringen, sondern auch wollen sehen. An seinen Gedanken liegt uns unendlich mehr als an seinen Taten, und noch weit mehr an den Quellen seiner Gedanken als an den Folgen jener Taten.«[19]

Die literarische Anthropologie soll sich – stets auch in präventiver Hinsicht – bemühen, die Vorgeschichte einer Handlung zu rekonstruieren, den Zusammenhang, bzw. den Zusammenprall zwischen der »unveränderlichen Struktur der menschlichen Seele« (so Schiller in derselben Vorrede) und den äußeren Faktoren, Einflüssen, den veränderlichen Bedingungen, die sie bestimmen und affizieren, entsteht die Entgleisung doch aus der Verbindung beider Elemente. Der Fall des *Verbrechers aus verlorener Ehre* – der bekanntlich auf einer realen Geschichte beruht – gibt Schiller die Möglichkeit, die Entwicklung eines bestimmten Individuums in einer bestimmen Umwelt nachzuzeichnen, wobei die soziologischen, physiologischen und physiognomischen Aspekte in Betracht gezogen werden. Der Fallbericht erhält somit eine möglichst breite und facettenreiche Beleuchtung, die aus dieser Erzählung ein wertvolles Dokument oder Beweisstück machen soll, welches das anthropologische Wissen bereichern und die Legislative wie auch die Judikative belehren kann. Der Anthropologe Schiller ist auch ein Humanist, dem die sozial- und moralfortschrittliche Dimension seiner literarischen Praxis stets bewusst ist.

Nach dem Beispiel des Arztes sollte der anthropologische Dichter, so die Aufforderung Schillers, Gerichtssäle und Gefängnisse besuchen, sich in Kriminalakten vergraben, eine regelrechte detektivische und archäologische Arbeit leisten, um seine Werke so nahe wie möglich an die geschichtliche Wirklichkeit heranzuführen, seinen Erzählungen dieses historische Gepräge zu verleihen, das ihnen zu einer größeren Wirkung verhelfen würde. Nicht von ungefähr wendet sich Schiller nach den

19 *Der Verbrecher aus verlorener Ehre*, V, 14.

Dramen und den Erzählungen nun der Geschichtsschreibung zu,[20] womit er seinen Willen bekundet, seine poetischen Arbeiten immer mehr in der historischen Realität, in der Universalgeschichte zu verankern. Dass die psychologischen Porträts (Philipp II., Wallenstein, Kardinal Granvella) in diesen großen Chroniken einen bedeutenden Platz einnehmen, sollte uns nun nicht mehr wundern.

Dass die literarische Anthropologie sich als Unternehmen zur Bildung der Menschheit begreift, zeigen die verschiedenen Versuche des jungen Schiller, diesem Ziel in immer wieder neuen Formen gerecht zu werden. In seinem Fragment gebliebenen Roman *Der Geisterseher*, der zwischen 1786 und 1789 erscheint und mit dem Schiller sich von der literarischen Fiktion vorübergehend verabschiedet, steht die Erziehungsthematik im Mittelpunkt einer Erzählung, in der Schiller die psychologische Autopsie einer tragischen Verirrung noch weiter als im *Verbrecher* treibt, indem er sie mit einer Reflexion über die Grenzen, Widersprüche und Ambivalenzen der Aufklärung verbindet. Protagonist der äußerst verwickelten Handlung ist ein protestantischer Prinz, der in Venedig in die Klauen einer gegenaufklärerischen und katholischen kriminellen Organisation gerät, welche ihn durch eine überaus raffinierte und perverse psychologische Manipulation zum Werkzeug ihrer konspirativen Absichten macht und ihn ins Verderben führt, nachdem sie ihn geistig und körperlich zerrüttet hat.

In den *Philosophischen Briefen* verhielt sich Raphael als wahrhaftig aufgeklärter Mentor, indem er seinem Zögling den Zweifel einimpfte, um seine Vernunft besser zu stärken, und entriss ihn seinem Kindesglauben, um ihn zum erwachsenen Denker, zum wahren Aufklärer zu machen. Im *Geisterseher* dagegen befreit der Chefverschwörer – der unheimliche Armenier – den Prinzen zunächst von seinem Glauben und führt ihn ebenso in die ›metaphysische Obdachlosigkeit‹, aus der nur die Vernunft ihn retten kann. Alles wird aber getan – gerade hier liegt das Pervers-Raffinierte an der Manipulation –, damit die schockartige Begegnung mit dieser Vernunft dem Prinzen unerträglich wird und ihn in eine tiefe Existenzkrise treibt, aus der ihn schließlich nur die Rückkehr zum ursprünglichen Glauben herausführen kann: Der Prinz wird katholisch und bahnt sich den Weg zur Macht durch ein Verbrechen. Aus einer Bildungs- wird somit eine *Verbildungs*geschichte, bei der die Mittel der kritischen Philosophie zu kriminellen, gegenaufklärerischen Zwecken benutzt werden.

20 *Geschichte des Abfalls der vereinigten Niederlande* (1788) und *Geschichte des Dreißigjährigen Krieges* (1791-1793).

Um eine solche Verirrung überhaupt zu verstehen, muss man nach der Vorgeschichte, genauer gesagt: nach der inneren Vorgeschichte des Individuums fragen und wichtige Faktoren, wie das soziale und religiöse Umfeld, die Erziehung berücksichtigen. Diesen geistigen Entwicklungsgang zeichnet der Erzähler in detaillierten psychologischen Porträts retrospektiv nach, um dem Leser wichtige Daten und brauchbare Analysemittel an die Hand zu geben, wobei die Untersuchung des sozialen und religiösen Milieus, in dem der Protagonist aufgewachsen ist, eine besondere Bedeutung erhält. Vor allem das verdrängte problematische Verhältnis des aufgeklärten Prinzen zur Religion wird in einer akribischen Analyse beleuchtet, die den Krisenausbruch als unvermeidlich erscheinen lässt. Auffällig ist dabei die Ähnlichkeit dieses fiktiven Psychogramms mit dem ärztlichen Bericht, den der Medizinstudent Schiller etwa zehn Jahre zuvor über seinen depressiven Kommilitonen Grammont abfasste: »Bis jetzt nämlich hatte der Prinz jede strengere Untersuchung seines Glaubens vermieden […]. Eine bigotte, knechtische Erziehung war die Quelle dieser Furcht; diese hatte seinem zarten Gehirne Schreckbilder eingedrückt, von denen er sich während seines ganzen Lebens nie ganz losmachen konnte. Religiöse Melancholie war eine Erbkrankheit in seiner Familie. […] Allen seinen kindischen und jugendlichen Neigungen, denen ein derber Körper und eine blühende Gesundheit um so kraftvollere Explosionen gab, stand die Religion im Wege. […] er lernte sie nie als eine Wohltat, nur als eine Geißel seiner Leidenschaften lernen. […] Kein Wunder, daß er die erste Gelegenheit ergriff, einem so strengen Joche zu entfliehen, aber er entlief ihm wie ein leibeigener Sklave seinem harten Herrn, der auch mitten in der Freiheit das Gefühl seiner Knechtschaft herumträgt. […] Er war mit der Kette entsprungen, und eben darum mußte er der Raub eines jeden Betrügers werden, der sie entdeckte und zu gebrauchen verstand.«[21]

Wie in Goethes *Werther* und im *Verbrecher aus verlorener Ehre* wird die Pathologie des krisenhaften Subjekts zum Teil auch durch das Medium der Introspektion als besonders wirkungsvoller Ausdrucksform der literarischen Anthropologie dargestellt. *Der Geisterseher* endet nämlich mit einem »philosophischen Gespräch« zwischen dem Prinzen und seinem Freund, in dem der Protagonist über die eigene metaphysische Krise und das Scheitern der eigenen Aufklärung reflektiert. Auf die Frage, warum er sich in seinem Tun und Denken einer radikalen und zersetzenden Libertinage verschrieben habe, antwortet er so: »Wenn ich nun eben zu diesem Sinnentumult meine Zuflucht nahm, um eine innere Stimme zu

21 *Der Geisterseher*, V, 105 f.

betäuben, die das Unglück meines Lebens macht – um diese grübelnde Vernunft zur Ruhe zu bringen, die wie eine schneidende Sichel in meinem Gehirn hin- und herfährt und mit jeder neuen Forschung einen neuen Zweig meiner Glückseligkeit zerschneidet?«[22]

In den zeitgenössischen *Philosophischen Briefen* beschrieb Julius, der das positive Gegenstück zum Prinzen bildet, den traumatischen und schmerzhaften Einbruch der Vernunft durch einen ähnlich markanten Vergleich: »Unsere Philosophie ist die unglückselige Neugier des Ödipus, der nicht nachließ zu forschen, bis das entsetzliche Orakel sich löste.«[23] Der Verlust des Glaubens, der hier mit einem regelrechten Vater- bzw. Königsmord verglichen wird, hat eine Lücke gerissen, die die Vernunft nicht füllen konnte, nimmt sie doch vielmehr dieselben tyrannischen Züge wie die ihres Vorgängers an. Der Prinz empfindet sie ja wie einen todbringenden Henker, der den Geist des Individuums despotisch beherrscht und ihn letztendlich zur Melancholie verdammt. Der Prinz, der, um mit Kant zu sprechen, den Ausgang aus der ›selbstverschuldeten Mündigkeit‹ nicht ertragen hat, kehrt zu seiner sklavischen Abhängigkeit zurück und verweigert sich dem Reifungsprozess: Kennzeichnenderweise schließt der Roman mit dem Bild eines Prinzen, der in den Armen seines perversen Mentors die erste Messe hört. Wie Ödipus kann der Prinz das schmerzhafte Licht der Erkenntnis nicht ertragen und kehrt ihm lieber den Rücken, indem er sich selbst verblendet. Durch die tragische Verirrung des Prinzen wird der Aufklärung ein besorgniserregendes Armutszeugnis ausgestellt.

Wie steht es, so ließe sich abschließend fragen, mit dem Verhältnis zwischen Anthropologie und Moral? Acht Jahre nach den *Räubern* zeigt der tragische Schluss des nicht von ungefähr unvollendeten *Geistersehers*, dass Schiller auf diese grundlegende Fragestellung immer noch keine überzeugende Antwort gefunden hat. Was bleibt von dem ambitionierten Vorhaben der philosophischen Ärzte, wenn die eingesetzten kritischen Mittel sich so bedenklich leicht missbrauchen lassen und zu neuen Unterdrückungsmitteln werden können? Der Durchbruch der Vernunft mag ja die trügerischen Schleier der Metaphysik beseitigt haben, aber die Alleinherrschaft dieser eigentlich unausgereiften, adoleszenten Vernunft hat nicht die erhoffte Glückseligkeit, ja, schlimmer noch, die erwartete Sittlichkeit gebracht. Zwischen den Auswüchsen der Sinnlichkeit und den Verirrungen des Verstandes ist die Suche nach einem drit-

22 Ebd., 125.
23 *Philosophische Briefe,* V, 341.

ten Weg dringend geboten, das heißt eben nach einer Erziehung, die die ausgewogene Entwicklung der beiden Naturen des Menschen – der tierischen und der geistigen – fördert und zwar in einer dreifachen Perspektive: diätetisch, ästhetisch und ethisch zugleich. Die Weichen für die geistige und poetische Entwicklung Schillers hin zur Weimarer Klassik sind somit gestellt, nun kann das Heilverfahren einsetzen.

Heidi Eisenhut

Gelehrte auf Molkenkur

Laurenz Zellweger und sein Kreis in Trogen

I. Einleitung

»Sein Leib war lang und mager, bräunlich von Ansehen, in seiner Mine saß Ernst und Nachdenken, welches mit einer ungekünstelten ländlichen Stellung begleitet, und in einer Kleidung, die ihn von dem gemeinen Mann kaum unterschied, bey dem ersten Anblick schreckte, aber man entdeckte bald etwas einnehmendes Menschenliebendes in seinen Zügen, das seinen Ernst mäßigte. Bey der ersten Bekanntschaft war er schüchtern, er redte wenig und mit kurzen Worten, aber nach und nach ward sein Umgang belebter, Aufrichtigkeit und Redlichkeit gaben allem, was er sagte, eine unaussprechliche Anmuth, seine Reden waren reiner Verstand, den die Freundschaft mit Scherzen würzte. Immer war er zufrieden und vergnügt [...].«[1] Laurenz Zellweger (1692-1764) war Teil einer Rezeptionskultur, die zwischen 1723, dem Jahr, in dem er Johann Jakob Bodmer (1698-1783) kennen lernte, und der Abfassung des ehrenvollen Nachrufs, dem die oben zitierte Stelle entnommen ist, aus der Feder des Zürcher Stadtarztes Johann Caspar Hirzel (1725-1803), gedruckt im Jahr 1765, eine begrenzte Anzahl inhaltlicher Elemente zu einem Kanon formte, der das Appenzellbild prägen und bis heute beherrschen sollte.[2] Der

1 Johann Caspar Hirzel: »Ehren-Gedächtnis Hrn. Doctor Zellwegers«. In: Ders. (Hg.): *Denkmal Herrn Doctor Laurenz Zellwegers von Trogen im Appenzeller-Land von der Helvetischen Gesellschaft errichtet.* Zürich 1765, 41-92, hier: 90.

2 Die Rezeptionskultur wurde 1979 durch den Germanisten Peter Faessler in seinem Aufsatz: »Die Zürcher in Arkadien. Der Kreis um J. J. Bodmer und der Appenzeller Laurenz Zellweger« (In: *Appenzellische Jahrbücher* 107, 1979, 3-49) zur Darstellung gebracht. Faessler befasste sich in der Folge in mehreren Büchern, Aufsätzen und Zeitungsberichten mit dem Thema, ohne im Wesentlichen über den erwähnten Aufsatz hinauszukommen. Sein großes Verdienst besteht darin, dass er als erster die Bedeutung des Bodmer-Kreises für das Appenzellbild erkannt und die wesentliche Literatur dazu zusammengestellt hat. Der wissenschaftliche Nachlass Faesslers, der 2006 in die Kantonsbibliothek Appenzell Außerrhoden kam, enthält nur eine Dokumentation seiner eigenen Werke, u. a. eine Sammlung von Rezensionen. Eine Bibliographie auf der Basis des Nach-

Kanon brachte dabei das Appenzellerland in Verbindung mit einem Land der Freiheit, das ein gesundes Leben im Einklang mit der Natur ermöglichte, bevölkert von Menschen, die sich nicht unterjochen lassen, die weise, verständig und schlagfertig sind und ungekünstelt echt im Zeitalter von Puder und Perücke.[3] Begleitend zur Rezeption der Antike durch die Zürcher Aufklärer wurde Appenzell Außerrhoden zu einem neuen Arkadien.[4] Im Folgenden soll aufgezeigt werden, welche Funktion dabei der Molke zukam, die als ein wichtiges inhaltliches Element zu diesem Kanon gehörte. Die weiteren inhaltlichen Elemente, darunter Zellwegers Pseudonym ›Philocles‹, werden eingeführt und besprochen.

Zellweger und ›sein Kreis‹, das waren Zellweger und Bodmer und davon ausgehend deren Anhängerschaft.[5] Aus dem Briefwechsel, den die ›Patriarchen‹ zwischen 1723 und 1764 unterhielten, sind 820 Briefe erhalten; wenn angenommen wird, dass Bodmer ebenso viele Briefe schrieb wie Zellweger, muss der Briefwechsel mindestens 1200 Briefe umfasst haben.[6] Sowohl für Bodmer als auch für Zellweger war dieser Briefwechsel der wichtigste ihres Gelehrtenlebens.[7]

lasses wurde zusammengestellt durch Achilles Weishaupt: »Publikationen von Peter Faessler (1942-2006)«. In: *Innerrhoder Geschichtsfreund* 48 (2007), 186-195. Faessler arbeitete nicht mit den Originalmaterialien: Seine Darstellungen beruhen somit auf den bisher publizierten Bruchstücken der umfassenden Briefwechsel aus dem Bodmer-Kreis.

3 Vgl. hierzu z. B. *Die Discourse der Mahlern.* Hg. Johann Jakob Bodmer, Johann Jakob Breitinger. Zürich 1721-1723, Tl. 2, XVI. und XXII. Discours.

4 Faessler: »Arkadien« (= Anm. 2), pass.

5 Zu Johann Jakob Bodmer vgl. zuletzt Barbara Mahlmann-Bauer und Anett Lütteken: »Die Zürcher Aufklärung: Johann Jakob Bodmer (1698-1783)«. In: *Zürcher Taschenbuch* 128 (2007), 379-580. Laurenz Zellweger ist zuletzt umfassend gewürdigt bei Paulfritz Kellenberger: *Laurenz Zellweger von Trogen: 1692-1764.* Affoltern am Albis 1951 (= *Zürcher Beiträge zur Geschichtswissenschaft,* 11).

6 Briefe von Bodmer an Zellweger: Kantonsbibliothek Appenzell Außerrhoden (= KBAR), Ms. 75/1-4 (325 Briefe von Bodmer erhalten; gemäß Stand der Zählung vor der Erschließung 2009/10: 2 undatiert, 2 (1723), 3 (24), keine (25-26), 1 (27), keine (28-31), 4 (32), 2 (33), 8 (34), 11 (35), 9 (36), keine (37-38), 19 (39), 24 (40), 19 (41), 13 (42), 14 (43), 12 (44), 14 (45), 12 (46), 8 (47), 16 (48), 11 (49), 14 (50), 17 (51), 22 (52), 14 (53), 17 (54), 16 (55), 18 (56), keine (57), 1 (58), keine (59-60), 1 (61), 1 (62), keine (63-64)). Briefe von Zellweger an Bodmer: Zentralbibliothek Zürich (= ZBZ), Ms Bodmer 6a.2-7 (532 Briefe an Bodmer), Ms Bodmer 20.13 (29 Briefe von Bodmer), Ms Bodmer 20.14 (34 Briefe von Bodmer). In KBAR, Ms. 74/1-3 sind verschiedene Abschriften von Briefen aus der ZBZ enthalten, die Johann Caspar Zellweger, Laurenz Zellwegers Großneffe, laut Vermerk von eigener Hand in Ms. 74/1, Vorsatzblatt, 1830 verfertigen ließ.

7 Vgl. Jakob Baechtold: *Geschichte der Deutschen Literatur in der Schweiz* [1892].

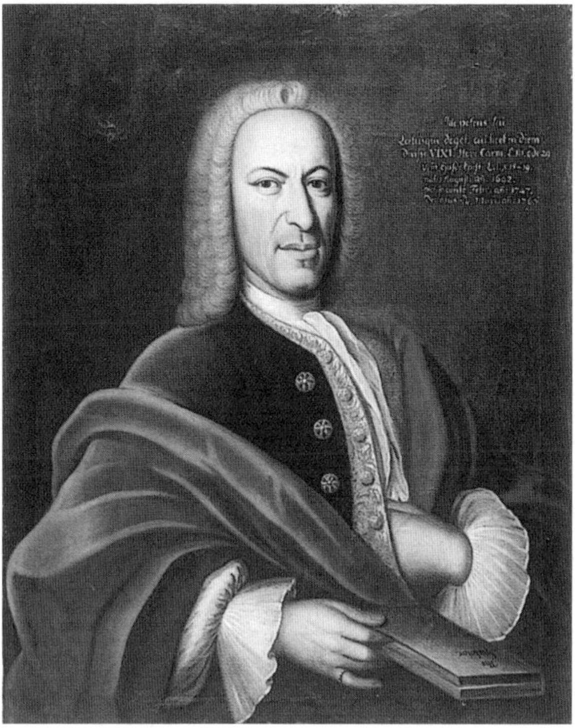

Abb. 1: Laurenz Zellweger, Öl auf Leinwand, 1747, Johann Georg Koch zugeschrieben. Kantonsbibliothek Appenzell Außerrhoden, Trogen.

Laurenz Zellweger (Abb. 1) stammte aus einer protestantischen Kaufmannsfamilie auf dem Lande, die seit der Generation seines Vaters erstmals im Fernhandel tätig war und zu Reichtum kam.[8] Seine beiden Brü-

Anastatischer ND. Frauenfeld 1919, 524-624 und 170-189 (= Anmerkungsteil), hier: 524 und 170. Veröffentlichung von Einzelbriefen und Briefauszügen u.a.: »Laurenz Zellweger«. In: *Helvetischer Almanach auf das Jahr 1808* (1808), 140-188; Josephine Zehnder-Stadlin: *Pestalozzi. Idee und Macht der menschlichen Entwicklung*. Gotha 1875, bes. 318-706; Kellenberger: *Zellweger* (= Anm. 5), pass. Vgl. Rosa Schudel-Benz: »Laurenz Zellweger und Johann Jakob Bodmer«. In: *Zeitschrift für Schweizerische Geschichte* 10/1 (1930), 1-21.

8 Zur Familie Zellweger vgl. Thomas Fuchs: Art. »Zellweger« [Entwurf]. In: *Historisches Lexikon der Schweiz (HLS)*, Stand vom 18.01.2006 <http://www.hls-dhs-dss.ch/textesc/d/D20854.php> (03.01.2009). Die bisher am häufigsten zitierte Quelle zur Familiengeschichte ist die in mehreren Abschriften handschriftlich vorliegende Chronik der Familie Zellweger aus der Feder von Viktor

der traten in die Fußstapfen des Vaters und vermehrten den Erfolg und Einfluss der Familie. Die anders gelagerten Neigungen des ältesten Sohnes Laurenz wurden von den Eltern akzeptiert. 1709 wird er als Schüler von Johann Jakob Scheuchzer (1672-1733) und Teilnehmer an dessen siebenter Alpenreise aktenkundig. Eine Reisebeschreibung mit genauem Itinerar, mit Bemerkungen über Barometermessungen und meteorologische Beobachtungen, über die Wasser der besuchten Bäder, über Pflanzen und Gesteinsfunde und mit Transkriptionen von Inschriften auf Häusern und Monumenten ist beredtes Zeugnis der Interessengebiete des Jünglings.[9] 1710 ließ er sich an der medizinischen Fakultät der Universität Leiden immatrikulieren und besuchte dort die Lehrveranstaltungen von Herman Boerhaave (1668-1738). Zellwegers Dissertation zum Thema *De nutritione animali* erschien 1713.[10] Als Boerhaave-Schüler nahm er den Fokus auf die Heilung durch Erfahrung und auf die Suche nach den Ursachen durch Beobachten mit nach Hause. Nach einer kurzen Reise über Paris, auf der er den Historiker Johann Jakob Lauffer (1688-1734) kennen lernte, kehrte Zellweger im Herbst 1713 nach Trogen zurück.

Jenseits von befestigten Straßen liegt Trogen auf einer Geländeterrasse mitten im voralpinen Hügelland, von wo aus der Blick auf den Bodensee im Norden frei ist und im Süden der 1200 Meter über dem Meer liegende Gäbris eine direkte Sicht zum Alpsteingebirge mit dem Säntis versperrt. Im Nordwesten liegt die Stadt St. Gallen und im Südosten das Alpenrheintal mit Bregenz, Dornbirn, Hohenems und Feldkirch. Bis zu seinem Tode im Jahre 1764 sollte Laurenz Zellweger diesen Ort auf dem Lande nie mehr länger als für Kurzaufenthalte bei Freunden in St. Gallen, Winterthur, Zürich oder Schaffhausen oder für Kuraufenthalte in

Eugen Zellweger (1863-1941), von der das Hauptexemplar mit eingeklebten Originalbriefen in der KBAR liegt (Viktor Eugen Zellweger: *Chronik der Familie Zellweger von Trogen* [Manuskript]. 4 Bde. 1920-1930). Siehe ferner: Otto Zellweger: *Der Dorfplatz von Trogen. Geschichte der Familie Zellweger* [1926]. 2. Aufl. Trogen 1954; Oskar Wohnlich: »Zur Geschichte der Familie Zellweger in Trogen«. In: *Appenzeller Kalender* 1930 (1929), o.S. Zur Wirtschaftsgeschichte: Walter Bodmer: »Textilgewerbe und Textilhandel in Appenzell Ausserrhoden vor 1800«. In: *Appenzellische Jahrbücher* 87 (1958 [1959]), 3-75; Walter Schläpfer: *Appenzeller Geschichte.* Bd. 2: *Appenzell Ausserrhoden (von 1597 bis zur Gegenwart)* [1972]. 2., unv. Aufl. Herisau 1976, pass.

9 Der Text wird in zwei autographischen Fassungen in der KBAR, Ms. 24, aufbewahrt. Die Edition besorgte Rosa Schudel-Benz: »Reise des Laurenz Zellweger mit Dr. J. J. Scheuchzer (1709)«. In: *Appenzellische Jahrbücher* 51 (1924), 1-24.

10 Laurenz Zellweger: *De nutritione animali.* Diss. med. Leiden 1713.

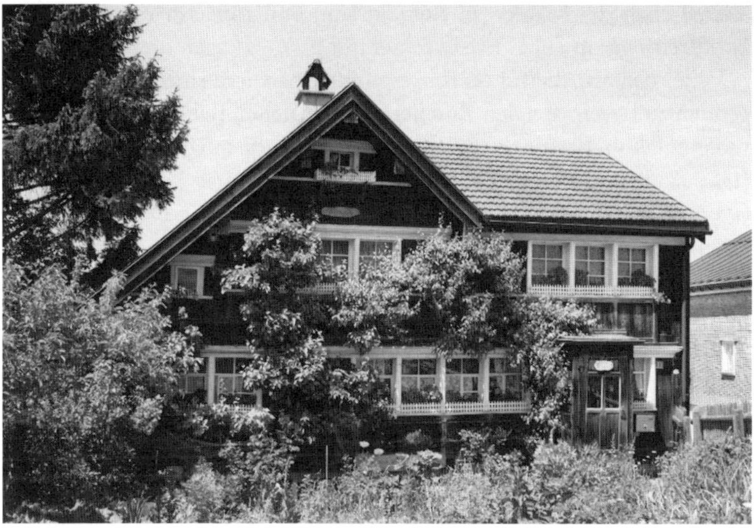

Abb. 2: Die ›förene Hütte‹ mit seitlichem Anbau (ca. Anfang 20. Jahrhundert) an ihrem Standort in der Niedern, Trogen. Foto: Heidi Eisenhut, 2007.

Hohenems verlassen. Er wohnte bei seinen Eltern und erwarb nach dem Tode seines Vaters 1749 das kleine Holzhaus am Landsgemeindeplatz, an dessen Stelle seit den 1760er Jahren der Steinpalast eines seiner Neffen steht. Zellwegers Holzhaus, das als ›förene Hütte‹ in die Literatur eingegangen war, wurde rund 500 Meter hangabwärts verschoben und ist noch heute erhalten (Abb. 2).

Seit 1713 schuf sich Laurenz Zellweger einen Namen als bedeutender Arzt und hatte bis 1734 verschiedene Ämter zugunsten des Standes Appenzell Außerrhoden inne. Infolge des Landhandels, einer innenpolitischen Auseinandersetzung,[11] wurde er als Parteigänger der sogenannten ›Linden‹ wie sein Vater, der damals Landammann[12] war, von allen Landesämtern verbannt und widmete sich ab 1734 vornehmlich seinem Hauptberuf, seinen Studien und seinen Korrespondenzen mit Bodmer und dessen Freundeskreis. Dieser Kreis formierte sich ab 1721, als Zellweger über den St. Galler Juristen Daniel Cornelius Zollikofer mit der

11 Vgl. Schläpfer: *Appenzeller Geschichte* (= Anm. 8), 162-192.

12 ›Landesvater‹ (heute: Regierungspräsident). Conrad Zellweger-Tanner hatte das Amt in den Jahren 1710-12, 1714-16, 1718-20, 1722-24, 1726-28 und 1730-32 inne. In Appenzell Außerrhoden besteht das Landammannamt noch heute.

›Gesellschaft der Mahler‹ in Kontakt kam und zunächst mit Johann Jakob Breitinger in einen Briefwechsel trat.[13]

Unter den annähernd 60 Korrespondenzpartnern sind ab 1735 die folgenden zu fassen: Bei den Zürchern sind es neben Bodmer der Chorherr Johann Jakob Breitinger (1701-1776), die Ärzte Johann Caspar Hirzel (1725-1803) und dessen Lehrer und enger Vertrauter Johannes Gessner (1709-1790), der Kanzlist Johann Jakob Leu (1689-1768), die Brüder Leonhard und Johannes Meister, der Maler Johann Caspar Füessli (1706-1782) und der Dichter Salomon Gessner (1730-1788). In diesem Umfeld tauchen ferner Friedrich Gottlieb Klopstock (1724-1803), Christoph Martin Wieland (1733-1813) und Ewald Christian von Kleist (1715-1759) auf. In engem Kontakt mit den Zürchern und im Austausch mit Zellweger standen die Winterthurer Martin Künzli (1709-1765), Johann Heinrich Waser (1713-1777) und Johann Georg Sulzer (1720-1779). Der Ästhetiker Sulzer, ab der Jahrhundertmitte durch den preußischen Monarchen Friedrich II. gefördert, gilt als Herausgeber der 1746 anonym erschienenen *Freundschaftlichen Briefe*.[14] Ebenfalls unter Zellwegers Korrespondenten fungierten einige St. Galler Persönlichkeiten, der Jurist und Stadtschreiber Georg Zörnlin, der Historiker Jacob Wegelin (1721-1791), der Spitalschreiber Daniel Högger (1706[?]-1784[?]) und der Stiftsbibliothekar Pater Pius Kolb (1712-1762), die Schaffhauser Brüder von Meyenburg, Studienkollegen Zellwegers, ferner Johann Friedrich Stokar (1682-1744) und schließlich ein Berner Dr. von Graffenried und der Boerhaave-Schüler Albrecht von Haller (1708-1777). Auffällig an allen diesen Korrespondenzpartnern ist der Umstand, dass sie neben Bodmer, Leu und Stokar wenigstens eine, im Falle von Salomon Gessner, Klopstock und Wieland sogar annähernd zwei Generationen jünger waren als Zellweger. Nach dem Tod der ›Patriarchen‹ Scheuchzer (1733), Lauffer (1734) und Boerhaave (1738) war Laurenz Zellweger in seinem engen Freundeskreis plötzlich der Älteste.

13 *Chronick der Gesellschaft der Mahler. 1721-1722.* Nach dem Manuscripte der Zürcher Stadtbibliothek. Hg. Theodor Vetter. Frauenfeld 1887 (= *Bibliothek älterer Schriftwerke der deutschen Schweiz*, 2/1), bes. 2 f.

14 Vgl. Uwe Hentschel: »›Besuche in Briefen‹. Die epistolare Praxis der Anakreontiker und Gellerts Briefreform«. In: *Orbis Litterarum* 56 (2001), 378-395, bes. 380.

II. Die ersten Molkenerfahrungen in Trogen

Im Frühsommer 1735 ist im Briefwechsel zwischen Johann Jakob Bodmer und Laurenz Zellweger zum ersten Mal von Molken oder Schotten, französisch ›petit lait‹, die Rede. Bodmer schreibt, dass er sich in Winterthur aufhalte, anschließend aber wieder nach Zürich zurückkehren werde. Seine Gesundheit habe wegen »Gemüths-Mistrübnis« Abbruch gelitten, er werde, sobald er wieder »befestigt« sei, nicht vergessen, seinen lieben Freund in dessen Vaterland zu besuchen.[15] Zellweger lässt die Worte ungern stehen und antwortet Bodmer, dass gerade dieser Zustand, modern gesprochen, seine depressive Episode, durch eine Reise ins Appenzellerland hätte kuriert werden können: »[...] venez gouter de notre air pur, sublit & fraix, le voyage, les petites Excursions que nous ferons ensemble, le petit Lait que nous boirons, les Conversations avec nos Amys Zollicofer, Zörnli, Walser etc. tout cela contribuera à vous remettre, venez donc tôt, mon cher Amy, mes Parens vous attendent avec autant d'Impatience que moy même, profitez de la belle saison & ne laissez plus longuir après votre chere Presence [...].«[16]

Es sollte noch bis zum 23./24. Mai 1737 dauern, bis Bodmer seine Trogener Reise endlich antrat.[17] Er begegnete damit dem Vorwurf Zellwegers, der ob der leeren Versprechen seines Freundes allmählich enttäuscht reagierte und von einer »Manque de purete« sprach, die Bodmer im Schreiben vom 14. Juli 1736 aufgreift, um sich zu verteidigen und gleichzeitig anzukündigen, dass er seine Frau überredet habe, die »Lustreise«[18] anzutreten. Im gleichen Schreiben erkundigt sich Bodmer bei seinem Freund, wann die beste Zeit wäre, die Schotten zu genießen. Laurenz Zellweger beantwortet am 2. August 1736 alle Fragen detailliert: »[...] il est incontestable que le petit lait est beaucoup meilleur & plus agreable à boire le Printems que l'Eté ou l'automne, tout parceque les Herbs sont plus forts, que parceque la saison est plus agreable, l'Eté a trop de cha-

15 Bodmer an Zellweger, ca. Ende Mai 1735 (KBAR, Ms. 75/1, Nr. 148, Bl. 330).

16 Zellweger an Bodmer, 2. Juni 1735 (ZBZ, Ms Bodmer 6a.2, Nr. 48, S. 2).

17 Soviel lässt sich aus dem aktuellen Forschungsstand ableiten. Seit Sommer 2008 sind alle vier Bände von Ms. 75 aus der KBAR digitalisiert. Sie werden ab Herbst 2009 formal und inhaltlich erschlossen (vgl. Anm. 6). Das Gleiche gilt auch für alle autographischen Materialien von Laurenz Zellweger, die in der Handschriftenabteilung der ZBZ aufbewahrt werden. Diese sind seit Dezember 2008 digitalisiert. Für den vorliegenden Aufsatz konnte das über 6000 Seiten umfassende Material erst sporadisch gesichtet werden.

18 Vgl. Zellweger an Bodmer, 2. Juni 1736 (ZBZ, Ms Bodmer 6a.2, Nr. 61, S. 2), sowie Bodmer an Zellweger, 14. Juli 1736 (KBAR, Ms. 75/1, Nr. 169, Bl. 371).

leur & l'automne trop des Brouillards & d'Humidités (generalement parlant) & d'ailleurs il est difficiles [sic] de trouver du petit lait chez nous par l'Eté & l'automne, tant parceque le Lait s'aigrit par les chaleurs chez les Paisans ordinaires & que les grands vachiers se trouvent sur les Alps, que parceque les vaches rendent beaucoup moins de Lait vers l'automne que dans le Printems; il est pourtant incontestable aussi, que le petit Lait est meilleur dans l'automne qu'au milieu de l'Eté (comme vous avez remarqué) quand les vaches mangent l'Herbe dans les Prés (fourchues 2 fois) qui pousse pour la 3eme fois, mais il faut alors que la saison soit bonne; j'ay parlé avec un vachier de cette Communauté qui demeure à un bon ¼ de Lieu d'icy, lequel m'a promis de me fournir le petit Lait l'automne prochain dans le tems que les vaches seront de retour des alps & qu'elles mangeront la 3eme Herbe de les Prés, ce qui se fait ordinairement avant qu'il neige ou gele.« Zellweger kündigt Bodmer und seiner Frau ein Zimmer mit Ofen an und verspricht, er sei während der ganzen Zeit ihres Aufenthalts in ihrer Nähe, um sie zu unterhalten; seinen Humor würde Bodmer ja seit langem kennen, dieser habe sich nicht verändert. »Enfin si vous voulez simplement me rendre visite & boire le petit Lait pour badiner, venez, mais si vous voulez faire une Cure, attendez jusque'au Printems prochain, voilà mon Conseil d'Amy sincere […].«[19] Der Besuch im Jahre 1736 kam nicht zustande, am 25. August schreibt Bodmer: »So viel ich mercken kan, wollen die fata nicht haben, daß ich diesen herbst das Vergnügen habe, Euch heimzusuchen […].«[20] Dass der Besuch schließlich zwischen Ende Mai und Mitte Juni 1737 stattgefunden haben muss, lässt sich aus den Briefen von Laurenz Zellweger ableiten.[21] Die entsprechenden Antwortschreiben von Bodmer sind nicht erhalten, wie überhaupt alle Briefe von Bodmer an Zellweger aus den Jahren 1737 und 1738 fehlen.

Die erste Reaktion auf Bodmers Eindrücke vom Appenzellerland stammt aus dem schriftlich gut dokumentierten Jahr 1739. Am 30. April schreibt Bodmer, dass er hoffe, die Reise von Zürich nach Trogen, die Veränderung der Luft sowie die Unterhaltung mit der mitreisenden ›Frau Stadthalterin‹ würden seiner gesundheitlich beeinträchtigten Frau

19 Zellweger an Bodmer, 2. Aug. 1736 (ZBZ, Ms Bodmer 6a.2, Nr. 63, S. 1f.; Abschrift KBAR, Ms. 74/1, Nr. 62).

20 Bodmer an Zellweger, 25. Aug. 1736 (KBAR, Ms. 75/1, Nr. 170, Bl. 373).

21 Zellweger an Bodmer, 22. Mai 1737 (ZBZ, Ms Bodmer 6a.2, Nr. 77, S. 1f.). Die Frequenz des Briefwechsels ist hoch: von Zellweger (17. Juni), von Bodmer (20. Juni, verloren), von Zellweger (27. Juni).

ebenso wohl bekommen wie der »Gebrauch der Schotten-Cur«.[22] Die kleine Gesellschaft verließ Zürich am 24. Mai, traf am 27. Mai in Trogen ein und trat die Rückreise am 24. Juni 1739 an.[23] Das Antwortschreiben Bodmers unter dem Eindruck des vierwöchigen Aufenthalts in Trogen liest sich wie ein Schlüssel für alles, was in späteren Jahren als ›Appenzell-Lob‹ aus seiner Feder floss: »[...] Ihr Angedenken wird uns lebenslänglich im Gedächtnis bleiben, und wenn uns etwas widriges vorfallen wird, werden wirs durch die Erinnerung des unschuldigen Vergnügens und des erbaulichen Exempels, das wir in dem Umgang mit ihnen angenommen haben, nicht ein weniges versüßen können. Was wir bei Euch gesehen und gehöret haben, wird künftig die angenehmste Materie unserer gespräche seyn. Wir werden wie zuvor eure Berge nicht ohne Tobel, und die Tobel nicht ohne Nebel, und die Nebel nicht ohne donnerwetter vorstellen können, aber von disen Ideen wird alles wilde und holperigte, jähe und schlipferige, feuchte und kalte, zersplitternde und zerspaltende verschwinden. Und wer weiß, ob nicht heut oder morgen der paulische christ auf mich kommen wird, damit ich das lob eures Tobels in brockesischen Versen dahin schreibe, wo es die verzehrende Zeit nicht wird ausstreichen mögen. Alsdann soll Martin Würzers Schotten zum wenigsten in Ambrosialischen Nectar verwandelt werden, und ich würde mich vor undankbar halten, wenn ich aus seinen Kühen nicht lauter Amalthere[24] machete: Ihr sehet, daß die vena poetica schon bej mir aufschwellete, ich gedenke, wenn ihr iezo nur mit einer Bouteille Athsmosen[25] fortgeholfen würde, so würde sie bald in einen vollen fluß

22 Bodmer an Zellweger, 30. April 1739 (KBAR, Ms. 75/1, Nr. 187, Bl. 431r).

23 Vgl. Bodmer an Zellweger, 24. Mai 1739 (KBAR, Ms. 75/1, Nr. 189, Bl. 436v). Die Daten des Aufenthalts hat Laurenz Zellweger am Rand des Briefes festgehalten. Zellweger pflegte sehr genau Buch zu führen über den Eingang und Ausgang der Korrespondenz. Beim vorliegenden Schreiben ergänzte er: »rep: de bouche [...]«. Meistens ergänzte er noch, wann die Freunde bei ihm eintrafen, bisweilen sogar in wessen Begleitung und wann sie Trogen wieder verließen. Vgl. hierzu: »rep: de bouche; mr le Prof: arriva icy le 8 aoust en Compagnie de mr le Prof: Breitinguer, et partisent d'icy le 2 7bre n. h. et resterent à Stgallen faute de beau tems, jusqu'au 4eme à midy.« Bodmer an Zellweger, 17. Aug. 1741 (KBAR, Ms. 75/2, Nr. 40, Bl. 107v).

24 Abgeleitet von: Amalthea, d.h. einer Nymphe, die Zeus mit Ziegenmilch großzog.

25 Der Genuss von Wein aus Azmoos (Gemeinde Wartau im Rheintal) ist kein Zufall: Die beiden Brüder von Laurenz Zellweger waren mit den Schwestern Elsbeth und Ursula Sulser aus Azmoos verheiratet. Die Familie Zellweger war über ihre Fernhandelstätigkeit mit der Rheintaler Familie verbunden; vgl. Staatsarchiv Appenzell Außerrhoden (= STAAR), Pa 21 [= Kommerzialarchiv Zellweger], bes.

kommen. Doch ich bin hier zu tief in dem getümmel der Welt, als daß ich die Stimme der Muse recht vernehmen könnte. Mithin bitte ich euch, den Azmoser- und Schotten-Patronen in meinem namen ein lob- und danck-lied in guter natürlicher prosa vorzusagen […].«[26]

Ohne die Kenntnis der oben zitierten Briefstellen der Jahre 1735 bis 1739 besteht die Gefahr, den ab 1740 zur Reife gelangenden Molken-Kult als Ideenwelt Bodmers lesen und einordnen zu wollen. Die Briefstellen zeigen die solide erlebte Basis all dessen, was sich später zum Topos formte. Zellwegers konzise Art und Weise, systematisch und klar zu denken, dem Nachgefragten auf die Spur zu kommen sowie daraus Ratschläge abzuleiten, kommt ebenso zum Ausdruck wie Bodmers konkrete Berichterstattung, in der er selbstironisch die Versuchung durchblicken lässt, eine Neigung zur Verklärung zu verspüren und sich ›brockesischer Verse‹ zu bedienen.[27] Bodmer war in weiblicher Begleitung nach Trogen gekommen. Es ist vor 1740 kein Kreis geselligkeitsliebender philosophierender Freunde zu Besuch in Zellwegers Hütte: Eine bürgerliche Familie aus der Stadt ist zu Besuch bei einer bürgerlichen Familie auf dem Land. Die Molke wurde nicht ›pour badiner‹, zum Spaßen, konsumiert, sondern als ein Heilmittel: Laurenz Zellweger hatte hierfür mit dem Bauernhof des Ehepaars Catherine und Martin Würzer den besten Molkenort ausgewählt, im Wissen darum, dass die Hitze der Molke schadet und Gefahr bestünde, dass das Heilmittel sauer wurde.[28] Für den realistisch denkenden Arzt war von Anfang an klar, dass nicht die Molkenkur alleine, sondern die saubere und frische Luft, die Reise selbst mit dem damit verbundenen Ortswechsel und die Exkursionen durch die Tobel und über die Hügel des Appenzellerlandes, die körperlich anstrengend waren, aber dank unerwarteter Schönheiten auch Belohnungen bereithielten, sowie die Gespräche im kleinen Kreis der Gesundheit der kleinen Reisegesellschaft insgesamt nur zuträglich sein konnten. Die Ge-

Pa.021-05). Siehe ferner die Porträtreihe im Festsaal der KBAR, beschrieben von Matthias Weishaupt: *Bande der Hochachtung und Liebe. Elf Porträts der Familie Zellweger aus dem 18. Jahrhundert.* Wald 2000, 16 f. und 19-21.

26 Bodmer an Zellweger, 28. Juni 1739 (KBAR, Ms. 75/1, Nr. 190, Bl. 437 f.).

27 Zur Naturlyrik von Brockes vgl. Eckart Kleßmann: Barthold Hinrich Brockes. Hamburg 2003 (= *Hamburger Köpfe*), 33-83. Der englischkundige Brockes hatte gute Kenntnisse der Ideen der britischen Aufklärung; vgl. hierzu auch Carsten Zelle: »Das Erhabene in der deutschen Frühaufklärung. Zum Einfluß der englischen Physikotheologie auf Barthold Heinrich Brockes' ›Irdisches Vergnügen in Gott‹«. In: *arcadia.* Zeitschrift für Vergleichende Literaturwissenschaft 25 (1990), 225-240.

28 Zellweger an Bodmer, 29. Juli 1737 (ZBZ, Ms Bodmer 6a.2, Nr. 81, S. 2 f.).

spräche fanden im Elternhaus Zellwegers statt, in dem man sich die Familie versammelt vorstellen kann und wo keineswegs asketisch nur Wasser und Molken konsumiert, sondern auch eine ›Bouteille Azmoser‹-Wein getrunken wurde.[29] Die ersten Trogener Eindrücke Bodmers sind Azmoser- und Schotten-Eindrücke. Sie sind für den am ›Getümmel der Welt‹ leidenden Stadt-Zürcher eine Oase, ein Ort des Rückzugs, ein Ort, wo das Denken ansetzen kann, was auf der Basis der Erfahrungen der ersten Besuche in der Folge auch umgesetzt wird. Der um sechs Jahre ältere Laurenz Zellweger hat seinen Status als Autoritätsperson erhalten.

III. ›Le petit lait‹ als Heilmittel und Zellwegers Stellung dazu

Die Trogener Schotten-Trinkerei fällt in eine Zeit, die erste medizinische Dissertationen über die Molke, in denen deren für sich stehender Heilwert thematisiert wird, hervorbringt.[30] Scheuchzer hat noch 1705 festgehalten, die Schotten selbst würden den Schweinen zur Nahrung dienen.[31] Zellwegers zweiter akademischer Lehrer, Boerhaave, weiß, dass »das Serum oder die Molke, die nach der Herstellung von Käse übrig bleibt, [...] eine Fülle von nährenden Bestandteilen, die zur Ernährung eines beliebigen starken Mannes ausreichen«, enthält. »Ich selbst habe die Erfahrung gemacht, dass man mit dem alleinigen Konsum von Schotten sehr gut leben kann.«[32] Im *Versuch einiger physicalisch und medicinischer Betrachtungen*, der 1764 in den *Abhandlungen der Naturforschenden Gesellschaft in Zürich* erschien, schreibt Zellweger in der

29 Bodmers eigene Worte zeigen ihn, den Wassertrinker (vgl. Baechtold: *Geschichte der Deutschen Literatur*, wie Anm. 7, 521), auch einem Glas Wein nicht abgeneigt.

30 Vgl. Eugen Bircher: »Die Molkenkur, ihre Geschichte und geographische Verbreitung«. In: *Schweizerische Medizinische Wochenschrift* 39 (1953), 937-941.

31 Vgl. Johann Jacob Scheuchzer: *Natur-Geschichte des Schweizerlandes, samt seinen Reisen über die Schweizerische Gebürge.* Aufs neue herausgegeben und mit einigen Anmerkungen versehen von Johann Georg Sulzer. 2 Bde. Zürich 1746, Tl. 1, 58-63, bes. 63.

32 Vgl. Herman Boerhaave: *Dr. Boerhaave's academical lectures on the theory of physic. Being a genuine translation of his institutes and explanatory comment, collated and adjusted to each other, as they were dictated to his students at the University of Leyden.* Vol. 5. London 1746, 207: »But the Serum or Whey left after the making of Cheese, contains abundance of nutritious Parts sufficient to nourish any strong Man; and I have myself experienc'd that one may live very well upon Whey only.« Vgl. auch ders.: *Praelectiones academicae in proprias Institutiones rei medicae.* Bd. 4. Hg. Albrecht von Haller. Göttingen 1744.

Nachfolge von Boerhaave, dass Sennenschotten mit Zieger den Menschen zur Nahrung dienen können, und er ergänzt in Klammern: »Das Serum aber ohne Ziger [dienet] zu medicinischen Curen, wann man vorgemeldte [Lab-]Mägen in die lautere Schotten eindrucket, wird selbige zwar zäh und unlieblich, aber ein ziemlich heftig Laxatif.«[33] Im (schmalen) gedruckten Werk Zellwegers ist nur in dieser einen Klammerbemerkung von Molkenkuren die Rede.

Die Zeilen zeigen, dass Zellweger ganz genau wusste, wofür das Molkentrinken gut war, namentlich zur Entschlackung – und dass es notwendig war, das Remedium jeweils frühmorgens einzunehmen, und zwar immer zur gleichen Zeit: »J'ai engagé un Homme à Thrün (Hameau dans le voisinage, comme vous savez) pour vous fournir le petit Lait & pour l'avoir precieusement à 7. ou au plus tard à 8. heures du matin«, wie er in einem Schreiben an Bodmer vom 13. Juli 1757 festhält. Zusätzlich war Bewegung an der frischen Luft vonnöten, was sich im gemeinsamen Erwandern des Trogener Hausbergs Gäbris zum rituellen Sport entwickelte. Die Praxis des morgendlichen Molkentrinkens und der Wanderung auf den Gäbris hat auch Zellwegers Nachfolger in Trogen, der Arzt Bartholome Honnerlag-Zellweger (1740-1815), übernommen, und noch in Ulrich Hegners Reisesatire *Die Molkenkur* gehört der Konsum der Molken »des Morgens« zur Pflicht.[34]

Neugierig sein, beobachten, sich selbst als Versuchsobjekt exponieren und aus den gemachten Erfahrungen lernen, mit dem Ziel, so zu leben, dass ein Krankheitsfall gar nicht erst eintrat: Zellwegers konsequente Methode verhalf ihm zu seinem Ruf, für alles einen Rat zu wissen. Am 1. Januar 1734 äußert er sich besorgt über den Gesundheitszustand seines Berner Freundes Lauffer und rät ihm, in St. Moritz eine Mineralwasserkur zu machen, indem er ihm ausführlich darlegt, wofür diese Wasser gut seien und ergänzt, dass auch der klimatische Wechsel, »le changement d'air«, die Reise selbst und die Unterbrechung der Arbeit der

33 Laurenz Zellweger: »Versuch einiger physicalisch und medicinischer Betrachtungen«. In: *Abhandlungen der Naturforschenden Gesellschaft in Zürich* 2 (1764), 309-360, hier: 327 f. Die den Stuhlgang fördernde Wirkung der Molke wird auch in den Briefen betont, vgl. z. B. Zellweger an Bodmer, 9. März 1737 (ZBZ, Ms Bodmer 6a.2, Nr. 71, S. 2f.); abgedr. in: *Helvetischer Almanach* (= Anm. 7), 180.

34 Ulrich Hegner: *Die Molkenkur* [Zürich 1812]. Mit einem Essay. Hg. Peter Faessler. Herisau 1983, 57. Zu Honnerlag vgl. Verf.in: »›Diker Nebel umhüllet mein Gemüthe wieder.‹ Rosina Honnerlag-Zellweger an Johann Caspar Lavater«. In: *Appenzellische Jahrbücher* 135 (2007 [2008]), 37-56, bes. 39-41.

Genesung dienlich seien.[35] Der Fokus auf die Prävention als Teil des Genesungsprozesses wird deutlich. »[…] & faisons cependant tous nos efforts«, schreibt Zellweger 1754 an Bodmer, »pour soutenir nos Corps dans une espece de vigueur par les moyens d'une exacte diete & d'un Exercice modereé, & si la machine se detraque peu à peu suivant les Loix jmmuables de la nature & de son souverain Autheur, tachons du moins à garder nos esprits dans une tranquille assiete, en regardant avec une jndifference ou heroique ou philosophique, les Coups de la Fortune, bonne ou mauvaise, & en nous abstenant des Soins, Peines & Travaux superflus, auxquels le gros de monde s'adonne avec tant d'empressement, nous renfermant simplement dans les devoirs, que dieu, la Republique, le Caractere d'honnete Homme & d'Amy, la raison & une sage Prevoyance & Bienfeance exigent de nous, sans oublier de nous egayer de tems en tems d'une façon, même par des Bagatelles & des Folies de jeunesse, si le Cas le requiert, helft was helften mög &c. &c.«[36] Hier spricht ein Stoiker – einer, der seine Schulung an Michel de Montaigne (1533-1592) und Pierre Charron (1541-1603) lebt.[37] Im Dezember 1748 steht in einem Brief Bodmers an Zellweger: »Eure medicinischen Exploits machen in der Welt mehr Geschrei, als ihr wisset.«[38] Bodmer legt dem Brief einen medizinischen Fall aus der Feder von Diakon Waser bei und bittet Zellweger, seine Einschätzung dazu abzugeben. Sein guter Ruf als Arzt führte dazu, dass er oft bis zu fünfzig Visiten pro Tag zu tätigen hatte.[39]

Im Austausch mit Bodmer formte sich allmählich das Vokabular, mit dem über die Aufenthalte in Trogen gesprochen wurde, ein eigentliches In-Group-Vokabular, wie im Brief vom 29. August 1743 zum Ausdruck kommt: »Von mehren Schottenbrüdern, *Schottländern* und *Trogisten*, welche Titel man uns allhier giebt, befindet sich keiner schlimmer, als vor

35 Zellweger an Lauffer, 1. Jan. 1734 (KBAR, Ms. 75/4, Nr. 95, S. 387); abgedr. bei Zehnder-Stadlin: *Pestalozzi* (= Anm. 7), 582. Lauffer verstarb am 23. Febr. 1734 in Bern.

36 Zellweger an Bodmer, 5. Sept. 1754 (ZBZ, Ms Bodmer 6a.5, Nr. 354, S. 1); in Ausz. abgedr. bei Zehnder-Stadlin: *Pestalozzi* (= Anm. 7), 691f.; auszugsweise ins Deutsche übers. bei Paul Wernle: *Der schweizerische Protestantismus im XVIII. Jahrhundert.* Bd. 2: *Die Aufklärungsbewegung in der Schweiz.* Tübingen 1924, 175.

37 Ernst R. Sandvoss: *Geschichte der Philosophie.* Bd. 2: *Mittelalter, Neuzeit, Gegenwart.* München 1989, 159f. Vgl. auch Kellenberger: *Zellweger* (= Anm. 5), 54.

38 Bodmer an Zellweger, 7. Nov. 1748 (KBAR, Ms. 75/2, Nr. 130, Bl. 332r); abgedr. bei Zehnder-Stadlin: *Pestalozzi* (= Anm. 7), 336.

39 Vgl. Kellenberger: *Zellweger* (= Anm. 5), 27; verwiesen wird auf zwei Briefe an Bodmer vom 1. und 4. Juli 1754.

der Cur.«[40] Das Vokabular ist in einer Zeit, in der man sich zur Bade- oder Mineralwasserkur zurückzuziehen und sich mit Ernährungsfragen wissenschaftlich auseinanderzusetzen begann, in jeder Hinsicht in Mode.[41] Wenn Gefahr bestand, dass Bodmer in seinem Enthusiasmus die Wirkung der »süßen, bluterfrischenden Molken«[42] überhöhte, wusste Zellweger solche Tendenzen zu relativieren, wie sein Antwortschreiben vom 16. September 1743 zeigt, in dem er zum Ausdruck bringt, es sei ihm ausgerichtet worden, die »Schotten-Compagnons« seien infolge der Kuren wohlauf. Er, Zellweger, glaube aber, dass diese Medizin – so es denn eine sei – nicht plötzlich alle Übel entfernen würde, es gehe vielmehr darum, dass man im allgemeinen auf seine Gesundheit achte und sich nicht schade, wie dies oft auch bei den Mineralwassertrinkern der Fall sei.[43] Die ›süßen, bluterfrischenden Molken‹ werden auch durch Aussagen auf den Boden der Realität geholt, in denen Zellweger darauf hinweist, dass die Qualität der Molken zu prüfen sei: Er hasse die Säure der Molken wie die Pest und die Blattern, sie verderbe den Magen und den Geschmackssinn und wenn er, Bodmer, saure Molken für die Gesundheit akkurat halte, so würde er, Zellweger, ihm versichern, dass er außerordentlich gesund sei.[44]

Als über den Bodmer- und Zellweger-Kreis hinausgehende Folge der ersten Molken-Kult-Welle ist die Propaganda um die erfolgreiche Anwendung einer Molkenkur durch einen für unheilbar gehaltenen Zürcher Tuberkulosekranken im Jahre 1749 zu lesen. Dem Patienten war das kleine Dorf Gais am südlichen Abhang des Bodmerschen ›Gaberius‹, des

40 Bodmer an Zellweger, 29. Aug. 1743 (KBAR, Ms. 75/2, Nr. 66, Bl. 192r).

41 Zum diätetischen Selbstsorgerdiskurs insbes. bei Friedrich Hoffmann (1660-1742) und Johann Gottlob Krüger (1715-1759) vgl. Carsten Zelle: »Klopstocks Diät – das Erhabene und die Anthropologie um 1750«. In: *Wort und Schrift: Das Werk Friedrich Gottlieb Klopstocks*. Hg. Kevin Hilliard, Katrin Kohl. Tübingen 2008 (= *Hallesche Forschungen*, 27), 101-127, bes. 104-114; sowie Anne Hegemann, Carsten Zelle: »Nachwort«. In: Dies. (Hg.): *›Pietistische Genußkultur‹. Texte von Johann Gottlob Krüger aus den Jahren 1746 und 1751*. Halle 2008, 107-127, bes. 110-116. Zum diätetischen »Nutzen« der Molke vgl. z. B. die kurze Passage in: Johann Gottlob Krüger: *Diät oder Lebensordnung*. Halle 1751, § 91, 302-307 (›Von der Milch‹), hier: 306.

42 Johann Jakob Bodmer: »Ode an Philokles«. In: *Critische Lobgedichte und Elegien*. Hg. Johann Georg Schulthess. Zürich 1747, 133-136.

43 Zellweger an Bodmer, 16. Sept. 1743 (ZBZ, Ms Bodmer 6a.4, Nr. 192, S. 1 f.; Abschrift KBAR, Ms. 74/1, Nr. 189).

44 Zellweger an Bodmer, 29. Juli 1737 (ZBZ, Ms Bodmer 6a.2, Nr. 81, S. 2 f.): »[…] Je hay l'aigreur du petit Lait comme la Peste & et la verole, elle me gate l'Estomac & le gout, & si vous appelez cela etre soigneux de la Santé, je vous assure que je le suis extraordinairement […].«

Gäbris, als Kurort empfohlen worden. Seine Heilung hat einen Popularitätsschub der Kur mit Schotten aus Ziegenmilch ausgelöst. Gais wurde in der zweiten Hälfte des 18. Jahrhunderts zur Trenddestination für Tuberkulosekranke oder anderweitig Kurbedürftige besonders aus Deutschland. Im benachbarten Weißbad, in Gonten, Herisau und nach 1838 in Heiden kamen Molkenkuren in Mode.[45]

IV. Weitere Bildelemente

Am Anfang des Molken-Kults standen der Briefwechsel zwischen Bodmer und Zellweger, erste Trogener Besuche und nachhaltige Eindrücke. Bodmers Naturell entsprechend, war nicht nur sein schriftliches Werk vor weiteren Be- und Umarbeitungen sicher; auch an Erfahrungen und Erlebnissen wurde gefeilt, und zwar im immer wieder neu ansetzenden Reden über das Erlebte und im Vorlesen von Briefen im Beisein der Freunde: Der Molken-Kult floss in die *Ode an Philokles* (1747), in den *Noah* (1752) und in *Edward Grandisons Geschichte zu Görlitz* (1755) ein. Mit der *Ode an Philokles* erreicht das Lob der Freundschaft mit Zellweger, dem Weisen abseits des Getümmels der Welt im appenzellischen Arkadien, dem Land der Freiheit, einen Höhepunkt, der gleichzeitig mit dem Erscheinen der *Freundschaftlichen Briefe* im Umfeld von Johann Wilhelm Ludwig Gleim (1719-1803), Samuel Gotthold Lange (1711-1781) und Johann Georg Sulzer anzusetzen ist.[46]

45 Vgl. den bereits zitierten Roman von Hegner: *Molkenkur* (= Anm. 34). Den ersten Reiseführer verfasste Friedrich Karl von Kronfels: *Gais, Weisbad und die Molkenkuren im Canton Appenzell.* Constanz 1826. Im Lande selbst bemühte sich der Gaiser Arzt Johann Heinrich Heim (*Die Heilkräfte der Alpenziegen-Molken und der Molkenkurort Gais.* Zürich 1844) um eine positive Propaganda.

46 Zur Herausgeberschaft dieser Briefe und zu deren Funktion vgl. Hentschel: »Besuche in Briefen« (= Anm. 14), 378-395. Johann Caspar Hirzel besuchte Mitte August 1746 Langes »Prediger-Hütte« in Laublingen; er habe dort beim ›deutschen Horaz‹ und dessen ›Sappho‹ (Lange und dessen Gattin Anna Dorothea) 14 Tage lang im Elysium gelebt: im Beisein von Gleim, dem Ästhetiker Meier aus Halle und Sulzer. Vgl. Bruno Hirzel: »Johann Caspar Hirzel, der ältere (1725-1803). Seine Werdejahre und seine Freundschaft mit Gleim.« In: *Neujahrsblatt der Zentralbibliothek Zürich* 1 (1917), 16 f. Siehe auch: Heinz O. Hirzel: *Vom Einfluss der Fröhlichkeit auf die Gesundheit des Menschen. Stadtarzt Johann Caspar Hirzel, der Ältere 1725-1803.* Zürich 2006 (= *Neujahrsblatt auf das Jahr 2007*, 170. Stück), bes. 166-183.

[*Ode*] *an Philokles* (1745/46, gedruckt 1747)[47]

[1] Der Schiffer, der an Schwabens fruchtbaren Ufern
Den Bodensee mit leichten Kähnen besegelt,
Sieht südwerts seltsame Gestalten der Berge
Den Himmel begränzen.

[5] Dort streket der Camor den liegenden Rüken,
An welchen aufwärts sich der Alteman lehnet;
Dann hebet sich mit aufgethürmeten Gipfeln
Der höhere Säntis.

[9] Zu ihren Füssen liegt ein bergigt Gefielde,
Mit tiefen Klüften als mit Furchen durchschnitten;
Doch an den Seiten mit weitwurzelnden Tannen
Vor Einfall verwahret.

[13] *Hier wohnt ein Volk verstreut an rinnenden Brunnen*
Das in den Stand des unterthänigen Lebens
Nur einen Schritt gethan, mit furchtsamen Füssen,
Und den schon bereuet.

[17] Die Sorge für die Keuschheit einer Matrone
Macht den Meiländer nicht so ungereimt ängstlich,
Als dieses Volk die schier ausschweifende Sorge
Für Freyheit und Rechte.

[21] Es hält so eifrig auf die Rechte der Freyheit,
Dass selbst sein Freund es übel mit ihm verderbete,
Der eine Bürd' ihm ungebeten vom Naken
Zu wälzen gedächte.

[25] *Hier schämet sich der Mensch noch nicht vor dem Menschen,*
Und hat noch nicht gelernt sein Herz zu verbergen,
Hier zeigt sich das Bedürftniß und das Gefühle
Des menschlichen Herzens.

47 Bodmer: »Ode an Philokles« (= Anm. 42), 133-136 (Herv. der Bildelemente (unterstrichen) und erklärender Stellen (kursiv): H.E.).

[29] Dieß Volk war glüklich, als das Ruder des Staates
Paulin[48] geführt, der niemals etwas gesaget,
Als was er dacht, und niemals etwas gedachte,
Als was er hat sollen.

[33] Er sah den Arm des Todes über ihm hangen,
Und ward nicht bleicher, denn Paulin ist ein Christe,
Und macht in einer Welt voll christlicher Heiden
Dem Christenthum Ehre.

[37] Gott war sein Schild, und schenkt ihm ruhige Tage;
Er ist des besten Sohnes würdiger Vater,
Philoklens,[49] dem kein anderer Sohn zu vergleichen,
Es wäre denn Pyra.[50]

[41] Dem hat der Himmel Kunst und Weisheit verliehen,
Daß er durch Kräuter und durch heilende Säfte
Die Kranken, welche schon am Acheron stehen,
Ins Leben zurükzieht.

[45] *Doch kennt er nicht allein die Tiefen des Körpers,*
Er sieht ihn durch bis in die innerste Seele,
Sieht der Gedanken Wesen in ihm entstehen,
Und mit ihm erwachsen.

[49] *Wer kennt so gut, als er, die Schwäche des Menschen,*
Die Ohnmacht seines himmelstürmenden Stolzes,
Die Hölle, die des Aberglaubens Gespenster
Für Thoren erbauen?

[53] Noch mehr halt ich auf sein freundschaftliches Herze,
Das meine schwersten Sorgen mit mir getheilet,
Als ich die schönre Hälfte von meinem Leben
Frühzeitig verloren.[51]

48 Conrad Zellweger-Tanner (1659-1749), Vater von Laurenz, Landammann (vgl. Anm. 12). Der Name ›Paulin‹ ist bis jetzt noch nicht hergeleitet worden.

49 Dr. med. Laurenz Zellweger (1692-1764).

50 Immanuel Jakob Pyra (1715-1744). Er war der erste Vermittler zwischen den Schweizern und Leipzig im Literaturstreit; vgl. Baechtold: *Geschichte der Deutschen Literatur* (= Anm. 7), 561 und 177 (Anmerkungsteil).

51 Tod von Bodmers liebstem Sohn Jakob (1735). Bodmer verlor auch seine Frau und seine beiden anderen Kinder frühzeitig.

[57] Ihm darf ich meiner Seelen innerstes zeigen,
Den stärksten so, wie den unreifsten Gedanke,
Er bringet den zu seiner Zeitigung nahe,
Den hebt er noch höher.

[61] Wir haben oft auf des Gaberius Höhen,
Im Angesichte des Camors und des Meßmers,
Die Häupter freyer Staaten, und die Monarchen
Gelehrt und gezüchtigt;

[65] Mit gleicher Freyheit, als sonst Erlebach übet,
Wenn er den König der elenden Verfasser,
Den Hauptverführer des Geschmakes der Deutschen
Itzt lehret, dann züchtigt.[52]

[69] Oft haben wir in einer russigen Hütten
Der Menschen Zustand nach dem Tode bestimmet,
Und Meiers gründlichen Roman bald geglaubet,
Und bald widerleget.[53]

[73] Da mittlerweil in dem sanftsiedenden Kessel
Die zähen Hefen Rohm zu Zieger gerannen,
Und dünne, süsse, bluterfrischende Molken
Zum Trank überliessen.

[77] Ein Dichter sagt, daß diesen irdischen Nektar
Der Aerzte Gott, Apoll, die Menschen gelehret,
Als er vor Alters bey dem König Admetus
Der Heerden gehütet.

[81] Wir trunken stark. Hier war kein Rausch zu besorgen.
Nichts unterbrach die langen strömenden Züge,
Als eine Pfeife von wolriechendem Knaster,
Und süssere Reden.

52 Wolfgang Erlebach, d.i. Pseudonym für Johann Jakob Bodmer im Leipziger Literaturstreit. Mit »König der elenden Verfasser« ist Johann Christoph Gottsched gemeint.

53 Georg Friedrich Meier (1718-1777), Ästhetiker in Halle, Mitglied der Laublinger Gesellschaft und u. a. 1747/48 Herausgeber der moralischen Wochenschrift *Der Gesellige*.

O wer beneidet bey dem harmlosen Leben
Die niedre Herrschaft und den Stolz der Monarchen!
Wer wünschte sich dafür den rasenden Bacchus
In strudelnden Bechern!

Eines der ›neuen‹ Bildelemente, das in der *Ode* erstmals gedruckt greifbar wird, ist das Pseudonym ›Philocles‹, mit dem Bodmer seinen Trogener Freund beehrte (ab Z. 39). ›Philocles‹ wird als Arzt, als Menschenkenner und Moralist gepriesen. Er versteht den Umgang mit Kräutern und heilenden Säften, sieht ins Innerste der Seele und kennt die Schwäche des Menschen. Noch bedeutungsvoller als all dies ist sein freundschaftliches Herz: Ihm darf der Seele Innerstes offengelegt werden. In der Übersetzung aus dem Griechischen heißt ›Philocles‹ ›der für seine Freunde Berühmte‹. Paulfritz Kellenberger vermutet, dass der Name François de Salignac de la Mothe-Fénelons Abenteuer-, Reise- und Bildungsroman *Les Aventures de Télémaque* (1694-96) entlehnt sei; und Peter Faessler geht auf diese Vermutung ein, ergänzt aber, dass ebenso gut Philocles aus Athen, ein Neffe von Aischylos, der in der zweiten Hälfte des 5. Jahrhunderts v. Chr. lebte, für seine bittere Schärfe bekannt war und über hundert Tragödien verfasst hatte, als ›Pate‹ in Frage kommen könnte.[54] Sowohl Kellenbergers als auch Faesslers Deutungsversuche haben eine gewisse Berechtigung. Die Lösung liegt aber wohl zeitlich näher und passt zur Rezeption zeitgenössischer Literatur in Bodmers Freundeskreis. Bodmer hatte sich von Zellweger in seinen ersten Briefen 1723 Werke des Deisten Toland, des satirischen Grafen Rochester, Miltons *Paradise Lost,* Samuel Butlers *Hudibrass,* Addisons *Cato,* Drydens *All for Love,* Congreves *Double Delaer* und Cibbers *Careless Husband* erbeten.[55] Die äußere Form und Anlage der *Discourse der Mahlern* (1721-1723) war an Joseph Addisons Wochenzeitschrift *The Spectator* (1711-1714) orien-

54 Vgl. Kellenberger: *Zellweger* (= Anm. 5), 93, Anm. 2; Faessler: »Arkadien« (= Anm. 2), 4, Anm. 3. Zellweger: *Dorfplatz* (= Anm. 8), 51, stand dagegen noch ratlos vor dem Pseudonym. Zuletzt geht auch Klaus Manger: »›vierzehn glückliche Tage in der förenen Hütte‹ – Wieland in der Schweiz«. In: *Europa in der Schweiz – Grenzüberschreitender Kulturaustausch im 18. Jahrhundert.* 3. Trogener Bibliotheksgespräch, Trogen, 10.-13. Juni 2009. Hg. Heidi Eisenhut, Anett Lütteken, Carsten Zelle. Göttingen [in Vorb.], von Fénelon als Vorbild aus.

55 Bodmer an Zellweger, 30. Mai 1723 (KBAR, Ms. 75/1, Nr. 27, Bl. 53f.). Vgl. Theodor Vetter: »J. J. Bodmer und die englische Literatur«. In: *Johann Jakob Bodmer. Denkschrift zum CC. Geburtstag (19. Juli 1898).* Veranlasst vom Lesezirkel Hottingen. Hg. Stiftung von Schnyder von Wartensee. Zürich 1900, 313-386, bes. 320 und 322.

tiert. Das Porträt von Laurenz Zellweger (Abb. 1) zeigt den Dargestellten mit einer Ausgabe dieses *Spectators* in der Hand.[56] Die englische Literatur besorgte er sich in seiner Studienzeit in Leiden, aber auch später noch als guter Kunde des Elzevier-Verlags.[57]

Bodmers erster Eindruck von Zellweger war also dessen Kenntnis der ›Engländer‹, die er sich gleich doppelt zum Modell nahm: für das Konzept der *Discourse* und als Milton-Anhänger, dessen Werk er ins Deutsche übertrug. Unter diesen Vorzeichen liegt es nahe, dass er den Übernamen für seinen Appenzeller Freund einem Engländer entlehnte: Anthony Ashley Cooper, 3rd Earl of Shaftesbury (1671-1713), ein Schüler von John Locke und Philosoph der englischen Aufklärung, gab 1709 unter dem Titel *The Moralists. A Philosophical Rhapsody* ein Buch heraus, in dem eine literarische Figur mit Namen ›Philocles‹ als Ich-Erzähler die Hauptrolle spielt. Shaftesburys ›Philocles‹ berichtet in Briefform über verschiedene philosophische Dialoge, die er in erster Linie mit ›Palemon‹ und ›Theocles‹, zweien seiner Freunde, führte. Der Ich-Erzähler ist als unvoreingenommener, weltanschaulich nicht festgelegter Berichterstatter der philosophischen Debatten konzipiert und passt als solcher sehr gut zu Laurenz Zellweger, den die Freunde als Referenz ansprachen, bei dem sie Rat holten, den sie als einen Diskussionspartner schätzten, der zuzuhören verstand und auf jede Diskussion einzugehen bereit war. Obwohl physisch fern, war er doch in Bodmers und Breitingers Freundeskreis allgegenwärtig. Bodmer schreibt beispielsweise 1750: »Ich erwarte Klopstock alle Tage. Ich werde oft mit ihm von Philocles reden, ich werde ihm etliche von ihren briefen lesen […].«[58] Und zehn Tage später: »Sie, mein Freund, sind nicht ganz von uns abwesend, wir holen sie durch unsere reden von ihnen täglich zu uns; wir hören sie auch reden, denn ich lese meinem Freund [= Klopstock] die besten stüke von ihren briefen.«[59]

Dass Zellweger das Pseudonym ›Philocles‹ bereits Mitte der 1740er Jahre erhält, ist für das neu erwachte Interesse an der Shaftesbury-Rezeption und dessen Einfluss auf die deutsche Aufklärung von Bedeutung.[60]

56 Weishaupt: *Bande der Hochachtung und Liebe* (= Anm. 25), 4 f.

57 Kellenberger: *Zellweger* (= Anm. 5), 46.

58 Bodmer an Zellweger, 19. Juli 1750 (KBAR, Ms. 75/3, Nr. 10, Bl. 27r).

59 Bodmer an Zellweger, 29. Juli 1750 (KBAR, Ms. 75/3, Nr. 11, Bl. 29v); abgedr. bei Eduard Korrodi: »Johann Jakob Bodmer an Laurenz Zellweger«. In: *Du. Zeitschrift für Kultur* 14 (1954), H. 8, 55 f.; sowie in: Friedrich Gottlieb Klopstock: *Briefe 1738-1750*. Hg. Horst Gronemeyer. Berlin 1979 (= *Historisch-Kritische Ausgabe*. Abt. Briefe, 1), 128 f.

60 Vgl. Mark-Georg Dehrmann: *Das ›Orakel der Deisten‹: Shaftesbury und die deutsche Aufklärung*. Göttingen 2008, 278-287; sowie Rebekka Horlacher: *Bildungs-*

Christoph Martin Wieland, der ab 1751 in Bodmers Umfeld auftritt und in der Literatur als »Zwillingsbruder«[61] von Shaftesbury bezeichnet wird, ist in Bodmers Haus zum ersten Mal mit dem Engländer in Berührung gekommen. Shaftesbury wird in Bodmers und Breitingers Schrift *Von dem Einfluß und Gebrauch der Einbildungs-Krafft* (1727) erstmals erwähnt.[62] In der Zweitauflage der *Discourse der Mahlern* 1746 finden sich Shaftesburys *Charakteristicks* im Kanon der Frauenzimmerbibliothek.[63] Bodmer preist den Engländer in seinen Schriften als »Meister der Charakterschilderung«.[64]

Neben ›Philocles‹ ist auf die folgenden drei Bildelemente aus der *Ode* hinzuweisen: auf die Landschaft, Z. 9/10, das »bergigt Gefielde« mit »tiefen Klüften«, auf die Bewohner dieser Landschaft, ab Z. 13 und 19/20, namentlich deren »Sorge für Freiheit und Rechte« und deren Charakter (ab Z. 25), und auf »Paulin«, Z. 30, Zellwegers Vater, als Vaterfigur erhoben, dessen Sittlichkeit, Arbeitsamkeit und tiefe Frömmigkeit besungen wird. ›Paulin‹ ist des besten Sohnes würdig: ›Philocles‹. Ab Z. 61 wird die Molkenkur neu inszeniert und mit Versatzstücken wie den Höhen des ›Gaberius‹, des Gäbris, der rußigen Hütte, dem sanftsiedenden Trank, den dünnen, süßen, bluterfrischenden Molken, diesem irdischen Nektar, versehen. Diese zuletzt genannten Zeilen finden sich auf einer Tafel aus Scheuchzers *Natur-Geschichte des Schweizerlandes,* die 1746 – im gleichen Jahr also, in dem die *Ode* entstand – bei David Gessner in Zürich neu aufgelegt worden war, praktisch 1:1 in Kupfer gestochen (Abb. 3).

Es ist hervorzuheben, dass das Wandern in der Landschaft, das Innehalten auf einem Gipfel oder der Genuss der Molken in einer rußigen Hütte immer mit Gesprächen über Politik (Z. 63/64), Literatur (Z. 71/72), über Theologie und Philosophie (Z. 70) oder über Beliebiges

theorie vor der Bildungstheorie: Die Shaftesbury-Rezeption in Deutschland und der Schweiz im 18. Jahrhundert. Würzburg 2004 (vorher Phil. Diss. Universität Zürich 2002), 60-63.

61 Urheber der Zuschreibung ist Goethe; vgl. Friedrich Schoenemann: »Review of: Wieland and Shaftesbury by Charles Elson. Shaftesburys Einfluss auf Chr. M. Wieland by H. Grudzinski«. In: *Modern Language Notes* 30 (1915), H. 8, 261-263. Wieland rezipiert Shaftesbury frühestens 1752 und intensiv ab 1758.

62 [Johann Jakob Bodmer, Johann Jakob Breitinger:] *Von dem Einfluß und Gebrauche Der Einbildungs-Krafft; Zur Ausbesserung des Geschmackes* […]. Frankfurt am Main, Leipzig 1727, 154.

63 Vgl. Dehrmann: *Orakel der Deisten* (= Anm. 60), 278, Anm. 34 (mit weiterer Literatur).

64 Vgl. Vetter: *Bodmer* (= Anm. 55), 321 und 327.

(Z. 84) verbunden wurde. Diese Themen decken sich mit den Themen, die auch die Briefliteratur prägen, was die schon anderswo geäußerte Annahme nährt, dass die Briefe als Einstimmung, Ersatz oder Fortführung des Gesprächs im trauten Kreis zu lesen sind.[65] Einzig die »Pfeife von wolriechendem Knaster« (Z. 83) passte nicht zu den bewusst den Körper und den Geist erfrischenden Tätigkeiten der Molkenbrüder.

Wenn wir die Bildelemente ›Bewohner der Landschaft‹ und ›Paulin‹ außer Betracht lassen, sind wir inhaltlich an den Schlüsselbrief von 1739 erinnert und sehen in der *Ode an Philokles* all das, was schon dort über die Landschaft, die Molkenkur und über den Umgang mit Laurenz Zellweger geschrieben steht. Das Vokabular ist aber verdichtet und wird sich noch weiter verdichten, namentlich mit dem Bildelement der ›förenen Hütte‹.

Nach dem Tode seines Vaters Ende Februar 1749 kaufte Laurenz Zellweger das alte Haus am Landsgemeindeplatz – »notre vieille Cabane«, unsere alte Hütte – mit einem Stück Wald, um sich jährlich ausreichend Holz beschaffen zu können. Er habe auch den ganzen Wein im Keller gekauft und ferner alle sauberen Geräte für den Haushalt, schreibt er im Mai an Bodmer.[66] Die ›förene Hütte‹ (Abb. 2) war nun sein Eigentum.

Das nach dem Tode seiner Eltern definitiv eingekehrte Einsiedlerdasein war nicht immer so einfach, wie die folgenden Zeilen zeigen, die ganz realistisch zu lesen sein dürften: »Votre depart d'icy m'a affligé tres sensiblement & je redescendis la montagne de Vögelins-Egk la Larme à l'oeil.« Zellweger führt aus, dass der Besuch Bodmers eine momentane helle Erscheinung in seinem Leben, ein Blitzstrahl im Dunkel war, dass ihm sein Haus nach der Abreise wie eine Wüste vorkam. Zur Zeit des Besuches habe er begonnen, sein Leben als Einsiedler zu verlassen und sich an Menschen zu gewöhnen. Er sehe zwar schon ständig Leute, aber das seien »des Hommes Semiboeufs«, schlimmer bisweilen und gefährlicher als die Bewohner der Urwälder und der sandigen Wüsten Libyens. »Je voudrois«, schreibt Zellweger, »que vous fussiez relegué pour un Couple des Lustres & que Trogue fut votre Siberie, à condition pourtant que l'on reconnut ensuite votre jnnocence, & qu'une deputation des plus notables de votre ville vous ramenât comme en Triomphe chés vous; ce sont des vœux jnutiles, je le sens bien, mais pourtant possibles dans ce Siecle corrompu.«[67]

65 Vgl. Kellenberger: *Zellweger* (= Anm. 5), 94f., oder Hentschel: »Besuche in Briefen« (= Anm. 14), 382.

66 Zellweger an Bodmer, 9. Mai 1749 (ZBZ, Ms Bodmer 6a.5, Nr. 277, S. 1; Abschrift KBAR, Ms. 74/2, Nr. 272).

67 Zellweger an Bodmer, 1. Sept. 1749 (ZBZ, Ms Bodmer 6a.5, Nr. 280, S. 1; Abschrift KBAR, Ms. 74/2, Nr. 275).

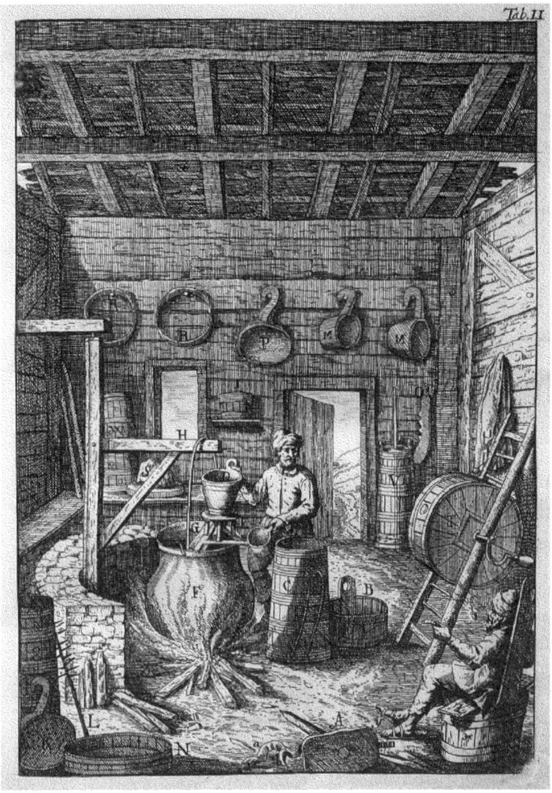

Abb. 3: Johann Jacob Scheuchzer: Natur-Geschichte des Schweizerlandes, samt seinen Reisen über die Schweizerische[n] Gebürge. Aufs neue herausgegeben und mit einigen Anmerkungen versehen von Johann Georg Sulzer. Erster Theil. Zürich 1746, Tab. II, 62-63 (Tafel zum Kapitel »Von dem Zieger und Schotten«. Der Senn in der ›rußigen Cabane‹ schöpft aus dem Kessel Schotten, in der rechten Ecke sitzt ein Besucher, der eine Pfeife raucht. Die beiden sind im Gespräch).

Diese Worte scheinen unmittelbar Eingang gefunden zu haben in Bodmers episches Hauptwerk, den *Noah* (1752), ein Heldengedicht in zwölf Gesängen, begonnen 1749, erschienen 1752 bei Gessner.[68] Der 11. Gesang beginnt mit den folgenden Worten, die Bodmer Zellweger in einem Schreiben vom 16. November 1750 erstmals übermittelt:

68 Johann Jakob Bodmer: *Der Noah in zwölf Gesängen.* Zürich 1752.

Also lebte Philocles in seiner foerenen Hütten,
Auf der gebirgigen Rhode, des heiligen Gallus Besuche,
Jahre des hellesten lebens mit keiner Schwermut verdunkelt;
Innig belustigt, durch seine paeanischen Künste das Leben
Das mit dem Tod schon rang, schon beweint war, zurüke zu rufen;
[…]
Unter den Hirten des Felds, fern von erleuchteten Geistern
Selbst ein erleuchteter Geist der Wahrheit tiefer Durchschauer
Wartet er seines berufs und hält sich genugsam gewürdigt
Dass Gott durch ihn die gesundheit von hirten ⟨und schäfern⟩ des Viehes bewahret.
Noch ist in seiner Cabanne der Umgang mit aller Welt Weisen
Ihm nicht versperrt, er findet sie in seinem Musaeo versammelt.[69]

Der Einsiedler ›Philocles‹ als erleuchteter Geist unter Hirten des Viehs in der ›förenen Hütte‹, der nicht jährlich, aber doch immer wieder von einem Kreis Ausgewählter besucht wird, die anschließend unter größten Gemütsbewegungen von ihm scheiden: In dieser Gestalt übte Laurenz Zellweger Einfluss aus auf die Themen, die Bodmer anfangs der 1750er Jahre beschäftigten: Es war dies – neben Fragen der Lektüre und der eigenen literarischen Produktion, neben der Diskussion politischer Ereignisse und Konstellationen, neben einem aufkeimenden Interesse für Preußen unter Friedrich II. – vor allem seine Begeisterung für Klopstock und die Enttäuschung über dessen Lebenswandel, der keineswegs das Göttliche seiner Verse widerspiegelte, es war dies die Freundschaft mit Christoph Martin Wieland ab 1751, und es waren dies die Kritiken an seinem *Noah* durch die Leipziger, welche die alte Gottsched-Bodmer-Fehde wieder aufflammen ließen. Als Antwort auf diese Kritiken verfasste Bodmer im Dezember 1754 das – wie Jakob Baechtold in seiner fundierten *Geschichte der deutschen Literatur in der Schweiz* festhält – »ebenso interessante als ergötzliche, in Briefform gehaltene Büchlein *Edward Grandisons Geschichte in Görlitz*«.[70] In diesem Büchlein nimmt ›Philocles‹ als »unbestechlicher Schiedsrichter in Fragen des guten literarischen Geschmacks«, so Peter Faessler, einen nicht unbedeutenden Platz

69 Bodmer an Zellweger, 16. Nov. 1750 (KBAR, Ms. 75/3, Nr. 14, S. 68); leicht verändert abgedr. in Bodmers *Noah* (= Anm. 68), 338. (Herv. H. E.)

70 [Johann Jakob Bodmer:] *Edward Grandisons Geschichte in Görlitz.* Berlin 1755, 74-82, 104-106 und 119-124. Vgl. Baechtold: *Geschichte der deutschen Literatur* (= Anm. 7), 616-618, hier: 616.

ein.[71] Inhaltlich wird ein Zusammentreffen des Schweizers Martin Kreuzner, in Wirklichkeit Bodmers Freund Martin Künzli aus Winterthur,[72] mit dem Engländer Edward Grandison, dem fingierten erstgeborenen Sohn von Samuel Richardsons Carl Grandison, und mit dem Gottschedianer Freiherr von Schönaich in einem Gasthaus in Görlitz geschildert. Dieser Gruppe, die sich sofort intensiv in ein Gespräch über den Stand der anmutigen Wissenschaften in Deutschland zu vertiefen beginnt, gesellen sich der Rhapsode Fridolin aus dem Appenzellerland, der zum Ärger Schönaichs Wieland, Klopstock und Bodmer rezitiert, und Gottsched selbst dazu.[73] Im fünften Brief wird aus dem Leben des Rhapsoden berichtet, und wir hören die folgenden – wohlbekannten – Worte aus Martin Kreuzners Mund und Bodmers Feder: »Wir redeten von dem Philokles, diesem einsiedlerischen Weisen und Arzte, von welchem im Eingange des 11ten Gesanges des Noah eine so ruhmvolle Schilderey gemacht wird. Ich verschwieg nicht, daß ich dem [sic] Mann kennete, [...] daß ich auch den Paulin gekannt hätte, des besten Sohnes würdigen Vater,[74] und daß ich die gebirgige Rode kennte, des alten Gallus Aufenthalt. Fridolin machte grosse Augen, die mich stillschweigend weiter fragten. Ich erzählte ihm, daß ich vor etlichen Jahren mit dem Verfasser des Noah einen goldenen Monath in des Philokles förener Hütte gelebt, daß wir alle Morgen auf des Gaberius Höhe gestiegen wären und da in einer rußigen Cabane Molken getrunken hätten, die ein eißgrauer Senne uns eingeschenkt hätte. Fridolin ward darüber ganz aufgeweckt, er küssete mir die Hand, und entdeckte mir, daß diese Cabane auf dem Gaberius sein Geburtsort wäre, daß der Senne, bey dem wir Molken getrunken, sein Vater wäre, und *er dem Philokles seine itzige Lebensart und seine ganze Erkenntniß zu verdanken hätte.*«[75]

71 In verschiedenen Darstellungen von Faessler betont, zuletzt in: Peter Faessler: *Appenzeller Witz und arkadische Schweiz-Idyllik. Ursprung und Weg eines helvetischen Charakterbildes*. Rorschach 1983, 21, sowie in der Neuauflage von Hegner: *Molkenkur* (= Anm. 34), 18.

72 Vgl. Peter Faessler: »Ulrich Hegner – Satire und Idylle im helvetischen Biedermeier«. In: *Der Landbote*, Nr. 228, Samstag, 1. Okt. 1983, 27 f.

73 Gemäß Bodmers Satire *Edward Grandisons Geschichte* (= Anm. 70), 78 f., soll es eine Erfindung von Philocles gewesen sein, die Kunst der Rezitation von Versen nach dem Vorbild von Platons Rhapsoden Ion wieder aufleben zu lassen.

74 Conrad Zellweger-Tanner, gest. 1749. Vgl. Anm. 48.

75 Bodmer: *Edward Grandisons Geschichte* (= Anm. 70), 74 f. (Herv. H.E.).

V. Auf dem Höhepunkt der Rezeption

Zwischen 1747 und 1757 ist der Philocles- und Molken-Kult auf dem Höhepunkt der Rezeption: 1748 schreibt Bodmer: »Herr von Hagedorn bittet mich, niemals an meinen Philocles zu schreiben, ohne ihn, diesem meinem würdigen Freunde bestens zu empfehlen.«[76] Am 5. Februar 1750 schreibt Bodmer in einem Postscriptum: »Dr. Hirzel rufet bei aller gelegenheit was für ein vergnügtes leben er in Trogen gehabt. Er redet davon wie von seinem paradise.«[77] Am 29. Juli 1750 schreibt Klopstock an Zellweger, wie glücklich er sich schätze, in Gesellschaft von Bodmer »an den ehrlichsten Mann, an den Patrioten, an den Freund, an den besten Sohn« schreiben zu können und sich dessen ergebenster Freund nennen zu dürfen.[78] 1751 berichtet Salomon Gessner einem deutschen Freund voll Enthusiasmus von einem Besuch bei Laurenz Zellweger.[79] Am 19. November 1752 tritt Ewald Christian von Kleist im Zusammenhang mit einer Geldüberweisung zugunsten der Anwerbung appenzellischer Rekruten für preußische Dienste mit Zellweger in Kontakt, indem er festhält, es sei schmeichelhaft für ihn und eine Ehre, ihm, den er »schon sehr lange als einen Freund des Herrn Professor Bodmer gekannt und hochgeschätzt habe«, zu schreiben.[80] Am 10. Mai 1755 schwärmt der nach Berlin zurückgekehrte Johann Georg Sulzer: »Parmi le nombre infini des differens tableaux que mon imagination me peint, celui de Troguen e[s]t le plus vif et le mieux colorié et la figure principale qui l'orne et qui lui donne la veritable vie, c'est Philocles observant le dejeuné de ses amis. O mon cher Ami, pourquoi ces belles scènes de la vie paßent elles si rapidement! Pourquoi sont elles si rares!«[81] Am 13. Juli 1757 bedauert Johann Caspar Hirzel, dass es ihm seine derzeitige berufliche Belastung nicht ermöglichen würde, die »auserlesene Gesellschaft« nach Trogen zu begleiten und dadurch das »Vergnügen des persönlichen Umgangs« nicht

76 Bodmer an Zellweger, 7. Nov. 1748 (KBAR, Ms. 75/2, Nr. 130, Bl. 332r); abgedr. bei Zehnder-Stadlin: *Pestalozzi* (= Anm. 7), 336. Der Ausschnitt ist auch abgedr. bei Schudel-Benz: »Zellweger und Bodmer« (= Anm. 7), 13.

77 Bodmer an Zellweger, 2. Febr. 1750 (KBAR, Ms. 75/3, Nr. 2, Bl. 8v).

78 Bodmer und Klopstock an Zellweger, 29. Juli 1750 (KBAR, Ms. 75/3, Nr. 11, Bl. 29v); vgl. Anm. 59.

79 Vollständiger Abdruck des Briefes u.d.T.: »Salomon Geßner über das Appenzellerland«. In: *Neue Zürcher Zeitung*, Freitag, 18. Okt. 1935 (Mittagsausgabe), Nr. 1807, Bl. 4.

80 Ewald von Kleist an Zellweger, 19. Nov. 1752 (KBAR, Ms. 75/3, Nr. 51a, Bl. 165v).

81 Sulzer an Zellweger, 10. Mai 1755 (KBAR, Ms. 75/3, Nr. 92b, Bl. 275r).

erneuert werden könne.[82] Am 4. August 1757 erhöht Wieland die heiteren und frohen vierzehn Tage, die er zusammen mit Breitinger, Bodmer und Gessner in der »förenen Hütte« dieses Menschenfreunds und Weisen habe verbringen dürfen.[83] Der auf der Rückreise nach Zürich in Winterthur verfasste Wielandsche Brief wird von allen Freunden mitunterzeichnet. Wieland und Gessner bleiben auch weiterhin mit Zellweger in Kontakt und betonen, wie unauslöschlich das Andenken an die Trogener Tage sei.[84] Immer wenn Bodmer von ›Philocles‹ sprach, sei er vergnügt gewesen, schreibt Gessner. Ihm, Gessner, sei der Wunsch, ›Philocles‹ zu sehen und bei ihm einige Tage zu verbringen, in Erfüllung gegangen: »[…] ich sah sie, und lebte bey ihnen und in der schätzungswürdigsten Gesellschaft, die glüklichsten Tage meines Lebens.«[85]

Am 6. Mai 1755 hält Bodmer in einem Brief das Verspaar fest, das durch Johann Caspar Füsslis *Quodlibet mit Bildnissen von Zeitgenossen und antiken Köpfen* in Öl auf Leinwand (Abb. 4) und durch die Rezeption des Zellwegerkonterfeis (Abb. 5) bis hin zu Füsslis Schüler, den Maler und Radierer Johann Caspar Waser (1737-1806), bekannt geworden ist: »Gehe nicht krumm nach Männern, die richtige Wege gegangen, / Kennst du nicht den geraden Weg, so frage Philocles.«[86] Dieses Quodlibet in Trompe-l'œil-Manier zeigt Persönlichkeiten, die zur Zeit des Kult-Höhepunkts um 1757 zur Molkenkur weilten. Im Zentrum steht das Bildnis von Bodmer. Das Konterfei Zellwegers ist mit einem Nagel befestigt rechts von Bodmer und neben Salomon Gessner (»Daphnis«) angebracht. Im rechten unteren Viertel findet sich das Medaillon mit dem Porträt von Johann Caspar Hirzel inmitten antiker Köpfe und links davon das Selbstporträt von Johann Caspar Füssli. Federkiel, Biene

82 Hirzel an Zellweger, 13. Juli 1757 (KBAR, Ms. 75/3, Nr. 119b, Bl. 354f.).

83 Wieland an Zellweger, 4. Aug. 1757 (KBAR, Ms. 75/4, Nr. 99, S. 405-408); abgedr. bei Zehnder-Stadlin: *Pestalozzi* (= Anm. 7), 627. Vgl. auch Christoph Martin Wieland: »Ode«. In: Ders.: *Werke*. Bd. 4. München 1964, 40-44: »Ihr die ich liebe, die ihr mir ähnlich seid, / Wie ich, gefühlvoll für die harmonische / Erhabne Tugend, ach dort eil ich / Euch mit verbreitetem Arm entgegen! // Dort drückt dein Antlitz, denkender Br[eitinger] / Dem Cherub ähnlich Eifer für Wahrheit aus, / Dort lächelt meines B[odmers] Auge / Mir mit belohnendem Blick entgegen. // Auch du, Philokles, – du, mein geliebter H[eß] / Du auch, du Sipha unsrer verdorbnen Zeit! / Und du mit Daphnens schöner Unschuld / Redlicher Sch[inz] wirst mich da umarmen.«

84 Wieland an Zellweger, 9. Febr. 1758 (KBAR, Ms. 75/4, Nr. 103, S. 420-422) und Gessner an Zellweger, 10. März 1758 (KBAR, Ms. 75/4, Nr. 104, S. 423f.); abgedr. bei Zehnder-Stadlin: *Pestalozzi* (= Anm. 7), 627 und 630.

85 Gessner an Zellweger, 10. März 1758 (KBAR, Ms. 75/4, Nr. 104, S. 423f.).

86 Bodmer an Zellweger, 6. Mai 1755 (KBAR, Ms. 75/3, Nr. 92).

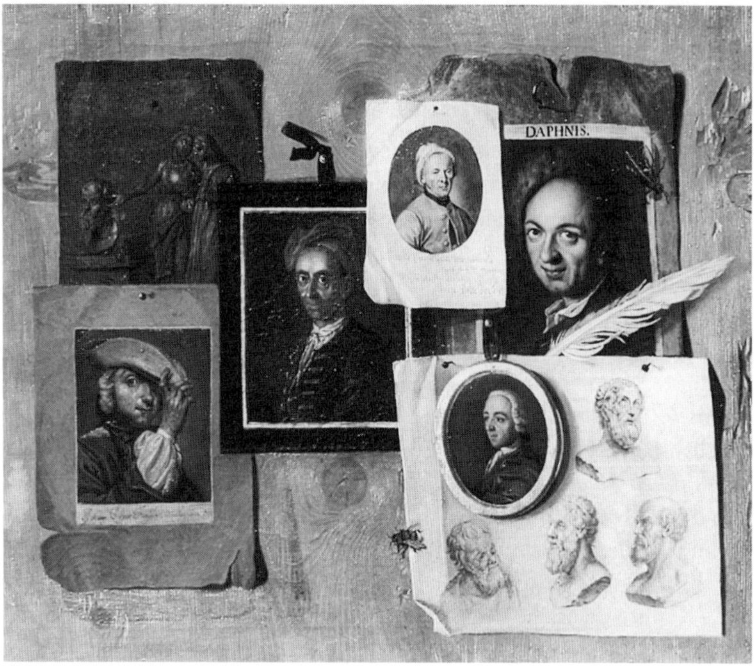

Abb. 4: Quodlibet mit Bildnissen von Zeitgenossen und antiken Köpfen, Öl auf Leinwand, ca. 1757, Johann Caspar Füssli d.Ä. Seit 1903: Kantonsbibliothek Appenzell Außerrhoden, Trogen; Geschenk von Viktor Eugen Zellweger aus dem Nachlass von Johann Caspar Zellweger.

und Wespe sowie der hölzerne Hintergrund gehören zum Ambiente des ›Schottenaufenthalts‹ in der ›förenen Hütte‹, das nicht nur Bodmers Schaffen inspirierte, sondern auch auf Gessners Idyllen anregend wirkte. Die Gesellschaft pflegte das Gespräch im geistigen Beisein ›der Alten‹, derer sich Zellweger neben den ›Engländern‹ so gern bediente, des blinden Homer (rechts neben Hirzel) und anderer griechischer Gelehrter oder von Sokrates oben links.[87] In nur schwach lesbarer Schrift ist über dessen Büste und den Allegorien von Tugend und Maß der Satz »Liebe die Tugend sie krönet das Leben / mit Freündschaft der Weisen« notiert.

87 Siehe zuletzt Edgar Bierende: »Kanon Nationalkultur: Johannes Müller und die Rekonstruktion einer historischen Identität der Schweiz«. In: *Der Kanon im Zeitalter der Aufklärung. Beiträge zur historischen Kanonforschung*. Hg. Anett Lütteken, Matthias Weishaupt, Carsten Zelle. Göttingen 2009, 202-228, bes. 204-207.

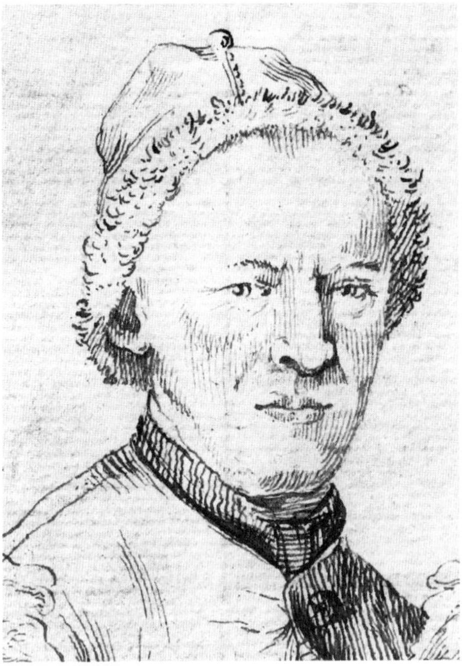

Abb. 5: Konterfei von Laurenz Zellweger, Tintenskizze von Johann Caspar Waser nach der Vorlage seines Lehrers Füssli (Ausschnitt). Kantonsbibliothek Appenzell Außerrhoden, Trogen, Ms. 76/1, Frontispiz (eingeklebt).

Alter, Weisheit und Aufrichtigkeit waren vereint in ›Philocles‹, ›dem für seine Freunde Berühmten‹, unter dessen Bildnis die zitierte Inschrift aus dem Brief vom 6. Mai 1755 geschrieben steht: »Gehe nicht krumm nach mannenn [!] die / richtige Wege gegangen, / Kennst du nicht den geraden pfad, so / frage PHILOCLES.«

VI. Ausblick

Nach Laurenz Zellwegers Tod im Jahre 1764 verfasste Johann Caspar Hirzel das eingangs zitierte Ehrengedächtnis zuhanden der jungen Helvetischen Gesellschaft, an deren Aufbau der alte Zellweger beteiligt gewesen war. Der Text entspricht – so könnte man sagen – einem Abstract der Bodmerschen Briefe an Zellweger. Die Lektüre des Textes rief bei Bodmer das Erinnerungs- und Traumbild nochmals hervor und entlockte ihm in der Vorrede vier Verse zur ›förenen Hütte‹, zur gebirgigen Wildnis und zum Charakter von ›Philocles‹, dessen Angesicht als Spiegel der Seele nie Gram zeigte.

Die Rezeption wurde auch ohne ›Philocles‹ fleißig weiter betrieben: Autoren wie der Zürcher Pfarrer Johann Conrad Fäsi, Mitglied der Helvetischen Gesellschaft, haben dafür gesorgt.[88] Aus solchen Quellen schöpften die deutschen Reiseschriftsteller Christoph Meiners, Johann Michael Afsprung oder Johann Gottfried Ebel.[89] Die enge Verbindung von Johann Caspar Hirzel mit Trogen zeigt sich auch in dessen intensivem Briefwechsel mit Johannes Zellweger, dem Lieblingsneffen von Laurenz, der 1764 an dessen Stelle nach Schinznach gereist war und 1776 Präsident der Helvetischen Gesellschaft wurde.[90] Johannes Zellweger heiratete eine Tochter seines Zürcher Freundes, die 1768 und 1770 zwei Söhne, Johann Caspar und Jakob, gebar. Johann Caspar heiratete Dorothea Gessner, eine Tochter von Salomon Gessner, und wurde zum Gründer der Schweizerischen Geschichtsforschenden Gesellschaft sowie selbst Autoritäts- und Referenzperson. Sein jüngerer Bruder war lange Zeit Landammann und Abgeordneter der Tagsatzung, 1802/03 als Föderalist Gefangener Napoleons, 1804 Gast an der Krönung Napoleons in Paris und ab 1816 Beschützer von Hortense de Beauharnais.[91]

88 Johann Conrad Fäsi: *Genaue und vollständige Staats- und Erdbeschreibung der ganzen Helvetischen Eidgenoßschaft, derselben gemeinen Herrschaften und zugewandten Orten.* Bd. 3. Zürich 1766, 56-139 (zu Appenzell Außerrhoden mit Auszügen u. a. aus der ›Ode an Philokles‹, 63).

89 Vgl. hierzu bereits Faessler: »Arkadien» (= Anm. 2), pass. Vgl. Christoph Meiners: *Briefe über die Schweiz.* 4 Tle. Berlin 1784; Johann Michael Afsprung: *Reise durch einige Cantone der Eidgenossenschaft.* Leipzig 1784; ders.: *Ode an das gute Volk des Canton Appenzell Ausserroden.* o.O. 1785; Johann Gottfried Ebel: *Schilderung des Gebirgsvolkes vom Kanton Appenzell.* Leipzig 1798 (= *Schilderung der Gebirgsvölker der Schweiz,* 1).

90 Vgl. Ulrich Imhof, François de Capitani: *Die Helvetische Gesellschaft. Spätaufklärung und Vorrevolution in der Schweiz.* 2 Bde. Frauenfeld, Stuttgart 1983, bes. Bd. 2, 296.

91 Zu Johann Caspar Zellweger vgl. Karl Ritter: »Johann Caspar Zellweger und die Gründung der Schweizerischen Geschichtsforschenden Gesellschaft.« In: *Jahrbuch für Schweizerische Geschichte* 16 (1891), *1-*116 (Korrespondenz 1824-1842, inkl. Verzeichnis und ausführlicher Einleitung]. Zu Jakob Zellweger vgl. Walter Schläpfer: *Landammann Jacob Zellweger (1770-1821). Der Kanton Appenzell A.-Rh. 1797-1818.* Diss. Basel 1939. Der Briefwechsel zwischen Jakob und seiner Frau Anna Barbara Zellweger wird seit 2009 in einer Dissertation von Livia Knüsel (Schlieren) untersucht.

»Was wir bei Euch gesehen und gehöret haben, wird künftig die angenehmste Materie unserer gespräche seyn.« Bodmers Worte aus dem Schreiben vom 30. April 1739 klingen nach. Die ›Materie der Gespräche‹ war klar umrissen: Das Philocles-Bild und parallel dazu die idée fixe, wie eine Gesellschaft von Schottländern und Trogisten zu sein hatte, verdichtete sich nach 1739 über Bodmers mündliche und schriftliche Äußerungen und über den Einfluss, den er auf seine ›Jünger‹ ausübte, zum Topos. Das Appenzellbild als Molkenland und Land der frischen Luft, mit Kühen, Bergen, Käse und dem Appenzeller Witz ist bis heute geblieben. Von dem in den Schriften der Schottengesellschaft ebenfalls zum Ausdruck kommenden Appenzellbild, das von Freiheit, Gerechtigkeit, von wahrer Demokratie, von erleuchtetem Geist unter Hirten, von Verstand, Vernunft und dem maßvollen Gebrauch derselben, von Schlagfertigkeit und Tugendhaftigkeit geprägt ist, von diesem Bild ist heute weniger die Rede, obwohl eigentlich gerade die Appenzell Außerrhoder über ebendieses überaus reizvolle Bild nachdenken und diskutieren sollten.[92]

Es war der Arzt Zellweger, der dieses Bild prägte, indem er authentisch lebte, wofür er einstand – und es waren die Freunde, allen voran Bodmer, die dies nicht nur erkannten, sondern rezipierten und es literarisch jahrelang und in bemerkenswerter inhaltlicher Konstanz feierten. Die Molke spielte hierbei eine Rolle wie die ›förene Hütte‹: Beides gehörte dazu – zum einen die wissenschaftlich erforschte gesunde und maßvolle Ernährung als nachahmenswert vermittelnd, zum andern das Bescheidene und Bedürfnislose bezüglich der eigenen Lebensweise unterstreichend und – erneut – als nachahmenswert empfehlend.

»Ille potens sui, / Laetusque deget, / cui licet in diem / dixisse VIXI. – Der ist seiner mächtig und kann sich glücklich schätzen, dem es allabendlich erlaubt ist zu sagen, ich habe gelebt.«[93] Dieses Horazsche Lied steht in der rechten oberen Hälfte des schon mehrmals zitierten Porträts von Laurenz Zellweger (Abb. 1). Gibt es ein beredteres Zeugnis von Zellwegers Lebenshaltung?[94]

92 Vgl. die Aussage des deutschen Gelehrten Christoph Meiners (1747-1810), wonach »allein Appenzell, und zwar Appenzell Ausser-Rhoden, […] das einzige Glück [habe], dass die übrigen Schweizer es für das gelobte Land halten« (zit. nach Faessler: *Appenzeller Witz*, wie Anm. 71, 47).

93 Horaz: »Carmina III 29, 41-43«. In: Ders.: *Sämtliche Werke*. Tl. 1. München 1970, 175.

94 Paul Wernle (*Protestantismus*, wie Anm. 36, 172-175) hat Zellweger an die erste Stelle der deutsch-schweizerischen Popularphilosophen gestellt und in seiner Haltung den »modernen deistischen Typus« gesehen.

Carsten Zelle

Zusammenfassung: Heilkunst und schöne Künste

Wechselwirkungen von Medizin, Literatur und bildender Kunst im 18. Jahrhundert

Der folgende Versuch zielt darauf, einige Dimensionen des angeregt geführten interdisziplinären Gesprächs in Trogen zu bündeln. Es kann sich dabei trotz aller beabsichtigten Generalisierung nur um spontane Bemerkungen zu einer vielschichtigen Gemengelage in einem Zeitalter des Übergangs handeln, das man je nach Forschungsprogramm Aufklärung, Sattelzeit, (späte) Frühneuzeit, Umbruch zur Frühmoderne etc. nennen mag.

Vorträge und ihre Diskussionen bestätigten die impulsgebende Problemstellung, die medizinisches Wissen und literarisch-künstlerische Einbildungskraft in Zusammenhang gebracht hatte: Literatur und Kunst haben Anteil an der Genese, der Form und Distribution medizinischen Wissens und ggf. auch an dessen Distanzierung, Ironisierung und Kritik. Die Zusammenstellung von Heilkunst und schönen Künsten bietet eine bedeutungserschließende Figuration der Aufklärungszeit. Die Wechselwirtschaft von Medizin und bildender Kunst ist im Zeitalter der Aufklärung vielfach zu beobachten, etwa am Streit, wieviel anatomischer Ausbildung der bildende Künstler bedürfe (Edgar Bierende), oder an den physiologischen und medizinischen Exzerpten, mit denen sich Winckelmann zum Begründer der Kunstgeschichtsschreibung heranbildete (Élisabeth Décultot).

(a) Insofern sich Literatur und Wissenschaften im 18. Jahrhundert noch nicht zu eigenständigen Systemen bzw. Feldern ausdifferenziert haben, sondern gerade vielfältige Mischformen bestimmend sind, ist gegenüber solchen Funktionszuschreibungen, die den Texten der literarischen Anthropologie des 18. Jahrhunderts gegendiskursive oder die Wissensordnung transzendierende bzw. sabotierende Kraft zusprechen,[1]

1 Ironischerweise kommt gerade der ansonsten Foucault-kritische Wolfgang Riedel (»Literarische Anthropologie. Eine Unterscheidung«. In: *Wahrnehmen und handeln. Perspektiven einer Literaturanthropologie.* Hg. Wolfgang Braungart, Klaus Ridder, Friedmar Apel. Bielefeld 2004, 337-366) mit seiner Zuschreibung, Literatur sei »immer auch der Ort einer internen Transzendierung der Wissensordnung« (362), der Aussage Michel Foucaults (*Die Ordnung der Dinge. Eine*

Skepsis angebracht. Die Frage, ob Schillers *Verbrecher aus Infamie* einen Beitrag zur Entwicklung der Kriminalliteratur *oder* zur Empirisierung der Psychologie leistet, ist falsch gestellt. Indem der Text beansprucht, durch narrative Mittel Einsichten in psychische Motivationskräfte gewinnen zu können, d.h. empirisch-psychologisch und forensisch argumentiert, beteiligt er sich an der Ausbildung eines neuen literarischen Genres, das der anthropologischen Erzählung ein signifikantes Profil geben wird (Gilles Darras). Dichterische Texte oder künstlerische Artefakte vermitteln (medizinisches) Wissen, haben also an der Wissensordnung und ihrer weiteren Entwicklung stets auch Anteil und – wie die Beispiele Krügers und Messerschmidts zeigen – nutzen literarische bzw. künstlerische Einbildungskaft »in Analogie zum naturwissenschaftlichen Experiment« (Ulrich Pfarr), um im Rahmen solcher Ordnungen neues Wissen hervorzubringen. Die wissensgenerierende Dimension der Literatur führt im Fall der Hippokratischen Aphorismen zur produktiven Rezeption und Revitalisierung einer älteren Fachprosatextsorte (Urs Meyer) oder im Fall der gelehrten Traumsatire zur Umfunktionalisierung eines literarischen Genres zugunsten der Eröffnung eines wissenschaftlich nutzbaren Frei- bzw. Möglichkeitsraum (Carsten Zelle).

(b) Gerade durch ihre satirische Darstellung veralteten Wissens stimulieren ästhetisch gestaltete Texte und Artefakte die Hervorbringung neuen Wissens. Im Ensemble der traditionellen Fakultären und der neuentstehenden Fachrichtungen innerhalb der philosophischen Fakultät kommt der Dichtung die Rolle zu, medizinisches Wissen und ärztliche Praxis kritisch zu kommentieren und dadurch neue Einsichten anzustoßen. Zum Beispiel führt die Ärzte- bzw. Therapiekritik in den Lustspielen von Mylius oder Quistorp dazu, dass komödiantisch umspielte alternative Heilmethoden im gelehrten Raum auf Resonanz stoßen, mit der geltenden wolffianischen Vermögenspsychologie vermittelt und systematisch »in eine neue vernünftige Arzneigelehrtheit integriert werden« (Tanja von Hoorn). Noch Goethes *Lila* stellt einerseits in kritischer Wendung gegen veraltete, mechanische Konzepte eine psychotherapeutische Heilmethode vor, die der psychischen Kur der zeitgenössischen Psychiatrie weit voraus ist. Das künstlerisch gestaltete Werk produziert und antizipiert unmittelbar neues ärztliches Wissen. Andererseits nimmt

Archäologie der Humanwissenschaften [frz. 1966]. Frankfurt am Main 1971, 76), Literatur bilde eine Art »›Gegendiskurs‹«, der gegenüber der ›bedeutenden‹ Sprachfunktion auf das »rohe Sein« der Sprache zurückginge, erstaunlich nahe. Beide Autoren unterstellen dabei signifikanterweise literarische »Autonomie« (Foucault, 76) bzw. »›Autonomisierung‹« (Riedel, 350).

es aufgrund seiner ausgesprochenen Autoreferentialität, die den Möglichkeitsraum der literarischen Fiktion auszeichnet, am Entstehungsprozess der Poesie, die einen zweckfreien bzw. autonomen Bereich ausbildet, teil (Benedikt Jeßing). Solche funktionale Betrachtungsweise, die das literarische Werk bzw. das künstlerische Artefakt durch Kontextualisierung semantisiert, relativiert naturgemäß das ›verstörende‹ Potential, das Literatur und schönen Künsten nachgesagt wird.

(c) Insgesamt gilt, dass die literarische bzw. künstlerische Anthropologie der Spätaufklärung die Totalität der Lebenszusammenhänge gegenüber der von Kontexten abstrahierenden und die Phänomene isolierenden Betrachtungsweise der ›Naturwissenschaften‹, in deren Zuge sich auch die *ars medicina* verflüchtigt (Heinz Schott), festzuhalten versucht. Wieland bzw. (synekdochisch verallgemeinert:) ›Weimar‹ macht daraus ein von der Heilkunst schematisiertes, kulturpolitisches Programm, die Folgekosten der Moderne zu *kurieren* (Klaus Manger). Die Kompensationsthese, wonach die Moderne Ästhetik braucht, um die ›ganze‹ Natur »gegenwärtig [zu] halten«,[2] wird diätetisch, d. h. im Sinn einer umfassenden Lebensordnung modernekritisch überboten. Die Kosten solcher humanen Therapieversprechen sind freilich schon früh gerade an den Brüchen im ›klassischsten‹ Werk der Weimarer Klassik – Goethes *Iphigenie* – immer wieder abgelesen worden (Markus Winkler).

(d) Insofern die Rolle von Literatur und schönen Künsten – etwa bei Wieland – therapeutisch zur Geltung gebracht wird, lässt sich greifen, wie solche heilkundliche Funktionalisierung an ein älteres, genuin aufklärerisches Konzept der Lebensführung anknüpft, das Dichtung im Rahmen der frühaufklärerischen Anthropologie im Blick auf eine integrale Diät der sex res non naturales (Licht und Luft, Essen und Trinken, Bewegung und Ruhe, Schlafen und Wachen, Ausscheidungen und Säfte, Gemütsbewegungen) zu legitimieren getrachtet hatte.[3] Literatur

2 Joachim Ritter: »Landschaft. Zur Funktion des Ästhetischen in der modernen Gesellschaft« [1962]. In: Ders.: *Subjektivität. Sechs Aufsätze.* Frankfurt am Main 1974, 141-163 und 172-190, hier: 163, vgl. 150.

3 Hierzu nach wie vor der wegweisende Aufsatz von Wolfram Mauser: »Anakreon als Therapie? Zur medizinisch-diätetischen Begründung der Rokokodichtung« [1988]. Erw. abgedr. in: Ders.: *Konzepte aufgeklärter Lebensführung. Literarische Kultur im frühmodernen Deutschland.* Würzburg 2000, 301-329. Bezeichnenderweise ist auf dem Buchumschlag das Frontispiz von Johann Gottlob Krügers *Diät oder Lebensordnung* (Halle 1751) abgedruckt, auf dem u. a. eine Tischgesellschaft in – für diesen Hinweis danke ich meinem Bochumer Kollegen Uwe-K. Ketelsen – ›bunter Reihe‹ dargestellt ist. Dass Dichtung seit Platon stets unter Legitimationsdruck steht, hat Verf.: »›Querelle du Théâtre‹ – literarische Legiti-

und schöne Künste werden hier zu Faktoren gesunder Lebensordnung mit vorsorgemedizinischer bzw. prophylaktischer und therapeutischer Zielrichtung. Insbesondere die Affekte werden vielfach modelliert: produktionsästhetisch künstlerisch geformt und damit ›gebändigt‹, werkästhetisch zur Darstellung gebracht, d.h. mimetisch vergegenständlicht, wirkungsästhetisch erregt und dadurch homöopathisch von ihnen entlastet, d.h. kathartischer ›Entladung‹ zugeführt (Cristina Urchueguía). Literatur z.B. stiftet Anlässe zu geselligem Gespräch, vertreibt die Schmerzen der Langeweile (›ennui‹), die ohnehin traditionell durch ihren Katharsisbezug auf Heilkunst hin perspektivierte Musik (Gernot Gruber) wird zum wichtigen ästhetischen Katalysator der Vergemeinschaftung in einer bürgerlichen Geselligkeitskultur, wie sie nicht zuletzt durch den Arzt Zellweger für seine städtischen Sommergäste zeitweise institutionalisiert worden war (Heidi Eisenhut). In Trogen um 1750 ist die Verbindung von Literatur, aufklärerischer Kommunikation und Diät besonders greifbar. Der Konnex von Kur und Literatur kann aber für den inneren Zusammenhang von Heil- und Dichtkunst überhaupt verallgemeinert werden (Anett Lütteken).

Dass angesichts der therapeutischen Kunstfunktion, die vielfältig thematisiert wurde, bisher kein Theologe für das interdisziplinäre Trogener Bibliotheksgespräch gewonnen werden konnte, der die Dimensionen der Seelsorge zur Geltung hätte bringen können, wurde allgemein als Desiderat empfunden, das auch im Zuge der Drucklegung nicht mehr ›geheilt‹ werden konnte. Dass die ›philosophischen Ärzte‹ Haller und Zimmermann nicht durch eigenständige Referate präsent waren, wog demgegenüber leichter, zumal das Gedenkjahr 2008 jenem große publizistische Aufmerksamkeit geschenkt hat, und sich zu diesem die Forschungslage in den letzten Jahren zumindest verbessert hat.[4]

mationsdiskurse (Gottsched – Schiller – Sulzer)«. In: *German Life and Letters* 62 (2009), H. 1, 21-38, namentlich für das ›lange‹ 18. Jahrhundert herausgestellt.

4 Zu Haller vgl. Albrecht von Haller. *Leben – Werk – Epoche.* Hg. Hubert Steinke, Urs Boschung, Wolfgang Proß. Göttingen 2008; *Albrecht von Haller zum 300. Geburtstag.* Hg. Jean-Daniel Candaux, Alain Cernuschi, Anett Lütteken, Jesko Reiling. Bern 2008 (= *Pro Saeculo XVIII°. Societas Helvetica.* Themenheft/Cahier thématique Nr. 1 der Schweizerischen Gesellschaft für die Erforschung des 18. Jahrhunderts *SGEAJ*). Zu Zimmermann vgl. Markus Zenker: *Therapie im literarischen Text. Johann Georg Zimmermanns Werk ›Über die Einsamkeit‹ in seiner Zeit.* Tübingen 2007 (= *Hallesche Beiträge zur Europäischen Aufklärung*, 32); vgl. auch das Zimmermann-Kapitel bei Mark-Georg Dehrmann: *Produktive Einsamkeit. Gottfried Arnold – Shaftesbury – Johann Georg Zimmermann – Jacob Hermann Obereit – Christoph Martin Wieland.* Hannover 2002, 67-91.

Die Autorinnen und Autoren

Edgar Bierende, Dr., Stuttgart, geb. 1965. 1985/86-1998 Studium der Kunstgeschichte in Frankfurt am Main, München, Osnabrück und Basel; 1998 Promotion an der Universität Basel; 1999-2001 Volontariat am Düsseldorfer Kunstmuseum (Museum – Kunst – Palast); 2001-2003 Wiss. Mitarbeiter der Ausstellung »Pracht und Zeremoniell« der Staatlichen Verwaltung der Bayerischen Schlösser, Gärten und Seen in München. 2003-2009 Wiss. Assistent am Institut für Kunstgeschichte in Bern. Publikationen u.a.: Lucas Cranach d.Ä. und der deutsche Humanismus, Tafelmalerei im Kontext von Rhetorik, Chroniken und Fürstenspiegel (2002); Carl Friedrich Lessing (1808-1880), Helvetische Merkwürdigkeiten (2010). Forschungsschwerpunkte: Deutsche Renaissance, Zeremonialwesen, 18. und 19. Jahrhundert, frühe Kunstgeschichtsschreibung: Editionsprojekt Johannes Müller (Zürich, 1733-1816), Digitalisierung der Portraitsammlungen in der Universität Tübingen (seit 2009).

Gilles Darras, Dr., Paris, geb. 1971. Fünf Jahre Lektor an der Universität Heidelberg, drei Jahre Assistent an der Universität Paris X-Nanterre. Seit 2004 Maître de Conférences an der Univ. Paris IV-Sorbonne. Publikationen u.a.: L'âme suspecte, le corps complice. L'anthropologie littéraire dans l'oeuvre de jeunesse de Schiller (2005). Forschungsschwerpunkte: deutsche Literatur der Spätaufklärung (Drama, Roman), Kleist, Grabbe, Grillparzer.

Élisabeth Décultot, Directrice de recherche, CNRS/Centre Marc Bloch, Paris/Berlin. Germanistik-Studium an der École Normale Supérieure in Paris; 1995 Promotion über die Kunstkritik in der deutschen Romantik; 2004 Habilitation im Bereich der Ästhetik; Alexander-von-Humboldt-Stipendiatin, ›visiting scholar‹ im Max-Planck-Institut für Wissenschaftsgeschichte (Berlin), 2007-2008 Gastprofessur in der kunstgeschichtlichen Abteilung der Universität Augsburg. Koordination des von DFG und ANR unterstützten Programms ›Ästhetik. Geschichte eines deutsch-französischen Ideentransfers (1750-1850) im Rahmen der Tätigkeit im Centre Marc Bloch; Kuratorin der Ausstellung ›Musées de papier. L'Antiquité en livres, 1600-1800‹ (Louvre, 25. Sept. 2010 bis 3. Jan. 2011). Publikationen u.a.: zu Johann Joachim Winckelmann und der Entstehung der Kunstgeschichtsschreibung (2000, 2006), zur Entstehung der Ästhetik als philosophische Wissenschaft in Deutschland und Frankreich (2002), zum Kunstdiskurs der Aufklärung (2006). Forschungsschwerpunkte: Geschichte der Kunsttheorie und Ästhetik im 18.-19. Jahrhundert unter besonderer Berücksichtigung der Beziehungen zwischen französisch- und deutschsprachigem Raum.

Heidi Eisenhut, Dr., Trogen, geb. 1976 in St. Gallen. 1996-2002 Studium der Allgemeinen Geschichte, Germanistik und Philosophie in Zürich; 1997-2004 Unterricht an Kantonsschulen in Zürich, Zug und Trogen; 2003 Höheres Lehramt Mittelschulen; 2004-2006 Assistentin am Historischen Seminar der Universität Zürich; 2004-2006 SNF-Projekt »Die Glossen Ekkeharts IV. im Cod. Sang. 621«; 2006 Promotion bei Prof. Dr. Reinhold Kaiser und Prof. Dr. Peter Stotz. Seit Oktober 2006

Leiterin der Kantonsbibliothek Appenzell Ausserrhoden, Trogen. Publikationen u. a.: Die Glossen Ekkeharts IV. von St. Gallen im Codex Sangallensis 621. St.Gallen 2009 (= Monasterium Sancti Galli 4). Forschungsschwerpunkte: Historiographiegeschichte; Historische Hilfswissenschaften; Kultur- und Mentalitätsgeschichte; Ideen- und Geistesgeschichte.

Gernot Gruber, Prof. Dr., Wien, geb. 1939 in Bruck an der Mur (Steiermark). Studium der Musik, Musikwissenschaft, Philosophie und Germanistik in Graz, 1964 Promotion zum Dr. phil., 1964-1970 Assistent an der Universität Graz, 1970-1972 Stipendiat der Alexander von Humboldt-Stiftung, 1972-1975 Assistent an der Universität Wien, 1973 Habilitation im Fach Musikwissenschaft an der Universität Wien, 1975 Gastprofessor an der Universität Salzburg, 1976–1995 ordentlicher Professor an der Hochschule für Musik in München (1987 kommissarischer Präsident der Hochschule), diverse Gastprofessuren, nicht angenommene Berufungen an die Universitäten Frankfurt am Main (1985) und Salzburg (1993). 1995-2008 ordentlicher Professor an der Universität Wien. Gewähltes Mitglied der Akademie für Mozartforschung/Internationale Stiftung Mozarteum, Salzburg, des Joseph Haydn-Institutes Köln (seit 2008 Vorstandsmitglied) und des Direktoriums der Internationalen Gesellschaft für Musikwissenschaft (bis 2002), wirkliches Mitglied und derzeitiger Obmann der Kommission für Musikforschung (KMf) der Österreichischen Akademie der Wissenschaften (ÖAW) sowie 2004-2008 Universitätsrat der Universität Mozarteum in Salzburg. Forschungsschwerpunkte: Musikgeschichte Österreichs, W.A. Mozart, Musik der Wiener Klassik, Geschichte des Komponierens und Analyse, Wechselbeziehung Literatur und Musik. Jüngste Publikationen: Wolfgang Amadeus Mozart (2005); Das Mozart-Handbuch (Hg.). 6 Bde (2005-2009); Schubert. Schubert? Leben und Musik (2010).

Benedikt Jessing, apl. Prof. Dr., Bochum, geb. 1961 in Borghorst, Westf. Abitur in Coesfeld 1980; 1980-1986 Studium der Fächer Deutsch und Biologie für das Lehramt Sek I/II an der UGH Essen, Staatsexamen Oktober 1986. 1991 Promotion, Titel der Dissertation »Konstruktion und Eingedenken. Zu Goethes ›Wilhelm Meisters Wanderjahre‹ und Uwe Johnsons ›Mutmassungen über Jakob‹«. Im Dezember 2003 Habilitation (kumulativ) nach Evaluation der seit der Promotion vorgelegten wissenschaftlichen Veröffentlichungen. Von 1990-1993 Wiss. Mitarbeiter an der UGH Essen, seit 1999 als (Ober-)Studienrat i.H. am Germanistischen Institut an der Ruhr-Universität Bochum. Publikationen u. a.: Johann Wolfgang Goethe (1995); Einführung in die Neuere deutsche Literaturwissenschaft (2003, R. Köhnen); Neuere deutsche Literaturgeschichte Eine Einführung (2008). Forschungsschwerpunkte: Goethe und Goethezeit, Frühe Neuzeit, Literatur des 20. Jahrhunderts, Literaturtheorie, Rhetorik.

Anett Lütteken, PD Dr., Bern, geb. 1966 in Celle. 1986-1991 Studium der Fächer Geschichte, Germanistik, Pädagogik und Politikwissenschaften an der TU Braunschweig; 1998 Promotion im Fach Germanistik; seit 1991 Tätigkeiten als Wiss. Mitarbeiterin an der Herzog August Bibliothek Wolfenbüttel, der TU Braunschweig sowie der Akademie der Wissenschaften und der Literatur Mainz sowie seit 2003 als Assistentin am Institut für Germanistik der Universität Bern. 2009 Venia docendi für »Neuere deutsche Literaturwissenschaft«. Publikationen u. a.: Heinrich von Kleist. Eine Dichterrenaissance (2004); Lebenslange Neubegierde – Johann Jacob Bodmer und die Physiognomie der Zürcher Aufklärung (Habilitationsschrift Bern 2008; erscheint 2011 in der Beihefte-Reihe der Zeitschrift Euphorion). Publikationen zur Sozial- und Kulturgeschichte der Literatur des 18. bis 20. Jahrhunderts sowie zur Wirkungsgeschichte Heinrich von Kleists.

Klaus Manger, Prof. Dr., Jena, geb. 1944. Studium der Theologie, Philosophie, Germanistik und Geschichte in Würzburg, Heidelberg, Göttingen und Aachen. Staatsexamen 1973. Promotion 1976 mit der Arbeit »Literarisches Leben in Straßburg während der Prädikatur Johann Geilers von Kaysersberg (1478-1510)«, ersch. Heidelberg 1983. Habilitation 1984 an der Universität Heidelberg: Habilitationsschrift »Klassizismus und Aufklärung. Das Beispiel des späten Wieland«, ersch. Frankfurt am Main 1991. Professur für Neuere deutsche Literatur 1986 an der Universität Heidelberg, 1989 an der Universität Erlangen-Nürnberg, seit 1992 an der Friedrich Schiller Universität Jena. 1998-2006 Sprecher des Sonderforschungsbereichs »Ereignis Weimar-Jena. Kultur um 1800«. Seit 2010 Präsident der Akademie gemeinnütziger Wissenschaften zu Erfurt. Publikationen zuletzt u. a.: (Hg.) Der ganze Schiller – Programm ästhetischer Erziehung (2006); (Mithg.) Rituale der Freundschaft (2006); gesammelte Wieland-Aufsätze in Wieland-Studien 6 (2010). Forschungsschwerpunkte: Edition der Jenaer Ausgabe von Johann Karl Wezels Sämtlichen Werken (seit 1996). Kultur um 1800 (seit 1997). Die Fruchtbringende Gesellschaft (seit 1999). Gottsched-Briefwechselausgabe (seit 2004). Goethe und die Weltkultur (seit 1999). Goethe und die deutschen Aufklärer (seit 2001). Historisch-kritische Wieland-Ausgabe (seit 2007).

Urs Meyer, Prof. Dr., Fribourg, geb. 1967 in Luzern. Professor für Germanistische Literaturwissenschaft und Medientheorie an der Universität Freiburg/Schweiz. Publikationen u. a.: Politische Rhetorik. Theorie, Analyse und Geschichte der Redekunst am Beispiel des Spätaufklärers Johann Gottfried Seume (2001); Poetik der Werbung (2010). Weitere Buch- und Aufsatzpublikationen zur deutschen Literaturgeschichte des 17.-21. Jahrhunderts, zur Theorie und Geschichte der Rhetorik und zur Medientheorie (Mhg. Abgerissene Einfälle. Deutsche Aphorismen des 18. Jahrhunderts, 1998; Transmedialität. Zur Ästhetik paraliterarischer Verfahren, 2006). Forschungsschwerpunkte: Geschichte der Rhetorik; Literaturtheorie (Kommunikations-, Fiktions-, Metapherntheorie); Gattungstheorie (Kleine literarische Formen, Gattungen der öffentlichen Rede, Fach- und Wissenschaftsprosa); Medienkulturgeschichte der Poesie; Kulturgeschichte der Werbung (Poetik der Werbung).

Ulrich Pfarr, Dr., Frankfurt am Main, geb. 1967 in Alzenau-Wasserlos (Kreis Aschaffenburg). Studium der Kunstgeschichte, Provinzialrömischen Archäologie, Klassischen Archäologie und Psychoanalyse in Frankfurt am Main, Mitglied des von Klaus Herding gegründeten Graduiertenkollegs »Psychische Energien Bildender Kunst«, 2002 Promotion in Kunstgeschichte. 1997/98 Lehrauftrag an der Hochschule für Gestaltung Offenbach zum Thema Wahrnehmungstheorien. 2002-2004 Volontariat an der Staatsgalerie Stuttgart, dabei Mitarbeit an den Ausstellungen »Photokunst 1852-2002«, »Europa im Umbruch 1900-1930« (in Zusammenarbeit mit der Ungarischen Nationalgalerie Budapest), »Funny Cuts – Cartoons und Comics in der zeitgenössischen Kunst«. 2005-2006 Wissenschaftl. Mitarbeiter der baden-württembergischen Landesausstellung »Kunst lebt! Die Welt mit anderen Augen sehen«. Zur Zeit freiberuflich tätig. Publikationen u. a.: Franz Xaver Messerschmidt – Menschenbild und Selbstwahrnehmung (2006); (Hg. mit Gerlinde Gehrig) Handbuch psychoanalytischer Begriffe für die Kunstwissenschaft (2009). Forschungsschwerpunkte: europäische Kunst des 18.- 20. Jahrhunderts, Randbereiche und Methodenfragen, kunsthistorische Emotionsforschung.

Heinz Schott, Prof. Dr. Dr., Bonn. 1966-1971 Medizinstudium an der Universität Heidelberg, der University of Glasgow (Royal Infirmary) und der TU München; 1971 Ärztliche Prüfung (Staatsexamen) an der TU München; 1974 Promotion (Dr. med.) am Pathologischen Institut der Universität Heidelberg; 1975 Approbation als Arzt; 1972-1977 Studium der Philosophie an den Universitäten München und Heidelberg (Nebenfach u. a. Theologie); 1977 Promotion (Dr. phil.) am Philosophischen Seminar der Universität Heidelberg; 1978-1987 Wissenschaftl. Mitarbeiter am Institut für Geschichte der Medizin der Universität Freiburg im Breisgau; 1982 Habilitation und Venia legendi für das Fach Geschichte der Medizin an der Universität Freiburg; 1983 Ernennung zum Professor (C2); seit 1987 Professor (C4) für Geschichte der Medizin und Leiter des Medizinhistorischen Instituts der Universität Bonn. Publikationen u. a.: Zauberspiegel der Seele. Sigmund Freud und die Geschichte der Selbstanalyse (1985); (zus. mit R. Tolle) Geschichte der Psychiatrie. Krankheitslehren – Irrwege – Behandlungsformen (2006); (Hg.) Der sympathetische Arzt. Texte zur Medizin im 18. Jahrhundert (1998). Forschungsschwerpunkte: Geschichte der Psychiatrie, Psychotherapie und Psychoanalyse; Medizin der Goethezeit (Mesmerismus, Medizin der Romantik); magische bzw. (al-)chemische Medizin (Paracelsus und die Folgen); Geschichte der Medizinischen Anthropologie

Cristina Urchueguía, Prof. Dr., geb. in Irún (Spanien). Klavierdiplom am Conservatorio Superior de Musica, Valencia; 1995 Musikwissenschaftl. Magister und 1999 Promotion an der Julius-Maximilians-Universität Würzburg. 1996-2001 Stipendiatin des Graduiertenkollegs »Textkritik« an der Ludwig-Maximilians Universität München. 2000-2002 Praktikum an der Wagner-Gesamtausgabe (München). Seit 2004 Leiterin des SNF-Projektes »Edition der Violinsonaten Op. von Arcangelo Corelli«. 2005 Wiss. Mitarbeiterin am Johann Sebastian Bach-Institut (Göttingen). 2005-2009 Wiss. Mitarbeiterin am Musikwissenschaftlichen Institut Zürich; Leitung des aus Mitteln des Balzan-Preises finanzierten Projekts »Die Triosonate. Catalogue Raisonné« (2007-2009). Seit 2010 Assistenzprofessorin für Musikwissenschaft an der Universität Bern. Publikationen u. a.: Mehrstimmige Messen in Quellen aus Spanien, Portugal und Lateinamerika: ca. 1490-1630: Drucke, Handschriften und verlorene Quellen (2005); Die Mehrstimmige Messe im ›Goldenen Jahrhundert‹. Überlieferung und Repertoirebildung in Quellen aus Spanien und Portugal (ca. 1490-1630) (2003). Forschungsschwerpunkte: Musikalische Editorik, Musik des 16. Jahrhunderts, Singspiel im 18. Jahrhundert.

Tanja van Hoorn, Dr., geb. 1969 in Essen. Promotion 2002 an der Uni Duisburg-Essen. 2002-2004 Wiss. Mitarbeiterin am Interdisziplinären Zentrum für die

Erforschung der Europäischen Aufklärung (IZEA), Martin-Luther-Universität Halle-Wittenberg im Teilprojekt »›Vernünftige Ärzte‹. Hallesche Psychomediziner und Ästhetiker in der anthropologischen Wende der Aufklärung«. 2004-2006 Forschungsstipendium zur Förderung des weiblichen wissenschaftlichen Nachwuchses in Sachsen Anhalt. 2006-2008 Lehrkraft für besondere Aufgaben am Institut für Germanistik der Carl von Ossietzky-Universität Oldenburg. Seit Sept. 2008 Akademische Rätin auf Zeit an der Leibniz-Universität Hannover. Publikationen u.a.: Dem Leibe abgelesen. Georg Forster im Kontext der physischen Anthropologie des 18. Jahrhunderts (2004); Entwurf einer Psychophysiologie des Menschen. Johann Gottlob Krügers Grundriß eines neuen Lehrgebäudes der Artzneygelahrtheit (1745) (2006); (Mhg.) »Allerhand nützliche Versuche«. Empirische Wissenskultur in Halle und Göttingen (1720-1750) (2009). Forschungsschwerpunkte: Literatur- und Wissensgeschichte seit der Frühen Neuzeit; Anthropologie der Aufklärung; Habilitationsprojekt zur Naturgeschichte in der ästhetischen Moderne.

Markus Winkler, Prof. Dr., Genf, geb. 1955 in Bonn. Studium der Romanistik, Germanistik, Philosophie und Pädagogik in Bonn, Paris und Lausanne. Lehrtätigkeit als Oberassistent an der Universität Genf (1983-1989) und als Associate, später Full Professor an der Pennsylvania State University/USA (1992-1998); Gastprofessuren in den USA, Deutschland, Österreich und Frankreich. Seit 1998 Inhaber des Lehrstuhls für Neuere deutsche und Vergleichende Literaturwissenschaft an der Universität Genf. Seit 2002 Präsident der Schweizerischen Gesellschaft für Allgemeine und Vergleichende Literaturwissenschaft. Publikationen u.a.: »Décadence actuelle«. Benjamin Constants Kritik der französischen Aufklärung (1984); Mythisches Denken zwischen Romantik und Realismus. Zur Erfahrung kultureller Fremdheit im Werk Heinrich Heines (1995); Von Iphigenie zu Medea. Semantik und Dramaturgie des Barbarischen bei Goethe und Grillparzer (2009). Forschungsschwerpunkte: Aufklärung, Klassik, europäische Romantik, Mythostheorie und Probleme der Mythenrezeption, Ästhetik, literarische Gattungen.

Carsten Zelle, Prof. Dr., Bochum, geb. 1953. Professor für Neugermanistik, insbes. Literaturtheorie und Rhetorik, am Germanistischen Institut der Ruhr-Universität Bochum. Publikationen u.a.: »Angenehmes Grauen« (1987); Die Doppelte Ästhetik der Moderne (1995); »Vernünftige Ärzte«. Hallesche Psychomediziner und die Anfänge der Anthropologie in der deutschsprachigen Aufklärung (2001); (Mhg.) Der Kanon im Zeitalter der Aufklärung (2009); (Mhg.) Aufklärung und Religion – Neue Perspektiven (2010); Hg. der Zeitschrift »Das achtzehnte Jahrhundert«. Forschungsschwerpunkte: Literatur, Ästhetik, literarische Anthropologie und Antikenrezeption seit dem 17. Jahrhundert sowie Germanistik- und Komparatistikgeschichte.

Register[1]

Achenbach, Bernd 152
Addison, Joseph 289
Adorno, Theodor W. 33
Afsprung, Johann Michael 300
Agoty, Jacques Gautier d' 26
Aischylos 242, 244, 249, 289
Alberti, Michael 53
Albinus, s. Weiss, Bernhard Siegfried
Albinus, Petrus 66
Algarotti, Francesco, Graf von 97
Allen, John 110, 111, 124, 127
Amor (mythol.) 40
Amstel, Cornelis Ploos van 167, 168, 169, 171, 172, 173, 176
Apollo (mythol.) 40 f., 207
Aristophanes 56
Aristoteles 12, 39, 70, 98, 162, 252
Armstrong, John 71
Arnemann, Justus 148
Arnold, Gottfried 306

Bach, Johann Sebastian 105, 206, 210
Badini, Carlo Francesco 40
Baechtold, Jakob 294
Baglivi, Giorgio 228
Baldinger, Ernst Gottfried 147 f., 162
Baumgarten, Alexander Gottlieb 105, 106
Beauharnais, Hortense de 300
Becher, David 64
Belon, Pierre 123
Berchem, Maximilian von 185
Berendis, Hieronymus Dietrich 109, 116
Bernard, Jean Frédéric 96, 101
Bernhard, Thomas 85
Bernigeroth, Martin 36
Bertuch, Friedrich Justin 47, 64
Bianconi, Gian Lodovico 118, 119
Bidloo, Govard 171
Bierende, Edgar 12, 307
Blanckenburg, Christian Friedrich von 256
Blumenbach, Johann Friedrich 148, 149
Bodmer, Johann Jakob 9, 10, 61, 73, 74, 190, 193, 271, 272, 275-285, 287, 288, 289, 290, 291, 292, 293-297, 299, 301
Boerhaave, Herman 9, 20, 110, 118, 144, 161, 274, 276, 281, 282
Boethius 205
Bolten, Johan Christian 145 f., 234
Borchward, Carl Wilhelm Christian von 69
Borgards, Roland 132 f.
Boswell, James 60, 61, 70
Boudon, Benoît 110, 111
Bowles, Carington 171
Braunbehrens, Volkmar 233
Breitinger, Johann Jakob 9, 10, 190, 276, 279, 290, 291, 297
Brockes, Barthold H(e)inrich 99, 133, 280
Brückmann, Franz H. 64
Brühl, Karl Friedrich, Graf von 220, 237, 243
Brühl, Johanna Margarethe Christina, gen. ›Tina‹, Gräfin von 78
Bruijn, Cornelis de [Corneille le Brun] 123
Bückling, Maraike 184
Bünau, Heinrich Graf von 109, 117
Bürkli, Johannes 68
Buff, Charlotte 76
Buffon, Georges Louis Marie Leclerc, Comte de 22, 112, 113, 117-120, 123, 124, 127
Burkert, Walter 239
Butler, Samuel 289

1 Verfasser in Anmerkungen verzeichneter Forschungsliteratur sind nicht erfasst.

Caccini, Giulio 40
Cagliostro, Alessandro, Graf von, d. i. Giuseppe Balsamo 55
Calkar, Jan Stephan von 172, 173, 174
Calzabigi, Ranieri Simone Francesco Maria de' 40
Campbell, David 34
Campe, Joachim Heinrich 64
Caylus, Anne Claude Philippe de Tubières, Comte de 128
Cervantes, Miguel de 95
Charron, Pierre 283
Chémant, Nicholas Dubois de 29
Cheselden, William 124
Chodowiecki, Daniel Nikolaus 28
Cicero, Marcus Tullius 47, 50, 56, 190
Condillac, Étienne Bonnot de 124
Cramer, Johann Andreas 62
Craussen, Carl Wilhelm Christian von 69
Crichton, Alexander 233, 234
Cronegk, Johann Friedrich von 78, 81
Cullen, William 149
Curosky, Raphael, Graf von 66
Curtius, Michael Conrad 70

Darras, Gilles 13, 307
David (bibl.) 38
Davies, Marianne (»Miß Devis«) 35
Décultot, Élisabeth 11, 307
Demokrit 187
Descartes, René 98, 100, 136, 255
Devaux, Jean 110
Diderot, Denis 124, 127, 181, 190
Diener, Gottfried 233, 234, 235
Dilthey, Wilhelm 8, 37
Dioskurides 112, 118, 119, 120, 122
Dorner, Johann Jakob 185
Douglas, James 171
Drollinger, Carl Friedrich 73, 74
Dubos, Jean Baptiste 121, 190
Dürer, Albrecht 171, 178

Ebel, Johann Gottfried 300
Ebell, Georg August 159
Eberhard, Johann August 89, 101, 106
Ebstein, Erich 150
Eisenbarth, Johann Andreas 36
Eisenhut, Heidi 13, 307
Eiteritz, Johann Christoph Ettner von 64
Erhard, Johann Benjamin 234
Erickson, Robert A. 83
Ettmüller, Michael Ernst 34
Eurydike (mythol.) 40 f.
Euripides 56, 238, 239, 240, 242, 243, 244, 245, 246, 247, 250, 252, 253
Eustachius, Bartolomeo 171

Fäsi, Johann Conrad 300
Faessler, Peter 271, 289, 294
Falkner, Emanuel 69
Feller, Johann Nicolaus 65, 66
Fénelon, d. i. François de Salignac de La Mothe-Fénelon 289
Fernow, Carl Ludwig 47
Fischer, Johann Heinrich von 158, 159
Fischer, Johann Martin 171
Fontane, Theodor 68, 84, 85
Fontenelle, Bernard le Bovier de 97
Forster, Georg 24
Foucault, Michel 303 f.
Franklin, Benjamin 34
Franz I., Kaiser 84
Friedrich II., König von Preußen 84, 218, 276, 294
Füssli, Johann Caspar 128, 276, 297, 298, 299
Füssli, Johann Heinrich 167-169, 178, 179
Fux, Johann Joseph 200, 210, 211, 214, 216

Galenos von Pergamon 32, 112, 118, 119, 120, 121, 122, 161, 162
Galland, Antoine 222, 228
Galvani, Luigi 27
Garrick, David 262
Gassner, Johann Joseph 36, 197
Gay, John 60
Gellert, Christian Fürchtegott 60-63, 69-72, 76-78, 81, 83, 100, 105, 218, 219
Genette, Gérard 93

Gessner, Anna Dorothea, geb. Zellweger 46
Gessner, David 291
Gessner, Dorothea 300
Gessner, Heinrich 46 ff.
Gessner, Johannes 276
Gessner, Salomon 9, 46, 276, 293, 296, 297, 298, 300
Gillray, James 29
Gleim, Johann Wilhelm Ludwig 131, 285
Gluck, Christoph Willibald 40
Goethe, Johann Wolfgang von 13, 25, 37, 45, 47, 52, 53, 54, 55, 56, 57, 58, 59, 61, 75, 77, 80, 84, 160, 161, 217-237, 238-254, 268, 304, 305
Gottsched, Johann Christoph 60-63, 67, 68, 69, 77, 104, 137, 217, 218, 219, 288, 294, 295, 306
Gottsched, Luise Adelgunde Victorie 77, 231
Goya, Francisco de 261
Gracián y Morales, Baltasar 158
Graffenried, Dr. von 276
Grammont, Joseph Friedrich 258, 268
Granvelle, Antoine Perrenot de, Kardinal 267
Gravenkamp, Horst 151
Grétry, André-Ernest-Modeste 39
Grof, Charles de 185
Gruber, Gernot 11, 58, 308
Grundig, Christoph Gottlob 65
Guicciardini, Lodovico 158
Gujer, Jakob, gen. Kleinjogg 188

Hagedorn, Christian Ludwig von 128, 131, 181
Hagedorn, Friedrich von 99, 131, 296
Hagen, Gunter von 24 f.
Halder, Laurenz 169, 173, 174, 175
Haller, Albrecht von 8, 9, 31, 52, 73, 96, 99, 100, 102, 112, 118, 131, 147, 161, 166, 276, 281, 306
Hamberger, Erhard 116, 117, 118
Hamilton, Antoine 222, 228
Hamlin, Cyrus 248, 249, 250
Hanses, Ludwig von 117
Hartley, David 149, 150
Hartsoeker, Nicolas 116
Harvey, William 136
Haydn, Joseph 40
Hegner, Ulrich 80, 84, 282
Heim, Johann Heinrich 285
Heine, Heinrich 84
Heister, Lorenz 20, 21, 26, 36
Hell, Maximilian 197
Herder, Johann Gottfried 48, 49, 56, 58, 102
Herz, Marcus 33
Heß, David 80, 81
Hettler, Johann Philipp 77 f.
Heyne, Christian Gottlob 101, 151
Hiller, Johann Christian 258
Hippokrates 12, 53, 112, 115, 118, 119, 120, 121, 122, 147-164, 304
Hirzel, Johann Caspar 9, 68, 271, 276, 285, 296, 297, 298, 299, 300
Högger, Daniel 276
Hoffbauer, Johann Christoph 233, 234
Hoffmann, Carl August 63 f., 98
Hoffmann, Friedrich 9, 62, 98, 228, 284
Hogarth, William 29, 31
Hogel, Christine 48
Hohenthal, Familie Hohmann von 63
Holländer, Eugen 28
Holler, Blasius 159
Holtbernd, Benedikt 235, 236
Honnerlag-Zellweger, Bartholome 282
Honnerlag-Zellweger, Rosina 282
Hoorn, Tanja van 12, 234, 310
Horaz 48, 51, 53, 77, 97, 301
Horkheimer, Max 33
Howard, John 31
Hufeland, Christoph Martin 11, 54 f., 64
Humboldt, Alexander von 148
Hunter, John 82

Jandl, Ernst 60
Jesus Christus 53
Jeßing, Benedikt 13, 308
Johnson, Samuel 60
Joost, Ulrich 150, 152

Joseph II., Kaiser 25
Jung-Stilling, Johann Heinrich 102

Kalkar, Jan Steven van 18
Kant, Immanuel 8, 53, 106, 269
Karl August, Herzog von Sachsen-Weimar 222, 235
Karl III., Markgraf von Baden-Durlach 74
Karl IV., König von Böhmen und römisch-deutscher Kaiser 66, 68
Karl VI., Kaiser und Erzherzog von Österreich, als Karl II. böhmischer König 200
Kassner, Rudolf 51
Kästner, Abraham Gotthelf 161
Kayser, Philipp Christoph 77
Kellenberger, Paulfritz 289
Kerner, Justinus 67
Kestner, Johann Christian 76-78
Kircher, Athanasius 39, 228
Kirchgeßner, Marianne 36
Kleist, Ewald Christian von 78, 81, 276, 296
Kleist, Heinrich von 76
Klopstock, Friedrich Gottlieb 9, 251, 276, 290, 294, 295, 296
Koch, Johann Georg 273
Kohut, Heinz 185
Köppe, Tilmann 132
Kronfels, Friedrich Karl von 285
Krüger, Johann Gottlob 9, 11, 12, 89-107, 112, 114, 117, 120, 124, 126, 127, 131, 132, 144 f., 284, 304, 305
Künzli, Martin 276, 295
Kuhnau, Johann 204, 205, 206, 207, 208, 209

La Bruyère, Jean de la 158
La Mettrie, Julien Offray de 95, 98, 157, 259
Lamprecht, Jacob Friedrich 77-79
Lange, Anna Dorothea 285
Lange, Samuel Gotthold 106, 285
Langermann, Johann Gottfried 234
Lauffer, Johann Jakob 274, 276, 282, 283
Lavater, Johann Caspar 12, 25, 37, 49, 152, 153, 157, 164, 165, 166, 188, 235
Lavater, Johann Heinrich 165-181
Lebrun, Charles 191
Lecouflet, Abbé 67
Leeuwenhoek, Antoni (auch: Antonie oder Antony) van 116
Leibniz, Gottfried Wilhelm 68, 96, 98
Lenz, Jakob Michael Reinhold 222
Leonardo da Vinci 18, 192
Lessing, Gotthold Ephraim 49, 76, 128, 137, 138, 144, 154, 218, 219, 223
Leu, Johann Jakob 276
Lichtenberg, Georg Christoph 12, 51, 54, 91, 92-96, 97, 101, 107, 147-164, 190, 193
Linden, Antonides van 118
Linné, Carl von 257
Lips, Johann Heinrich 166, 169
Locke, John 124, 290
Loerke, Oskar 49
Ludwig XV., König von Frankreich 23
Luise, (Groß-)Herzogin von Sachsen-Weimar-Eisenach 221-223
Lütteken, Anett 11, 308 f.

Magnasco, Alessandro 187
Manger, Klaus 11, 309
Mann, Thomas 85, 249
Mannagetta, Johann Wilhelm 64
Marie Louise von Österreich 84
Maria Ludovika Beatrix von Österreich-Este 84
Maria Theresia, Kaiserin 69, 183
Marini, Biagio 203
Marschlin, Ulrich von Salis vom 68
Mascagni, Paolo 24
Matt, Peter von 185
Mattheson, Johann 210
Mauser, Wolfram 8, 131-133, 305
Max, Maximilian 66
Meier, Georg Friedrich 101, 106, 285, 288
Meiners, Christoph 300, 301
Meister, Johannes 276
Meister, Leonhard 276
Mendelssohn, Moses 76

Messerschmidt, Franz Xaver 12, 25, 182-199
Messerschmidt, Johann Adam 185, 186
Mesmer, Franz Anton 25, 28, 34-36, 45, 55, 183, 184, 188, 197, 198
Meusel, Johann Georg 189
Meyenburg, Franz von 276
Meyenburg, Johann Martin von 276
Meyer, Urs 12, 309
Miller, Johann Martin 219
Milton, John 289, 290
Mizler, Lorenz 211
Möser, Justus 76, 77
Mohrenheim (russischer Diplomat) 76
Molière, d. i. Jean-Baptiste Poquelin 72, 133-137, 138, 139, 141, 144, 218
Molyneux, Samuel 124
Monconys, Balthasar de 112
Monnet, Charles 171
Montaigne, Michel de 283
Monteverdi, Claudio 39, 40
Moore, John 82
Morell, Carl Friedrich 62
Moritz, Karl Philipp 33, 44, 102, 223, 257, 258
Moscherosch, Johann Michael 103
Moschion 119
Mozart, Johann Georg Leopold 35
Mozart, Wolfgang Amadé 11, 34-36, 41-45
Müller, Adam 76
Mylius, Christlob 12, 100, 133, 137-140, 141, 144, 304

Napoléon Bonaparte, d.i. Kaiser Napoléon I. 47, 300
Needham, John Tuberville 116
Newton, Isaac 57, 68, 124, 125, 127, 128, 197
Nicolai, Ernst Anton 131, 144, 228
Nicolai, Friedrich 182, 187, 195, 196, 197
Niekerk, Carl 152

Obereit, Jacob Hermann 306
Oeser, Adam Friedrich 128
Österlin, Franziska 35
Opitz, Martin 77
Orpheus (mythol.) 11, 39, 40 f., 42, 204, 206, 207, 208, 209
Ottenberg, Hans-Günter 201

Palestrina, Giovanni Pierluigi da 211
Paracelsus, d.i. Theophrast von Hohenheim 18, 31
Parsons, James 194
Pastior, Oskar 89-94, 107
Peri, Jacopo 40
Perkins, Elisha 29
Pestalozzi, Johann Heinrich 10, 47
Peter I., gen. Peter der Große, Zar 22
Pfarr, Ulrich 12, 310 f.
Pfenninger, Heinrich 169
Pfotenhauer, Helmut 7
Philipp II., König von Spanien 267
Philokles (aus Athen) 289
Picart, Bernard 101
Platner, Ernst 9, 256
Platon 12, 17, 171, 205, 295, 305
Plessing, Friedrich 223
Poellnitz, Karl Ludwig von 64
Pötzl-Malikova, Maria 187
Poliziano, Angelo 39
Preißler, Johann Daniel 171
Priestley, Joseph 32 f.
Promies, Wolfgang 94
Pyra, Jacob Immanuel 287
Pythagoras 38, 40, 205

Quevedo y Santibañez Villegas, Francisco Gomez de 103
Quistorp, Johann 12, 133, 140-144, 223, 225, 231, 304

Racine, Jean 253
Rameau, Jean-Philippe 210
Ramler, Karl Wilhelm 84
Rasch, Wolfdietrich 240
Réaumur, René-Antoine Ferchault de 24, 127
Reil, Johann Christian 233 f.
Rembrandt, d. i. Rembrandt Harmenszoon van Rijn 189

Richardson, Samuel 295
Riedel, Wolfgang 8, 256, 303
Riggi, Maddalena 223
Riha, Karl 91, 92
Rinuccini, Ottavio 40
Riolan, Jean 136
Ritter, Joachim 305
Rochester, John Wilmot, 2nd Earl of 289
Rotrous, Jean de 221
Rousseau, Jean-Jacques 150, 187, 219
Rowlandson, Thomas 29
Ruysch, Frederik 22

Sade, Donatien Alphonse François, Marquis de 36
Salmen, Walter 233
Saul (bibl.) 38
Saunderson, Nicolas 127
Schade, Georg 96, 103
Schäffer, Johann Gottlieb 26
Scheidemantel, Friedrich Christian Gottlieb 234
Scheuchzer, Johann Jakob 9, 10, 31, 274, 276, 281, 291, 293
Scheyb, Franz von 183, 190, 191
Schikaneder, Emanuel 41
Schiller, Friedrich 8, 9, 13, 32 f., 36, 44, 47, 48, 52, 53, 54, 56, 57, 102, 161, 240, 255-270, 304
Schings, Hans-Jürgen 7, 255
Schlegel, Friedrich 44, 219, 231
Schlegel, Johann Elias 218, 219, 231
Schleiermacher, Friedrich 17
Schmoll, Georg Friedrich 26
Schönaich, Christoph Otto, Freiherr von 295
Schöne, Albrecht 158
Schott, Heinz 11, 39, 310
Schuler, Manfred 34
Schulthess, Johann Georg 284
Schulze, Johann Heinrich 115
Schweizer, Johann Jakob 81
Seckendorf, Karl Siegmund, Freiherr von 221
Sellius, Gottfried 115, 116
Seneca 72
Shaftesbury, Anthony Ashley-Cooper, 3rd Earl of 52, 290, 291
Shakespeare, William 49, 52
Smollett, Tobias 82-85
Snow, Charles Percy 8
Soemmerring, Samuel Thomas 24, 148, 154, 158, 159
Sokrates 298
Stähelin, Benedikt 31
Stahl, Georg Ernst 97, 132, 140, 141, 144, 145, 259
Stein, Charlotte von 78, 222, 235
Stenzel, Jürgen 14
Stokar, Johann Friedrich 276
Stöhr, August Leopold 65, 79
Straub, Johann Baptist 183
Straube, Gottlob Benjamin 70
Striggio, Alessandrino 39, 40
Sturzenegger, Hans 14
Sue, Jean Joseph 171
Sulser, Elsbeth 279
Sulser, Ursula 279
Sulzer, Johann Georg 9, 61, 70, 102, 168, 179, 181, 276, 281, 285, 293, 296
Sulzer, Wilhelmine 70
Swammerdam, Jan 20, 116
Swift, Jonathan 92
Sydenham, Thomas 110

Taylor, John 105
Theophrast 53
Tilling, Johann Christian 63
Tischbein, Johann Heinrich Wilhelm 166
Tissot, Samuel-Auguste 62, 73
Tizian, d. i. Tiziano Vecellio 18, 172
Toft, Mary 29
Toland, John 289

Uden, Konrad Friedrich 109, 117, 118
Unzer, Johann August 9, 102, 131, 154, 163
Unzer, Johanna Charlotte 97
Urchueguía, Cristina 13, 310
Usteri, Leonhard 128

Valk, Thorsten 234
Vauvenargues, Luc de Clapiers, Marquis de 158
Venette, Nicolas 142 f.
Vernant, Jean-Pierre 241, 243, 252
Vesal, Andreas 19, 171, 172, 173, 174, 175, 176, 177
Vivaldi, Antonio 202, 203, 204
Voltaire, d.i. François Marie Arouet 124, 125, 127, 128

Wagner, Andreas 63
Wallenstein, Albrecht Wenzel Eusebius 267
Wandelaar, Jan 27, 173, 174, 175, 176, 177
Waser, Johann Caspar 297, 299
Waser, Johann Heinrich 276, 283
Watelet, Claude-Henri 179, 190
Wegelin, Jacob 276
Weise, Christian 206
Weiss, Bernhard Siegfried, gen. Albinus 27, 171, 173, 175, 176, 177
Whyte, Robert 149
Wieland, Charlotte Wilhelmine 46
Wieland, Christoph Martin 9, 11, 41, 46-59, 161, 220, 227, 237, 256, 276, 291, 294, 295, 297, 305
Wieland, Ludwig 47
Wiesner, Joseph 115
Wilde, Oscar 84
Willis, Francis 234
Willis, Thomas 110
Winckelmann, Johann Joachim 11, 12, 56, 102, 108-130, 187
Winkler, Markus 13, 311
Wolff, Christian 96, 98, 104
Wolff, Franz Ferdinand 155
Würzer, Catherine 280
Würzer, Martin 279

Xenophon 56

Zedler, Johann Heinrich 18
Zelenka, Jan Dismas 13, 200-216
Zelle, Carsten 11, 14, 195, 311
Zellweger, Anna Barbara 300
Zellweger, Eugen 274
Zellweger, Jakob 300
Zellweger, Johannes 300
Zellweger, Johann Caspar 46-48, 272, 300
Zellweger, Laurenz 9, 10, 13, 20, 31, 184, 271-301, 306
Zellweger, Viktor-Eugen 273 f., 298
Zellweger-Tanner, Conrad 275, 287, 295
Zimmermann, Johann Georg 7, 9, 306
Zink, Bartholomäus Joachim 112
Zörnlin, Georg 276, 277
Zollikofer, Daniel Cornelius 275, 277
Zückert, Johann Friedrich 256

Die Drucklegung wurde ermöglicht
durch den Kanton Appenzell Ausserrhoden
und durch einen Druckkostenzuschuss des Schweizerischen Nationalfonds
zur Förderung der wissenschaftlichen Forschung (SNF).

Bibliografische Information der Deutschen Nationalbibliothek
Die Deutsche Nationalbibliothek verzeichnet diese Publikation in der
Deutschen Nationalbibliografie; detaillierte bibliografische Daten
sind im Internet über http://dnb.d-nb.de abrufbar.

www.wallstein-verlag.de
Vom Verlag gesetzt aus der Adobe Garamond
Umschlaggestaltung: Basta Werbeagentur, Steffi Riemann,
unter Verwendung eines Johann Georg Koch zugeschriebenen Porträts
von Laurenz Zellweger (siehe Abb. 1 im Beitrag
von Heidi Eisenhut in diesem Band, S. 273).
Druck: Friedrich Pustet, Regensburg
gedruckt auf säure- und chlorfreiem, alterungsbeständigem Papier
ISBN 978-3-8353-0839-8